现代康复技术与评定

·XIANDAI KANGFU JISHU YU PINGDING·

刘金华　王　平　王　岩　毕素香
李　娜　王喜华　王金峰　张家源　编

上海科学技术文献出版社
Shanghai Scientific and Technological Literature Press

图书在版编目（CIP）数据

现代康复技术与评定 / 刘金华等编. -- 上海：上海科学技术文献出版社，2024. -- ISBN 978-7-5439-9112-5

Ⅰ. R49

中国国家版本馆CIP数据核字第20244JS239号

组稿编辑：张　树
责任编辑：苏密娅
封面设计：宗　宁

现代康复技术与评定
XIANDAI KANGFU JISHU YU PINGDING
编　　者：刘金华　王　平　王　岩　毕素香
　　　　　李　娜　王喜华　王金峰　张家源
出版发行：上海科学技术文献出版社
地　　址：上海市长乐路746号
邮政编码：200040
经　　销：全国新华书店
印　　刷：山东麦德森文化传媒有限公司
开　　本：787mm×1092mm 1/16
印　　张：23.5
字　　数：598 千字
版　　次：2024年6月第1版　2024年6月第1次印刷
书　　号：ISBN 978-7-5439-9112-5
定　　价：200.00 元

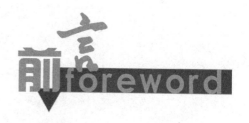

前言 foreword

随着现代医学技术水平的进步，很多危及人们生命的疾病虽然得以被治疗和控制，但患者往往会留下严重后遗症，比如运动、认知、言语、社会及心理等方面的功能障碍，导致患者生活自理能力差，生活质量急剧下降，给个人、家庭及社会带来沉重的负担。如何让他们的功能障碍得到改善，真正达到"有质量、有尊严"的生存便成了一个新的医学挑战。康复医学正是在这种背景下逐渐发展起来。

康复医学是一门应用医学科学中的专业技术使功能障碍者的潜在能力和残存功能得到充分发挥的学科。我国康复医学存在发展起步较晚、整体发展水平不平衡、专业技术水平参差不齐等问题。为了推动国内康复医学的发展，我们特组织多位临床经验丰富的专家编写了《现代康复技术与评定》一书。

本书首先简要介绍了康复医学的基础内容，包括康复工程、康复评定技术及康复治疗技术；然后从疾病概述、康复评定、康复策略、康复治疗、康复评价等方面对常见神经系统疾病、循环系统疾病、呼吸系统疾病等进行了重点论述；最后对其他的康复内容做了简要介绍。本书在内容编写上，力求做到精益求精，注重培养康复医师独立分析问题、解决问题的临床思维能力。本书以实用性为原则，以循证医学的方法和观点为基础，内容全面、新颖，科学性和可操作性强，可供我国各层级医院的康复科及相关科室的医务人员学习参考。

由于编写经验有限，加之日常工作繁重、编写时间紧张等诸多因素，书中存在的疏漏与错误之处，还请广大读者批评指正，以便将来再版时予以修订、补充和完善。

《现代康复技术与评定》编委会
2024 年 3 月

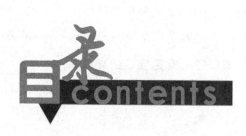

第一章 康复工程

第一节 助 行 器

一、概述

辅助人体支撑体重、保持平衡和行走的工具称为助行器。助行器可帮助步行困难的肢体残疾者支撑体重，保持平衡，减轻下肢负荷。站立和行走时，身体获得平衡的程度称为稳定度。影响稳定度的两个因素是身体的重心和足与地面形成的支撑面，身体是否获得平衡取决于重心线是否落在支撑面内，重心落在支撑面内身体就获得平衡，反之就失去平衡而倾倒。重心线与重心支撑面边缘连线之间的夹角称为稳定角。稳定角的大小与稳定度成正比。对于下肢功能减弱的患者，由于支撑面的减小造成稳定角的明显减小，使稳定度降低而易倾倒，使用助行器使得身体的支撑面增大，在站立和行走过程中增大稳定度。根据其结构和功能，可将其分为三类：无动力式助行器、功能性电刺激助行器和动力式助行器。无动力式助行器结构简单、价格低廉、使用方便，是最常见的助行器。

二、常用助行器

（一）杖

1.种类

根据杖的结构和使用方法，可将其分为手杖、前臂杖、腋杖和平台杖四大类。每一类又包括若干种类。

（1）手杖：手杖为一只手扶持以助行走的工具。有以下几种。①单足手杖：用木材或铝合金制成。适用于握力好、上肢支撑力强的患者，如偏瘫患者的健侧、老年人等。②多足手杖：由于有三足或四足，支撑面广且稳定，因此，多用于平稳能力欠佳、用单足手杖不够安全的患者。

（2）前臂杖：亦称为洛氏拐。把手的位置和支柱的长度可以调节，夹住前臂的臂套为折叶式，有前开口和侧开口两种。此拐可单用也可双用，适用于握力差、前臂力较弱但又不必用腋杖者。优点为轻便、美观，而且用拐手仍可自由活动，例如需用该手开门时，手可脱离手柄去转动门把，而不用担心杖脱手，其原因是臂套仍把拐保持在前臂上，此拐缺点是稳定性不如腋杖。

（3）腋杖：腋杖可靠、稳定，用于截瘫或外伤较严重的患者。包括固定式（不能调整长度）和可调式（长度可以调节）。

（4）平台杖：又称类风湿拐。有固定带，可将前臂固定在平台式前臂托上，前臂托前方有一把手。用于手关节损害严重的类风湿患者或手部有严重外伤、病变不宜负重者，改由前臂负重，把手起掌握方向作用。

2.长度选择

选择适合长度的杖是保证患者安全，最大限度发挥杖的功能的关键。

（1）腋杖长度：确定腋杖长度的最简单方法是身长减去 41 cm 的长度即为腋杖的长度。站立时大转子的高度即为把手的位置，也是手杖的长度及把手的位置，测定时患者应着常穿的鞋站立。若患者下肢或上肢有短缩畸形，可让患者穿上鞋或下肢支具仰卧，将腋杖轻轻贴近腋窝。在小趾前外侧 15 cm 处与足底平齐处即为腋杖最适当的长度，肘关节屈曲 30°，腕关节背伸时的掌面即为把手部位。

（2）手杖长度：让患者穿上鞋或下肢支具站立。肘关节屈曲 150°，腕关节背伸，小趾前外侧 15 cm 处至背伸手掌面的距离即为手杖的长度。

（二）步行器

步行器也称助行架，是一种三边形（前面和左右两侧）的金属框架，一般用铝合金材料制成，自身很轻，可将患者保护在其中。有些带有脚轮。步行器可支持体重便于站立或步行，其支撑面积大，故稳定性好。主要的类型有以下几种。

1.固定型步行器

固定型步行器常用来减轻一侧下肢的负荷，如下肢损伤或骨折不允许负重时，此时双手提起两侧扶手同时向前放于地面代替一足，然后健腿迈上。

2.交互型步行器

交互型步行器体积较小，无脚轮，可调节高度。使用时先向前移动一侧，然后再移动余下的一侧向前，如此来回交替移动前进。适用于立位平衡差，下肢肌力差的患者或老年人，其优点是上厕所也很方便。

3.前方有轮型步行器

前方有轮型步行器用于上肢肌力差，单侧或整个提起步行器有困难者，此时前轮着地，提起步行器后脚向前推即可。

4.老年人用步行车

此车与以上三种不同，有四个轮，移动容易；不用手握操纵，而是将前臂平放于垫圈上前进。此车使用于步行不稳的老年人，但使用时要注意身体保持与地面垂直，否则易滑倒。

5.腋窝支持型步行器

腋窝支持型步行器是两腋窝支持体重而步行，有四个脚轮的一种步行器。体积最大，用于上肢肌力差者。

6.单侧步行器

单侧步行器很稳定，适用于偏瘫患者或用四脚手杖仍不满足的患者，缺点是比四脚手杖重。

三、助行器的作用及应用范围

(一)保持平衡

如老年人、非中枢性失调的下肢无力、下肢痉挛前伸不佳、重心移动不能的平衡障碍,但对高龄脑卒中、多发性脑梗死患者的平衡障碍作用不大。

(二)支持体重

偏瘫、截瘫后,患侧下肢肌力减弱或双下肢无力不能支撑体重或因关节疼痛不能负重时,助行器可以起到替代作用。

(三)增强肌力

经常使用手杖、腋杖,由于要支撑身体,因此,对上肢伸肌具有增强肌力作用。

(田婷婷)

第二节 轮 椅

一、普通轮椅

(一)轮椅的结构

普通轮椅主要由轮椅架、大轮、轮环、制动装置、座位、靠背、扶手、小轮和脚踏板九部分组成。

1.轮椅架

轮椅架是轮椅的核心部分,其他部分与轮椅架连接构成一辆完整的轮椅。轮椅架有固定式和折叠式两种。固定式轮椅架的强度和刚度好,结构简单,适于自制。折叠式轮椅折叠后体积小,便于携带。目前国产轮椅多为薄壁钢管制成,外表面有喷漆、喷塑或电镀的防锈保护层。为了减轻轮椅重量,已开始有用铝合金制成的产品,但价格较高。随着新材料的应用,国外已有全塑料轮椅及碳纤维轮椅。

2.大轮

大轮是承受重量的,大轮轴的强度必须可靠,否则会发生危险。大轮多采用充气式轮胎,为了便于在土地上使用,国外已出现低压宽胎。

3.制动装置

轮椅的制动装置极为简单,均采用手拉扳把刹住大轮。乘坐者在上下轮椅时或坡道上停留时,均需将轮椅刹住,否则轮椅会自行溜走,造成一定危险。因此,尽管轮椅行驶速度很慢,但刹车装置的可靠性还是十分重要的。

4.座靠部分

轮椅的坐垫和靠背非常重要,它们直接与乘坐者的臀部和后背接触,应具有良好的均压性、吸潮能力和透气性,这不仅是乘坐舒适的问题,解决不好会给乘坐者造成不良后果,如局部血运不佳、皮肤擦伤溃疡,甚至发生压疮(特别是脊髓损伤和残疾人,由于下半身感觉丧失及下肢和臀部肌肉萎缩,很容易在坐骨结节处发生压疮)。通常多使用泡沫塑料制成坐垫,它软硬适中,有均压作用和透气性,外层包有透气吸潮较好的棉、皮毛制品。目前已研制成内充有胶状流体物的均

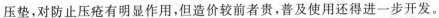

压垫,对防止压疮有明显作用,但造价较前者贵,普及使用还得进一步开发。

除均压垫外,还有一种多室式充气垫,它与人体接触部分是不稳定的,当压力大小和方向略有变化时,它的气室就自动移位,从而调节压力分布。气室移位时还产生一定的按摩作用,对防止压疮有一定作用。

5.小轮

小轮为辅助支撑,在转弯时有导向作用。小轮多为实心轮,但为了减少振动干扰,也有用充气轮胎的。

6.脚踏板

脚踏板除托住脚外,它要承受部分下肢的重量,强度也需有一定保证。为了防止脚从踏板上滑出而造成损伤,脚踏板上多配有限位带,对脚有保护作用。

(二)轮椅的选择

乘坐轮椅者承受压力的主要部位是坐骨结节、大腿及过腘窝部、肩胛区。因此,在选择轮椅时要注意这些部位的尺寸是否合适,避免皮肤磨损、擦伤及压疮。选用轮椅时应注意以下几个方面。

1.座位宽度

测量坐下时两臀间或两股之间的距离,再加 5 cm,即坐下后两边各有 2.5 cm 的空隙。座位太窄,上下轮椅比较困难,臀部及大腿组织受到压迫;座位太宽不易坐稳,操纵轮椅不方便,双下肢易疲劳,进出大门也有困难。

2.座位长度

测量坐下时后臀部至小腿腓肠肌之间的水平距离,将测量结果减 6.5 cm。座位太短,体重主要落在坐骨上,局部易受压过多;座位太长会压迫腘窝部,影响局部血液循环,并易刺激该部皮肤,对大腿特短或髋膝屈曲挛缩的患者,则使用短座位较好。

3.座位高度

测量坐下时足跟(或鞋跟)至腘窝的距离,再加 4 cm,在放置脚踏板时,板面至少离地 5 cm。座位太高,轮椅不能入桌旁;座位太低,坐骨承受重量过大。

4.坐垫

为了舒适和防止压疮,座上应放坐垫,可用泡沫橡胶(5～10 cm 厚)或凝胶垫子。为防止座位下陷可在坐垫下放一张 0.6 cm 厚的胶合板。

5.靠背高度

靠背越高越稳定;靠背越低,上身及上肢的活动就越大。低靠背:测量坐面至腋窝的距离(一臂或两臂向前平伸),将此结果减 10 cm。高靠背:测量坐面至肩部或后枕部的实际高度。

6.扶手高度

坐下时,上臂垂直,前臂平放于扶手上,测量椅面至前臂下缘的高度,加 2.5 cm。适当的扶手高度有助于保持正确的身体姿势和平衡,并可使上肢放置在舒适的位置上。扶手太高,上臂被迫上抬,易感疲劳;扶手太低,则需要上身前倾才能维持平衡,不仅容易疲劳,也可能影响呼吸。

7.轮椅其他辅助件

为了满足特殊的患者需要而设计,如增加手柄摩擦面,车闸延伸,防震装置,防滑装置,扶手安装臂托,轮椅桌方便患者吃饭、写字等。

(三)轮椅的使用

普通轮椅适合于脊髓损伤、下肢伤残、颅脑疾病及年老体弱者。在选择轮椅时要考虑到患者的认知功能,以及至少有一侧上肢功能正常,能比较熟练地操纵轮椅。

1.打开与收起

打开轮椅时,双手掌分别放在座位两边的横杆上(扶手下方),同时向下用力即可打开。收起时先将脚踏板翻起,然后,双手握住坐垫中央两端,同时向上提拉。

2.自己操纵轮椅

向前推时,操纵前先将刹车松开,身体向后坐下,眼看前方,双上肢后伸,稍屈肘,双手紧握轮环的后半部分。推动时,上身前倾,双上肢同时向前推并伸直肘关节,当肘完全伸直后,放开轮环,如此重复进行。对一侧肢体功能正常,另一侧功能障碍的患者(如偏瘫),一侧上下肢骨折等,可以利用健侧上下肢同时操纵轮椅。方法:先将健侧脚踏板翻起,健足放在地上,健手握住手轮。推动时,健足在地上向前踏步,与健手配合,将轮椅向前移动。上斜坡时,保持上身前倾,重心前移,其他方法同平地推轮椅。如果上坡时轮椅后倾,很容易发生轮椅后翻。

二、几种特殊轮椅及适用范围

(一)单侧驱动轮椅

这种轮椅的基本结构与普通轮椅是一样的,只是两个大轮的驱动用轮环均在一侧(或左或右)。座位下面有传动的连接机构,适合只有一只手臂有驱动轮环能力的残疾人。

(二)站立轮椅

这种轮椅的座位和靠背部分可以变成一个直立的靠背,借助于它的安全带,使用者可以背靠着靠背实现站立,适合截瘫残疾人。站立对他们是十分重要的,不但可以帮助他们完成许多必须站立才能完成的工作,还能防止由于长期不站立而出现的下肢骨质疏松,并对残疾人心理状态有改善作用。

(三)电动轮椅

它是用直流电机驱动的轮椅,乘坐者用手控盒(或气控开关、舌控开关、颏控开关)操纵电控部分,控制电机的不同转向和转速,以实现进退、转弯,它主要适用于高位截瘫残疾人。

(四)躺式轮椅

这种轮椅的靠背可以放成水平,同时脚踏板可抬起,适用于老人和体弱者,也适用于无法坐姿乘用轮椅者。

(五)竞技轮椅

残疾人要全面康复回归社会,他们与健全人一样需要体育运动,肢残者需要竞技轮椅。目前常见的竞技轮椅有竞速轮椅、篮球轮椅等。它们的设计和制作既要考虑运动时的灵活性要求,又必须注意在结构上对乘用者的保护功能。

(毕素香)

第二章 康复评定技术

第一节 关节与肌肉功能评定

人体运动功能的基础是骨关节和肌肉,关节是运动的枢纽,肌肉则是动力器官。全面的关节和肌肉功能评定是康复诊疗的最基本内容之一,可帮助明确躯体功能障碍的部位和程度,为制订治疗目标和方案提供重要参考依据。

一、关节功能评定

正常的关节运动包含生理运动和附属运动,因此,关节功能评定需包含上述 2 个方面。主、被动关节活动度测量可检查关节生理运动功能障碍程度,关节附属运动(关节囊内运动包括关节内的滑动、滚动及分离运动)是维持关节活动度不可缺少的运动,临床上通过手法触诊以判断附属运动是否正常。本文主要介绍生理性关节活动度测量。

(一)关节活动度测量

关节活动度(ROM)是关节活动时所通过的最大运动弧度,常以度数来表示,是肢体运动功能检查的基本内容之一。根据动力来源可分为主动关节活动度(AROM)和被动关节活动度(PROM)。AROM 可体现受试者的肌肉收缩对关节活动范围的影响,PROM 不受肌肉收缩力的干扰,主要反映关节本身的运动功能状况。因此,PROM 通常大于等于 AROM。

1.测量工具

ROM 测量工具包括量角器、方盘量角器、皮尺、电子角度计、计算机三维测量等,必要时还可用 X 线摄像来分析与测量关节运动功能。量角器测量操作简便,便于携带,适用于大多数关节的 ROM 检查,在临床上应用非常广泛。

2.量角器测量原则

(1)量角器的选择:通用量角器的长度为 7.5～40 cm,在测量髋关节、膝关节等较大关节的活动度时应选择较长的量角器,而测量手指或者足趾的关节活动度时,应选择短臂的量角器以方便操作。

(2)量角器测量方法:①将待测关节置于适宜的体位和姿势下;②量角器的轴心对准待测关节轴心,固定臂与移动臂分别与关节的近端和远端平行;③一般将解剖学中立位下的关节角度定义为0°；④按待测关节的各个运动方向完成其主动、或被动关节活动范围的最大幅度；⑤记录测量结果，可对比健侧判断活动度异常。

（3）注意事项：①量角器放置的位置及其测试过程中发生的旋转或偏移易影响测量结果；②受检者应处于稳定、舒适及放松的体位，以减少其他关节的参与或代偿运动的产生；③在测量旋转角度时，常选择旋转范围的中点作为测量起始位（0°位）；④在某些测量过程中，可选择适当的参照物作为测量的移动、固定臂的参考，如测量前臂旋前旋后时，让受试者手握一根笔作参照物帮助测量；⑤脊柱关节ROM可选用皮尺或方盘量角器进行测量；⑥进行关节活动度的测量时，应进行健患侧对比，并对差异的结果进行记录。

3.关节活动度的描记与分析

ROM测量结果建议采用由美国骨科学会运动委员会推荐的中立位法（解剖0°位），记录起始位置至终末位置之间的范围，如肩前屈活动范围0～180°。当关节出现非正常过伸展情况时，可采用"－"即负号表示，如肘关节伸展超过180°过伸10°，可记录为－10°。记录测量结果包括测量时间、AROM、PROM和测量时对应的疼痛、肢体肿胀及萎缩情况等。在描述一个活动受限关节时，应当同时给出起止度数，如记录膝关节屈曲ROM为20°～150°时，提示膝关节伸展受限。

对比分析同一关节同一方向的AROM和PROM结果，可明确关节功能障碍程度和病损原因。总结情况：①PROM正常，AROM下降提示主动肌或其相应神经出现损伤；②PROM、AROM相同且均低于正常，提示病变部位多在关节；③AROM、PROM均显著下降，提示关节强直；④PROM超过正常范围，提示关节囊松弛或周围神经损伤。

综上所述，影响ROM的因素较多，且存在个体化差异，应充分考虑生理和病理因素的影响，并结合个体化差异和健患侧对比综合分析关节活动受限原因。

（二）关节活动度评估的新进展

有关关节活动度测量信度的研究表明，不同评估者对上肢的关节活动度测量的可靠性相对高于下肢及其他关节。为在实践中围绕关节活动障碍制订可靠的临床决策，有研究推荐使用量角器和倾角测量仪来测量上肢关节的被动生理活动范围。自Cyriax首次引入关节运动末端感觉的徒手评估作为临床诊断重要依据后，该评估一直被作为手法治疗的通用教程内容。

二、肌肉功能评定

全面的肌肉功能评定应包含肌肉形态学（肌肉长度、体积）和肌肉生理功能（肌力、肌张力、肌肉电生理）两方面。本文主要介绍最为常用的肌力和肌张力评定方面内容。

（一）肌力评定

肌力是指肌肉（或肌群）收缩产生的力量。肌力大小取决于肌肉的横截面积、初长度、收缩类型、收缩速度，神经调节方式和心理及个体状况等诸多因素。各类不同病理原因可引起肌肉（或肌群）的收缩过程发生障碍，导致肌力下降或消失。

肌力评定常用于肌肉、骨骼或神经系统疾病的诊断，主要目的是明确肌力减弱的部位与程度，协助某些神经肌肉损伤疾病的定位诊断，评价肌力训练的效果。肌力评定方法主要包括徒手肌力测试（MMT）、等长肌力测试（IMMT）、等张肌力测试（ITMT）和等速肌力测试（IKMT）。

1.徒手肌力测试

MMT是评定者借助重力或徒手施加外在阻力来测试肌肉（或肌群）产生最大自主收缩能力的一种肌力评定方法。此方法简便易行，无须借助任何器材，不受场地的限制等，可应用到全身

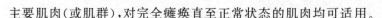

主要肌肉(或肌群),对完全瘫痪直至正常状态的肌肉均可适用。

(1)MMT评定原则:①检查者具备扎实的解剖、神经生理等基础知识,能熟练掌握肌肉的起止点、作用、纤维走向和关节运动的方向、角度及可能的代偿动作等。②受检者应按照检查者的指令,在特定的体位下完成标准动作,检查者通过观察受检者完成动作质量、抗阻力能力和触诊肌肉收缩状态等方式判断所测肌肉(或肌群)最大自主收缩能力。③排除检查者主观评定误差,如实记录评定结果。

(2)MMT分级标准:常用Lovett分级法(表2-1)、MRC分级法(表2-2)。

表 2-1　Lovett 分级评定标准

级别	名称	标准
0	零(Zero,0)	无可测知的肌肉收缩
1	微缩(Trace,T)	有轻微肌肉收缩,但无关节运动
2	差(Poor,P)	在减重状态下能做关节全范围运动
3	尚可(Fair,F)	能抗重力做关节全范围运动,但不能抗阻力
4	良好(Good,G)	能抗重力、抗一定阻力运动
5	正常(Normal,N)	抗重力、抗充分阻力运动

表 2-2　MRC 分级评定标准

级别	英文缩写	评定标准
5	N(正常)	能抗重力及最大阻力完成关节全范围内活动
5-	N-(正常-)	能抗重力及最大阻力完成关节50%～100%全范围内活动
4+	G+(好+)	能抗重力及接近最大阻力完成关节全范围内活动
4	G(好)	能抗重力及中等阻力完成关节全范围内活动
4-	G-(好-)	能抗重力及中等阻力完成关节50%～100%全范围内活动
3+	F+(可+)	能抗重力及最小阻力完成关节全范围内活动
3	F(可)	能抗重力完成关节全范围内活动
3-	F-(可-)	能抗重力完成关节50%～100%全范围内活动
2+	P+(差+)	能抗重力完成关节小于50%全范围内活动,非抗重力可完成关节全范围活动
2	P(差)	非抗重力可完成关节全范围内活动
2-	P-(差-)	非抗重力可完成关节50%～100%全范围内活动
1	T(轻微)	可扪及肌肉收缩,但不能引起任何关节活动
0	0(零)	无任何肌肉收缩

(3)适应证:健康人群及各种原因引起的肌力减弱,包括失用性、肌源性、神经源性和关节源性等。

(4)禁忌证:骨折未愈合、关节脱位、关节不稳、急性渗出性滑膜炎、严重疼痛、急性扭伤及各种原因引起的骨关节破坏等。

(5)注意事项:①检查前说明检查目的和方法,消除受检者紧张情绪;避免在运动后、疲劳或饱餐后进行检查。②检查中选择合适检查体位及肢体摆放位置避免代偿动作,适当给予鼓励性指令,健患侧对比,2级肌力检查时,尽量减少肢体与支撑面之间的摩擦。③受检的同一块肌肉最大收缩后应休息2~3分钟后再重复下一组收缩。④检查后如实记录结果,注明检查中的疼痛、肿胀或痉挛情况。

2.等长肌力测试(IMMT)

IMMT适用于3级以上肌力水平。通常需专门的器械进行,包括握力测试、捏力测试、背肌肌力测试、四肢肌群肌力测试等器械,可取得相对精确的定量结果(表2-3)。IMMT仅测试单一关节角度下的肌力大小,无法反映关节在其他角度的肌肉力量。

表2-3 评定方法与结果记录

类型	器械	评定方法	结果记录
握力	握力计	测试时上肢在体侧自然下垂,调整好握力计,测试2~3次	取最大值。握力指数=握力(kg)/体重(kg)×100%
捏力	捏力计	测试时调整好捏力计,用拇指和另外一手指的指腹捏压捏力计的两臂	从捏力计上得出读数(正常值约为握力的30%)
背肌力量	拉力计	测试时,调整好拉力计,将把手调节到膝盖高度,受试者双足固定拉力计,两膝伸直弯腰,双手握住拉力计把手,然后用力伸直躯干上提把手	在拉力计上得出读数。以拉力指数评定:拉力指数=拉力(kg)/体重(kg)×100%
四肢肌群	测力计	标准姿势下测定四肢各组肌群肌力	根据所使用的不同传感器可获得极微弱到数百N*m数值

3.等张肌力测试(ITMT)

ITMT要求目标肌肉以等张收缩完成全关节活动范围的运动,并保持所克服的阻力值恒定。单次全关节活动过程中所能抵抗的最大阻力值称为最大负荷量(1 RM);完成连续10次标准的全关节活动范围运动所能抵抗的最大阻力值则为10 RM。测试可使用哑铃、沙袋等可定量负重的训练器具。避免多次反复测试引起肌肉疲劳,导致结果不准确。ITMT能反映肌肉运动过程中的收缩效力,但由于运动角速度难以恒定、不同角度时肌肉的力矩值不同和杠杆作用的影响,ITMT所获的结果必然略低于实际肌肉力量。

4.等速肌力测试(IKMT)

IKMT应用仪器在固定的角速度运动下测定的肢体肌肉力量。常见的等速肌力测试设备有Biodex、Kin-Com和Lido等多种型号。IKMT可提供肩、肘、腕、髋、膝、踝和躯干等多个部位,多个功能动作的肌力测试;也可提供等速向心收缩、等速离心收缩、等速持续被动运动、等速闭链运动等多种形式下的肌力测试;还可提供不同关节活动范围内某个关节周围拮抗肌的肌肉峰力矩、屈/伸比值、双侧对应肌肉的力量差值、肌力/体重百分比等参数。IKMT具有客观、准确、可重复性的量化评定,并具有较高的敏感性。IKMT是目前公认肌肉力学特性评估和研究的最佳方法,但同时存在价格昂贵、场地需求较大、操作复杂、肌肉不同型号之间数据可比性不高、不适用于无法抗阻的肌肉、不能测试手、足等小关节的肌力等缺点。

5.肌力评定的新进展

MacroToigo等设计出一款机器人装置可用来评定上肢肌力,其评估的参数为峰力矩、最佳用力角度、到达峰力矩的时间、峰力矩与体重比、肌肉做功量、耐力比、关节活动范围及肌肉疲劳度。测量结果信度和效度较高。

定量超声主要是利用二维的超声图像分析肌肉活动时的变化。在二维超声图像中,定量超声主要采用肌肉横断面积、横断面厚宽比、肌纤维长、肌肉厚度和羽状角等结构性参数来表述肌肉的状态变化。定量超声评估提取羽状角、肌纤维长度、肌肉厚度、肌肉横断面、横断面厚度比参数,可直接或间接反映肌肉力的产生和输出。定量超声是可视化的肌肉组织成像技术,其优势:①能简便、无创、实时、无辐射地测量肌肉的结构参数;②可动态成像,为运动过程中肌肉结构变化提供可靠的定量数据;③有效观察肌肉收缩和舒张过程中的动态特性,指导康复计划的制订,评估康复治疗效果,提高人体的运动效率。随着超声成像技术的不断发展,超声弹性成像、全景超声、三维超声等新技术的出现,将借助功能测试和机械学评估来更客观反映目标肌肉的力量状态。

(二)肌张力评定

肌张力是指肌肉在静息状态下的紧张度,或被动拉长、牵伸过程中所出现的阻力。肌张力是维持身体各种姿势和正常活动的基础,根据身体所处的不同状态,肌张力可分为静止性肌张力、姿势性肌张力和运动性肌张力。肌张力可因神经系统等损伤而增高或降低。根据正常肌张力水平,可将肌张力异常分为肌张力增高、肌张力减低和肌张力障碍三种形式。

肌张力增高的原因包括痉挛状态和适应性改变,既有神经因素,也有生物力学因素。痉挛状态特指上运动神经元损伤后,由于牵张反射兴奋性增加引发的以速度依赖性的紧张性牵张反射亢进,伴随腱反射亢进为特征的运动障碍,是上运动神经元损伤的阳性指征之一。临床工作中常用于描述肌张力增高的术语还包括抽搐、强直、肌强直、肌阵挛、挛缩、僵硬、痉挛性肌张力增高等。

本文将主要针对痉挛状态的评估进行介绍。痉挛的评定可明确患者肌张力增高的原因、痉挛的严重程度、对功能的影响,从而明确治疗目标、制订合理的治疗计划,同时也可用于评价痉挛干预的疗效,为调整治疗方案提供依据。

1.徒手肌张力评定

是指检查者被动活动受检者肢体所感受的阻力来分级评定肌张力变化的方法。临床常采用被动关节活动范围检查法、改良 Ashworth(MAS)分级法、Penn 分级法和 Clonus 分级法。

(1)被动关节活动范围检查法:一种快速评定痉挛状态的检查方法。操作方法与被动关节运动相似,通过检查患者被动关节活动度和肌肉拉伸时的阻力抵抗感以判断肌张力状况。被动关节活动范围检查法易于掌握,但评定级别相对粗略,无法区别痉挛和挛缩。

(2)改良 MAS 分级法:临床上最常用的痉挛评价量表,操作简单,原理与被动关节活动范围检查法相类似。改良 MAS 分级法将肌张力分为 6 个等级(表 2-4),具有较好的评定信度。有研究者将改良 MAS 结果与表面肌电图、H 反射和 H/M 比值等进行比较,发现其间有较好的相关性。同时,改良 MAS 在评估屈肘肌群、屈腕肌群和股四头肌的痉挛程度时信度较高,而其他肌群信度较差,可能与肌张力的影响因素如:患者体位、配合程度、情绪紧张与否、疼痛、评价者的操作和评价者的主观理解等相关。同被动关节活动范围检查法一样,改良 MAS 分级法也不能区分痉挛和其他肌张力增高的原因。

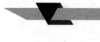

表 2-4　改良 MAS 分级标准

等级	评定标准
0 级	无张力增加,被动活动时肢体在整个运动范围内容均无明显阻力
1 级	肌张力稍增加,被动活动到终末端时有轻微的阻力
1＋级	肌张力稍增加,被动活动,在 1/2 关节活动范围时有轻微的"卡住"感觉,后 1/2 关节活动范围有轻微阻力
2 级	肌张力轻度增加,被动活动时,在大部分关节活动范围内容均有阻力,但仍可活动
3 级	肌张力中度增加,被动活动时在肢体整个活动范围内均有阻力,活动比较困难
4 级	肌张力高度增加,肢体僵硬,阻力很大,被动活动十分困难

(3)Penn 分级法和 Clonus 分级法:均为踝阵挛检查法(表 2-5)。Penn 分级法以自发性肌痉挛发作频率来评定痉挛严重程度;Clonus 分级法以踝阵挛持续时间为分级标准。

表 2-5　Penn 分级与 Clonus 分级标准

级别	Penn 分级标准	Clonus 分级标准
0 级	无痉挛	无踝阵挛
1 级	刺激肢体,可诱发轻、中度痉挛	踝阵挛持续 1~4 秒
2 级	痉挛偶有发作,<1 次/小时	踝阵挛持续 5~9 秒
3 级	痉挛偶有发作,>1 次/小时	踝阵挛持续 10~14 秒
4 级	痉挛偶有发作,>10 次/小时	踝阵挛持续≥15 秒

(4)适应证:神经病变(如上运动神经元或下运动神经元损伤)所导致的肌张力异常(如增高、降低或波动);肌肉病变引起的肌肉萎缩或肌力减弱;制动、运动减少或其他原因引起的肌肉失用性改变所导致的肌张力改变。

(5)禁忌证:四肢骨折未做内固定,关节的急性炎症、四肢肌肉急性扭伤等。

(6)注意事项:①对清醒受检者,评定前说明检查目的和方法;②评定时摆放好受检者体位,充分暴露被评定肢体;③先检查健侧同名肌,再检查患侧,两侧比较;④应避免在运动后、疲劳及情绪激动时进行检查;⑤被动牵拉的速度不同,痉挛肌肉发生反应的角度也会有所不同,故在比较痉挛评定结果时应确保被动运动速度的相同;⑥再次评定时,应尽量注意选择相同时间段和评定条件。

2.仪器评定

仪器测试肌张力的方法比较复杂,需要专业仪器,如电生理测试仪、等速测力仪等。临床上常规使用肌电图来检查 F 波、H 反射、腱反射等电生理信号指标来评估脊髓 α、γ 运动神经元及闰绍细胞等的活性。这些指标为评价痉挛的病理生理机制提供可能,主要反映引起痉挛的神经性因素,可以作为痉挛和挛缩的鉴别手段。为有效量化评定肢体痉挛状态,科研中常应用等速装置开展痉挛评定。

3.肌张力评估的新进展

实时剪切波弹性成像技术(SWE)是新近发展起来的一项超声新技术,是目前影像学领域研究的热点,能够定量评估脑卒中后下肢痉挛肌的硬度变化,定量评估肢体肌肉的黏弹性,从而客观地评定肌张力的变化。SWE 应用每秒>20 000 帧图像的超高速成像技术探测到剪切波后,以彩色编码技术实时地显示出组织弹性图,自动计算该区的最大、最小及平均杨氏模量值进行定量

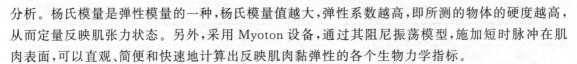

分析。杨氏模量是弹性模量的一种,杨氏模量值越大,弹性系数越高,即所测的物体的硬度越高,从而定量反映肌张力状态。另外,采用 Myoton 设备,通过其阻尼振荡模型,施加短时脉冲在肌肉表面,可以直观、简便和快速地计算出反映肌肉黏弹性的各个生物力学指标。

目前肢体肌张力的评估方法较多,但面部等特殊部位肌张力的评估研究较少。有学者等报道,应用新型数字化弹性触诊仪检测口面部肌肉的肌张力和黏弹性,其中频率和硬度指标信度较高,但均受年龄因素影响,可能成为诊断神经源性疾病患者口面部肌肉异常的指标之一。

(王喜华)

第二节　平衡与行走功能评定

一、平衡功能评定

(一)平衡的定义

平衡是指身体所处在的一种姿势状态,或是指在运动或受到外力作用时自动调整并维持姿势稳定性的一种能力。平衡反应是指当平衡状态改变时,机体恢复原有平衡或建立新平衡的过程,包括反应时间和运动时间。反应时间是指从平衡状态的改变到出现可见运动的时间;运动时间是指从出现可见运动到动作完成、建立新平衡的时间。平衡反应的形成有一定的规律。通常在出生 6 个月时形成俯卧位平衡反应,7~8 个月形成仰卧位和坐位平衡反应,9~12 个月形成蹲起反应,12~21 个月形成站立反应。

(二)平衡的维持机制

维持人体平衡需要 3 个环节的参与:感觉输入、中枢整合、运动控制。前庭系统、视觉调节系统、身体本体感觉系统、大脑平衡反射调节、小脑共济协调系统及肌群的力量在人体平衡功能的维持上都起到了重要作用。前庭神经系统,内侧纵束向头部投射影响眼肌运动,经前庭脊髓通路向尾端投射维持躯干和下肢肌肉兴奋性,经 γ 运动纤维传出的冲动调整梭内肌纤维的紧张性;而经运动纤维发放的冲动调整骨骼肌的收缩,使骨骼肌保持适当的肌张力,能支撑身体并能抗重力运动,但又不会阻碍运动。交互神经支配或抑制可以使人体能保持身体某些部位的稳定,同时有选择性地运动身体的其他部位,产生适宜的运动,完成大脑所制订的运动方案,其中静态平衡需要肌肉的等长运动,动态平衡需要肌肉的等张运动。上述几方面的共同作用结果,使得人体保持平衡或使自己处于一种稳定的状态。

(三)平衡的分类

1.静态平衡

静态平衡指人体或人体某一部位处于某种特定的姿势,如坐或站等姿势时保持稳定的状态。

2.动态平衡

动态平衡包括 2 个方面。①自动动态平衡:人体在进行各种自主运动,如由坐到站或由站到坐等各种姿势间的转换运动时,能重新获得稳定状态的能力。②他动动态平衡:人体对外界干扰,如推、拉等产生反应、恢复稳定状态的能力。

(四)平衡的评定

1.评定目的

了解是否存在平衡功能障碍、找出引起平衡障碍的环节、确定是否需要进行治疗(如药物治疗或康复治疗)、重复评定以了解治疗手段是否有效、预测患者可能发生跌倒的危险性。任何引起平衡功能障碍的疾病都有必要进行平衡功能评定,主要包括以下内容。

(1)中枢神经系统损害:脑外伤、脑血管意外、帕金森病、多发性硬化、小脑疾病、脑肿瘤、脑瘫、脊髓损伤等。

(2)耳鼻喉科疾病:各种眩晕症。

(3)骨科疾病或损伤:骨折及骨关节疾病、截肢、关节置换、影响姿势与姿势控制的颈部与背部损伤,以及各种运动损伤、肌肉疾病、外周神经损伤等。

(4)其他人群:如老年人、运动员、飞行员及宇航员。

2.评定内容

(1)静止状态下:在不同体位时均能保持平衡,睁、闭眼时能维持姿势稳定,在一定时间内能对外界变化做出必要的姿势调整反应。

(2)运动状态下:能精确地完成运动,并能完成不同速度的运动(包括加速和减速),运动后能回到初始位置,或保持新的体位平衡。如在不同体位下伸手取物。

(3)动态支撑面内:当支撑面发生移动时能保持平衡。例如,在行驶的汽车或火车中行走。

(4)姿势反射:当身体处在不同体位时,由于受到外力(如推力或拉力)而发生移动,机体建立新平衡的反应时间和运动时间。

3.评定方法

评定方法包括临床评定和实验室评定2个方面。临床评定以观察和量表为主,实验室评定主要采用仪器检测。

(1)观察法:常用方法如观察跪位平衡反应、坐位平衡反应、站立位反应(如 Romberg 征)、跨步反应,观察在活动状态下能否保持平衡,例如,坐、站立时移动身体;在不同条件下行走,包括足跟碰足尖、足跟行走、足尖行走、走直线、侧方走、倒退走、走圆圈和绕过障碍物行走等。

(2)量表法:虽然属于主观评定,但由于不需要专门的设备,评分简单,应用方便,临床仍普遍使用。目前国内外临床上常用的平衡量表主要有 Berg 平衡量表(BBS)、Tinetti 量表、"站起-走"计时测试、Brunel 平衡量表、功能性前伸、跌倒危险指数等。

Berg 平衡量表(BBS):BBS 由 KatherineBerg 首先报道,最初用来预测老年患者跌倒的危险性。BBS 共包括站起、坐下、独立站立、闭眼站立、上臂前伸、转身一周、双足交替踏台阶、单腿站立等 14 个项目,每个项目最低得分为 0 分,最高得分为 4 分,总分 56 分,测试一般可在 20 分钟内完成。BBS 按得分可分为 0～20、21～40、41～56 三组,其代表的平衡能力则分别相应于坐轮椅、辅助步行和独立行走三种活动状态。BBS 总分少于 40 分,预示有跌倒的危险性。

Tinetti 量表:Tinetti 量表由 Tinetti 首先报道,也是用来预测老年人跌倒的危险性。此量表包括平衡和步态测试两部分,满分 28 分。其中平衡测试部分共有 10 个项目,满分 16 分,步态测试部分共有 8 个项目,满分 12 分。Tinetti 量表测试一般需要 15 分钟,如果得分少于 24 分,表示有平衡功能障碍,少于 15 分,表示有跌倒的危险性。

"站起-走"计时测试:"站起-走"计时测试是由 Mathias 首先报道。此测试方法是测试患者从坐椅站起,向前走 3 m,折返回来的时间并观察患者在行走中的动态平衡。得分为 1 分表示正常,2 分表示极轻微异常,3 分表示轻微异常,4 分表示中度异常,5 分表示重度异常。如果患者得分为 3 分或 3 分以上,则表示有跌倒的危险性。

Brunel 平衡量表:布鲁内尔大学 Tyson 等专门设计的用于脑卒中患者的量表,共 14 个项目,后又对此量表进行研究改良,去掉多余的两项,因此应用于临床的 Brunel 平衡量表共包括 12 个项目,分为三大部分:坐位平衡、站立平衡和行走功能,分别为 3、3、6 个项目,根据受试者的完成情况记分,每通过 1 个项目记 1 分,不通过记 0 分,满分 12 分。Brunel 平衡量表具有简便性、灵活性、敏感性和可分析性等特点,因而可广泛应用于脑卒中患者的平衡功能评定。

4.实验室评定

平衡测试仪是近年来国际上发展较快的定量评定平衡能力的一种测试方法,这一类仪器采用高精度的压力传感器和电子计算机技术,整个系统由受力平台即压力传感器、显示器、电子计算机及专用软件构成。受力平台可以记录到身体的摇摆情况并将记录到的信号转化成数据输入计算机,计算机在应用软件的支持下,对接收到的数据进行分析,实时描绘压力中心在平板上的投影与时间的关系曲线,其结果以数据及图的形式显示,故也有称平衡测试仪为计算机动态姿势图(CDP)。平衡测试仪的评定项目主要包括以下几个方面。

(1)静态平衡测试:在睁眼、闭眼、外界视动光的刺激下,测定人体重心平衡状态,主要参数包括:重心位置,重心移动路径总长度和平均移动速度,左右向(x 轴向)和前后向(y 轴向)重心位移平均速度,重心摆动功率谱,睁眼、闭眼重心参数比值等。静态姿势图仅对静力时压力中心的变化情况进行描述和分析,以此了解平衡功能,但不能将影响平衡功能的 3 个感觉系统完全分开来进行研究。

(2)动态平衡测试:被测试者以躯体运动反应跟踪计算机荧光屏上的视觉目标,保持重心平衡;或者在被测试者无意识的状态下,支撑面突然发生移动(如前后水平方向,前上、后上倾斜),了解机体感觉和运动器官对外界环境变化的反应,以及大脑感知觉的综合能力。

动态平衡测试的测试内容主要有感觉整合测试(SOT)、运动控制测试(MCT)、应变能力测试(ADT)和稳定性测试(LOS)等。动态平衡测试可以将影响平衡功能的视觉、前庭觉和本体感觉 3 个感觉系统分开来进行研究,从而能够进一步确定引起平衡障碍的原因并指导治疗。目前在国内外临床上应用的动态平衡测试仪种类越来越多。动态平衡测试仪不但可以对平衡功能进行静态、动态测试,而且可以对具有平衡功能障碍的患者进行训练治疗。

平衡测试仪不仅可以定量评定平衡功能,还可以明确平衡功能损害的程度和类型,有助于制订治疗和康复措施,评价治疗和康复效果,因此,临床应用范围越来越广泛。

二、行走功能评定

(一)行走的定义

行走即步行,是指通过双足的交互动作移行机体的人类特征性活动。步态是人类步行的行为特征。正常步行并不需要思考,然而步行的控制十分复杂,包括中枢命令、身体平衡和协调控制、下肢各关节和肌肉的协同运动,以及上肢和躯干的姿态等。正常步态是人体在中枢神经系统控制下通过骨盆、髋、膝、踝和足趾的一系列活动完成的,此时躯干则基本保持在两足之间的支撑面上。正常步态具有稳定性、周期性、方向性、协调性及个体差异性,当人体产生疾病时,以上的步态特征可有明显的改变。

(二)步行的基本参数

步态分析中常用的基本参数包括步长、步幅、步频、步速、步行周期、步行时相等,其中步长、步频和步速是步态分析中最常用的三大要素。

1.步长

一侧足跟着地到紧接着的对侧足跟着地所行进的距离,又称为单步长,通常用 cm 表示。正常人平地行走时,步长 50～80 cm。

2.步幅

一侧足跟着地到该侧足跟再次着地所行进的距离,又称为复步长或跨步长,通常为步长的两倍。

3.步宽

在行走中左、右两足间的距离称为步宽,通常以足跟中点为测量参考点,通常用 cm 表示,正常人为(8±3.5)cm。

4.足角

在行走中人体前进的方向与足的长轴所形成的夹角称为足角,通常用度表示,正常人约为 6.75°。

5.步频

行走中每分钟迈出的步数称为步频,又称步调,通常用 steps/min 表示。正常人通常步频是 95～125 steps/min。双人并肩行走时,一般是短腿者步频大于长腿者。

6.步速

行走时单位时间内在行进的方向上整体移动的直线距离称为步速,即行走速度。通常用 m/min 表示。一般健全人通常行走的速度为 65～95 m/min。

7.步行周期

在行走时一侧足跟着地到该侧足跟再次着地的过程被称为一个步行周期,通常用时间单位秒(s)表示。一般成人的步行周期为 1～1.32 秒。

8.步行时相

行走中每个步行周期都包含着一系列典型姿位的转移,人们通常把这种典型姿位变化划分出一系列时段,称为步态时相,一个步行周期可分为支撑相和摆动相。一般用该时相所占步行周期的百分数(%)作为单位来表达,有时也用秒表示。

(三)步行周期

步行周期是行走步态的基本功能单元,承担着支撑相的承重(包括双支撑相和单支撑相)和摆动相下肢的向前挪动的功能。正常的步行周期及各时相发生过程一般描述如下。

1.支撑相

支撑相是指下肢接触地面和承受重力的时间,占步态周期的 60%。支撑相大部分时间是单足支撑。在一个步行周期中,当一侧下肢完成足跟抬起到足尖向下蹬踏离开地面的时期内,另一侧下肢同时进行足跟着地和全足底着地动作,所以产生了双足同时着地的阶段,此阶段即为双支撑相。双足支撑是步行的最大特点,一般占一个步行周期的 20%,此阶段的长短与步行速度有关,速度越快双支撑相就越短,当由走变为跑时,双支撑相变为零,因此双支撑相的消失,是走和跑的转折点。

(1)支撑相早期:支撑相开始阶段,包括首次触地和承重反应,占步行周期的 10%～12%。①首次触地是指足跟接触地面的瞬间,下肢向前运动减速,落实足进入支撑相的位置,是支撑相异常最常见的时期。②承重反应是指首次触地之后重心由足跟向全足转移的过程。

(2)支撑相中期:支撑相中间阶段。此时支撑足全部着地,对侧足处于摆动相,是唯一单足支撑全部重力的时相,正常步速时占步行周期的38%～40%。主要功能是保持膝关节稳定,控制胫骨向前惯性运动,为下肢向前推进做准备。

(3)支撑相末期:下肢主动加速蹬离的阶段,开始于足跟抬起,结束于足离地,为步行周期的10%～12%。此阶段身体重心向对侧下肢转移,又称为摆动前期。在缓慢步行时可以没有蹬离,而只是足趾离开地面。

2.摆动相

摆动相是指在步行中始终与地无接触的阶段,通常指从一侧下肢的足尖离地,到同侧足跟着地的阶段,单位为秒,一般占一个步行周期的40%。

(1)摆动相早期:足刚离开地面的阶段,主要的动作为足廓清地面和屈髋带动屈膝,加速肢体向前摆动,占步行周期的13%～15%。

(2)摆动相中期:迈步的中间阶段,足廓清仍是主要任务,占步行周期的10%。

(3)摆动相末期:迈步即将结束,足在落地之前的阶段,主要动作是下肢向前运动减速,准备足着地的姿势,占步行周期的15%。

(四)行走能力评定

常用的评定方法有 Nelson 步行功能评定、Hoffer 步行能力分级及 Holden 步行功能分类等。

1.Nelson 步行功能评定

通过对患者静态负重能力、动态重量转移和基本的步行效率3个方面进行分析,判断患者的步行能力,是一种半定量性质的评定方法。适用于轻到中度步行功能障碍的患者。

(1)静态负重能力:为安全起见,一般在平行杠内进行。①双足站:先看在平行杠内能否正常地站立,看能否维持30秒(这是稳定所必需的时间),如有必要,可让患者扶杠,但扶杠只能用来保持稳定而不能用来负重,而且扶杠要在记录中注明。②健足站:记录单足站立的时间,因为步行需要至少能站6秒时间,更长对步行不一定必要,但表明下肢有等长收缩的耐力。③患足站:与上面一样记录单足站立的时间。

(2)动态重量转移:检查患者能否迅速地将体重从一侧肢体转移到另一侧肢体。检查者先在平行杠内示范,如迅速地走8步,完成4个完整的双侧往返的体重转移,然后让患者尽可能快地照着做。用秒表测第1次提足到第8次提足的时间。为证明提足充分,提足时事先放于足下的纸应能自由地抽出。一般不能扶杠,如扶杠需在记录中注明。

(3)基本的步行效率:先让患者在平行杠内尽快地行走6 m,记录时间和步数。来回各1次,取平均值,如有必要,可扶杠,但要注明。然后让患者在杠外用或不用手杖走6 m。来回各1次,记录两次的总时间取平均值,步数也是这样。

2.Holden 步行功能分类

Holden 步行功能分类的具体内容见表2-6。

3.Hoffer 步行能力分级

它是一种客观的分级方法,通过分析可以了解患者是否可以步行及确定是哪一种行走的形式,见表2-7。

表 2-6 Holden 步行功能分类

级别	表现
0 级:无功能	患者不能走,需要轮椅或 2 人协助才能走
Ⅰ级:需大量持续性帮助	需使用双拐或需要 1 个人连续不断地搀扶才能行走及保持平衡
Ⅱ级:需少量帮助	能行走但平衡不佳,不安全,需 1 人在旁给予持续或间断地接触身体的帮助或需要使用膝-踝-足矫形器(KAFO)、踝-足矫形器(AFO)、单拐、手杖等,以保持平衡和保证安全
Ⅲ级:需监护或言语指导	能行走,但不正常或不安全,需 1 人监护或用言语指导,但不接触身体
Ⅳ级:平地上独立	在平地上能独立行走,但在上下斜坡、不平的地面。上行走或上下楼梯时仍有困难,需他人帮助或监护
Ⅴ级:完全独立	在任何地方都能独立行走

表 2-7 Hoffer 步行能力分级

级别	分级标准
Ⅰ级:不能步行	完全不能步行
Ⅱ级:非功能性步行	用膝-踝-足矫形器(KAFO)或肘拐等辅助器具能在治疗室内行走,故又称治疗性步行。训练时耗能大、速度慢、距离短,无功能性价值,但有预防压疮、血液循环障碍、骨质疏松等治疗意义
Ⅲ级:家庭性步行	用踝-足矫形器(AFO)手杖等可在室内行走自如,但不能在室外长时间行走
Ⅳ级:社区性步行	用或不用踝-足矫形器 AFO,手杖可在室外和所在社区内步行,并可进行散步及去公园、诊所、购物等活动,但时间不能长,如果活动超出社区范围,仍需乘坐轮椅

(王金峰)

第三节 心血管功能评定

一、概述

广义的心血管功能包括多方面。①机械功能:指收缩和舒张功能。②神经内分泌功能:指心脏分泌某些神经递质与内分泌激素。③电生理功能:指心肌内特殊传导系统具有兴奋性、传导性、自律性及不应性。通常所指的心脏功能多为机械功能,它维持身体的血液循环。有多项指标可反映心脏的这种功能,如心率、心排血量、心室收缩或舒张末期容量、每搏输出量、射血分数、心动周期、心室收缩或舒张时间、冠状动静脉血氧含量、心脏的氧耗量等。通过检测这些指标,可以真实反映心脏功能的强弱。

临床上常用的心血管功能评定的方法包括临床检查、心电图及超声心动图、心脏导管检查及核素扫描、心脏负荷试验(如心电运动试验、超声心动图运动试验、核素运动试验、6 分钟步行试验、其他试验等),其中心电图运动试验是进行心血管功能评定时最常用的方法。通过观察和记录被测试者在一定的运动负荷下或递增负荷下的心电图表现。运动试验可以为制订运动处方提

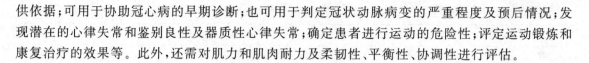

供依据;可用于协助冠心病的早期诊断;也可用于判定冠状动脉病变的严重程度及预后情况;发现潜在的心律失常和鉴别良性及器质性心律失常;确定患者进行运动的危险性;评定运动锻炼和康复治疗的效果等。此外,还需对肌力和肌肉耐力及柔韧性、平衡性、协调性进行评估。

二、临床检查

(一)病史及体格检查

首先,应全面了解心脏方面的发病及治疗经过、目前状况及对生活的影响等病史,以及既往是否有过心脑血管等方面疾病史。其次,主要对被测试者着重进行心血管方面的体格检查,如有无气促、活动受限,有无颈静脉曲张、水肿,肺部有无啰音、心脏有无扩大、有无心律不齐,以及有无肝大、腹水等。

(二)心功能主观感觉分级

主要针对被测试者对自身体力活动的主观感受进行分级,如心脏功能分级、自觉劳累程度分级等。临床上推广使用广泛的是纽约心脏病学会的心功能分级方法(NYHA)。具体分级标准如下。Ⅰ级:体力活动无受限,一般的体力活动不引起心悸、气促和心绞痛。Ⅱ级:体力活动轻度受限,一般的体力活动可引起心悸、气促等。Ⅲ级:体力活动明显受限,低于日常活动量也可引起心悸、气促,但休息时无症状。Ⅳ级:体力活动全部丧失,休息时也有心悸、气促等症状。

(三)6分钟步行试验

6分钟步行试验简便、安全、有效,让患者尽可能在平地无依靠行走,测定6分钟内步行的距离(6-MWD)。若6分钟内步行的距离小于150 m,表明重度心力衰竭,150~425 m为中度心力衰竭,426~550 m为轻度心力衰竭。6分钟步行试验结果可以作为预测心力衰竭致残率和致死率的有效因子,也可以评定患者的心脏储备能力、和治疗方法是否有效。美国心脏病学会及美国心脏协会指南推荐6-MWD用于评估心血管疾病患者预后和运动风险,危险分层标准如下。低危:6-MWD>450 m。中危:6-MWD 300~450 m。高危:6-MWD<300 m。极高危:6-MWD<150 m。

三、心脏电生理及影像检查

(一)心电图与超声心动图

1.心电图

可以客观记录心电情况,了解Q-T间期、ST-T改变、QRS波变化等,虽不能作为评定心脏功能的主要手段,但对评定心脏功能有一定的参考意义。

2.超声心动图

超声心动图检查能直接观察心脏和大血管的结构,且无创伤、可反复测定,并能随着心动周期的变化推算出心脏泵血和舒缩功能。

(1)左心室每搏排血量(SV)和心排血量(CO):通过超声心动图测量出心脏的相关数据,再通过公式算出SV和CO。心搏出量增高见于各种高搏出量状态,降低见于心功能不全或休克状态等。

(2)射血分数(EF):是指每搏输出量占左心室舒张末期容量的百分比,它表示心肌的收缩功能和左心室的排血功能,射血分数的变化能间接反映出心肌收缩力的改变。$EF = SV/EDV = EDV - ESV/EDV$(ESV是左心室收缩末期的容量的大小)。EF低于58%通常被看作降低,50%~75%属轻度,35%~49%属中度,34%以下为重度。

(二)心脏导管检查及核素扫描

1.心室造影

将心导管插入左心室,快速注入造影剂并摄片,从拍摄的心动周期不同时刻的左心室心内膜边缘,算出每搏输出量及射血分数等,对心室的节段性运动异常进行定性、定量分析。

2.指示剂稀释法测定心功能

从心脏右心房经导管快速注入冰水,当冰水与血液混合后进入肺动脉,测定肺动脉内血液的温度,再通过计算机计算出心排血量。

3.放射性核素扫描测定左心室功能

通过门控心肌显像利用^{201}Tl和^{99}Tc可获得左心室舒张和收缩期图像,通过计算机算出不同的左心室功能参数、左心室腔与心肌计数比值和肺心计数比值等,能测出心功能的比值。

四、运动负荷试验及运动心电图

(一)运动试验的适应证及禁忌证

1.适应证

(1)左心室功能不全、可控制的心力衰竭、先天性心脏病、后天性心瓣膜病。

(2)急性心肌梗死后、冠状动脉旁路移植术后、冠状动脉成形术后。

(3)慢性阻塞性肺疾病等。

2.禁忌证

(1)血流动力学不稳的严重心律失常(室性或室上性心动过速、多源性室性期前收缩、快速型房颤、Ⅲ度房室传导阻滞等)。

(2)急性心力衰竭或未控制的心力衰竭、严重的左心功能不全。

(3)不稳定型心绞痛或增重型心绞痛、心肌梗死后非稳定期。

(4)急性心包炎、心肌炎、心内膜炎、严重未控制的高血压、急性肺动脉栓塞或梗死、全身急性炎症或传染病。

(5)严重主动脉瓣狭窄、血栓性脉管炎。

(6)下肢功能障碍、确诊或怀疑主动脉瘤。

(7)精神疾病发作期间或严重神经症。

3.停止运动试验的指征

(1)运动时产生头痛、晕厥、呼吸困难。

(2)心电监护异常,运动中 ST 段压低或升高超过 0.1 mV。

(3)血压过度升高:收缩压>32.0 kPa(240 mmHg),舒张压>16.0 kPa(120 mmHg)。

(4)运动产生的心律失常和各类传导阻滞。

(二)运动平板试验

可做极量和次极量分级运动试验。①极量运动试验指受试者竭尽全力运动,此时达到最大摄氧量,即继续加大运动量,氧摄取量不再增加,心排血量不能再增加。正常时最大摄氧量>20 mL/(kg·min),心功能轻度受损时为 16~20 mL/(kg·min),中至重度受损时为 10~15 mL/(kg·min),极度受损<10 mL/(kg·min)。②次极量运动试验的运动量相当于极量运动的 85%~98%,较为安全舒适。运动试验达极量或症状限制时的心率称为最大心率(HRmax),国内分别将以年龄预算可达到的最大心率(HRmax=220-年龄)和最大心率的 85%~90%作为

极量和次极量运动的负荷目标。老年人极量目标即最大心率[(170～180)－年龄]次/分,次极量运动为最大心率的 60%～85%,但高龄老年人的心率差异较大,应根据实际情况酌情考虑。运动中连续心电图监护,间断记录心电图及测量血压,保证其安全性。

(三)心电图运动试验的方案

1.Bruce 方案

Bruce 方案是一种变速斜率运动,运动强度分四级:一级能耗值约 5 METs,大致相当于 17.5 mL/(kg·min)氧耗,此负荷相当于 NYHA 心功能分级的 Ⅱ～Ⅲ级;二级能耗相当于 7～8 METs;三级能耗相当于 10 METs;四级能耗相当于 14 METs。由此可见,Bruce 方案的氧耗量值和做功递增量均较大,容易达到预定心率,但对心功能较差或病情较重的患者,运动负荷递增过快,就难以耐受,亦不易测出准确的缺血阈值。

2.Naughton 方案

Naughton 方案是恒速变斜率运动试验,每级斜度增加 2.5%,耗能就增加 1 MET,故总做功量较小,需较长时间才能达到预定心率,适用病重患者,较易耐受,也能较精确地测定出缺血阈值。

3.Web 方案

近似恒速变斜运动,每级斜度增加 3.5%,耗能就增加 1 MET,特点和 Naughton 方案类似。

4.ACIP 及其改良方案(mACIP)

每 2 分钟 1 级,每级耗能约 1.5 METs。此方案的特点是运动负荷递增比较平缓,心率和氧耗增加大致呈线性相关。因此,发生 ST 段低压的时间和测定心率范围相对比较准确,测出缺血阈值也较其他方案更准确。此方案适于老年人及体弱患者,并对了解冠心病患者的进展情况也有独特的优点。

其中,改良 Bruce 方案(表 2-8)和 Naughton 方案(每级负荷增量均为 1 MET,适用于急性心肌梗死急性期之后出院时检查及心力衰竭或体力活动能力较差患者的检查)在临床上应用最广泛。

表 2-8　改良 Bruce 方案

分数	速度/(km/h)	坡度 1%	时间/分	MET
0	2.7	0	3	2.0
1/2	2.7	5	3	3.5
1	2.7	10	3	5.0
2	4.0	12	3	7
3	5.5	14	3	10
4	6.8	16	3	13
5	8.0	18	3	16
6	8.9	20	3	19
7	9.7	22	3	22

(四)功率自行车试验

对于无法使用跑台完成试验的患者,可采用功率自行车进行试验,可做极量或次极量分级运动试验,运动中心电图和血压监测同运动平板试验。功率自行车试验时为了准确地完成负荷的递增,需要试验过程中患者的踩踏始终保持在相同的转速,大多数方案的初始负荷为 25 W [150(kg·m)/min],每 2～3 分钟增加 25 W。男性从 300(kg·m)/min 起始,每 3 分钟增加

$300(kg \cdot m)/min$。女性从$200(kg \cdot m)/min$起始,每3分钟增加$200(kg \cdot m)/min$。

对于无法利用跑台和功率自行车完成试验的下肢功能障碍者,可用手摇车进行负荷试验。运动起始负荷$150\sim200(kg \cdot m)/min$,每级负荷增量$100\sim150(kg \cdot m)/min$,时间3~6分钟。

(五)等长收缩试验

肌肉的持续等长收缩也可以增加心脏的负荷,一般采用握力试验。采用最大收缩力的30%~50%作为运动强度,持续收缩2~3分钟。还可采用定滑轮重量法,即通过一个滑轮将重量(重锤)引向患者的上肢或下肢,患者进行抗阻屈肘或伸膝,并始终保持关节处在一定角度不变。测试的重量负荷可以从2.5 kg开始,每级持续2~3分钟,负荷增加2.5 kg,直至患者不能继续保持原有关节角度为止。

(六)运动时心肌缺血的表现

1.胸部不适

在运动引起的ST段压低的患者中,大概1/2的患者有胸部不适,在运动试验过程中若出现典型心绞痛则更有价值,提示可能存在显著的冠脉病变。心绞痛发生的典型部位常位于胸骨后、肋间隙和前颈部。疼痛多放射至肩、前臂、肘部、小指、颈上部及下颌。运动引起的心绞痛多随运动负荷的增加而加重,终止运动可以缓解。故运动试验应记录胸部不适的症状及特点。

2.ST段偏移

有无ST段偏移是判断心肌缺血的主要指征。ST段抬高多是心外膜下或透壁缺血所致,抬高的ST段凹面向上,且常出现在除aVR和V1以外的所有胸前导联。ST段下移通常是心内膜下缺血引起,但冠脉粥样硬化并不是导致心内膜下心肌缺血的唯一原因,引起左心室高电压的任何原因都能引起心内膜下心肌缺血和ST段压低,故应加以鉴别。

(七)运动过程中发生心血管事件的危险分层

运动过程中发生心血管事件的危险分层具体表现见表2-9。

表2-9 运动过程中发生心血管事件的危险分层

项目		危险分层		
		低危	中危	高危
运动试验指标	心绞痛	无	可有	有
	无症状但心电图有心肌缺血改变	无	可有,但心电图ST段下移<2 mm	有,心电图ST段下移≥2 mm
	其他明显不适症状,如气促、头晕等	无	可有	有
	复杂室性心律失常	无	无	有
	血流动力学反应(随着运动负荷量的增加,心率增快、收缩压增高)	正常	正常	异常,包括随着运动负荷量的增加心率变时功能不良或收缩压下降
	功能储备	≥7 METs	5.0~7.0 METs	≤5 METs
非运动试验指标	左心室射血分数	≥50%	40%~50%	<40%
	猝死史或猝死	无	无	有
	静息时复杂室性心律失常	无	无	有

项目	危险分层		
	低危	中危	高危
心肌梗死或再血管化并发症	无	无	有
心肌梗死或再血管化后心肌缺血	无	无	有
充血性心力衰竭	无	无	有
临床抑郁	无	无	有

注:低危条目中所有项目均满足为低危;高危条目中有一项满足即为高危;MET 为代谢当量。

五、哈佛台阶试验

(一)台阶试验

以一定的频率上下一定高度的平台并持续一定的时间,根据登台结束后恢复期脉搏变化评定心脏功能,即为台阶试验。该试验原理在于进行定量负荷运动后通过脉搏前后的改变情况来反映心泵储备能力情况,即心血管功能情况。

(二)试验方案

被测试者以每分钟 30 次的频率登台阶(一上一下为 1 次),持续 5 分钟;要求上台阶时双脚应站在台阶中央,下台阶时全脚掌着地,身体和膝应充分伸直,不允许跳跃和故意用力蹬踩,允许换脚 1～2 次;中途连续 20 秒不能跟上节奏即停止试验,记录持续时间。负荷结束后测恢复期第 2、3、4 分钟前 30 秒脉搏。台阶高度:男性为 50.8 cm;女性为 42.6 cm。计算台阶指数＝(登台持续时间/2×三次脉搏之和)×100。

(三)评定标准

＞90 者为优;80～89 者为良;65～79 者为中;55～64 者为下;＜55 者为差。

六、肌力和肌肉耐力评估

通过对患者的肌力和肌肉耐力的了解,对提高患者的运动能力、提高心肺功能、改善生活质量有着十分重要的意义。肌力和肌肉力量的评估临床上经常使用徒手评估或器械评估。

（王　平）

第四节　呼吸功能评定

一、肺功能评定

评定肺功能损害的常用指标有肺活量(VC)、残气量(RV)、功能残气量(FRC)、肺总量(TLC)、用力肺活量(FVC)、第一秒用力呼气容积(FEV_1)、最大通气量(MVV)、肺一氧化碳弥散量(DLCO)、动脉血氧饱和度(SaO_2)、动脉血氧分压(PaO_2)。

(一)功能损害程度的评定

损害程度分级详见表 2-10。

表 2-10　肺功能不全分级

	VC 或 MVV 实/预/(%)	FEV$_1$(%)	SaO$_2$(%)	PaO$_2$(kPa)
基本正常	>81	>71	>94	>11.6
轻度减退	80~71	70~61	>94	>11.6
显著减退	70~51	60~41	93~90	11.6~10.0
严重减退	50~21	<40	89~82	9.9~8.0
呼吸衰竭	<20		<82	<8.0

(二)小气道功能评定

小气道一般指吸气时气道内径≤2 mm 的细支气管,在支气管树第 17 级以下,包括全部细支气管和终末细支气管。小气道功能检查是为了发现临床无症状及常规肺功能检查不能发现的早期小气道病变。

1.最大呼气流量-容积曲线(MEFV)

以肺活量的 V75%、V50%、V25%时的流量为定量指标,是最常用的方法,表现在 V75%正常,用力肺活量正常,最大通气量正常,而 V50%、V25%下降,高肺容积曲线基本正常,低肺容积曲线出现凹陷性表现,应同时测定静态肺顺应性,若静态肺顺应性正常,则小气道病变可能性大;若静态肺顺应性下降,则可能合并肺弹性减退,小气道陷闭。所以小气道功能受小气道病变本身及肺弹性病变双重因素影响。

2.闭合容量(CC)

从肺总量位开始呼气,直至下肺区小气道开始陷闭时的肺活量。闭合气量(CV)=CC-RV,即呼气末下肺区小气道开始关闭到全肺小气道关闭时所呼出的气量。一般以 CV/VC%表达闭合气量的大小。CV/VC%在正常成年人是随年龄增长而逐渐增大的,青年人约为 10%,老人约为 40%。CV/VC%的增大可由小气道阻塞或肺弹性回缩力下降而引起。常见于大量吸烟、严重空气污染、长期接触挥发性化学物质、细支气管的感染、COPD 早期和肺间质病等。

3.等流量容积

吸入 80%氦气和 20%氧气混合气达 TLC 位后,用力呼气至 RV 位,描记出曲线。MEFV(空气)与 MEFV(He/O$_2$)两个曲线相交处所示的肺容量即为等流量容积。因氦气具有高黏度和低密度的特性,正常人吸入氦气后,呼气至 50%肺总量以前呼气流速明显增加,而小气道病变的患者增加不明显。

4.最大呼气中期流速(MMEF)

用力呼出气量在 25%~75%的平均流量,可较好地反映气道阻力情况。MMEF 主要受小气道直径所影响,流量下降反映小气道的气流阻塞。在轻度小气道病变或肺组织弹性下降的早期可表现异常。

5.动态顺应性

在轻度小气道功能障碍的情况下,其肺功能表现为肺容量和通气功能正常,静态肺顺应性正常,低呼吸频率时的动态肺顺应性正常;但高呼吸频率时的动态肺顺应性下降,表现出频率依赖性。

6.阻力测定

气道阻力与气道半径的四次方成反比,第 10 级以后的小气道由于分支倍增,气道总横截面

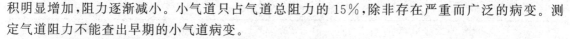

积明显增加,阻力逐渐减小。小气道只占气道总阻力的 15%,除非存在严重而广泛的病变。测定气道阻力不能查出早期的小气道病变。

(三)阻塞性通气功能障碍评定

阻塞性通气功能障碍指气道阻塞或狭窄而引起的气体流量下降。常见于慢性阻塞性肺病,支气管哮喘,肺气肿等。典型肺功能特征为 FEV_1、$FEV_1/FVC\%$ 下降,MVV 明显下降,RV、TLC 增高,而 VC、FVC 可以正常,只有病情严重时才下降。MVV 下降与病情严重程度成正比,FEV_1 是诊断中重度气流受限的良好指标,其变异性小、易于操作,是慢性阻塞性肺病肺功能检查的基本项目。吸入支气管扩张剂后 $FEV_1<80\%$ 预计值,且 $FEV_1/FVC\%<70\%$ 为确诊不可逆气流受限的金标准。

(四)限制性肺功能障碍评定

限制性肺功能障碍指肺组织扩张受限引起肺容量减少而不伴有气体流量下降。典型肺功能特征为深吸气量(IC)下降,导致 VC、TLC 下降,流量相对增高 RV、FRC 减少,MVV 下降。

(五)弥散功能障碍评定

肺的主要功能是进行气体交换,完成这一过程除了保证必要的通气外,O_2 和 CO_2 通过弥散进出肺泡是非常重要的。弥散功能测定方法:①单次呼吸法优点为容易操作、重复性好,精确性为中等,测定时需屏气 10 秒,有些患者不能配合。②恒定状态法常用于运动试验,精确性较低。③重复呼吸法测定过程符合呼吸生理,对患者的要求低,精确性和重复性高,可用于呼吸困难较严重、肺容量较小、严重气流阻塞及气体分布严重不均而不能屏气的患者。

二、呼吸肌功能评定

(一)呼吸肌肌力评定

目前常通过测定气道的压力变化反映呼吸肌的力量。最大吸气压、最大呼气压和口腔闭合压;跨膈压与最大跨膈压。外源性刺激诱发的压力:对不能自主呼吸或难以掌握呼吸要领的患者,以电或磁电刺激颈部膈神经诱发膈肌收缩,记录跨膈压。

(二)呼吸肌肌耐力评定

膈肌张力时间指数、呼吸肌肉耐受时间。

(三)其他评定方法

膈肌肌电图、其他辅助呼吸肌表面肌电图。超声检查可观察膈肌的形态、厚度、运动幅度等。

(四)呼吸肌疲劳评定

(1)直接测定膈肌疲劳时跨膈压和最大跨膈压明显下降,无法达到预设的吸气压力或力量,膈神经电刺激诱发的跨膈压下降,电刺激胸锁乳突肌的反应下降,经呼吸肌休息疗法后明显改善。

(2)反映或预示疲劳的测定表面肌电图的频谱改变,膈肌疲劳时,主要表现为低频成分(L)增加,高频成分(H)减少,中位数频率(MF)和 H/L 比值下降,吸气肌肉松弛率下降或松弛时间常数增大,膈肌张力时间指数或口腔张力时间指数超过疲劳阈值。呼吸形式的改变:膈肌疲劳时会出现浅快呼吸、动用辅助呼吸肌,呼吸不同步甚至腹式反常呼吸。

三、心肺功能的试验评定

(一)6 分钟步行试验

Butland 等首次提出用"徒步 6 分钟可达到的最远距离"评估患者的心肺功能。6 分钟步行试验的方案已逐步发展完善,在全世界范围内被广泛应用,其主要指标是"步行距离",在测试过程中还可根据临床需要监测患者的心率、血压、血氧饱和度、自我感知劳累程度评分等指标。6 分钟步行试验是指患者在指定距离的平坦的硬地上往返式步行的总距离,根据患者步行的总距离由低到高分为 1~4 级。它能很好地反映下肢最大运动能力,间接反映受试者摄氧能力和机体耐力。可根据评定结果制订个体化康复治疗方案,可用来预测心力衰竭、COPD、原发性肺动脉高压等疾病患者的预后。步行路线应至少有 30 m 长,走廊每 3 m 处要有标记,折返处应有锥形标志(如同橙色交通锥标)。出发点和每个 60 m 的终点,都应该用明亮的颜色条带标于地面上。心肺功能评价等级如下。1 级:<300 m;2 级:300~374.9 m;3 级:375~449.5 m;4 级:>450 m。

(二)2 分钟踏步试验

2 分钟踏步试验是计数受试者 2 分钟内单侧膝盖能达到指定高度(通常为髌骨与髂前上棘连线中点高度)的次数。进行 2 分钟踏步试验仅需要一面墙(用于贴高度标志物,亦可供体弱者扶墙进行测试),当场地、天气等因素影响 6 分钟步行试验进行,或患者体质虚弱无法耐受时,2 分钟踏步试验可以作为替代方案。传统的踏步试验要求受试者踏步频率逐渐加快,主要用于检查受试者动作的协调性;2 分钟踏步试验则不同,受试者可以根据自身情况调整步速、甚至中途停止,休息后继续试验,但试验中不停止计时。

(三)200 m 快速步行试验

200 m 快速步行试验是测量受试者快速步行 200 m 所需的时间。其对患者的体能要求高于 6 分钟步行试验。可用于运动耐力更高的受试者。200 m 快速步行试验心肺运动试验结果具有良好的相关性。有研究报道,200 m 快速步行试验结束时测得的心率与心肺运动试验测得的最大心率呈正相关,并得出预测公式:最大心率=130−0.6×年龄+0.3×心率 200 mFWT,通过该方程式可计算最大心率,进而制订运动训练时的靶心率。

(四)递增负荷往返步行试验

递增负荷往返步行试验最初用于评估健康受试者的最大摄氧量。测试时,患者须按照声音指令的间隔调整步行速度,在两个相距 9 m 的标志物往返,声音指令的间隔逐渐缩短。当受试者不能在声音指令前到达标志物,或出现难以继续测试的情况时终止测试,记录步行的总距离。Pulz 等比较了递增负荷往返步行试验和 6 分钟步行试验在评估心肺功能上的差异,研究共纳入了 63 例心力衰竭患者,分别进行心肺运动试验、递增负荷往返步行试验和 6 分钟步行试验,结果发现递增负荷往返步行试验步行距离与 VO_{2peak} 呈正相关,可重复性好,递增负荷往返步行试验和 6 分钟步行试验用于预测 VO_{2peak} 时准确性无显著差异。

(五)心肺运动试验

心肺运动试验是综合评价人体呼吸系统、心血管系统、血液系统、神经生理系统和骨骼肌系统对同一运动应激的整体反应;是测定人体在休息、运动及运动结束时恢复期的每次呼吸的氧摄取量、二氧化碳排出量和通气量,并监测心率、血压和心电图等;是结合患者运动时出现的症状,全面客观把握患者的运动反应、心肺功能储备和功能受损程度的检测方法。

四、呼吸困难评定

呼吸困难是指患者主观感到空气不足、呼吸费力,客观上表现为呼吸运动用力,严重时出现张口呼吸、鼻翼翕动、端坐呼吸,甚至引起发绀、呼吸辅助肌参与呼吸运动,并且可有呼吸频率、深度、节律的变化。按病程分为急性与慢性呼吸困难。急性呼吸困难是指病程 3 周以内的呼吸困

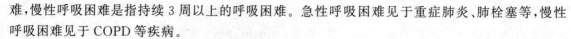

难,慢性呼吸困难是指持续 3 周以上的呼吸困难。急性呼吸困难见于重症肺炎、肺栓塞等,慢性呼吸困难见于 COPD 等疾病。

(一)日常活动诱发的呼吸困难评定方法

对日常活动诱发气短的呼吸困难的评定,主要有以下几种。

1.改良的医学研究会呼吸困难量表(mMRC)

美国胸科学会提出了 mMRC 评分是一个 5 点的刻度尺,从 0～4 共 5 级,患者按照表中各级的描述来选择符合自己呼吸困难程度的级别,然后记分,与其他健康状态评分量表的相关性好,且能预测未来的病死可能性(表 2-11)。

表 2-11　改良的医学研究会呼吸困难量表(mMRC)

分级	症状
0	除了剧烈运动外没有呼吸困难
1	平地快步行走或步行爬小坡时出现气短
2	由于气短,平地步行时比同龄人慢或者需要停下来休息
3	在行走 100 m 左右或数分钟后需要停下来休息
4	因严重的呼吸困难以致不能离开家,或在穿衣服、脱衣服时出现呼吸困难

2.氧值图解(OCD)

由一条 100 mm 长的垂直线构成,13 种不同的日常活动根据需氧量的不同从上到下排列在线的周围,垂直线的底端代表最大程度的气短,垂直线的顶端代表没有气短。使患者理解垂直线和周围排列的日常活动之间的关系,根据自己出现气短的情况在垂直线上做一标记,测量垂直线的底端和患者标记点之间的毫米数,表示患者呼吸困难的得分。该量表的缺点是并非所有的患者都从事过量表所描述的日常活动,因此一些患者需要反复训练才能做出恰当的标记,但 OCD量表仍然是一种相对较简单实用的量表。

3.基础呼吸困难指数(BDI)

一个相对较详细的评分方法,包括三部分:功能性损害,完成功能活动的能力,努力的程度。每一部分又分为 0～4 个等级,患者的整体得分由 0～12 分不等(表 2-12)。

表 2-12　基础呼吸困难指数(BDI)

评价内容	评分标准	得分
功能损害	4 级:没有损害。能够完成日常的活动和职业而没有气短	
	3 级:轻微的损害。至少进行一种活动时有明显的损害但是不需要因此而放弃活动,工作中的活动或日常的活动只引起轻微气短或不引起气短	
	2 级:中度损害。因为气短已经改换了职业和(或)放弃了至少一种日常的活动	
	1 级:严重损害。患者由于气短已经不能工作或已经放弃了大多数或全部的日常活动	
	0 级:非常严重损害。由于气短而不能工作,放弃了大多数或所有的日常活动	
	W:不定量。由于气短导致了功能损伤。但是不能具体说明损伤程度而无法分类	
	X:不知道。无法从患者那里获得信息	
	Y:损伤是由于其他原因引起而不是由于气短。如骨骼肌的问题或胸痛	

评价内容	评分标准	得分
	4级:可以完成非常大的任务。只在进行非常大的活动像提很重的物体,较轻负荷爬山或跑步时有气短。完成日常工作没有气短	
	3级:可以完成较大的任务。只在较大活动时有气短像步行上陡峭的山,爬大于三层楼梯或提中等重量的物体	
	2级:可以完成中等的任务。进行中等或一般水平的工作有气短,像步行上坡度不能的山、爬少于三层的楼梯、提较轻的物体	
工作的大小	1级:可以完成轻的任务。轻度活动引起气短,像平路步行、洗衣、站立	
	0级:不能进行任何工作。休息时就有气短,像坐位或卧位时也有气短	
	W:不定量。患者的工作能力由于气短而损伤,但是不能具体说明损伤程度而无法分类	
	X:不知道。无法从患者那里获得信息	
	Y:损伤是由于其他原因引起而不是由于气短。如骨骼肌问题或胸痛	
	4级:可以用非常大的力。最大可以想象的用力才引起气短。一般用力无气短	
	3级:可以用较大的力。较大用力引起气短,除非工作需要非常大的努力否则不会停止	
	2级:可以完成中等的用力。中等用力引起气短。工作偶尔被停止和比一般人需要更长的时间才能完成	
用力的大小	1级:可以完成轻的用力。轻的用力就有气短,甚至没有用力就气短。因为气短不能用力或完成工作困难而频繁停止和比一般人需要长50%~100%的时间才能完成工作	
	0级:不能用力。休息时就有气短,坐位或卧位时就有气短	
	W:不定量。患者的工作能力由于气短而损伤,但是不能具体说明损伤程度而无法分类	
	X:不知道。无法从患者那里获得信息	

4.短暂呼吸困难指数(TDI)

TDI是在BDI的基础上改良过来的,用于和BDI做对比,每一部分又分为7个等级,患者的整体得分由-9分到+9分不等。BDI和TDI的可靠性及有效性已被证明,而且对一些临床干预措施也较敏感。TDI与肺功能检查也有很好的相关性,并且对一些临床干预措施也较敏感。其共分为3部分:功能性损害、完成功能活动的能力和努力程度;每一部分又分0~4个等级,患者的整体得分在0~12分不等。

(二)运动性呼吸困难评定方法

在运动试验中,呼吸困难能直接和其他的心肺指标相联系,从而能够为影响呼吸困难的一些生理因素的研究提供证据,用于运动性呼吸困难评价的方法主要有以下2种。

1.视觉类比呼吸困难评分法(VAS)

VAS是由一条100 mm长的水平线或垂直线构成,有关呼吸困难严重性的描述被排列在线的不同位置,测量量表一端(无呼吸困难端)和患者标记点之间的距离来表示患者呼吸困难的得分。在使用VAS时,经常遇到的问题是患者在运动时很难看清楚线及做出标记,用于不同患者之间的比较时也有不足之处,而且该量表目前并没有统一的标准和规定。

2.Borg量表

由Borg设计,改进后的量表由0~10级构成,自下而上排列,量表的顶端即10级用于描述

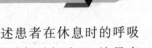

患者在极度剧烈运动情况下的呼吸努力程度,量表的底端即 0 级用于描述患者在休息时的呼吸情况,患者在运动时被要求选择最能描述他们呼吸努力程度的等级(由助手帮助标出)。该量表可直接用于患者之间的比较,在运动实验中,Borg 量表的使用也有统一的标准。

(三)呼吸困难的有关问卷

1.肺功能状况和呼吸困难问卷(PFSDQ)

该问卷中共包括 6 个方面的 79 种活动,其中有自我照料(15 种活动)、活动性(14 种活动)、进餐(18 种活动)、家务劳动(22 种活动)、社会活动(10 种活动)和娱乐(10 种活动)。这些活动指的是患者独立完成时的状况,并且与呼吸困难相关联。研究发现这个问卷在测定呼吸困难和活动之间的变化时相对比较敏感。

2.圣地亚哥加利福尼亚大学呼吸缩短问卷(UCSDQ)

该问卷的特点是患者容易理解,包括了 21 种日常生活活动,而且都与不同水平的用力活动相关。同时,问卷也包括了引起呼吸困难的原因和患者对呼吸困难及机体受到损害的担心。

3.慢性呼吸病问卷(CRQ)

该问卷共有 20 个问题,覆盖了 4 个方面的内容,有呼吸困难、疲劳、情感功能和相关呼吸知识。这些问题评估了患者呼吸困难的水平,可以来评价康复或药物治疗的效果,它的可靠性得到了大多数研究者的认可。

4.圣·乔治医院呼吸问卷(SGRQ)

该问卷是疾病特异性生活质量问卷。它共有 53 个问题包括了疾病的 3 个方面,即症状、活动能力和疾病对日常生活的影响。在症状条目下包括了咳嗽、咳痰、喘息和呼吸困难。该问卷的优点是患者可以自己完成,电脑记分,缺点是呼吸困难不能作为单独的症状测定,因此不能单独测定呼吸困难对治疗和康复的反应。

(王　平)

第五节　脑高级功能评定

一、概述

脑高级功能主要是指大脑所进行的认知、语言、情绪等高级加工活动。认知功能是认识和知晓(理解)事物的能力,包括感知、识别、注意、记忆、概念形成、思维、推理及执行功能等。情绪是指伴随着认知和意识过程所产生的对外界事物态度的体验,是人脑对客观外界事物与主体需求之间关系的反映,是以个体需要为中介的一种心理活动。情绪与认知过程密切相关。脑损伤会导致认知和情绪障碍,需要进行评定以指导康复治疗。

(一)定义

1.认知障碍

脑损伤后认知功能受损或丧失即为认知障碍。常见的认知障碍包括失认症、失用症、体像障碍、偏侧忽略症、注意力障碍、记忆力障碍、执行功能障碍等。认知障碍的存在严重影响患者的生活质量及病后康复的水平。

2.情绪障碍

情绪障碍也称情感障碍或心境障碍,是指正常情感反应的夸张、混乱和减退。这里主要介绍焦虑和抑郁。

(二)种类及临床表现

1.认知障碍

(1)失认症:一种发生在大脑损伤以后,在没有感觉障碍、智力障碍或语言障碍的情况下对先前已知事物的后天性辨认能力的损害。失认症是对视觉、听觉、触觉等感觉途径获得的信息缺乏正确的分析和识别能力,因而造成对感知对象的认识障碍,包括视觉、听觉、触觉失认等。视觉失认又包括物体失认、面孔失认、空间/结构失认、颜色失认等。

(2)失用症:运用功能障碍即为失用症,是一种获得性障碍,专指脑损伤后患者不能完成已习得的、有目的或熟练的技巧性动作。但应排除由于肌力减退、感觉缺失、震颤、肌张力障碍及记忆、理解、注意障碍而导致的运用障碍。失用症患者可能会以正常或大致正常的幅度、力度和速度运动其肢体,但不能完成所要求的特定动作或姿势。

(3)体像障碍:患者基本感知功能正常,但对自己身体部位的存在、空间位置和各部分之间的关系认识障碍。包括左右失认、自体部位失认与手指失认、病感失认与Anton's综合征、幻肢症与幻肢痛、他人手综合征等。

(4)偏侧忽略症:也称为偏侧空间忽略症或忽视症,是脑损伤特别是右脑损伤所造成的一种常见的临床症状。表现为患者不能对大脑损伤灶对侧身体或空间呈现的刺激(视、听、触或运动刺激)产生注意或做出反应,且不是由于初级感觉、运动、情感或智力因素所致。主要包括偏侧空间忽略症、运动性忽略症和表征性忽略症等。

(5)注意障碍:注意力是心理活动对一定事物有选择的指向和集中。根据参与器官的不同,可以分为听觉注意、视觉注意等。根据心理特征状态不同,注意又包括了注意范围、警觉性、注意维持、注意转移及注意分配。注意力正常是认知活动的基础,因此注意力障碍会对整体的认知水平造成很大影响。

(6)记忆障碍:记忆是大脑对过去所经历事物的反映。人们在生活中,有选择地将学习的知识、思考过的问题、接触过的事物、形成的经验和技能进行处理、储存和再现,以保证正常、连贯并不断发展的活动过程。记忆常被分为瞬时记忆、短时记忆和长时记忆;显性记忆、隐性记忆;陈述性记忆(情景记忆、语义记忆)和程序性记忆等。大脑受损后常会导致各种记忆障碍。

(7)执行功能障碍:执行功能是指独立完成有目的活动及控制自我行为的能力。包括制订任务计划、判断任务实施的准确性、分析决策的可行性及独立解决问题的能力。涉及注意力、记忆力、思维和运动技能的多方面内容。脑损伤后,上述的一种或多种功能损伤或丧失均为执行功能障碍。

2.情绪障碍

(1)焦虑:因受到不能达到目的或不能克服障碍的威胁,使个体的自尊心和自信心受挫,或失败感和内疚感增加而形成的一种紧张不安、带有恐惧和不愉快的情绪。

(2)抑郁:指显著而持久的情绪低落,包括忧郁、悲观、缺少主动语言、自责、食欲减退,甚至有自杀念头或行为等。

二、认知障碍的评定

(一)筛查

1.画钟测验(CDT)

要求患者画一个钟面,并把表示时间的数字(1～12)写在正确的位置,画上时针分针,并指向一个时间点(如 11:10)。有几种计分方法,常见且容易操作的是 4 分制法。一般认为 4 分则无认知障碍,3 分可疑,0～2 分有认知障碍。

2.蒙特利尔认知评估量表(MoCA)

(1)视空间与执行:包括交替连线测验、视结构技能(立方体)、视结构技能(钟表)。

(2)记忆力:5 个名词延迟记忆。

(3)注意力:数字顺/逆背(复述)、广度、警觉、计算。

(4)语言部分:动物命名、句子复述、词语流畅性。

(5)抽象概括能力。

(6)时间地点定向。

MoCA 满分 30 分。如患者受教育年限≤12 年则加 1 分,最高分为 30 分;≥26 分属于正常。

3.简明智能状态检查(MMSE)

该表简单易行,国内外广泛应用,是痴呆筛查的首选量表。包括 7 个方面:时间定向、地点定向、瞬时记忆、注意力及计算力、延迟记忆、语言复述、命名、表达及执行指令、视空间。MMSE 满分 30 分。正常界值划分标准:文盲>17 分,小学>20 分,初中及以上>24 分为正常。

(二)分项评定

1.失认症评定

失认症评定包括视觉失认、触觉失认、听觉失认的评定。

(1)视觉失认症。①物品失认:可将梳子、牙膏、香皂、钥匙、铅笔、钢笔、手表等物品摆在一起,检查者说出名称,请患者挑出相应的物品,不能完成者为异常。②面孔失认:找一些熟人或知名人士和各种表情的照片,请患者辨认,不能完成者为异常。③颜色失认:给患者一张绘有苹果、橘子、香蕉图形的无色图,请患者用彩色笔画上相应的颜色,不正确者为异常。④图形失认:将各种形状不同的图片平放在桌面上,请患者按要求挑选相应的形状图片。不能完成者为异常。

(2)触觉失认症。①手触失认:请患者闭目,用手触摸物体,识别其形状和材料,如金属、布、三角形、日常用品等,不能辨认者为异常。②皮肤描画失认:请患者闭目,用铅笔或火柴杆在患者皮肤上写数字或画形状,不能辨认者为异常。

(3)听觉失认症。①环境音失认:请患者听日常熟悉的声音(如雷声、掌声等),并回答是什么声音,回答不正确者为异常。②失音乐:要求患者听熟悉的音乐或歌曲,然后说出音乐或歌曲名称,或者要求患者随着音乐的节奏打拍子,不能完成者为异常。

2.偏侧忽略症评定常用方法

(1)平分直线:在一张白纸上画一条横线,请患者画一垂直短线将横线分为左右均等的两段。该短线明显偏向一侧(常为右侧)为异常。

(2)绘图:请患者画一个钟面,如果将钟面画在纸的一侧,并将 1～12 的数字集中一边,钟面的左侧画的很少,则为异常。

(3)数字字母划销测试:将一组阿拉伯数字或字母等放在患者面前,请其用笔删去指定的数字或字母(如 1 和 4,或 E 和 R),如仅删去左或右一侧的数字或字母,而另一侧末删或明显漏删,即为异常。

(4)二等分线段测验法:在一张白纸上画有三组平行线段,每组 6 条,其长度分别 10 cm、12 cm、14 cm、16 cm、18 cm。嘱患者画出每条线段的中点,然后统计得到总的偏离百分数。若所画中点偏移距离超出全长的 10%或较正常对照组偏移大于 3 个标准差,则为异常。

(5)Albert 线段划消测验:在一张 16 开白纸上均匀分布多条线段,每条线段长 2.5 cm。嘱患者划销每一个线段,最后根据遗漏的线段数及偏向,来判断是否存在偏侧忽略。

(6)行为学忽略测试(BIT):由 6 个常规测试和 9 个行为测试组成。6 个常规测试:短线、字母及小星划销、临摹图形与形状、双分线、自由绘画,总分为 146 分,低于 129 分为异常。9 个评估日常生活的行为测试:图片扫视、电话拨号、读菜单、读文章、告诉并设定时间、硬币分类、抄写地址和句子、地图导航、卡片分类。总分为 81 分,低于 61 分为异常。

3.Gerstmann 综合征常见方法

(1)左右失认:检查者说出左侧或右侧身体某一部分的名称,嘱患者按要求举起相应的部分,反应不正确者为异常。

(2)手指失认:检查前先让患者弄清各手指的名称,然后检查者说出不同手指的名称,请患者伸出相应手指。回答或反应不正确者为异常。以中间三指出现错误多见。

(3)失写:请患者写下检查者口述的短句,不能写者为异常。

(4)失算:患者心算、笔算均有障碍,且完成笔算比心算更加困难。简单的心算可从 65 开始,每次加 7,到 100 为止。不能计算者为异常。

4.体像障碍评定常见方法

(1)Benton 左右定向检查:检查者坐在患者的对面,发出指令,患者根据指令完成任务。如"用你的左手触碰你的右眼"。该检查共 20 项指令,每项 1 分,17～20 分为正常,<17 分为异常。

(2)动作模仿能力检查:检查者做动作,患者完成,如检查者将左手放在右侧大腿前面,观察患者是否存在镜像模仿(即右手放在左侧大腿前面)。如果存在,则为异常。

(3)躯体失认检查:要求在合理时间内按要求准确指出自己的身体部位,不能完成者为异常。或让被试大致画出人体部位图,包括头、躯干、双臂等,每个部位 1 分。<10 分为异常。

5.空间关系障碍评定常见方法

(1)十字标测试:在示范卡片的不同位置画上十字标,要求患者按照示范卡的样子,将十字标以相同的位置画在另一个卡片上。不能完成为异常。

(2)结构性失用症:结构性失用症是以空间失认为基础的一种失用症,评定方法如下。①画空心十字:给患者纸和笔,请其照着画一个空心十字的图形。②用火柴棒拼图:检查者先用火柴棒拼图形,然后请患者照样用火柴棒拼图。③临摹几何图形:请患者在白纸上临摹指定的几何图形。上述测试无法完成者为异常。

(3)地形定向障碍:询问患者家属是否患者有在熟悉的环境下迷路的情况,并让患者描述其非常熟悉的环境特征,或画出简易的路线图,不能完成为异常。

6.失用症评定常见方法

(1)意念性失用症:动作的概念性组织障碍。执行有目的、多步骤的、需要使用多种物品并需要按正确顺序完成的动作有困难。可以辨识各工具,但无法完成连贯性动作。常用活动逻辑试验进行评定,给患者茶叶、茶壶、开水瓶(盛温水)和茶杯,请其泡茶。如果患者活动逻辑次序紊

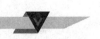

乱,则为异常。

(2)运动性失用症:手指实施精细快速动作或系列灵巧的单个手指的运动障碍,如做手指拍打、捡硬币、扣纽扣等动作有障碍。动作粗糙、笨拙、凌乱而不熟练。无论是模仿或者依言语指令做的动作均有障碍。不能以小脑或皮质脊髓束的损害来解释。上述动作显出"笨手笨脚",则为异常。

(3)意念运动性失用:患者知道要做什么(运动概念正常),但不知怎么做。是动作产生和控制障碍,包括动作的时间、序列、空间组织的障碍。其典型特征为,真实使用物品时(如刷牙)表现相对正常,但做表演性的哑剧动作(如假装刷牙)出现障碍。

(4)穿衣失用症:让患者给自己或者给玩具娃娃穿衣、系扣,不能完成者为异常。

(5)步行失用症:若患者不能发起迈步动作,但遇到障碍物能自动越过,遇到楼梯能够上楼,迈步开始后拐弯有困难等异常表现,则为异常。

7.注意力评定

(1)视觉性注意。①视跟踪:要求受试者目光跟随光源做左、右、上、下移动。每1方向记1分,正常为4分。②划销字母测试:要求受试者用铅笔以最快速度划去多行字母中的 C 和 E。100 秒内划错多于一个为注意有障碍。

(2)数或词的辨别注意测试。①听认字母测试:在 60 秒内以每秒 1 个字的速度念无规则排列的字母给受试者听,其中有 10 个为指定的同一字母,要求听到此字母时举手,举手 10 次为正常。②数字广度测试:以每秒 1 个字的速度念一系列数字给受试者听,要求立即背诵。从两位数开始至不能背诵为止。背诵少于 5 位数为不正常。③词辨认:向受试者播放一段短文录音,其中有 10 个为指定的同一词,要求听到此词时举手,举手 10 次为正常。

(3)听跟踪:在闭目的受试者的左、右、前、后及头上方摇铃,要求指出摇铃的位置。每个位置记 1 分,少于 5 分为不正常。

(4)声辨认。①声识认:向受试者播放一段有嗡嗡声、电话铃声、钟表声和号角声的录音,要求听到号角声时举手。号角声出现 5 次,举手少于 5 次为不正常。②在杂音背景中辨认词:测验内容及要求同上述"词辨认",但录音中有喧闹集市背景等,举手少于 8 次为不正常。

(5)日常注意力测试(TEA):该测试旨在测试 18 岁至 80 岁成年人的注意力。该测试包括 8 个子测试。地图搜索、电梯计数、分心电梯计数、视觉电梯计数、带反转的听觉电梯计数、电话簿搜索、计数时的电话搜索、彩票任务。各项测试均需根据年龄,将所得原始分对照标准分值进行转换,最后得到总的标准分。≤5 分为异常,>5 分为正常。

8.记忆力评定

(1)瞬时记忆的评定:常用检查方法包括数字广度测验,词语复述测验。

(2)短时记忆的评定:呈现检查内容后停顿 1 分钟再要求患者回忆检查中的内容。

(3)长时记忆的评定:评定内容主要包括以下几点。①情景记忆:让患者回忆并叙述自身经历的事情包括细节。②顺行性记忆:包括言语测验和非言语测验。言语测验的测试内容包括回忆复杂的言语信息、词汇表学习、词汇再认;非言语测验的测试内容包括视觉再认、新面容再认及 Rey-Osterrieth 复杂图形记忆测验(ROCF),ROCF 要求被试临摹后隔 30 分钟再回忆画出复杂图形,该图形评分点总共 18 个点,每个点最多得分 2 分,分数越少提示记忆受损越严重。③逆行性记忆测验:测试内容包括个人经历记忆、社会事件记忆、著名人物记忆。④语义记忆:测试内容包括常识测验、词汇测验、分类测验、物品命名、指物测验。⑤程序性记忆:通过询问家属或患者本人对于某种一直从事、熟悉的工作或任务是否依旧能够执行来判断内隐记忆相关的实践技能是否保留。

（4）标准化的成套记忆测验：常用下列三种方法。①临床记忆测验：适用于 20～29 岁的成年人，分为结构与内容难度大致等同的甲、乙两套测试，以便对同一被试重复测试。包括指向记忆、联想学习、图像自由回忆、无意义图形再认和人像特点回忆 5 项内容，是检查持续数分钟的一次性记忆或学习能力。常模分为文化和无文化（文盲与半文盲）两组，测量得分换算成量表分和记忆商（MQ）。②Rivermead 行为记忆测验法（RBMT）：量表中包括记姓名、记被藏物、记约定、图片再认、路径即时回忆、路径延迟回忆、信封、定向、日期、照片再认、故事即时回忆、故事延迟回忆 12 个分项目。22～24 分为正常，17～21 分为轻度障碍，10～16 分为中度障碍，0～9 分为重度障碍。③韦氏记忆测验（WMS）：适用于 7 岁以上儿童及成年人，有成人和儿童两版，每版又分为甲乙两套，便于前后比较。测试经历、定向、数字顺序、再认、图片回忆、视觉提取、联想学习、触觉记忆、逻辑记忆和背诵数目 10 项内容。

9.执行功能评定

（1）直接观察：日常生活能力检查，如穿衣洗漱等。

（2）简单操作动作检查。①做-不做测验：评估被试的反应与抑制能力。具体操作为评估者在桌面敲一下，被试即刻举下手指，评估者在桌面敲两下，被试不动。可连续做 10 遍，如果一直模仿评估者，或有持续动作，或无任何反应为异常。②序列动作检查：包括 Luria 三步连续动作（握拳-掌切-掌拍）、手的交替运动（两手一手握拳同时一手伸展 5 指，然后左右手交替轮流完成动作）、交替变换测验（要求被试复制由方波和三角波交替组成的图形）。上述任务如出现持续状态，不能灵活转换即为异常。③问题解决能力的检查。

（3）情报的积累（判断力测验）。

（4）计算：心算、笔算检查。

（5）成语、谚语解释。

（6）类比测验：类似性测验（要求被试识别一对物品或词语并总结在概念上的相同之处）、差异性测验（要求被试识别一对物品或词语并总结在概念上的不同之处）。评估被试的抽象概括能力。

（7）推理测验：语言和非语言，如数字、图形推理等。

（8）成套执行功能测试：常用如下方法。①威斯康星卡片分类测验：通过对卡片的分类刺激额叶功能，直接测试被试的抽象思维能力。该测试共 128 张卡片，卡片按颜色、形状及数量，三个因素组合。每一次向被试按照一定的规律呈现 4 张卡片，要求被试自己推断其中的规律，对以后出现的卡片进行分类。分类原则不告诉被试，只告诉被试每次分类的对错。②瑞文推理测验：该测试是向被试呈现一张较大的图片，其中有一部分缺失，下方会给出 6 个小的不同花纹的图片，要求被试通过大图来推测，选择哪一张小图将大图变为完整的图形。整体测试由易到难，推理的任务也逐步加重。③执行缺陷综合征的行为评价测验（BADS）：包括规则转换卡测试、程序性动作测试、找钥匙测试、时间判断测验、动物园分布图测验、修订的六元素测验。结果经转换之后得到各项子测验的标准分及总标准分。总标准分范围 0～24 分，单项标准分范围 0～4 分。

（三）认知综合能力成套测试

1.阿尔茨海默病量表-认知分量表（ADAS-cog）

该量表主要测量阿尔茨海默病患者认知功能障碍的严重程度。ADAS-Cog 包括 12 项目：词

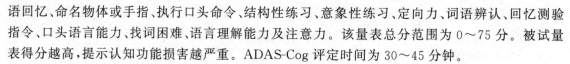

语回忆、命名物体或手指、执行口头命令、结构性练习、意象性练习、定向力、词语辨认、回忆测验指令、口头语言能力、找词困难、语言理解能力及注意力。该量表总分范围为 0~75 分。被试量表得分越高,提示认知功能损害越严重。ADAS-Cog 评定时间为 30~45 分钟。

2.洛文斯顿作业疗法认知评定量表(LOTCA)

该量表包括定向、知觉、视运动组织及思维运作四大部分,其中定向包括时间地点;知觉包括物体与形状失认、失用症等检查;视运动组织包括二维图形和三维积木复制及拼图、画钟等;思维运作包括范畴测试即对物品图片归类、故事排序、图形推理等;还包括注意力评分。分数越低代表功能障碍越明显。该量表有成人、儿童、老年 3 个版本供临床应用。

3.韦氏智力量表(WAIS)

该量表是国际通用的一套智力量表。分为语言分测验和操作分测验两部分。语言分测验包含常识、词汇、类同、算术、理解、数字广度 6 个方面。操作分测验包括图画填充、图片排列、木块图、图形拼凑、数字符号、迷津 6 个方面。原始分按手册上相应用表可转化成量表分。分数越高提示总体智力越好。

4.剑桥神经心理测试自动化成套量表(CANTAB)

该测试在电脑上完成,有电脑统计反应时间和出错的分数。目前 CANTAB 测试包括剑桥赌博任务、选择反应时间、分级命名测试、单向反应时间、大/小圆圈、样本的延迟匹配、ID/ED转换、样本的视觉匹配搜索、运动筛查、成对关联学习、图形再认记忆、线反应时间等22 个测试。

三、焦虑和抑郁的评定

(一)汉密尔顿焦虑量表(HAMA)

HAMA 是精神科常用量表之一,包括 14 个项目,所有项目采用 0~4 分的 5 级评分。该量表的评定需要由两名经过训练的评定者来联合完成。评估以交流和观察为主,包括对被试者的心境、情绪、肌肉系统、感觉系统、心血管系统、呼吸系统、肠道系统等 7 大系统的评价,临床常用于焦虑症的诊断及程度划分的依据。总分≥29 分,可能为严重焦虑;≥21 分,肯定有明显焦虑;≥14 分,肯定有焦虑;超过 7 分,可能有焦虑;如小于 7 分,则没有焦虑症状。

(二)汉密尔顿抑郁量表(HAMD)

HAMD 是临床上评定抑郁状态使用最广泛的量表,包括是否有抑郁情绪、睡眠质量、工作与兴趣、躯体症状及是否存在认知方面的改变等,共有 24 项。总分最高分为 76 分,总分低于8 分为正常,总分为 8~20 分为可能抑郁,总分为 20~35 分,肯定有抑郁;总分>35 分,严重抑郁症。

(三)焦虑自评量表(SAS)

SAS 自评量表用于评定焦虑者的主观感受,包括 20 个项目,让患者对自己当前的精神状态,如是否常有紧张、易怒等情绪,是否有身体某种不适感如头疼、乏力等及自己的睡眠如何进行评分,评定依据主要根据所定义的症状出现的频率,其轻重程度分 4 级,包括正向评分和负向评分。评定后,将 20 个项目中的各项分数相加,得到总分(X)乘以 1.25 后取整数部分得到标准分(Y)。50 分以上为异常。

(四)抑郁自评量表(SDS)

该量表可以迅速反映患者的抑郁状态。以患者近一周的实际情况为准。共有 20 个问题,每个问题有 A/B/C/D 四个选项。A 代表没有或很少有时间,B 代表小部分时间,C 相当多时间,D 绝大部分或全部时间。评分标准和方法同焦虑自评的评分,按照国内常模结果,50 分以上为异常。

(五)Beck 抑郁问卷(BDI)

BDI 是用于评定成人抑郁严重程度的量表,共有 21 项,每项由轻到重四个等级,每个项按 0~3 分计分,总分范围是 0~63。总分为 0~13 分,无抑郁或极轻微;14~19 分,轻度抑郁;20~28 分,中度抑郁;29~63 分,重度抑郁。

四、现代脑科学技术在脑高级功能评定中的应用

现代脑科学迅猛发展,脑科学技术例如脑功能成像和脑电技术等不断成熟,可以用来对脑高级功能进行检测和评定。

(一)脑功能成像技术

脑功能成像技术包括功能性磁共振成像(fMRI)、正电子发射断层扫描(PET)、磁共振波谱(MRS)、磁共振弥散张量成像(DTI)等。可以记录人脑在执行某一任务时的功能活动影像,与认知的评估及治疗均有着密切的联系。

血氧水平依赖功能磁共振成像(BOLD-fMRI)是 fMRI 的主要技术之一,该技术可以反映人脑处于功能活动状态时脑区的激活状态。fMRI 技术具有高空间分辨率,是临床认知评估和诊断的主要方案之一。PET 则可显示葡萄糖代谢及淀粉样蛋白和含磷酸基蛋白的积累,对评估阿尔茨海默病的代谢异常具有重要意义。MRS 是利用磁共振化学位移现象来测定组成物质的分子成分的一种检测方法,因为认知功能与脑中的神经递质密切相关,因此该项技术也可为认知研究提供强有力的客观依据。此外,DTI 可以反映正常白质下的微观结构改变。受损白质中的关键区域与执行功能或语言记忆等认知方面的联系密切,评估单个区域或单个束的白质改变可以解释患者认知障碍的概况。

功能性近红外光谱(fNIRS)以生物组织光学特性为基础,结合光在组织中的传播规律,探究在生物组织中经过散射、吸收等一系列过程后的出射光携带生化信息。该技术具有成像安全、对头动耐受性高、成本低等优势,逐渐成认知研究中的热门技术之一。

(二)脑电生理技术

脑电的事件相关电位(ERP)可记录心理活动引起的真实脑电的实时波形,时间分辨率可精确至毫秒级,是卓有成效的脑科学研究方案。但其空间分辨率不够高。因此,临床评估或研究可将 ERP、PET 或 fMRI 的数据融合分析,从而得到高时空分辨率的数据,成为客观评估认知功能的强有力的方案。

脑磁图(MEG)是通过记录大脑外的神经磁场来研究人脑电活动的一种方法。MEG 既具备毫秒级时间分辨率,也具备定位为几毫米的高空间分辨率。脑磁图在认知神经科学研究中的应用,主要是通过大脑皮质区域网络内活动的时空模式的映射来提供与感觉和认知处理相关的大脑功能结构的有用信息,包括语言、记忆、注意力和知觉等。

(王金峰)

第六节　语言功能评定

一、概述

(一)评定目的

评定是开展科学有效的语言训练的前提和基础,也是目标设定、干预措施分配、干预管理和结局评价的基础。因为语言的复杂性,想对语言障碍做出科学、准确的诊断和评定并不容易。随着 ICF 观念被广泛接受和认同,语言障碍评定的目的也从诊断、发现障碍、制订治疗方案过渡为更加全面的考虑,如语言障碍对其生活质量的影响。

(二)评定原则

在失语症评定过程中,言语治疗师(言语语言病理学家)需要注意以下评定原则。

(1)在正式评定前向患者详细讲解评定目的和要求,取得理解和配合,并使患者放松,提高患者参与兴趣。

(2)每一亚项的指导语都应明确,若患者无法理解,检查者需运用书写、肢体语言等方法帮助其理解评定要求,评定者也可以做示范。

(3)为防止患者出现紧张和焦虑情绪,评定者最好在患者回答或反应结束后再记录相应结果,而非一边听一边记录。

(4)评定过程中,检查者应以观察和记录为主,不要试图干涉或纠正患者错误的回答或反应;记录反应,可借助录音和复读设备。

(5)评定过程中,除目标刺激外,不应出现其他刺激形式。

(6)若患者连续无法完成若干道较简单测试题(每个量表不同),则该部分测试停止。

(7)疲劳或极端不配合分几次完成。

(三)评定注意事项

1.影响因素

评定前临床医师会考虑以下可能影响筛查和综合评定的因素。

(1)并发的言语运动障碍:如构音障碍,失用症等。

(2)听力损失和听觉失认症(无法处理声音意义)。

(3)患者所使用语言的情况,如何种为母语,何种为熟练用语,各种语言保留情况如何。

(4)是否并发认知障碍,如执行功能、记忆障碍等。

(5)是否有视力减退、视觉失认症和视野缺损。

(6)是否存在可能影响书写能力的上肢偏瘫。

(7)是否既往存在的或新出现的慢性疼痛。

(8)是否存在卒中后抑郁。

(9)患者是否易疲劳,是否有完成测试的耐力。

2.综合判断

失语症评定需要强调综合性判断个体是否患有失语症需要通过言语语言病理学中对语言沟

通能力的综合评定来筛查。综合全面的评定可用于指导确诊和描述,需要进行评定的方面与世界卫生组织(WHO)提出的 ICF 框架相一致,包括以下几个方面。

(1)身体结构和功能的损伤:包括在语言表达和书写方面潜在的弱点可能会影响沟通表现。

(2)其他方面并存的身体障碍:如其他的健康状态或药物治疗等都有可能影响沟通表现。

(3)个体在活动和参与方面的局限性:包括改变或影响沟通和人际互动的功能状态的因素。

(4)其他相关因素(环境因素或个人因素等):可以对成功的交流和人际的互动起促进或阻碍作用的因素。

(5)沟通能力的缺损对生活质量的影响,功能的局限对与个体发病前的社会角色的影响、对其所在的群体的影响。

评定方案可以包括标准化和非标准化的工具和数据库。由于我国地大物博,方言众多,在面对不同文化和语言的情况下,评定的过程可以进行适当的修改和调整,但需要对这些修改和调整的记录说明。

二、失语症评定

(一)失语症筛查

筛查并不能详细描述失语症的严重程度和特征,而是确定是否需要进一步评定的一种程序。筛查由语言治疗师(言语语言病理学家)或其他专业人员完成,可采用非标准化和标准化方法,主要考察患者的口语运动功能、语音生成技能、口语和书面语言的理解和生成、沟通的认知和听力等方面。

目前国内尚无非标准化或标准化筛查工具。文献报道可见的国际上常见的筛查工具包括 Frenchay 失语症筛查测试完整版或简版;语言筛查测试(LAST);密西西比失语症筛查测试(MAST);便携失语症筛查测试(MAST);谢菲尔德获得性失语症筛查测试(SST)等。

(二)失语症的非标准化评定

非标准化评定的编制和使用不遵循严格的标准化程序,评定资料和评定方法都未做严格要求,如治疗师自编的语言评定测验等都属于非标准化测验。非标准评定虽然结论不一定非常可靠、完整,但其形式灵活、简单易行,有广泛的适用性。标准化评定和非标准化评定可以有机结合起来运用,以标准评定为主,将非标准评定作为标准评定的事先准备和必要的补充。非标准化评定需要充分考量患者的实际沟通技能,包括日常生活活动的四个方面:社会交往(如打电话交流信息)、基本需求的交流(如紧急事件的反应)、读写和数字概念(如理解简单的标志),以及日常生活计划(如旅游)。

1.访谈

访谈是发生在个体间的言语交流形式。对患者及其家属进行访谈,以了解关于患者的个人背景、文化知识和信仰,深入了解关于患者言语障碍的信息。治疗师可以从让患者描述日常行为入手,尽量采用无结构访谈、半结构化访谈及诱发式开放问题,让访谈更像是一场"朋友间的对话",顺着患者的思路,并引导患者主动的表达个人的意愿。

通过访谈可以了解:①患者的基本情况,如医疗状况和病史、教育史、职业、文化和语言背景等方面。②患者主诉,包括存在的功能性沟通的问题,沟通困难对个人及家庭/照顾者的影响;康复预期,包括社会互动及工作活动等方面;习惯使用的语言;个人的目标和偏好等方面。

2.行为观察

观察被评定者的行为表现,特别是与语言问题相关的行为表现,包括患者的精神状态、参与评定的愿望程度、注意程度、测验中的停顿、其他不寻常的反应;注意记录患者完成任务的表现,以及患者完成任务时家属提供了何种程度的帮助,需详细系统记录并佐以例证。可以在自然环境中对其行为进行观察,也可以观察者成为个体自然环境的一部分的表现,以观察被评定者的行为。

3.生活质量评定

评定方法主要有访谈法、观察法、量表法、症状定式检查法、主观报告法 5 种,尤其以使用具有良好信度、效度和反应度的正式标准化评定量表最为常见。近年国外学者研制了失语症专用生活质量量表,包括脑卒中失语症生活质量量表(SAQOL-39)和疾病影响程度量表——失语症适用版(SIP-65)。但该量表为国外量表,是否适合用于我国脑卒中失语症患者还需再进行量表的文化调适,并进行量表可行性、信度、效度的研究后才可推广应用。有学者明确把生活质量作为失语症干预的一个重要的效果指标。AuraKagan 等人把 ICF 改编成了一种强调失语症患者的关键功能——生活质量的模型(图 2-1)。这个被称为失语症结果评定框架模型(A-FROM)的原理说明了 ICF 领域动态交互、重叠以提升生活质量的方式。

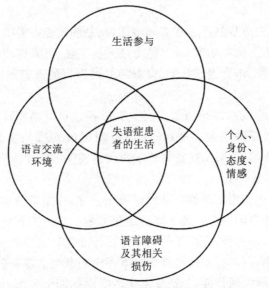

图 2-1 失语症结果评定框架模型(A-FROM)

4.家庭社会支持系统评定

针对家庭社会支持系统评定的量表有每天交往需求评定量表,该量表包括对话和一个问卷,对话评价个人的交往需要,问卷评定社会支持和观察。它是在个体的自然环境中评分,这种评价反映了失语症患者和非失语症患者之间真正发生了什么,失语症患者和他的交流对象真正需要的是什么,康复可以做些什么。

(三)失语症标准化评定

1.国际常用的失语症评定量表包括以下几种方法。

(1)波士顿诊断性失语症检查(BDAE):此检查是目前英语国家普遍应用的标准失语症检查。检查由 27 个分测验组成,分为五大项目:①会话和自发性言语;②听觉理解;③口语表达;

④书面语言理解；⑤书写。此检查能详细、全面测出语言各种模式的能力，但检查需要的时间较长。国内康复中心已将此方法翻译成中文，在我国应用并通过常模测定。

（2）日本标准失语症检查（SLTA）：此检查是日本失语症研究会设计完成，检查包括听、说、读、写、计算五大项目，共包括 26 个分测验，按 6 阶段评分，在图册检查设计上以多图选一的形式，避免了患者对检查内容的熟悉，使检查更加客观。此方法易于操作，而且对训练有明显指导作用。

（3）西方失语症成套测验（WAB）：属于较短的波士顿失语症检查版本，检查时间大约1 小时，该测验提供一个总分称失语商（AQ），可以分辨出是否为正常语言。WAB 还可以测出操作商（PQ）和皮质商（CQ），前者可了解大脑的阅读、书写、运用、结构、计算、推理等功能；后者可了解大脑认知功能。该测验还对完全性失语、感觉性失语、经皮质运动性失语、传导性失语等提供解释标准误差和图形描记。

（4）Token 测验：由 DeRenzi 和 Vignolo 编制，此测验由 61 个项组成，包括两词句 10 项、三词句 10 项、四词句 10 项、六词句 10 项及 21 项复杂指令。目前用的较多的是简式 Token 测验，优点是不但可以用于重度失语症患者，还可用于检测轻度或潜在的失语症患者的听理解障碍，而且该测验还有量化指标，可测出听理解障碍的程度。

2.国内常用的失语症评定量表

国内常用的失语症评定量表目前国内尚无统一的语言功能评测法。较常用的是由中国康复研究中心李胜利等人编制的汉语标准失语症检查，北京医科大学高素荣等人编制的汉语失语成套测验和河北省人民医院张清丽等人编制的失语症汉语评测法。

（1）汉语标准失语症检查（CRRCAE）：此检查是中国康复研究中心听力语言科以日本的SLTA 为基础，同时借鉴国外有影响的失语症评定量表的优点，按照汉语的语言特点和中国人的文化习惯所编制，也称中国康复研究中心失语症检查法。此检查包括两部分内容，第一部分是通过患者回答 12 个问题了解其语言的一般情况；第二部分由 30 个分测验组成，分为 9 个大项目，包括听理解、复述、说、出声读、阅读理解、抄写、描写、听写和计算。为不使检查时间太长，身体部位辨别，空间结构等高级皮层功能检查没有包括在内，必要时另外进行。此检查只适合成人失语症患者。在大多数项目中采用了 6 等级评分标准，在患者的反应时间和提示方法都有比较严格的要求，除此之外还设定了中止标准。

（2）汉语失语成套测验（ABC）：ABC 由会话、理解、复述、命名、阅读、书写、结构与视空间、运用和计算、失语症总结十大项目组成，用于临床。此检查法按规范化要求制定统一指导语，统一评分标准，统一图片及文字卡片及统一失语症分类标准。其内容以国内常见词、句为主，适量选择使用频率较少的词、句，无罕见词及疑难句。为减少文化水平的差异，ABC 大多测试语句比较简单；阅读及书写检查较其他类似失语症检查法少。

（3）失语症汉语评测法：此法设计的条目框架是以国外通用的波士顿失语症诊断评测法为依据，而测验中选用的具体内容则充分考虑到汉语语言的特点，基本能客观、标准地反映出患者语言的功能状态。这项评测法对失语症的语言功能和非语言功能分别进行计分测量。语言功能评测：①对话；②听力理解；③言语表达；④复述；⑤字词理解；⑥句子和段落理解；⑦描述性书写；⑧听写。非语言功能评测有结构障碍、计算能力、钟表时间调整 3 个项目，有利于对失语症进行分类，判断病变部位及帮助确定治疗方案。另外还设立了失语症严重程度分级标准和言语特征分级。

(四)失语症评定结果

评定可得到以下一项或多项结果:①语言障碍的诊断;②语言障碍的特征、严重程度和功能影响的描述;③对疾病变化的预测(在个别情况下或在相应情况下);④指导对治疗、家庭及社会支持的建议;⑤是否需要移交其他专科进行评定或干预。

(五)失语症严重程度分级

通过成套的失语量表评定,言语治疗师可以在整体上横向衡量患者语言功能损害的严重程度。临床上可以参考 BDAE 失语症严重程度分级(表 2-13)。

表 2-13　BDAE 失语症严重程度分级

分级	表现
0 级	无有意义的言语或听觉理解能力
1 级	言语交流中有不连续的言语表达,但大部分需要听者去推测、询问和猜测;可交流的信息范围有限,听者在言语交流中感到困难
2 级	在听者的帮助下,可能进行熟悉话题的交谈。但对陌生话题常常不能表达出自己的思想,使患者与检查者都感到进行言语交流有困难
3 级	在仅需要少量帮助或无帮助下,患者可以讨论几乎所有的日常问题。但由于言语和(或)理解能力的减弱,使某些谈话出现困难或不大可能
4 级	言语流利,但可观察到有理解障碍,思想和言语表达尚无明显限制
5 级	有极少的可分辨得出的言语障碍,患者主观上感到有点儿困难,但听者不一定能明显觉察到

(王　平)

第七节　吞咽功能评定

一、概述

(一)定义

吞咽是指人体从外界经口摄入食物并经咽腔、食管传输到胃的过程。根据食物通过的部位一般可分为口腔期、咽期、食管期,口腔期又分为口腔准备期和口腔推送期。

吞咽障碍是指由于下颌、双唇、舌、软腭、咽喉、食管等器官结构和(或)功能受损,不能安全有效地把食物输送到胃内的过程。广义的吞咽障碍概念应包含认知和精神心理等方面的问题引起的行为异常导致的吞咽和进食问题,即摄食-吞咽障碍。

(二)病因

吞咽障碍是临床常见的症状,多种疾病可导致吞咽障碍,包括中枢神经系统疾病、脑神经病变、神经肌肉接头疾病、肌肉疾病、口咽部器质性病变、消化系统疾病、呼吸系统疾病等。

(三)临床表现

流涎、咳嗽、呛咳、口咽腔残留、咀嚼困难、鼻腔反流、咽腔反流、隐性误吸;进食过程明显的梗阻感、烧心感;反复肺炎、不明原因的发热、体重下降等。

二、吞咽障碍评估

评估流程建议由筛查开始,并作为工作常规,初步判断是否存在吞咽障碍及其风险程度,如果有或高度怀疑有风险,则做进一步的临床功能评估和(或)仪器检查。基于患者病情进行的吞咽障碍筛查能够有效地减少吸入性肺炎的风险,筛查一般由护士完成,其他医务人员也可以参与。

(一)筛查

1.进食评估问卷调查(EAT-10)

EAT-10 是一种简单、快捷、信度及特异性高的筛查工具,应作为临床一线吞咽筛查首选。EAT-10 由 10 项吞咽障碍相关问题组成,总分在 3 分及以上视为吞咽功能异常。但在最近的研究中显示,总分≥1分时判断吞咽异常有较高的敏感度及阴性预测值,建议患者总分在 1 分及以上应进一步临床吞咽评估,并推荐作为急性期脑卒中后吞咽障碍筛查工具。

2.反复唾液吞咽试验

反复唾液吞咽试验由日本学者提出,现临床多用来评估患者的吞咽功能,与误吸的相关性高。先嘱患者尽可能地多次吞咽,观察并记录 30 秒内吞咽的次数及喉上抬的幅度,试验中吞咽次数小于 3 次的老年患者可初步确定为吞咽障碍,是一种安全的筛查检查。

3.改良饮水试验

临床上有 7 种改良饮水试验测试,其中多采用饮用 3 mL 水筛查,观察患者的吞咽运动、呛咳、呼吸变化和湿性嘎声并进行评级。此试验在洼田饮水试验前实施,能降低筛查带来的误吸风险。

4.洼田饮水试验

洼田饮水试验是由日本学者提出的评定吞咽障碍的实验方法,通过饮用 30 mL 温开水观察患者吞咽所需时间和呛咳情况,进而筛查患者有无吞咽障碍及其程度,安全快捷。要求患者意识清楚,能够按照指令完成试验。

5.染料测试

染料测试用于气管切开患者的误吸筛查方法,利用蓝色/绿色食用染料进行测试,给患者尝试各种形状和质地的食物,筛选出有误吸危险的食物,以免出现假阳性结果。

6.耶鲁吞咽方案

耶鲁吞咽方案包含简易的认知评估、口颜面检查及饮水试验,敏感性及可靠性高达100%、特异性达 64%,是一种推荐给护士作为临床使用的简易工具,但不适用于气管切开、机械通气等患者。

7.功能交流评价吞咽量表(FCM)

FCM 是由美国言语与听力协会(ASHA)制定的,与功能独立性量表(FIM)相似的吞咽量表,获得广泛使用和国际认可。

8.床旁进食评估/容积-黏度测试(V-VST)

V-VST 主要用于吞咽障碍安全性和有效性的风险评估,帮助患者选择摄取食物最合适的容积和稠度。测试时选择的容积分为少量(5 mL)、中量(10 mL)、多量(20 mL),稠度分为低稠度(水样)、中稠度(浓糊状)、高稠度(布丁状),按照不同组合,观察患者吞咽情况,根据安全性和有效性指标以判断进食有无风险。

(二)临床评估

临床评估目的:①确定吞咽障碍是否存在;②提供吞咽障碍的解剖和生理学依据;③确定患者有关误吸的危险因素,防止误吸发生;④明确是否需要改变营养方式,以改善营养状态;⑤为进一步检查和治疗提供依据。对吞咽障碍后的功能变化和代偿,要进行阶段性或治疗前后的评估;对吞咽障碍和康复机制的深入研究,则要求有较为全面的检测和更为客观的检查作为评估的基础。

1.主观评估

(1)主诉:询问并分析患者的主诉,可以初步鉴别口咽性或食管性病变,有助于推导吞咽障碍的病因诊断。内容应包含发生及持续时间、部位、诱发因素、代偿机制和其他合并症状等。

(2)病史询问:侧重于收集与吞咽有关的既往病史及其相应的检查、治疗情况。主要内容:①一般状况;②家庭史;③既往吞咽检查;④神经病学状况;⑤肺部情况;⑥外科情况;⑦X线检查;⑧精神/心理病史;⑨现在和既往服药情况:处方药和(或)非处方药。

(3)营养状态:询问患者营养摄入的方法,食物及液体摄入方式、数量及频率,体重变化及BMI指数。

(4)精神状态:包括患者的意识水平和清醒程度,确认患者意识水平的变化,确认患者是否可在清醒状态下进食。临床常用格拉斯哥昏迷量表(GCS)来评价意识状态。

(5)心理状态:吞咽障碍影响了人类最基本的社会生物学功能,使患者与他人的社交受到影响,使个体变得孤立,降低生活质量。目前并没有针对吞咽障碍患者设计的心理评估量表,但有相关的生活质量量表,其中吞咽生命质量量表(SWALQOL)由国内学者进行汉化及研究,是针对吞咽障碍患者生命质量的评估而设计的特异性量表,包含生理、心理、情感和社会交往等方面。

(6)口腔卫生:主要检查口腔内是否有痰液黏附、食物残留,是否有溃疡、结痂、炎症、出血,牙齿是否缺损,是否有牙垢、牙石、义齿,义齿佩戴情况及更换时间等。

(7)呼吸功能:严重的呼吸问题会影响吞咽,评估须包括气道的通畅性、呼吸方式、插管情况、气管套管种类、呼吸机的使用等。

2.客观评估

(1)口颜面功能评估:主要包括唇、下颌、软腭、舌等与吞咽有关的肌肉运动、力量及感觉检查。①口腔直视观察:观察唇、脸颊、牙齿、腭、舌的完整性及对称性,口腔分泌物状况等。②口腔器官运动及感觉功能检查:观察唇、下颌、舌、软腭的运动范围及收缩的动作,感觉是否过敏或消失。

(2)吞咽相关反射功能评估:包括咽反射、呕吐反射、咳嗽反射等检查。

(3)喉功能评估:包括最长声时;言语时的音质、音调及音量;吞咽时的吞咽动作(如喉上抬的幅度)。①音质、音量:如声音沙哑且音量低,表明声带闭合差,在吞咽时,气道保护欠佳,容易误吸。②发音控制、范围:如声音震颤,节奏失控,为喉部肌群协调欠佳,吞咽的协调性会受到影响。③喉部的清理:咳嗽力量减弱,即喉部清除分泌物、残留食物的能力下降。④喉上抬:检查喉上抬的幅度,正常吞咽时,中指能触及甲状软骨上下移动约 2 cm。

(4)颈部听诊:将听诊器置于颈部环状软骨和环状软骨下方中线处,听诊吞咽食物过程中咽喉部产生的声音,通过对吞咽音的特性来判断是否存在吞咽障碍。颈部听诊不能单独用作判断是否存在误吸,应结合临床吞咽评估。

3.摄食评估

进食过程的评价是了解吞咽功能的重要检查,为确定是否要做进一步实验室检查提供依据。主要内容:①精神意识状态;②呼吸状况;③口腔控制食物状况;④进食前后声音的变化;⑤吞咽动作的协调性;⑥咳嗽情况;⑦进食的体位选择;⑧食物的内容及质地的选择;⑨分泌物情况等。

(三)吞咽评估量表

1.麦吉尔摄食技能评估问卷(MISA)

MISA用于评估床旁老年人的摄食功能。MISA包括进食姿势、自我摄食技巧、口腔功能-摄食液体食物、口腔功能-摄食固体食物及不同食物的安全性5个方面,共42个条目,可作为制订治疗计划、评价治疗效果的工具。有研究发现,MISA的得分可利用Cox回归模型和弹性模型预测死亡及患肺部感染的时间。

2.曼恩吞咽功能评估量表(MASA)

MASA包括意识、认知、理解、语言能力等24个方面,用于评价急性脑卒中患者的吞咽功能。近年来多篇文章报道,MASA应用于其他疾病预测误吸风险时也有良好的敏感性。有其他学者进一步研发MASA,GiselleD等研发用于头颈癌患者的曼恩吞咽功能评估量表(MASA-C);NaderAntonios等研发改良曼恩吞咽功能评估量表(MMASA)主要由医师评估有吞咽风险的脑卒中患者,敏感度为92%,特异性为87%,目前已在国内推广使用。

(四)仪器评估

1.吞咽造影检查(VFSS)

在X线透视下,针对口、咽、喉、食管吞咽动作所进行的特殊造影。VFSS是检查吞咽功能最常用的方法,被认为是吞咽障碍检查和诊断的金标准。该方法可对整个吞咽过程进行详细的评估和分析,通过观察侧位及正位成像,可对吞咽的不同阶段(包括口腔准备期、口腔推送期、咽期、食管期)的情况进行评估,也能对舌、软腭、咽部和喉部的解剖结构和食团的运送过程进行观察。借助软件也可对吞咽整个过程进行时间学和运动学参数分析。在判断隐性误吸方面,VFSS具有至关重要的作用。检查过程中,专业人员可以指导患者在不同姿势下(尤其是改变头部的位置)进食,以观察何种姿势更适合患者进食;如发现吞咽障碍,则采用针对性的干预措施,并观察其干预效果。

该方法适用于有可疑吞咽障碍的患者,但无吞咽动作、不能经口进食及无法被转运到放射科的患者不适合做此检查。VFSS也有许多不足之处:转送患者到放射科时费时、费力,被迫接受X线辐射;需要患者密切配合;不能定量分析咽肌收缩力和食团内压;也不能反映咽的感觉功能。

2.软式喉内镜吞咽功能检查(FEES)

通过软管喉镜,在监视器直视下,观察患者平静呼吸、用力呼吸、咳嗽、说话时鼻、咽部、喉部各结构的功能状况,尤其在食物吞咽过程中会厌、杓状软骨和声带的运动功能状况;了解进食时色素食团残留的位置及量,判断是否存在渗漏/误吸,也被认为吞咽障碍检查的金标准。

FEES较VFSS能更好地反映咽喉部解剖结构及分泌物积聚情况,设备便携,可在床边进行,无X线辐射,可反复进行检查,并且能检查咽喉部的感觉,每次检测时间在患者耐受的情况下可长于VFSS。FEES适用于脑神经病变、手术后或外伤及解剖结构异常所造成的吞咽功能障碍,也适用于误吸等各种吞咽障碍患者。

3.测压检查

(1)高分辨率咽腔测压(HRM):使用高反应频率的腔内测压导管,可以动态连续地直接反映整个吞咽过程中的咽腔压力的变化,反映出咽部肌肉与食管上括约肌的功能及协调性,以及二者与食管体部和食管下括约肌的协调性;同时密集排列的测压通道还可以反映出食管节段性的功能异常。缺点是不能直观地看到解剖结构及食物通过状况,也不能判断有无误吸。但可与吞咽造影相结合同步进行,既可量化吞咽动力学变化,又可观察吞咽各期的生理功能变化。

(2)舌压测定:舌压是指舌与硬腭接触产生的压力,在控制液体流过口腔进入咽部过程中起主要作用,同时也参与产生使食物经过口咽进入食管的推动力。因此,舌压力可作为一项独立的预测指标评估吞咽功能,是咽腔测压技术的补充。

4.超声检查

超声检查是使用高频声波技术(>2 MHz),通过探头与皮肤接触,获得动态实时的软组织影像。在吞咽的超声检查中,主要分为口腔部超声检查和喉部超声检查,对发现舌的异常运动有明显的优越性,特别是对口底肌肉和舌骨位移测量具有较高的可靠性。相比吞咽造影检查,最大的优点是不要求使用任何特殊的食团或造影剂(普通食物即可),能在床边进行检查,并能为患者提供生物反馈治疗,可用于吞咽障碍筛查及系列追踪吞咽功能。

5.肌电图检查

吞咽时肌肉活动的肌电信号、时间和模式可以通过多种肌电图技术记录,包括针式的喉肌电图和无创的表面肌电图,用于评价吞咽相关的肌肉功能活动。

(1)喉肌电图:为明确是否存在特定的神经或神经肌肉单元的病损,如在伴有声带麻痹的情况下,判断是喉上神经损伤还是喉返神经损伤;确诊系统性疾病或进行性神经肌肉疾病时推荐进行喉肌电图检查。还可用于吞咽功能的辅助评估,如评估喉括约肌的活动,声门上喉、咽的感觉及环咽肌的功能。

(2)表面肌电图:由于咽喉部参与吞咽活动的肌肉较细较多,很难用传统的电针刺方法对肌肉准确定位,现多用电极贴于参与吞咽活动的肌群表面,检测吞咽时肌群活动的生物电信号。这是一种非侵入性、无放射性的检查,患者无明显不适感,并且简单、快速、价廉。表面肌电图并不着重于诊断某块肌肉的功能,而是检测吞咽过程中局部肌肉活动方式的时间和幅度及时序性。

6.食管 pH 监测

通过食管 pH 监测,可检测出有无胃食管反流,并计算出食管真正接触到反流胃酸的时间,是一种高特异性的定量检查。24 小时持续性食管 pH 监测目前已被公认为是诊断胃食管反流病(GERD)的金标准。

7.脉冲血氧饱和度监测

在吞咽障碍的评估与治疗中,可使用脉冲血氧饱和度监测对患者进行动态监测,血氧饱和度下降超过 2% 时,提示患者出现误吸风险。研究表明,血氧饱和度结合饮水试验进行,更有利于发现隐性误吸,这对判断吞咽障碍患者是否有误吸及误吸严重程度有重要意义,可在床边开展评估。

8.生物学标志物检测

运用纤维支气管镜或呼出气冷凝液收集设备,能直接或间接反映误吸和吸入性肺炎,适用于口腔、咽、食管期吞咽障碍患者。

(王 平)

第八节　神经肌肉电生理评定

一、肌电图检查

肌电图(EMG)又称针电极肌电图,是指以同心圆针插入肌肉中收集针电极附近一组肌纤维的动作电位,包括在插入过程中、肌肉处于静息状态下和肌肉做不同程度随意收缩时的电位活动。肌电图是记录肌肉静止和收缩时的电活动以诊断肌肉疾病的电生理学方法。肌电图可用于鉴别神经源性和肌源性肌肉萎缩,了解神经损伤的程度、部位和再生的情况,帮助制订正确的神经肌肉康复治疗计划,作为康复训练中的肌肉作用、力量和疲劳的指导。

(一)概述

1.肌电图原理

肌电图是将电极接触肌肉时记录到的肌肉的生物电活动。运动神经元包括α神经元和γ神经元,α神经元支配梭外肌,γ神经元支配梭内肌。α神经元的末梢在肌肉中分成许多小的分支,每一小支支配一根骨骼肌的纤维,一个α神经元支配肌纤维的数目由5～2 000根不等。由一个α运动神经元及其所支配的全部肌纤维组成的功能单位,称为运动单位。

当某一α运动神经元兴奋时,兴奋传导到神经末梢,引起它所支配的肌纤维兴奋,产生动作电位,骨骼肌细胞的电位变化是肌电图的发生源。测量到一个肌纤维的电位变化是单相的,但是在同一个运动单位内测量的电位变化往往是多相或时程延长。这是因为运动神经末梢各分支的长短不同,兴奋到达所支配的各肌纤维的时间不同,因而各肌纤维开始兴奋的时间不同,这就造成了运动电位合成电位的多相或时程延长。

2.肌电图检查目的

肌电图可反映运动系统不同环节的损害,包括上运动神经元(皮质和脊髓)、下运动神经元(前角细胞和脊髓轴索)、神经肌肉接头和肌肉。

肌电图可看作是临床体格检查的延伸,通过EMG可以了解到以下几点。

(1)肌肉病变是神经源性还是肌源性损害。

(2)神经源性损害的部位(前角、根、丛、干、末梢)。

(3)病变是活动性还是静息性。

(4)神经的再生能力。

(5)提供肌强直及分类的诊断和鉴别诊断依据。

3.记录

肌电图的波形变异很大,从一块肌肉可以记录到不同形状、不同时限的运动单位电位。这些差异不只是由于每个运动单位本身的结构、空间排列和兴奋时程不同引起的,也取决于电极与受检运动单位的彼此位置关系。运动单位电位的基本波形如图2-2所示,并以此图说明肌电图的基本参数。

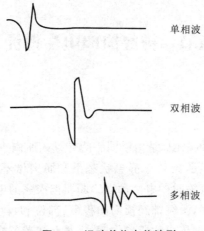

图 2-2　运动单位电位波形

（1）相：波形偏离基线再回到基线为一相。运动单位电位多为四相或三相，大于四相称为多相电位。正常情况下，多相电位少于 12%。

（2）峰：每次电位转向称为峰。不论是否过基线，只要转向幅度超过 20 μV 为一峰。

（3）极性：习惯上以基线为零，基线以下为正，以上为负。

（4）电位时限：自一个电位的第一个相偏离基线开始，到电位波形最后一个相回到基线所经历的时间称为时限。单个运动单位电位时限一般在 5～15 毫秒，超过正常值±20% 以上属异常（图 2-3）。

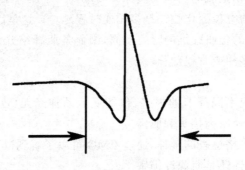

图 2-3　时限测量

（5）波幅：一般取峰-峰之间的电位差为波幅。可通过对最高的正向和负向波幅间的距离来进行测定。正常情况下，在轻收缩时记录的运动单位电位中最高的幅度一般不超过 5.0 mV（图 2-4）。

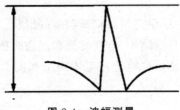

图 2-4　波幅测量

(6)频率:每秒钟单个电位发生的次数或电位群的发放次数。

(二)正常肌电图

1.针电极插入及肌肉放松时的肌电图

(1)插入电位:是指针电极插入肌肉时,因针的机械刺激及损伤作用,而引起肌纤维活动,出现一阵短暂的电位发放。在示波屏显示爆发性成组出现的重复发放的高频棘波,持续时间为几百毫秒,针电极一旦停止移动,插入电位也迅速消失(图2-5)。

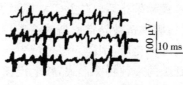

图2-5 插入电位

(2)终板电活动:终板电活动有终板噪声和终板负电位两种,是针电极插在终板区引起。患者诉进针处疼痛。终板噪声为不规则的电压波动,听到海啸样杂音。而终板负电位呈单相、双相或三相,起始波总为负相,须与纤颤电位相鉴别(图2-6)。

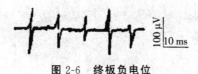

图2-6 终板负电位

(3)电静息:肌肉完全放松时,不出现肌电位,示波屏上呈一直线。

2.运动单位电位

在电静息状态,当受检者做轻微肌肉收缩,在基线上会出现单相、双相或三相,少数为四相的电位,波幅在0.1~0.2 mV,时限在5~15毫秒,频率在5~20 Hz,此电位是一个运动神经元所支配的多根肌纤维同步兴奋的电活动,称为运动单位电位,在肌电图中又称为单纯相(图2-7)。

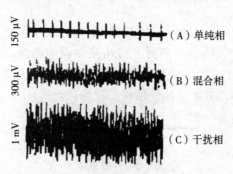

图2-7 肌肉不同程度用力收缩时的肌电图

3.干扰电位

随受检者用力程度逐渐增加、肌肉收缩力逐渐增加、参与活动的运动单位的数目也增加,肌电图上不再是一个个孤立的运动单位电位,而是显示募集众多的运动单位的密集电位。当肌肉收缩达到各电位互相重叠,称为干扰电位。肌肉收缩时因用力程度不同,参加收缩的运动单位数目和放电频率也随之不同,故可出现不同形状的波形。

(1)混合相:中等度用力,动员较多的运动单位参加收缩,致使有些区域电位密集,不能分辨出单个电位,有些区域仍可见单个运动单位电位。

(2)干扰相:肌肉最大用力收缩时,动员更多的运动单位参加工作,并且放电频率增高,致使运动单位电位彼此重叠而无法分出单个电位。

(三)异常肌电图

1.插入电位异常变化

(1)插入电位减弱或消失:见于废用性肌萎缩、重症进行性肌萎缩。

(2)插入电位时间延长:针电极挪动停止后电位并不立即消失。插入电位延长者常见于神经源性疾病,这是肌肉去神经支配后肌膜兴奋性异常增高的结果,在周围神经损伤中最常见。多发性肌炎、皮肌炎中也可见到,但肌肉纤维化后,则插入电位消失。

(3)肌强直电位:是插入电位延长的一种特殊形式,针电极插入后,肌肉产生不自主的持续收缩,其电位频率和波幅随时间延长而逐渐增加,达到一定程度后又降低,示波屏显示一组节律性放电现象,扬声器上可闻及俯冲轰炸机样的特殊音响。见于肌强直疾病、少数神经源性疾病和肌源性疾病(图2-8)。

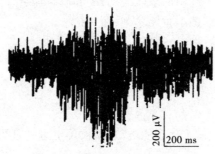

图 2-8　肌强直电位

2.电静息异常变化

正常肌肉放松时,肌电图应记录为电静息,当神经、肌肉异常时,可出现纤颤电位、正峰电位、异常的束颤电位等。

(1)纤颤电位:波形可呈单相、双相、三相,以双相多见,以起始相为正、主相为副是其特征,时限大多<3.0毫秒,电压<300 μV,在扬声器上可出现尖调叩击声,音响特殊,可以凭听觉识别。如在肌肉的非终板区找到两个以上的纤颤电位为最有诊断价值的客观指标,常见于失神经支配肌。切忌对偶见的、孤立的局部纤颤电位作出神经源性的诊断(图2-9)。

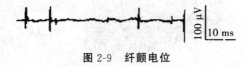

图 2-9　纤颤电位

(2)正相电位(称正锐波):是从肌肉损伤部位记录到的肌纤维活动电位,形似锯齿,起始为正相波,可伴有一个时限较宽、波幅较低的负相波。时限变化较大,平均5.0毫秒左右,电压20～200 μV,频率通常间隔较规律,扬声器上可听到粗钝的"砰砰"声(图2-10)。

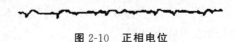

图 2-10　正相电位

(3)束颤电位:是一自发的运动单位电位,与轻收缩时运动单位电位的区别:①自发的,时限宽,电压高;②频率慢,节律性差,发放不规则(图2-11)。常见于前角细胞病变,必须与纤颤、正相电位同时存在才有意义。

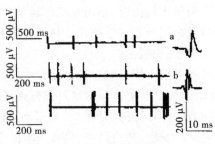

图 2-11 束颤电位

3.运动单位电位异常变化

运动单位电位时限的平均值偏离正常值的 20% 则可考虑时限缩短或延长,运动单位电位电压的差别很大,当电压超过 5.0 mV 时,有明显的诊断价值,称为"巨大电位"(图2-12)。

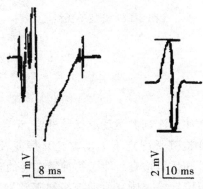

图 2-12 巨大电位

(1)时限延长、电压增高:见于脊髓前角细胞病变及陈旧性周围神经损伤、卡压、小儿产伤等。

(2)时限缩短、电压降低:见于肌源性疾病。

(3)多相电位数量增多(>12%):多相电位波形特点对诊断价值较大,按多相电位波形特点分类如下。①短棘波多相电位:此波时限短,呈毛刷状,时限<3.0毫秒,波幅不等,为300~500 μV。在神经再生早期称新生电位,见于肌源性疾病时可将其称之为肌病电位(图2-13)。②群多相电位:此波时限较长,可为20~30毫秒,多见于陈旧性神经损伤、脊髓前角细胞疾病。

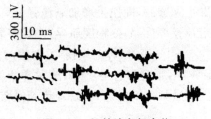

图 2-13 短棘波多相电位

4.干扰电位异常变化

用力收缩时波形异常表现为运动单位电位数量和放电频率的改变,依损害的性质和程度不同有下列表现。

(1)完全无运动单位电位:肌肉最大用力时,不出现任何运动单位电位,表示运动功能完全丧失,见于严重的神经肌肉疾病、神经失用及癔症性瘫痪。神经失用及癔症性瘫痪刺激可诱发运动单位,而在肌肉放松时,可无纤颤波、无正锐波。

(2)运动单位电位数量减少:肌肉最大用力时出现单纯相或混合相是神经源性病变的典型表现。因为运动单位脱失,单个运动单位的放电频率增加可部分代偿运动单位数目减少。

(3)病理干扰相:肌肉最大用力时,肌纤维数目减少,而运动单位数正常,虽出现完全干扰电位,但时限缩短、波幅降低。多见于肌源性,如皮肌炎、肌营养不良、废用性肌萎缩(图 2-14)。

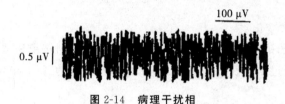

图 2-14　病理干扰相

二、神经传导速度检查

(一)概述

1.定义

神经传导速度检测是应用脉冲电流刺激运动或感觉神经,记录激发电位,计算冲动在某一段神经的传导速度。神经传导速度检查是评定下运动神经元病变及神经功能状态较为可靠的方法,包括感觉、运动神经传导检查和反射检查。能了解神经功能的正常、异常或缺失,并能区分脱髓鞘性病变与轴索性病变。神经传导检查研究运动神经和感觉神经传导的功能,反映检查研究神经传入传出通道(即反射弧)的功能。

2.神经传导的基本原理

(1)神经兴奋性和传导性:神经的兴奋性表现为神经冲动。神经冲动能从一个部位传播到整个神经,即为神经的传导性。

(2)神经冲动按一定的方向传导:感觉神经将冲动传向中枢,即向心传导;而运动神经纤维则将兴奋冲动传向远端肌肉,即离心传导。但所有神经均能双向传导。

(3)刺激的特征:一个有效刺激(引起神经冲动使肌肉收缩)必须包含刺激强度、时限、频率3个因素。①刺激强度:引起神经冲动必须有一定的刺激强度,称为阈值强度,即为阈值刺激。当刺激强度使所有的神经纤维发生兴奋后,即使再增加刺激强度,肌肉收缩不再增加,称为最大刺激强度。刺激电流强度随测定神经部位、病变程度而异,一般需取超强刺激才能引起肌肉最大收缩。②刺激电流时限:常选用0.1～0.5毫秒,神经损伤时,对短时限电流兴奋性降低,可将电流时限加到1.0毫秒。③刺激电流频率:频率常选用1 Hz,脉宽常选用100～200毫秒,患者对高频电刺激会有不适和疼痛感。所以刺激频率不应过高,以避免刺激落入前一个刺激的绝对不应期内,导致神经不发生兴奋。

(二)检查方法

1.运动神经传导速度(MNCV)的测定

运动神经传导速度检测是用电刺激运动神经使支配肌产生动作电位,记录电位的潜伏期、波幅、形态、时限,计算运动神经传导速度。

(1)测定方法:一般采用两点刺激法,在神经干通路上选择2个以上的点,在各点分别施以超强刺激,并从该神经支配的远端肌肉上记录各刺激点的诱发电位。

(2)计算方法:由不同点施以刺激到出现诱发电位的时间称为潜伏期(latence,LAT),2个刺激点的LAT之差称为传导时间,再从人体测两点间距离,代入下列公式,即为传导速度。

$$运动神经传导速度(m/s) = \frac{近端、远端刺激点间的距离(mm)}{近端刺激点诱发电位 LAT - 远端刺激点诱发电位 LAT(ms)}$$

以尺神经为例:记录电极为小指展肌,在尺神经腕部刺激,复合肌肉动作电位(CMAP)潜伏期为2.8毫秒,肘部刺激,CMAP潜伏期为6.9毫秒,测出两点刺激距离为220 mm,则尺神经由腕-肘的 MNCV 为 220/(6.9−2.8)=53.7 m/s(图2-15)。

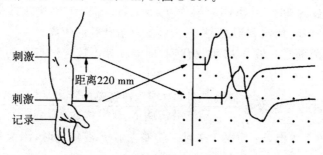

图 2-15 运动神经传导检测示意图

2.感觉神经传导速度(SNAP)的测定

感觉神经传导因没有神经肌肉节头和肌肉参与,所以记录的是神经电位而不是运动单位电位,故又称神经电图。

(1)测定方法:①顺向法:在神经远端刺激,顺感觉神经传导方向在神经干近端记录激发电位。②逆向法:在神经近端刺激神经干,逆感觉神经传导方向在神经干远端记录神经激发电位。感觉电位一般很小,故要求仪器有高增益、低噪声性能,并采用叠加平均技术。

(2)计算方法:感觉神经传导速度(m/s)=近端刺激与远端记录点间的距离(mm)/诱发电位的LAT(ms)。

以尺神经为例:小指刺激,腕部尺神经记录的 SNAP 潜伏期为 2.0毫秒,量得刺激与记录间距离为115 mm,则尺神经小指-腕的 MNCV 为 115/2.0=57.5 m/s(图2-16)。

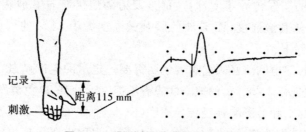

图 2-16 感觉神经传导检测示意图

3.神经反射检测

(1)F波:F波是同一运动神经元的回返兴奋,引起靶肌肉产生的一个迟发电位。用特定刺激作用于外周神经时,产生的冲动沿神经干呈双向传导:向远端传导引起肌肉兴奋,在该肌记录的电位称M波;向近端传导则沿神经轴索传至脊髓前脚运动细胞,使该细胞兴奋后又发出冲动沿同一神经传至支配肌,产生20～50毫秒的迟发电位,称为F波(图2-17)。

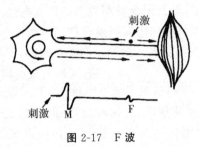

图2-17 F波

方法为用刺激强度为30～50 mV,频率为0.5～1 Hz,qi10～20刺激的平均值,记录F波和M波的潜伏期、波幅、频率、时限和形态,并测量刺激点至脊髓的距离。

传导速度计算为测量出F波与M波潜伏期,即能计算出该神经近端的传导速度,其计算公式如下。

$$F波传导速度=\frac{刺激点至C7(或L1)棘突的距离\times2(mm)}{F波潜伏期-M波潜伏期-1(ms)}$$

在公式中C_7为第7颈椎,L_1为第1腰椎。检测上肢F波传导时,测量距离以C_7棘突为止点,检测下肢F波传导时,测量距离以L_1棘突为止点。公式中的减1则是减去冲动在脊髓前角细胞的时间延搁。

(2)H波及其反射测定:H波及其反射是一种单突触节段反射,用运动阈以下、感觉阈以上的刺激作用于混合神经干时,产生的神经冲动经传入神经至后根,又进入脊髓至前角,经突触传递而兴奋运动神经元,再从前根传至外周神经,在该神经支配肌上引出一激发电位,记录的波形称为H波。①H波和M波的关系:因引出H波的阈强度低于引出M波的阈强度,故H波出现在M波前为其典型特征。此时的H反射波幅达最大值。当电流进一步加大时,H波的幅度逐渐减小而M波反而持续增大,当M波达到最大时,H波却很小乃至消失。②测定方法:用单电极电刺激,刺激脉冲一般为0.5～1毫秒,频率为0.2 Hz,开始用低强度引出H波,然后逐渐增加刺激强度,每次刺激间隔3秒。H波的波幅将随刺激强度增加而上升,在刺激强度接近M波阈值强度时,波幅达最大;一旦M波出现后,再继续加大刺激强度时,F波即会出现(图2-18)。③传导速度计算:H波反射的潜伏期与F波相似,但H波反射的阈刺激强度小于M波的阈刺激强度,而F波的阈刺激强度大于M波的阈刺激强度。H波反射的传导速度计算方式同F波。

(3)检测注意事项:①检测前必须向患者说明需要一定量的电流刺激,以免引起不必要的紧张,不利于检查的正常进行。②严重的冠心病患者不能进行检测,以免诱发心绞痛、心肌梗死等。③由于各种疾病引起的水肿会影响神经传导速度(NCV)测定的准确性,应加注意。④由于温度每改变1 ℃,传导速度随即改变1.2～2.4 m/s,所以室内温度需要保持恒定,皮肤温度不应低于30 ℃。⑤面神经测定前嘱患者面部勿抹油。⑥重复刺激测定前需停服新斯的明类药物。

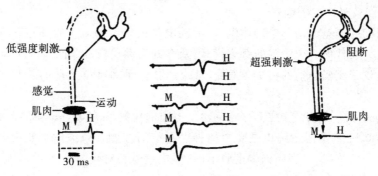

图 2-18 H波反射

三、诱发电位

广义的诱发电位指一切刺激所激发的电位。但一般讲的诱发电位仅指在头颅记录到的皮质电位和在脊髓记录到的脊髓电位,以及刺激皮质运动区或脊髓在相应肌肉表面记录的电位。诱发电位又分感觉诱发电位和运动诱发电位。

(一)感觉诱发电位

1.躯体感觉诱发电位

其是刺激躯体神经,在中枢记录的神经电位,包括头皮和脊髓诱发电位,通过对电位的分析,了解躯体神经通路的功能状态。

2.脑干听觉诱发电位

其是通过声音的刺激,引出听神经短暂的潜伏期电位,再对波形、阈值、潜伏期、反应特性等分析,了解听神经、脑干以及皮质相应区的功能。

3.视觉诱发电位

其是利用光的刺激,将枕叶皮质记录到的电位进行分析,判断视神经通路的功能状态是否正常。

(二)运动诱发电位

运动诱发电位指应用电或电磁刺激皮质运动区或脊髓,产生的兴奋通过下行传导通路使脊髓前角细胞或周围神经运动纤维兴奋,在相应肌肉表面记录到的运动单位电位。

(1)电刺激因刺激强度要求太大,可致疼痛,故临床较少应用。

(2)需在电磁屏蔽室进行,用电磁刺激相应的脑区,记录电极可放于小指外展肌、肱二头肌、跛展肌记录诱发电位,主要反应运动神经传导功能状态。

四、表面肌电图

(一)概述

表面肌电图(sEMG),也称动态肌电图或运动肌电图。相对于针电极肌电图而言,其检测电极为表面电极,它将电极置于皮肤表面,不须刺入皮肤,使用方便、安全、无创,可用于测试较大范围内的肌电图信号。另外,它不仅可在静止状态测定肌肉活动,而且也可在运动过程中持续观察肌肉活动的变化;不仅是对运动功能有意义的诊断方法,而且也是一种较好的生物反馈治疗技术。

1.表面肌电图信号产生的模式

表面肌电图的起源是运动单位动作电位,活动电位由给定的肌肉收缩过程中每一被激活的运动电位所发放。在任何一个给定的募集模式,众多的运动单位以非同步的模式被激活,这种非同步激活模式提供了流畅运动的可能性(图 2-19)。这些运动单位活动的总和构成了肌电信号的强度。

因此,表面肌电图信号实质上是多个运动单位电位的代数和,其波幅典型的在 $1\sim5\,000\,\mu V$,频率范围为 $10\sim400\,Hz$。信号最终也是受中枢神经系统所控制。肌电图与肌肉收缩之间有着十分密切的关系。一般情况下,当肌肉轻度收缩时,肌电信号相对较弱,且频率也低,而肌肉强力收缩时,肌电信号则较强,且频率也高。

2.表面肌电图与针电极肌电图的区别

表面肌电图将电极置于皮肤表面,肌电信号来自于多个运动单位,可很好地反映运动过程中肌肉生理、生化等多方面的改变,但缺点是仅能有效地应用于浅表肌肉。针电极肌电图将电极插入肌肉,可很好地研究深层肌肉的运动学和神经生理学活动,且很少被串扰(临近肌肉组织将能量传递到所记录的肌肉组织的现象)所影响,但其所能测试的范围远比表面电极小得多。此外在重复检查时,由于针电极在重复插入肌肉组织过程中很难保持一定的定位,因此重测信度较表面肌电图为低。

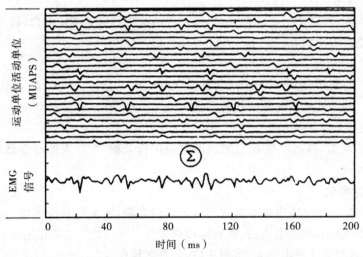

图 2-19　sEMG 信号产生模式示意图

(二)表面肌电图在康复医学中的应用

表面肌电图的应用范围十分广泛,所有涉及肌肉功能方面的领域几乎都有所应用。在康复医学领域,表面肌电图可广泛地用于评定、治疗和研究。主要应用:①间接评定肌力;②量化评定肌肉疲劳程度;③评定肌张力,判断被动运动时的放松程度;④测定步行过程中的肌肉活动,为步态分析提供有价值的信息;⑤评定平衡功能,帮助加强平衡训练。

（张家源）

第九节 日常生活活动能力评定

一、概述

(一)定义

日常生活活动(activities of daily living,ADL)最早由 Dearier 提出。日常生活活动是指人为了维持日常生活活动而需要的一系列最基本的活动,包括进食、穿衣、洗澡、大小便控制、行走等基本的动作和技巧,即衣、食、住、行、个人卫生等活动。ADL 能力也就是个体在家庭、社区中独立生活的能力。广义的 ADL 能力是指个体在家庭、工作机构及社区里独立生活、独立工作及参与社区活动的能力。当个体丧失 ADL 能力时,会对自我形象产生创伤性的影响,而且还会影响与患者有关联的人群。

(二)分类

1.基础性日常生活活动(basic ADL,BADL)

BADL 是指人维持最基本的生存、生活所必需的每天反复进行的活动,包括自理活动和功能性移动两类活动。自理活动包括进食、梳妆、洗漱、洗澡、如厕、穿衣等,功能性移动包括翻身、从床上坐起、由坐到站、行走、驱动轮椅、上下楼梯等。它反映较粗大的运动功能,适用于较重的残疾病者,常在医疗机构应用。

2.工具性日常生活活动(instrumental ADL,IADL)

IADL 指人在社区中独立生活所必需的关键性的较高级的活动,包括使用电话、购物、做饭、家务处理、洗衣、服药、理财、骑车或驾车、处理突发事件及在社区内的休闲活动等。这些活动常需要使用一些工具才能完成,它反映较精细的运动功能,适用于较轻的残疾病者,多用于生活在社区中的伤残者和老年人。

(三)评定目的

(1)确定日常生活活动独立程度。

(2)确定哪些日常生活活动需要帮助,需要何种帮助以及帮助的量。

(3)为制订康复目标和康复治疗方案提供依据。

(4)为制订环境改造方案提供依据。

(5)观察疗效,评定医疗质量。

(6)作为投资—效益分析的有效手段。

二、常用评定方法

ADL 评定多采用经过标准化设计、具有统一内容、统一评定标准的量表进行评定。依据量表中的评定项目对患者进行评价不会出现遗漏现象。评定过程中观察患者实际的 ADL 动作完成情况并记录下来。评定所使用的环境可以是患者实际生活环境,也可以是医院里的 ADL 评定室,该室模拟家庭环境,配备有必要的家具、厨具、卫生设备、家用电器及通讯设备等。根据量表评分标准对每项活动情况予以评分并计算总分,以此衡量患者的 ADL 水平。常用 ADL 评定量表有 Barthel 指数、KatZ 指数、修订的Kenny自理评价、PULSES 及 FIM 等。本文重点介绍 Barthel 指数和功能独立性测量。

（一）Barthel 指数评定

Barthel 指数评定简单,可信度高,灵敏度也高,不仅可以用来评价治疗前后的功能状况,而且可以预测治疗效果、住院时间及预后,所以是康复医疗机构中应用最广泛的一种 ADL 评定方法,见表 2-14。

表 2-14　Barthel 指数评定等级

项目	评分标准
1.进食	0＝较大和完全依赖
	5＝需部分帮助(夹菜、盛饭)
	10＝全面自理
2.洗澡	0＝依赖
	5＝自理
3.梳妆洗漱	0＝依赖
	5＝自理,能独立洗脸、梳头、刷牙、剃须
4.穿衣	0＝依赖
	5＝需一半帮助
	10＝自理,能系、开纽扣,关、开拉链和穿鞋等
5.控制大便	0＝昏迷或失禁
	5＝偶尔失禁(每周＜1 次)
	10＝能控制
6.控制小便	0＝失禁或昏迷或需由他人导尿
	5＝偶尔失禁(＜1 次/24 小时,＞1 次/周)
	10＝能控制
7.如厕	0＝依赖
	5＝需部分帮助
	10＝自理
8.床椅转移	0＝完全依赖别人
	5＝需大量帮助(2 人),能坐
	10＝需小量帮助(1 人)或监督
	15＝自理

项目	评分标准
9.行走	0＝不能走
	5＝在轮椅上独立行动
	10＝需1人帮助(体力或语言督导)
	15＝独自步行(可用辅助器)
10.上下楼梯	0＝不能
	5＝需帮助
	10＝自理

Barthel指数包括10项内容,根据是否需要帮助及其帮助程度分为0、5、10、15分4个功能等级,总分为100分。得分越高,独立性越强,依赖性越小。若达到100分,这并不意味着他能完全独立生活,他也许不能烹饪、料理家务和与他人接触,但他不需要照顾,可以自理。60分以上提示被检查者虽有轻残疾,但生活基本可以自理;60～41分者为中度残疾,生活需要帮助;40～20分者为重度残疾,生活需要很大帮助;20分以下者为完全残疾,生活完全需要他人帮助。Barthel指数40分以上者康复治疗的效益最大。

(二)功能独立性测量

功能独立性测量(functional independence measure,FIM)首先由美国纽约州功能评估研究中心研究人员提出并开始使用,后来逐渐受到重视和研究。目前已在世界许多国家广泛应用。FIM在反映残疾水平或需要帮助的量的方式上比Barthel指数更详细、精确、敏感,是分析判断康复疗效的一个有力指标。它不但评价由于运动功能损伤而致的ADL能力障碍,而且也评价认知功能障碍对于日常生活的影响,所以FIM应用范围广,可用于各种疾病或创伤者的日常生活能力的评定(表2-15、表2-16)。

表2-15　FIM评定内容

项目	内容
Ⅰ.自理活动	1.进食;2.洗漱修饰;3.洗澡;4.穿衣;5.穿裤(裙);6.如厕;7.排尿管
Ⅱ.括约肌控制	理;8.排便管理;9.床-椅间转移;10.转移至厕所;11.转移至浴盆或淋
Ⅲ.转移	浴室;12.步行/轮椅;13.上下楼梯;14.理解;15.表达;16.社会交往;
Ⅳ.行进	17.解决问题;18.记忆
Ⅴ.交流	
Ⅵ.社会认知	

表2-16　FIM评分标准

能力		得分	评分标准
独立	完全独立	7	不需修改或使用辅助具,在合理的时间内完成;活动安全
	有条件的独立	6	活动能独立完成,但活动中需要使用辅助具;或者需要比正常长的时间;或需要考虑安全保证问题

续表

能力		得分	评分标准
有条件的依赖	监护或准备	5	活动时需要帮助者,帮助者与患者没有身体接触;帮助者给予的帮助为监护、提示或督促,或者帮助者仅需帮患者做准备工作或传递必要的用品,帮助穿戴矫形器等
	最小量接触性身体的帮助	4	给患者的帮助限于轻触,患者在活动中所付出的努力≥75%
	中等量帮助	3	患者所需要的帮助要多于轻触,但在完成活动的过程中,本人自动用力仍在50%~74%
完全依赖	最大量帮助	2	患者主动用力完成活动的25%~49%
	完全帮助	1	患者主动用力<25%,或完全由别人帮助

FIM包括6个方面,共18项,其中包括13项运动性ADL和5项认知性ADL。根据患者进行日常生活活动时独立或依赖的程度,将结果分为7个等级,每一项最高分为7分,最低分为1分,合计最高分为126分,最低分18分。FIM的功能独立分级:126分:完全独立;108~125分:基本独立;90~107分:极轻度依赖或有条件的独立;72~89分:轻度依赖;54~71分:中度依赖;36~53分:重度依赖;19~35分:极重度依赖;18分:完全依赖。

(三)功能活动问卷法

功能活动问卷法(functional activities questionnaire,FAQ)是由Pfeiffer提出,后面进行了修订。原用于研究老年人的独立性和轻症老年性痴呆,现也用于评定患者社会功能水平。FAQ是典型的工具性ADL,在现有的工具性ADL量表中其效度最高。

(张家源)

第三章　康复治疗技术

第一节　减重步行训练

一、减重步行训练

(一)概述

步行障碍是神经康复领域的难题,造成步行障碍的原因很多,如患侧下肢负重能力下降、重心转移能力差、关节稳定性破坏、平衡功能障碍及对跌倒的恐惧等,其中,负重、迈步、平衡是建立正常步态的三大要素,如何将这三大要素有机结合,是建立正常步态模式的关键。

针对步行障碍的常规康复治疗方法很多,如 Bobath 技术、Brunnstrom 技术、Rood 技术和本体感觉性神经肌肉促进技术(proprioceptive neuromuscular facilitation,PNF)等,这些训练方法按照循序渐进的原理,帮助患者逐步完成床上运动、重心转移、负重和平衡等方面的训练,待具备一定基本功后再进行综合训练,在改善步行能力方面有一定的效果,是目前针对步行障碍最主要的训练方法。但由于未强调早期整体步行练习,使患者步行能力的训练滞后,健侧失用问题不容忽视,而且费时、费力。

减重步行训练(body weight support training,BWST)是专为恢复步行能力而设计的一种训练装置。它以传统实践为依据,利用悬吊装置不同程度地减少上身体重对下肢的负荷,配合电动跑步机带动患者下肢进行重复和有节律的步行活动,使下肢负重能力不足的患者,在治疗师的辅助下进行患肢完整的步行周期的练习,这样就使在常规运动疗法中被认为尚不适宜开始步行训练的患者,早期进行负重、迈步和平衡相结合的步行训练,也使病程较长、以往认为不大可能再有进步的患者得以继续改善步行动作,提高步行能力。早期步行还能给患者带来信心,改善健侧失用问题和心肺功能,对整个康复治疗有积极的作用。

近年来,国内外多家研究机构相继开展了康复训练机器人进行减重步行康复训练,该训练方法使得步行参数重复性好,时相指标可以准确设定,能够有效加快康复进程,提高疗效,而且也减轻了治疗师的工作强度。目前,康复机器人技术在现代康复医学中有广泛的应用前景。

(二)减重步行训练的发展

传统康复治疗在步行康复训练中可以见到模糊的减重概念。传统的拐杖步行、助行器步行和平行杠步行训练的目的就是减轻患侧下肢的负重,但由于训练时需要患者上肢用力增加,步行时容易造成身体姿态异常,形成新的不正确步态。还有水疗,利用水的浮力减重可以进行水中步行训练,但是水疗需要特殊环境,对患者也有一定的选择性,不易广泛开展。

减重训练的临床应用最早是由 Margaret 等出版了《康复治疗中的悬吊疗法》,但由于方法的局限性以及认识不足,而未得到发展。Smith 和 Rossignol 等先后将减重平板训练应用于动物实验,获得一定的疗效。Finch 和 Barbeau 等将这一训练方法应用于人类。Visintin 等在痉挛性截瘫患者身上采用减重平板步行训练,取得了较好疗效,从而掀开了减重平板应用于步行训练的新热潮。近年来康复训练机器人的应用,为减重步行训练提供了新的前景。目前减重步行训练已广泛应用于偏瘫、截瘫、脑瘫、下肢骨关节病患者及假肢安装者等的步行康复训练,取得了一定的成功。

(三)减重步行训练的理论依据

1.步行中枢

迄今为止,人类仍无法准确定位步行中枢和其对步态的具体调控方式。步行的调控中枢存在于大脑皮质、脑干、小脑和脊髓,当中枢受损或传导通路发生障碍时,可出现不同类型的步态异常。研究发现,脊髓中存在中枢模式发生器(central pattern generators,CPG),它是调控步态的低级中枢,接受特定的本体感觉传入及上位中枢的调控。

2.脊髓中枢模式发生器

脊髓中枢模式发生器是调控步态的低级中枢,它是指脊髓中枢在接受某种刺激后产生反复神经激动的机制,是减重步行训练的理论基础。研究人员最早在哺乳动物的脊髓中发现中枢模式发生器存在,中枢模式发生器存在于脊髓的腹侧和中部的两侧,以脊髓颈膨大和腰膨大处最多,通过神经信号联系,神经环路相互关联,最后在 $L_{2~3}$ 整合。在脊髓中枢模式发生器存在的情况下,步行时屈肌和伸肌自发性交替活动,屈肌兴奋性冲动通过中间神经元抑制伸肌活动,屈肌兴奋完成后伸肌的神经兴奋释放,引起伸肌活动,从而在步行动作启动之后,产生自发性屈肌-伸肌交替兴奋。

3.大脑可塑性理论

大脑可塑性(brain plasticity)理论是 Bethe 提出的,它是偏瘫康复的生理学基础。可塑性是生命机体适应发生了的变化和应付生活中危险的能力,是生命机体共同具备的现象,中枢神经系统损伤后的功能恢复是残留部分的功能重组的结果。中枢神经系统一旦损伤,神经组织再生非常困难,然而它的功能可以通过代偿而部分恢复。神经的可塑性,发生于损害早期或后期,表现为新的突触连接的侧支发芽、神经发生、休眠突触活化、支配区转移和形成新的神经通路等几个方面。近 40 年来神经康复领域中最重要的研究成果之一,就是人们逐渐认识到中枢神经系统具有高度的可塑性,这是中枢神经损伤后功能恢复的重要理论依据。

4.运动控制的动力系统理论

运动控制的动力系统理论指出运动的控制是通过与行为有关的目标来组织实现的,这意味着对某些功能性任务——如对步态的干预应重点纠正运动的错误方面,恢复运动控制的某些特点。除了运动控制理论外,信息反馈、语言刺激、触觉暗示等对改善运动功能均可能有效。

在偏瘫或者截瘫患者中,上位神经中枢对脊髓的传入受损伤,但脊髓有具有运动再学习能力的中枢模式发生器。减重平板步行训练中来自髋、膝、踝的本体感觉传入到脊髓运动区,作用于腰骶运动神经元和中间神经元,当这种影响累积到一定程度时可被小脑和更高级运动中枢的传出整合系统接受,这些传入有可能扩大皮层和皮层下运动代表区的活动,对皮层代表区产生可塑性作用,反过来又影响脊髓的中枢模式发生器。而在脊髓腹侧下行的网状脊髓运动通路对迈步和步行必不可少,这一通路在偏瘫患者常保存,所以减重平板步行训练可以刺激潜在的中枢模式发生器,促进步态恢复。

二、减重平板车步行训练

(一)减重平板车步行器的组成

减重平板车步行器(treadmill with body weight support,TWBWS)由两大部分组成:电动活动平板和减重支持系统。

1.电动活动平板

电动活动平板多为康复专用电动跑步机,要有适宜的长度和宽度,最好在 150 cm×60 cm 左右,要有扶手,最好配备坡面装置,利于乘坐轮椅的患者上下。传送带两侧需有宽度在 25 cm 左右的台面供治疗师辅助患者步行。活动平板的运行速度应有较大的调节范围,尤其是低速,能以极低的速度(0.1~0.3 km/h 或 0.01 m/s)运行且无停顿或者抖动,能细微调节,精确至 0.15 km/h,出现紧急情况时能快速、安全地停止传动。可以根据需要调节平板运行时间、速度和坡度,速度和坡度加在一起可以设定出不同的运动强度,以满足患者的训练要求。并且能清晰、可靠地显示速度、时间等参数。

2.减重支持系统

减重支持系统包括固定支撑架、减重控制台、电动升降杆和减重背心。

减重控制台控制电动升降杆的升降,随着升降杆的升高,患者被逐渐向上吊起,下肢负重减少,减少的重量可以在减重控制台上显示出来,治疗师可以根据需要从下肢减重0(完全负重)到100%(完全不负重)来调整下肢的减重量。

减重背心应穿脱方便、可靠、舒适,能允许患者上下肢自由活动。减重训练过程中随减重系统牵引力而出现的向上滑动应尽量少,避免出现臂丛神经及局部的软组织受压。减重背心主要有两种形式:一种是泳装式,受力部位主要在腹股沟区、腰部、双腋下;另一种是背心式,通过吊带连于双侧大腿,受力部位主要在胸部、腰部、双腋下及大腿。

安全可靠的减重装置,须满足以下条件:①能承受患者体重的 150%~300%,防止患者跌倒;②能允许患者重心上下移动,而不影响患者的直立姿势;③正常步态行走时重心移动的上下距离约为 5 cm,因此通过减重系统行走时应允许的重心上下位移应为 5.5 cm 左右;④在患者跌倒过程中,即重心上下位移大于 5.5 cm 时,系统应能够在 0.2 秒左右的时间内将其拉回;⑤减重系统所产生的拉力应便于调节,悬吊装置最好与固定架有两个相连点,以避免患者身体扭转,两点间隔距离最少 50 cm。

(二)减重平板车步行训练的方法及参数设定

1.训练方法

患者进行减重平板车步行训练时,需要配备 2~3 位治疗师,一位站在患者身后,帮助患者旋转躯干和骨盆,完成患侧重心转移,并保持髋关节伸展、躯干挺直;另一位坐在活动平板旁帮助患者摆动患肢,保证足跟先着地,防止支撑中期膝过伸,手法延长支撑期,促进对称步幅;如患者长期卧床未经锻炼,存在健侧失用,还需要有第三名治疗师帮助摆动健侧下肢;如果是脊髓损伤患者,也需要有两名治疗师帮助患者摆动下肢。

2.活动平板速度和坡度

活动平板速度和坡度的设定应根据每个患者的具体情况来决定,训练中需要逐步调整活动平板的速度和坡度。大多数学者选择活动平板速度基于这样一个原则,即低于地面行走速度以便可以对步态进行纠正和延长训练期,并根据患者舒适程度、步频、步长等进行调节。通常活动平板速度较慢,训练开始时速度为 0.07～0.11 m/s,结束时为 0.12～0.23 m/s,最大速度可达 0.43 m/s。但也有学者认为,进行减重平板步行训练时,速度不宜过慢,应该采取更加功能化的速度,即接近正常闲逛的速度,如 0.675～1.125 m/s,因为中风后室内运动一般平均速度为 0.58 m/s,社区活动为 0.68 m/s,穿过交通灯为 0.77 m/s,而同年龄控制小组平均步行速度约为 1.2 m/s。活动平板的坡度在 0°～15°,通常刚开始接受减重训练时坡度为 0°,根据训练情况,逐步改变速度和坡度来增加训练强度。

3.减重量及持续时间

适当减重可以降低步行训练的难度,减重过多则不利于患者学习正常的步态,而且负重本身可以促进下肢伸肌群的活动,促进感觉反馈对步行动作的调节作用,因此减重量应维持在使患者能启动步行的最低程度、并能保证正常步态模式及安全性的最小水平,患者能够伸展髋部,患腿能足够负重。研究发现,进行减重步行训练时,减重系统所承担的重量一般建议在患者体重的 10%～45%。一旦患者在训练中取得进步,应尽快减少减重量,直至达到全负重,但仍需要给予减重背心保护。Hesse 教授提出减重量不应超过体重的 30%,因为减重 30% 所产生的步态参数最接近完全负重下的步态参数;而减重超过 30% 时,患者就失去足够的地面反作用力来推进他们的步行,患肢抗重力肌亦得不到有效刺激和锻炼。另外,每次调整悬吊系统减重时须使患者伸膝,即膝部屈曲不大于 15°。

减重训练的持续时间应该因人而异,原则上尽可能缩短减重的持续时间,因为减重训练减少了相应负重肌的活动。Hesse 发现 9 例偏瘫患者中 7 人在经过 6 个单元的训练后不需要减重了。Visintin 的随机临床试验中 60% 的患者在 4 周时只需要减重 10% 或不需要减重,90% 的患者在训练的第 6 周不需要减重。

4.减重平板步行训练的频率和时程

对一项特定技巧性运动来说,实践越多,技能学习的进步越明显。但具体训练强度须根据患者的原发病、心肺功能情况等制订个体化的训练时间表。一般每次训练 15～30 分钟,每周 3～5 次,连续进行 8～12 周。每次训练时间过长会使患者疲劳而诱发异常步态模式,并加重肢体和躯干的痉挛;而治疗师也会因为疲劳而降低辅助治疗的效率。对不能耐受的患者建议在每次训练中每隔 5～6 分钟休息 1 次,将患者从悬吊装置上放下,坐在活动平板的椅子上。

5.关于训练时机的问题

进行减重平板步行训练时,首先要保证患者的安全,同时尽可能地达到令患者满意的治疗效果。因此,接受训练的患者其原发病必须病情稳定,心肺功能平稳,排除直立性低血压、认知功能障碍、下肢深静脉血栓、骶尾部等处的压疮、下肢关节挛缩畸形影响站立等不利因素。

具体的训练时机,有学者建议脑卒中患者在发病后 3 周内即应开始;脊髓损伤患者因为存在直立性低血压、骨折、皮肤破损等并发症,可在伤后 8 周左右开始训练。而 Wilson 认为,为取得较好疗效,脑卒中患者应能够站立并且至少能独立行走一步,但速度低于 36 m/min;脊髓损伤患者应达到美国脊髓损伤协会(American Spinal Injury Association,ASIA)分级的 C 或 D 级,能直立,下肢能负重,肱三头肌肌力达到 3 级。并且参加减重步行训练的患者其平衡功能需达到 Fugl-Meyer 平衡功能评分≥5 分。

6.减重平板步行训练与功能性电刺激

减重平板步行训练过程中,可以配合使用功能性电刺激(Functional Electrical Stimulation,FES),在站立相末期刺激腓总神经,诱发踝关节背屈,帮助肌力弱的下肢迈步,同时也可以减轻治疗师工作强度。刺激强度以患者能忍受、并能引出较强的屈曲回缩反应为宜。

(三)减重平板车步行训练在平衡和体位转换方面的应用

减重平板车步行训练除用于步行的康复训练外,还可以用于平衡训练和体位转换训练。

1.减重平衡训练

(1)减重坐位平衡训练。

治疗师辅助患者坐在凳子上,将减重带固定在患者腰臀部,逐渐升高悬吊架达到部分减重,减重量以患者能保持坐位静态 1 级平衡为宜,维持 5~10 分钟,让患者体会坐位的感觉,同时治疗师指导患者挺直胸腰部、躯干左右对称,重复训练 2~3 天后,逐渐降低减重量直至患者能在完全负重下坐稳。然后让患者坐在巴氏球上,按上述方法重复练习直至完全负重下坐稳,待患者达到坐位静态 1 级平衡后可在最小减重状态下坐位训练重心转移取物、推气球等坐位自动态 2 级平衡训练,直至在完全负重下独立完成。

(2)减重站立平衡训练。

患者坐位平衡达到自动态 2 级平衡、具备一定的躯干控制能力和下肢负重能力时,可以进行减重站立平衡训练,操作过程基本同上。开始的减重量以患者双下肢髋膝关节伸直能支撑重量为宜,患者的手可以握住扶手,体会双下肢站立的感觉,同时治疗师需要指导患者保持正确的站立姿势。经过 3~4 次、15 分钟/次的训练,逐渐增加下肢负重,直至双下肢能完全负重站稳达到站立静态 1 级平衡。然后让患者站立位,在减重背心的保护下进行投球或者取物练习,完成站立自动态 2 级的平衡训练。

通过减重平衡训练,使患者平衡能力、下肢负重能力、躯干控制能力和重心转移能力等方面得到逐步改善,为坐-站转移作好准备。

2.坐-站体位转换减重训练

当患者下肢负重能力和躯干控制能力不足,不能独立完成坐位-站位之间体位转换或者完成困难时,可以借助于部分减重训练。训练方法如下:患者坐位,固定好减重带,在患者进行坐位到站立的活动时启动减重控制器,随着悬吊架逐渐上升,使患者在部分减重状态下完成坐位到站立的转换。训练过程中强调患者主动的控制完成动作,并将减重量减少到最小状态。反之可以进行站立到坐位的体位转换的训练。

(四)减重平板车步行训练的获益

对于步行障碍的患者来说,减重平板车步行训练在改善步行能力时所带来的获益有很多,列举如下:①在患者有足够的肌力负重前,通过减重,使其在步行时身体重心分布趋于对称,提高步行的稳定性。②减重状态下可以调节下肢的肌张力,避免和缓解由于早期负重行走带来的不必要的下肢伸肌协同运动和由这种异常模式导致的足下垂、内翻等病理性步态,及早输入符合正常人生理的步行模式,促进正常步态恢复,提高步行能力。③下肢关节负荷的减轻可以改善并加大下肢关节的活动范围,步幅相应加大,从而提高了步行速度。④可使患者重复练习完整的步态周

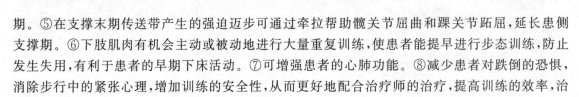

期。⑤在支撑末期传送带产生的强迫迈步可通过牵拉帮助髋关节屈曲和踝关节跖屈,延长患侧支撑期。⑥下肢肌肉有机会主动或被动地进行大量重复训练,使患者能提早进行步态训练,防止发生失用,有利于患者的早期下床活动。⑦可增强患者的心肺功能。⑧减少患者对跌倒的恐惧,消除步行中的紧张心理,增加训练的安全性,从而更好地配合治疗师的治疗,提高训练的效率,治疗师也可以把精力主要放在对下肢异常步态矫治上。

(五)减重平板车步行训练的注意事项

进行减重平板车步行训练时,需注意:①减重量要控制适当,减重步行训练时减重量以患者减去重量后双下肢正好能支撑身体为度;减重平衡训练时减重量以患者能保持坐位静态1级平衡为宜,避免患者坐在减重吊带中或完全依赖减重吊带。②固定减重吊带时要注意保证身体前后、左右平衡,减重时两端向上均匀用力,否则将影响减重的效果。每次减重训练前均要将减重机"校零"。③由于多数患者存在感觉障碍,固定减重吊带时需要注意松紧合适,易摩擦的部位要加衬垫保护皮肤,防止擦伤。④久病卧床患者在开始接受减重训练前,要先进行床上坐位训练,防止出现直立性低血压。⑤减重训练过程中需要注意患者血压、心率的变化,有眩晕、心力衰竭、血压波动过大的患者训练需慎重。⑥减重平板训练中,平板的速度控制适当,避免突然加速或停止。

(六)临床疗效的评价

1.临床评价

(1)步行能力:不管是偏瘫还是截瘫患者,减重平板车步行训练对于提高患者的步行速度、步态的协调性、平衡能力和减轻肌肉痉挛等方面均有明显的作用,且基础水平越低的患者,提高越明显,年龄和中风后时间的长短不影响步态能力的提高。

(2)耐力:在减重平板车步行训练中,由于主动肌-拮抗肌的协同收缩减少,使得肢体和躯干的痉挛也减少,从而减少了步行中不必要的运动,肌肉做功减少,步行中氧消耗量显著降低,故运动能力峰值增高,心血管适应性提高。

(3)日常生活能力:患者步行能力的康复直接影响着日常生活能力的恢复,接受减重步行训练的患者,治疗后 Barthel 指数评分明显高于常规康复治疗组。因此,临床康复治疗中,在患者病情允许的前提下,及时应用减重步行训练配合常规康复治疗,使患者尽可能地恢复步行能力,提高日常生活能力,从而改善生存质量,有利于患者回归家庭、重返社会。

2.实验室评价

(1)步态分析仪和测力平台步态分析:目前,可以通过步态分析仪和测力平台分析患者减重平板车步行训练前后的步长、步频、步速和步宽,来评价患者步行能力的提高。经减重平板车步行训练后,患者地面步行的平均速度、步长均有显著性提高,患侧单肢支撑期延长,双肢支撑期减少,步态对称性提高。偏瘫步态在减重情况下,健肢可更早开始摆动而减少双肢支撑期,治疗师可通过使患侧髋过伸人为地增加患侧单肢支撑期,从而纠正步态的不对称性,而髋过伸又可提高患侧抗重力肌的活动。

(2)表面肌电图:在减重平板车步行训练时,通过表面肌电图记录下肢的肌电活动发现,患侧腓肠肌内侧头的早期活动和胫骨前肌的协同收缩显著减少;竖脊肌的电活动中第一峰显著减少,第二峰保持不变,更加生理性;股外侧肌的平均活动有减少的趋势,但未达到显著性水平。患侧腓肠肌内侧头的早期活动是偏瘫足跖屈和内翻的主要原因,胫骨前肌的协同收缩会造成步态紊乱,而减重平板车步行训练使这两块肌肉的异常活动减少,从而纠正偏瘫步态。竖脊肌的两个电活动峰值分别和双下肢支撑期起始与终末的向前方(第一峰)、侧方(第二峰)位移有关。减重平板车步行训练使向前方的第一峰活动减少,反映出悬吊系统能控制矢状位的位移,这是有益的,因为偏瘫患者不能有效地阻止身体前进,破坏了步态中的动势能转换;第二峰电活动未变,说明悬吊系统未妨碍身体侧方移动,而这有利于重心转移。股外侧肌的电活动减少,说明减重减少了抗重力肌的刺激和锻炼,因此应尽快减少减重量和减重时间。

(七)临床应用

减重平板车步行训练已广泛应用于步行康复训练,为步行能力的恢复提供了一种有效的训练方法。目前,减重步行训练主要应用于以下步行障碍的患者,包括以下几种。①神经系统疾病:脑血管意外、脑外伤、脑肿瘤、脑部炎症等引起的肢体瘫痪、脑瘫、帕金森综合征,由于各种原因引起的脊髓损伤后截瘫,外周神经损伤引起的下肢肌无力等。②骨关节疾病和运动创伤恢复期:下肢关节置换术后的早期下肢负重训练,骨关节病变术后功能恢复训练,骨关节病变缓解疼痛促进功能恢复的训练;肌腱、韧带断裂等运动创伤的早期恢复训练。③假肢、矫形器穿戴前后的下肢步态训练。④年老、体弱、久病卧床患者早期小运动量安全性有氧步行训练。⑤体重过重、有严重关节退行性病变患者的有氧步行训练。

1.脑血管病

随着我国人口老龄化的到来,脑血管病的高发病率及其引起的偏瘫步态障碍日益受到人们的关注。常规康复治疗针对偏瘫步态障碍的训练方法有很多,而减重平板车步行训练是近年来开展的针对步态康复的又一有效的训练方法。研究发现减重平板车步行训练对急性和慢性脑卒中患者在改善步行能力方面均有疗效。对急性脑卒中患者发病6周之内、平地行走之前,进行减重平板车步行训练,可见摆动期膝关节屈曲增加,没有膝关节过度伸展;在最初和最终接触平板位置时观察到更正常的踝关节运动,并且步态的对称性改善,行走距离更长,行走速度更快。通过步态分析和动态肌电图检查发现,减重状态下可以调节下肢的肌张力,避免和缓解由于早期负重行走带来的不必要的下肢伸肌协同运动和由这种异常模式导致的足下垂、内翻等病理性步态,及早输入符合正常人生理的步行模式。对慢性脑卒中患者的研究发现,减重步行训练亦可使患者步行对称性改善,髋关节摆动相的伸展能力提高、抗重力肌肉的兴奋性增高,股二头肌活动增加,同时非受累侧胫前肌活动降低。如果将减重训练与功能性电刺激相结合,则可以进一步提高脑卒中患者的步态训练效果。减重步行训练还可以满足脑卒中患者渴望早日站立及行走的迫切愿望,能有效改善患者的抑郁及悲观心理,使其积极主动地参与日常康复训练,保证了整个康复过程的顺利进行。

另外,有研究发现减重平板车步行训练能改善偏瘫上肢的运动,主要是与注意力、视觉运动及力量无关的偏瘫上肢的技能运动,但疗效的持续时间有待进一步的研究。

2.脊髓损伤

减重步行训练是目前公认的脊髓损伤患者常用的、有效的步态康复训练方法。研究发现,完全脊髓损伤的患者,脊髓神经元回路在损伤后的1年会出现功能退化。因此对于脊髓损伤的患者,亦强调尽可能早地进行肢体运动功能训练。曾有专家提出,对不完全性脊髓损伤患者,无论是截瘫还是四肢瘫,其步行康复应强化在直立位的步态训练,即在部分减重支持下,刺激下肢迈步与负重。运用支持性步行训练把独立步行的三大要素下肢负重、迈步、平衡有机地结合起来。因此,对于脊髓损伤患者,在具备独立行走能力之前,当其平衡功能达到Fugl-Meyer平衡功能评分≥5分时,可以通过减重30%~50%,练习双下肢负重,让患者充分体会双下肢站立的感觉;待双下肢具备一定负重能力时,转入减重平板车步行训练。研究发现,减重平板车步行训练能改善脊髓损伤患者步行距离、步行速度和耐力,而能量消耗降低。更重要的是,尽管患者安静时仍然缺乏下肢的抗重力运动能力,但仍然可以步行。减重平板车步行训练改善脊髓损伤患者运动功能的原因,可能与脊髓中枢模式发生器存在的前提下,神经元可塑性的增强以及脊髓内神经元回路的功能重组有关。但在完全性与不完全性脊髓损伤患者中下肢运动功能的改善存在差异,部分不完全性脊髓损伤患者达到了社区功能性步行能力。

另外,研究还发现,减重平板步行训练在改善脊髓损伤患者下肢运动功能和步行能力的同时,还能改善其心血管功能,血脂、血糖调节功能,减轻痛觉过敏症状。但减重步行训练不能有效阻止骨密度的降低,原因可能与下肢承重的减少有关。减重步行训练的疗效与脊髓损伤水平、损伤时间以及减重量、减重训练频率和时间有关。

3.帕金森病

帕金森病患者由于四肢、躯干和颈部肌肉强直,常呈现出一种特殊的异常姿势步态,表现为走路拖步、迈步时身体前倾,行走时自动摆臂动作减少或者消失,呈"慌张步态"。研究发现,对早期帕金森病患者进行减重平板车步行训练,用统一帕金森病评定量表(unified Parkinson's disease rating scales,UPDRS)进行评定,发现总的和运动的 UPDRS 均有改善,并且疗效呈强度依赖性。在高强度组可见生物力学分析和快速行走时的步速、步长、髋关节和踝关节的偏移增加,坐到站动作期间重心转移改善,用皮质静息期(cortical silent period,CSP)评价皮层运动兴奋性,显示皮层兴奋性恢复正常。

4.骨关节病

对于髋关节成形术后的患者,减重平板车步行训练与拐杖步行一样能降低步频、加大步幅、提高双下肢步行的对称性,但减重步行训练比拐杖更容易提高患侧臀中肌的收缩能力,促进髋关节的外展。对于截肢术后的患者,疼痛、残肢末端皮肤的耐受性差和患者的心肺功能状况不佳是影响患者步行训练的主要障碍。而通过使用减重平板车步行训练,能明显降低截肢术后患者步行时的心率、耗氧量和能量的消耗。

5.老年人

年龄增大会增加步态的可变性,因此老年人发生跌倒的机会大大增加。研究显示,老年人的步态变慢是由于生物系统老化和(或)害怕跌倒的结果。在老年人中,周围神经传导冲动变慢,导致感觉减退,反射变慢,甚至变得笨拙,这是由于血流下降引起髓鞘变性以及轴突不能自身恢复的结果。老年人还由于脊柱变性出现显著的腰背痛,而且老年人步频减慢,步行周期时间增加,髋、膝、踝关节的移动范围减少,双侧支撑的持续时间增加。与年轻受试者相比,老年人步长、步宽和支撑时间的可变性均增加。这些研究均提示步态可变性的增加与跌倒风险的增加密切相关。

减重步行训练可以用于改善老年人的步态,使跌倒减少到最低程度。减重训练在步行时可减轻或者完全缓解腰背痛和腿痛。还发现在受损的周围神经中可增加轴突发芽和延长。因此,减重还可以用于健康年老者,通过水下平板行走和减重步行,改善步行速度和肌肉活动模式。

6.其他

研究显示减重平板车步行训练还可用于脑瘫、脑外伤以及多发性硬化等其他神经系统疾病患者,在改善步行速度、痉挛、耐力和平衡等方面有一定效果,从而改善患者日常生活能力。

(八)减重平板车步行训练的不足

作为一项运动康复技术,减重平板车步行训练中的一些重要参数组合,如减重量的确定及调整、减重训练时间和疗程、活动平板速度及调整,以及开始介入减重训练的时机问题等,目前仍缺乏大规模临床试验及循证医学的证据。而减重平板车步行训练最主要的限制则是在训练时需要2~3位治疗师辅助严重功能障碍的患者进行步态训练,因此非常依赖治疗师的体力配合。还有研究显示减重平板车步行训练在健康人中会限制各方向的加速活动,而且悬吊固定系统也会限制垂直加速,但在偏瘫和截瘫患者中尚无相关研究。

三、减重步行康复训练机器人

(一)概述

为了改变单纯依靠治疗师手把手进行康复训练的状况,提高康复训练的效率,改进康复训练的效果,近年来,国内外的许多研究机构利用机器人技术相继开展了针对步行障碍而进行的下肢康复训练机器人的研究,利用减重步行康复训练机器人进行步行康复训练,能减轻治疗师的工作强度,而且步行训练参数重复性好,可以准确设定时相指标,有效加快康复进程,提高康复疗效。

研究发现,中枢神经系统损伤后反复的特定任务的功能训练在整个功能恢复过程中必不可少,这为机器人辅助康复技术提供了重要的医学依据。康复训练机器人根据康复医学理论和人机合作机器人原理,通过计算机控制下的走步状态控制系统,使患者模拟正常人的步态规律作康复训练,锻炼双下肢运动功能,恢复神经系统对步行的控制能力,从而使步行能力得到恢复。

(二)减重步行康复训练机器人的构成

减重步行康复训练机器人由机座、走步状态控制系统、姿态控制系统、框架、导轨、重心平衡系统、活动扶手等组成。患者双脚站在走步状态控制系统的脚踏板上,穿好减重背心,背心通过吊缆和机座内的重力平衡系统相连,达到部分减重的目的。当康复训练机器人开始工作后,走步状态控制系统在计算机的控制下带动患者的双腿做走步运动,重心控制系统根据受训者的走步状态,自动计算重心的高低变化,通过吊缆实时调节重心的高低并具有防止摔倒的功能。

(三)减重步行康复训练机器人的分类

减重步行康复训练机器人按动力输入方式可分为腿部驱动和足底驱动两种类型。腿部驱动减重步行康复训练机器人通过牵引患者大腿和小腿协调摆动完成腿部步行动作;足底驱动减重步行康复训练机器人通过驱动患者足部模拟步行过程中踝关节的运动轨迹来进行步行训练。按动力源的不同,减重步行康复训练机器人又可以分为电机驱动、液压驱动和气压驱动,电机驱动因体积紧凑,操作与维护简单方便,而被广泛采用。此外,还有一种由运动平板直接驱动一个机构带动患者小腿屈曲的辅助步行训练装置。

1.腿部驱动减重步行康复训练机器人分类

(1)仿生外骨骼机械腿:仿生外骨骼机械腿的主要特点是具有类似人腿的仿生外骨骼结构,有大腿、小腿、髋、膝、踝关节等。使用时,外骨骼机械腿穿戴在人体下肢,机械腿的大、小腿分别带动患者大、小腿摆动,完成步行动作。这一类设计的典型代表是 LOKOMAT,它是第一套辅助下肢运动障碍患者在医用跑台上自动进行减重步行训练的产品。这类设计中还有可调式康复训练机器人的运动训练(ALTACRO)以及清华大学正在研究的步行康复训练机器人(GRTS)。

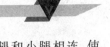

(2)牵引式机械手:牵引式机械手的特点是采用多个机械手分别与患者大腿和小腿相连,使它们协调摆动,完成步行动作。牵引式机械手与外骨骼机械腿的工作原理相同,但牵引式机械手接近于理疗师的手来牵引患者下肢进行训练,并且训练设备无须全部穿戴在患者身上。这类设计有 Auto Ambulator 牵引式机械臂步行康复训练机器人。

2.活动踏板型减重步行康复训练机器人

活动踏板型减重步行康复训练机器人是由活动踏板牵引患者脚部,通过保证踝关节的运动轨迹与正常步态的踝关节运动轨迹相吻合来进行步行训练的康复训练系统的总称,通常与减重步行训练相结合。它的主要结构是一对可按照一定轨迹运动的活动踏板。训练时,患者站立在踏板上,在它的带动下完成行走动作。这类设计有机械步态训练器(MGT)型步行康复训练机器人以及在此基础上开发的 Haptic Walker 步行康复训练机器人,另外,由我国哈尔滨工程大学研制出的步行康复训练机器人(LLRR)也属于这一类设计。

3.运动平板驱动的辅助步行训练装置

这种辅助步行训练装置由医用电动跑台直接驱动一个机构带动患者小腿屈曲,属于这一类设计的有近几年推出的 LOKOHELP 辅助步行训练装置。

(四)减重步行康复训练机器人的前景

在我国,康复医学事业仍然处于起步阶段,康复资源相对比较匮乏,而患者数量众多,治疗不平衡现象突出,因此,发展机器人辅助肢体运动功能康复技术更具实际意义。随着辅助康复机器人的研究和使用,有望通过机器人和计算机控制技术,减轻治疗师的工作强度,建立新的康复治疗工作方式和评估方法,重新评估运动功能的康复机制,在此基础上研究人脑控制肢体运动的机制。而运动功能康复训练的方法如何通过机器人的控制策略得以实现,即在某种意义上如何辅助治疗医师为患者进行治疗,已经成为这类机器人控制研究的难点和热点。可以看出,神经康复机器人技术在现代康复医学有广泛的应用前景。

(五)减重步行康复训练机器人的不足

目前,康复机器人辅助步态训练的研究仍然处于起步阶段,采用这种技术手段的可行性已得到初步证实,而这种治疗方式的有效性还有待进一步确定。研究发现,机器人辅助患者行走时,其骨盆和下肢的活动自由度会受到限制,使肌肉的运动模式与正常人不一样,而且缺乏适应外界环境变化的反馈控制策略;同时,重力平衡问题、机器人与患者肢体干涉的问题等,亦影响康复训练的效果。

另外,参考的步行参数的设定也存在一定的难度。正常参考步行参数的设定是选择一组正常人平地行走的相关数据作为参考,根据一定规律对数据进行调整,而即使是健康人,由于年龄、性别、胖瘦、高矮、行走习惯等原因,其步行参数也存在差异,而由此得出的参考数据应用于减重步行训练的有效性有待临床进一步的检验。

使用康复机器人辅助步态训练时,治疗师适当的辅助和指导仍是不可或缺的,尤其在矫正下肢的关节力线、力矩方面等,使其与正常步行周期接近,以达到最优化效果。

减重步行训练作为一种新兴的步态康复训练方法,已在部分神经系统疾病和运动系统疾病患者中取得了一定的疗效。而随着神经康复机器人技术在临床的应用,为步态康复提供了更广泛的前景。对于步行障碍的患者来说,在常规康复治疗的同时,配合减重步行康复训练,在改善步行能力方面是有效的、可行的。

(刘金华)

第二节 肌 力 训 练

肌力是肌肉在收缩或紧张时所表现出来的能力,肌肉主要通过肌力对外界做功。肌力训练是增强肌肉肌力的主要方法,临床上常根据患者肌力评定结果选择合适的肌力训练方法,如传递神经冲动训练、助力训练、主动训练、抗阻训练。另外也常根据肌肉收缩的形式,将肌力训练的方法分为等长训练、等张训练及等速训练。

一、基本概念

(一)等长训练

等长训练是指肌肉收缩时,肌纤维的长度没有改变,也不产生关节活动,但肌肉能产生相当大的张力,因此能增加力量。可用于肌肉和骨关节损伤后的训练初期、肌力 2～5 级的患者。

(二)等张训练

等张训练是指肌肉训练过程中肌纤维张力基本保持不变,而肌纤维的长度发生改变,从而产生关节活动,人类大部分日常肢体活动都属于等张收缩。等张训练又根据肌肉训练过程中肌肉纤维长度改变的不同分为两类:等张向心性收缩和等张离心性收缩。

(三)等速训练

等速训练指利用专门设备,根据运动过程中肌力大小的变化调节外加阻力,使整个关节运动依预先设定的速度进行运动。显著特点是运动速度相对稳定,不会产生加速运动,在关节活动范围内的每一点都能向肌肉提供合适的阻力。

二、基本方法

按照肌肉募集的程度大小,肌力训练的方法可分为传递神经冲动训练、助力训练、主动训练、抗阻训练。按照肌肉收缩的方式,将肌肉训练方法又可分为等长训练、等张训练及等速训练。

(一)传递神经冲动训练

适用于肌力 0～1 级患者。具体方法:训练时让患者首先集中注意力做主观努力,试图引起瘫痪肌肉的主动收缩,同时可以进行语言诱导和做瘫痪肌肉正常情况下收缩时所诱发出运动的被动运动。

(二)助力训练

适用于肌力 1～3 级时,即肌力较弱尚不能独自主动完成运动时,应开始进行此类运动,以逐步增强肌力。在训练时要随着肌力的恢复不断地改变辅助的方法和辅助量。具体训练方法如下。

1.徒手辅助运动

利用治疗师的手法帮助患者进行主动运动。

2.滑面上辅助运动

在光滑的板面上利用撒滑石粉或小滑车等方法减少肢体与滑板之间的摩擦力。

3.利用滑车重锤的主动运动

利用滑车、重锤减轻肢体的自身重量帮助患者进行运动,此方法适用于拮抗肌可拉起重锤的

患者,且只适用于髋、肩、膝等大关节,不能用于手指、手、肘和踝。

4.浮力辅助主动运动

利用水对肢体的浮力或加上漂浮物减轻肢体重力的影响,进行辅助主动运动。

(三)主动训练

适用于肌力达 3 级以上的患者。训练中应取正确的体位和姿势,将肢体置于抗重力位,防止代偿运动。

(四)抗阻训练

适用于肌力 4 级或 5 级,能克服重力和阻力的患者,训练方法如下。

1.徒手抗阻运动

加阻力时不可过急,宜缓慢,使运动中的肌肉收缩时间延长,一次动作 2~3 秒完成,开始时在轻微阻力下主动运动 10 次,然后加大阻力,使肌肉全力收缩活动 10 次,可做向心性等张运动,也可做离心性等张运动及等长运动。

2.加重物抗阻运动

直接用手拿重物或把重的东西系在身体某部位进行练习。如膝伸展动作时,把哑铃固定在足部进行练习。

3.重锤与滑车抗阻运动

此方法用重锤做阻力,用滑车改变牵引的方向,牵引方向与肢体成 90°直角。肌肉收缩到极限后应停 2~3 秒,无论是向心性或离心性收缩,每个动作都要慢慢进行。

4.弹力带抗阻力运动

用弹力带的弹性做阻力。

5.水中抗阻运动

可在肢体末端拴上浮子,再向下方运动克服浮子的阻力。

(五)等长训练

主要适用于肌力 2~5 级的患者,具体训练方法如下。

1.徒手等长训练

受训肢体不承担负荷而保持肌肉长度不变的等长收缩活动。

2.肢体固定时等长训练

如股四头肌在伸展位石膏固定的情况下进行等长收缩练习。

(六)等张训练

主要适用于肌力 3~5 级的患者进行。该法常是直接或通过滑轮举起重物的练习,如举哑铃或沙袋、拉力器等练习。训练时可采用渐进性抗阻练习法,即先测出待训练肌肉连续 10 次等张收缩所能承受的最大负荷,称为 10 RM,然后让患者进行 3 组 10 次运动,各组间休息 1 分钟,第 1、2、3 组训练所用阻力负荷依次为 1/2、3/4 及 1 个 10 RM。每周复测 10 RM 值,并相应调整负荷量。

(七)等速运动

主要适用于 3 级以下肌力,可先在 CPM 模式设置下进行助力运动或离心运动,有利于肌肉的早期训练。

三、治疗原理

(一)按照不同训练目的

按照不同训练目的分为增强肌力训练和增强肌肉耐力训练两种。人体肌肉纤维分为两大类型Ⅰ型肌纤维(又称为慢肌纤维)和Ⅱ型肌纤维(又称为快肌纤维),Ⅰ型肌纤维主要依靠有氧代谢供能,其收缩较慢,产生的张力较低,但持续时间长,不易疲劳,是作低强度运动及休息时维持姿势的主要动力。Ⅱ型纤维,主要是Ⅱb型纤维(又称快收缩酵解型纤维),依靠ATP分解及糖无氧酵解供能,其收缩快,产生张力高,易疲劳,是做高强度运动时的主要动力。当训练目的为增强肌力时,应加大负荷量以募集更多的肌纤维收缩,加快运动速度及缩短训练时间;而以增强耐力为目的时,则负荷量应相对减小,重复次数应增加,训练的时间应延长。

(二)遵循超量恢复规律

遵循超量恢复规律是指肌肉或肌群经过适当的练习后产生适度的疲劳,在休息过程中,肌肉先经过疲劳恢复阶段,然后达到超量恢复阶段,在疲劳恢复阶段,练习过程中消耗的肌肉能源物质、收缩蛋白与酶蛋白恢复到运动前水平,在超量恢复阶段这些物质继续上升并超过运动前水平,以后又再降到运动前水平。如下一次练习在前一次超量恢复阶段进行那么就可以以前一次超量恢复阶段的生理生化水平为起点恢复,使超量恢复巩固和叠加起来,实现肌肉形态及功能的逐步发展。按照肌肉练习的超量恢复规律,在练习时应该遵循下面两条原则。

1.疲劳度原则

肌肉训练时要引起一定肌群的适度疲劳但不应过度疲劳。

2.频度原则

肌肉训练要掌握适宜的训练频度,尽量使后一次练习在前一次练习后的超量恢复阶段内进行。

四、适应证

主要适用于中枢、周围神经损伤及肌源性疾病后肌肉力量减低,同时适合失用性、疼痛源性肌肉萎缩,另外对于躯干肌肉力量不协调、关节周围主动肌和拮抗肌不平衡、腹肌和盆底肌肌力减低的患者也适合进行选择性肌肉力量训练。

五、注意事项与禁忌证

(一)肌力训练时的注意事项

(1)掌握正确规范的训练方法,这主要包括选择正确的运动量、训练节奏、在合适的时候施加恰当的阻力及给予合适的固定。

(2)训练过程中遵循无痛训练的原则,疼痛发生应被视作出现或加重损伤的信号。

(3)对患者进行讲解和鼓励,在练习前应使患者充分了解肌肉练习的意义和作用,消除其可能存在的疑虑,经常给予语言的鼓励,并显示练习的效果,以提高其信心和长期坚持练习的积极性。

(4)注意心血管反应,有高血压、冠心病或其他心血管疾病患者应禁忌在等长抗阻运动时过分用力或憋气。

(5)在肌力的强化训练中应避免代偿运动的出现。

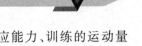

(6)认真做好正确详细的训练记录,包括患者训练时对运动负荷的适应能力、训练的运动量是否适合、训练中患者的状况、在训练前后随时测试肌力的进展情况,并根据患者的状况随时调整训练的强度、时间等。

(二)禁忌证

(1)全身有严重感染和发热不宜进行。

(2)患有严重的心脏疾病,如快速性心律失常、心力衰竭等情况。

(3)皮肌炎、肌炎及发作期患者及严重肌病患者不宜进行高强度或抗阻训练。

(4)肌力训练会加剧局部疼痛的患者不宜进行肌力训练。

(5)局部有活动性出血,不宜进行局部肌肉训练,以免加重出血形成血肿。

(6)骨折后只行石膏外固定、骨折断端尚未形成牢固骨痂时不宜进行肌肉长度有改变的训练。

(陈 玲)

第三节 平衡与协调训练

一、平衡训练

(一)基本知识

平衡是指人体所处的一种稳定状态,以及无论处在何种位置,当运动或受到外力作用时,能自动的调整并维持姿势的能力。平衡能力指当人体重心垂线偏离稳定的支持面时,能立即通过主动的或反射性的活动使重心垂线返回到稳定的支持面内能力。平衡训练是应用徒手或器械进行维持和恢复平衡能力的锻炼方法。

1.平衡训练的原则

(1)患者主动参与,注意力集中,环境要安静。

(2)注意保护患者安全,避免发生意外损伤。

(3)先从静态平衡训练开始(Ⅰ级平衡),逐步过渡到自动动态平衡(Ⅱ级平衡),再过渡到他动动态平衡(Ⅲ级平衡)。

(4)先从坐位平衡训练开始,逐步过渡到立位平衡训练。

(5)先从睁眼训练开始,逐步过渡到闭眼下训练。

(6)逐步缩小支撑面积,增加头颈、躯干、四肢不同方向及对角线方向的运动,提高训练难度。

(7)辅助呼吸训练,增强核心肌群稳定。

2.平衡训练分类

平衡训练分静态平衡训练(Ⅰ级平衡)、动态平衡训练(Ⅱ级平衡、Ⅲ级平衡);体位上有坐位平衡训练、手膝位平衡训练、立位平衡训练;方式上有徒手平衡训练、器械平衡训练。

(二)基本方法

1.坐位平衡训练

患者取坐位,保持放松状态,双手放身体两侧。

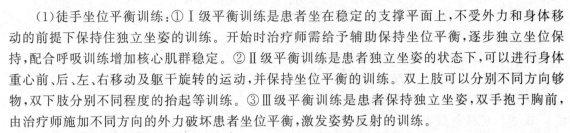

（1）徒手坐位平衡训练：①Ⅰ级平衡训练是患者坐在稳定的支撑平面上，不受外力和身体移动的前提下保持住独立坐姿的训练。开始时治疗师需给予辅助保持坐位平衡，逐步独立坐位保持，配合呼吸训练增加核心肌群稳定。②Ⅱ级平衡训练是患者独立坐姿的状态下，可以进行身体重心前、后、左、右移动及躯干旋转的运动，并保持坐位平衡的训练。双上肢可以分别不同方向够物，双下肢分别不同程度的抬起等训练。③Ⅲ级平衡训练是患者保持独立坐姿，双手抱于胸前，由治疗师施加不同方向的外力破坏患者坐位平衡，激发姿势反射的训练。

（2）器械坐位平衡训练：包括 Thera-band 训练垫、训练球、动静态平衡仪。可以在不同软硬程度的垫上，先硬垫后软垫原则逐步进行Ⅰ～Ⅲ级坐位平衡训练。

2.立位平衡训练

（1）徒手立位平衡训练：①Ⅰ级平衡训练是患者站在稳定的支撑平面上，不受外力和身体移动的前提下保持住独立站姿的训练。开始时治疗师需给予辅助保持立位平衡，双足分开增加支撑面积，可以使用下肢辅具给予固定，逐步缩小足间距，减少支撑面积，增加难度，达到独立站位，配合呼吸训练增加核心肌群稳定。②Ⅱ级平衡训练是患者独立站姿的状态下，可以进行身体重心前、后、左、右移动及躯干旋转的运动，并保持站立位平衡的训练。开始时治疗师可以给予辅助固定骨盆，逐步过渡到独立完成。双上肢可以分别不同方向够物，增加难度。③Ⅲ级平衡训练是患者在独立站姿下抵抗外力保持身体平衡的训练。往往借助平衡板、平衡垫、动态平衡仪进行训练。

（2）器械立位平衡训练：包括平衡板、Thera-band 训练垫、动静态平衡仪。借助器械可以循序渐进、量化的进阶训练，增加趣味性。

3.手膝位平衡训练

主要是训练躯干平衡稳定性，患者手膝四点跪位保持，在治疗师帮助下逐步抬起一侧上肢或下肢，交替进行，平衡稳定性提高后再借助平衡垫训练。

（三）治疗原理

姿势平衡是身体的重心位移可以控制在支撑底面积的范围中，这是一套极为复杂且精细的机制。个体平衡维持需要感觉系统、姿势控制系统、中枢神经系统协调与整合。这3个系统必须要协调整合身体各方面的信息，通过大脑作出正确的动作指令，再实际指挥动作控制，已完成平衡动作。随着身体动作和位置的改变，感觉系统必须觉察出变化，通过姿势控制系统适应新的姿势挑战，再通过中枢系统整合作出预期动作与适应动作，以最合适的力量输出，使身体达到力学上的平衡。在感觉系统中主要依赖前庭觉、视觉、本体感觉的协调，这3种感觉在大脑皮质做一个整合，再加上小脑、基底神经核的中间协调，产生正确的肌肉动作来维持平衡。以上所提的任何一个系统出现问题，必须靠其他系统提供代偿，当无法代偿时出现平衡障碍。

（四）适应证

用于中枢神经系统疾病、外周神经系统疾病、肌肉骨骼疾病、前庭系统疾病、老年人等引起的平衡功能障碍的患者。

（五）注意事项与禁忌证

1.注意事项

（1）先进行平衡功能的评定，根据平衡障碍的水平进行对应训练。

（2）遵循循序渐进的原则，由易到难。

（3）训练开始时先进行动作讲解与示范，让患者充分理解。

(4)消除患者恐惧心理,开始时给予一定保护。

(5)施加外力时不能超过患者所能调节的能力。

2.禁忌证

(1)认知功能障碍,无法理解与配合。

(2)无法消除恐惧心理,不能配合。

(3)有严重感染、高热。

(4)有严重心脏病。

(5)中枢性疾病伴有严重痉挛。

二、协调训练

(一)基本知识

协调是身体整合肌肉、神经系统来产生平滑、准确、有控制的运动能力。协调功能障碍又称为共济失调,是小脑、本体感觉及前庭功能障碍导致运动笨拙和不协调,累及四肢、躯干及咽喉肌可引起姿势、步态和语言障碍。协调训练是恢复平稳、准确、高效运动能力的方法。即利用残存部分的感觉系统,以及利用视觉、听觉和触觉来促进随意运动控制能力的训练方法。

1.协调训练的基本原则

(1)在安静环境中进行,患者注意力集中,保持放松的安全体位。

(2)动作的训练由简单到复杂:先单侧后双侧,可以双上肢交替、双下肢交替、上下肢同时等。

(3)训练的体位顺序:卧位、坐位、站位、步行中。

(4)重复性训练:每个动作都需要重复5~10次练习,再用同等时间休息。

(5)针对性训练:对具体的协调障碍进行针对性的训练,先从轻的一侧开始。

(6)先睁眼后闭眼训练。

(7)综合性训练:除了协调训练,还要进行相关训练,如改善肌力和平衡的训练等。

2.协调训练分类

协调训练分单块肌肉训练、多块肌肉协调动作训练;部位上有上肢协调训练、下肢协调训练、整体协调性训练。

(二)基本方法

1.单块肌肉训练

患者先仰卧位,注意力集中到所训练的肌肉上,治疗师给患者做被动运动,同时让患者想象这一运动过程,体会肌肉运动的感觉,同时喊"用力、再用力一点!"让患者逐步学会使用这块肌肉收缩与运动控制,直到肌肉能够抗重力收缩。在训练过程中强调视觉配合,本体感觉输入,并可利用肌电生物反馈仪配合训练,逐步过渡到坐位训练,每天2次。

2.多块肌肉协调动作训练

利用神经发育促进疗法、作业疗法、平衡训练法等在卧位、坐位、站立位逐步进阶进行协调训练。

(1)上肢协调训练:①轮替动作包括如下几项。双上肢交替上举。双上肢交替摸肩上举:左、右侧上肢交替屈肘、摸同侧肩,然后上举。双上肢交替前伸:上肢要前伸至水平位,并逐渐加快速度。交替屈肘:双上肢起始位为解剖位,然后左、右侧交替屈肘,手拍同侧肩部。逐渐加快速度。前臂旋前、旋后:肩关节前屈90°,肘伸直,左右侧同时进行前臂旋前、旋后的练习。或一侧练习一定时间,再换另一侧练习。腕屈伸:双侧同时进行腕屈伸练习,或一侧练习一定时间,再换另一侧练习。双手交替掌心拍掌背:双手放于胸前,左手掌心拍右手掌背,然后右手掌心拍左手掌背,如此交替进行,逐渐加快速度。②定位性动作包括如下几项。指鼻练习:左、右侧交替以示指指鼻,或一侧以示指指鼻,反复练习一定时间,再换另一侧练习。对指练习:双手相应的手指互相触碰,由拇指到小指交替进行;或左手的拇指分别与其余四个手指进行对指,练习一定时间,再换右手,或双手同时练习。以上练习同样要逐渐加快速度。指敲桌面:双手同时以五个手指交替敲击桌面,或一侧练习一定时间,再换另一侧练习。其他:画画、下跳棋等。

(2)下肢协调训练。①交替屈髋:仰卧于床上,膝关节伸直,左右侧交替屈髋至90°,逐渐加快速度。②交替伸膝:坐于床边,小腿自然下垂,左右侧交替伸膝。③坐位交替踏步:坐位时左右侧交替踏步,并逐渐加快速度。④拍地练习:足跟触地,脚尖抬起作拍地动作,可以双脚同时或分别做。

(3)整体协调性训练。①原地踏步转圈:踏步的同时双上肢交替摆臂,逐渐加快速度。②交叉步行:走直线交叉步行。③躯体侧弯:站位侧弯。④原地高抬腿跑:高抬腿跑的同时双上肢交替摆臂,逐渐加快速度。⑤其他:跳绳、踢毽子等。

(三)治疗原理

协调运动的产生是肌肉骨骼系统、神经系统(小脑、基底神经节、脊髓后索)共同完成的。神经协调是神经的兴奋与抑制的相互配合、协同,肌肉协调是收缩肌与拮抗肌之间用力的程度、比例和时间顺序。

协调训练是让患者在意识控制下,训练其在神经系统中形成预编程序,自动的、多块肌肉协调运动的记忆印迹,从而使患者能够随意再现多块肌肉协调、主动运动形式的能力。通过控制和协调能力训练,形成感觉印象和运动程序,存储于大脑中,进而产生动作。通过重复的动作学习,学会并存贮这种过程。

(四)适应证

小脑、基底神经核、脊髓后索病变导致的疾病,如该部位梗死、出血、肿瘤等,脑外伤、多发性硬化、帕金森病、舞蹈症、徐动症、张力不全、宽基底步态等。

(五)注意事项与禁忌证

1.注意事项

(1)先进行协调功能的评定,根据协调障碍的水平进行对应训练。

(2)训练开始时先进行动作讲解与示范,让患者充分理解给予配合。

(3)消除患者恐惧心理,特别注意给予保护以防跌倒。

(4)施加外力时不能引起肌肉兴奋扩散。

(5)不能引起患者疲劳,治疗时间15分钟为宜。

(6)协调功能训练不是孤立进行的,要同时进行相应的肌力训练、平衡功能训练等。

2.禁忌证

同平衡训练。

(查天柱)

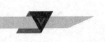

第四节 关节活动训练

一、基本知识

关节活动训练是维持和改善关节活动度而进行的训练。训练可以根据患者的情况进行被动的或主动的运动方式,同时可以利用各种训练器材和矫形器进行辅助。

二、基本方法

(一)被动训练

患者完全不用力,全靠外力来完成运动或动作。外力主要来自康复治疗师、患者健肢或各种康复训练器械。

(1)患者舒适、放松体位,肢体充分放松。

(2)按病情确定运动顺序。由近端到远端(如肩到肘,髋到膝)的顺序有利于瘫痪肌的恢复,由远端到近端(如手到肘,足到膝)的顺序有利于促进肢体血液和淋巴回流。

(3)固定肢体近端,托住肢体远端,避免替代运动。

(4)动作缓慢、柔和、平稳、有节律,避免冲击性运动和暴力。

(5)操作在无痛范围内进行,活动范围逐渐增加,以免损伤。

(6)用于增大关节活动范围的被动运动可出现酸痛或轻微的疼痛,但可耐受;不应引起肌肉明显的反射性痉挛或训练后持续疼痛。

(7)从单关节开始,逐渐过渡到多关节;不仅有单方向的,而且应有多方向的被动活动。

(8)患者感觉功能不正常时,应在有经验的康复治疗师指导下完成被动运动。

(9)每一动作重复 10～30 次,2～3 次/天。

(二)主动-辅助训练

在外力的辅助下,患者主动收缩肌肉来完成的运动或动作。助力可由治疗师、患者健肢、器械、引力或水的浮力提供。这种运动常是由被动运动向主动运动过渡的形式。其目的是逐步增强肌力,建立协调动作模式。

(1)由治疗师或患者健侧肢体通过徒手或通过棍棒、绳索和滑轮等装置帮助患肢主动运动,兼有主动运动和被动运动的特点。

(2)训练时,助力可提供平滑的运动;助力常加于运动的开始和终末,并随病情好转逐渐减少。

(3)训练中应以患者主动用力为主,并作最大努力;任何时间均只给予完成动作的最小助力,以免助力替代主动用力。

(4)关节的各方向依次进行运动。

(5)每一动作重复 10～30 次,2～3 次/天。

(三)主动关节活动度训练

适用于肌力在 3 级的患者,主要通过患者主动用力收缩完成的训练。既不需要助力,也不需要克服外来阻力。其目的是改善与恢复肌肉功能、关节功能和神经协调功能等。

(1)根据患者情况选择进行单关节或多关节、单方向或多方向的运动;根据病情选择体位,如卧位、坐位、跪位、站位和悬挂位等。

(2)在康复医师或治疗师指导下由患者自行完成所需的关节活动;必要时,治疗师的手可置于患者需要辅助或指导的部位。

(3)主动运动时动作宜平稳缓慢,尽可能达到最大幅度,用力到引起轻度疼痛为最大限度。

(4)关节的各方向依次进行运动。

(5)每一动作重复 10~30 次,2~3 次/天。

(四)连续被动运动(CPM)

连续被动运动(CPM)是利用专用器械使关节进行持续较长时间的缓慢被动运动的一种训练方法,训练前可根据患者情况预先设定关节活动范围、运动速度及持续被动运动时间等指标,使关节在一定活动范围内进行缓慢被动运动,以防止关节粘连和挛缩。

1.仪器设备

对不同关节进行连续被动运动训练,可选用各关节专用的连续被动运动训练器械。训练器械是由活动关节的托架和控制运动的机械组成,包括针对下肢、上肢甚至手指等外周关节的专门训练设备。

2.程序

(1)开始训练的时间:可在术后即刻进行,即便手术部位敷料较厚时,也应在术后 3 天内开始。

(2)将要训练的肢体放置在训练器械的托架上,固定。

(3)开机,选择活动范围、运动速度和训练时间。

(4)关节活动范围:通常在术后即刻常用 20°~30°的短弧范围内训练;关节活动范围可根据患者的耐受程度每天渐增,直至最大关节活动范围。

(5)确定运动速度:开始时运动速度为每 1~2 分钟一个运动周期。

(6)训练时间:根据不同的程序,使用的训练时间不同,每次训练 1~2 小时,也可连续训练更长时间,根据患者的耐受程度选定,1~3 次/天。

(7)训练中密切观察患者的反应及连续被动运动训练器械的运转情况。

(8)训练结束后,关机,去除固定,将肢体从训练器械的托架上放下。

3.注意事项

(1)术后伤口内如有引流管时,要注意运动时不要影响引流管。

(2)手术切口如与肢体长轴垂直时,早期不宜采用 CPM 训练,以免影响伤口愈合。

(3)训练中如同时使用抗凝治疗,应适当减少训练时间,以免出现局部血肿。

(4)训练程序的设定应根据外科手术方式、患者反应及身体情况加以调整。

三、治疗原理

被动关节活动训练的原理是通过瘫痪肢体本体感觉输入,刺激屈伸反射,放松痉挛肌肉、促发主动运动;同时牵拉挛缩或粘连的肌腱和韧带,有利于维持或恢复关节活动范围。主动关节活动训练及主动-辅助关节活动训练是通过肌肉主动收缩或辅助肌肉收缩来改善或恢复患者肌肉功能、关节功能及神经协调功能。

四、适应证

被动关节活动训练适用于由于骨折、神经或软组织损伤后的关节活动度下降,是缺乏主动运动能力阶段的一种训练方式,CPM 就是利用器械完成被动运动的关节活动训练方法。CPM 的主要适应证为:四肢骨折,特别是关节内或干骺端骨折切开复位内固定术后;人工关节置换术后、韧带重建后;创伤性关节炎、类风湿关节炎滑膜切除术后,化脓性关节炎引流术后;关节挛缩、粘连松解术后,关节镜术后等。主动-辅助训练适应对象:由被动运动向主动运动过渡的患者。主动训练适应对象:肌肉主动收缩良好,但因各种原因导致的关节粘连或肌张力增高而使关节活动度受限的患者。

五、注意事项与禁忌证

需注意在关节活动训练的过程中,监测患者整体情况,注意生命体征、活动部分的皮温和颜色改变,以及关节活动度、疼痛或运动质量的改变。

关节活动训练的禁忌证:各种原因所致关节不稳、骨折未愈又未行内固定术者、骨关节肿瘤、全身情况差、病情不稳定者。

（倪文静）

第五节　关节松动技术

一、基本知识

关节松动技术是现代康复技术中的基本技能之一,是治疗师在患者关节活动允许范围内完成的一种手法操作技术,临床上用来治疗关节因为力学因素导致的功能障碍如疼痛、活动受限或僵硬等,具有针对性强、见效快、患者痛苦小、容易接受等特点。

关节松动操作的基本运动:关节松动术常用关节的生理运动和附属运动作为手法操作的基本运动类型。生理运动是指关节在生理范围内完成的活动。如关节的屈/伸、内收/外展、旋转等。生理运动可由患者主动完成,也可由治疗师被动完成,在关节松动技术操作中,生理运动就是一种被动运动。附属运动是指关节在允许范围内完成的活动。附属运动是维持关节正常活动不可缺少的一种运动,一般不能通过关节的主动活动来完成,而需要他人或健侧肢体帮助才能完成。例如,滑动、滚动、分离(包括垂直分离和水平分离)或牵引等,均属于关节的附属运动。

治疗平面:手法治疗中的一个假想平面,该平面平行于关节面,并垂直于关节的轴心。治疗时,凡属于分离或牵拉的手法实施力的方向或是平行于治疗平面,或是垂直于治疗平面。凡属于滑动的手法,实施力的方向一定平行于治疗平面,而滚动手法,实施力的方向沿着治疗平面变化。

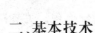

二、基本技术

(一)手法等级

与传统医学中的手法治疗相比,关节松动技术的最大特点是对操作者施加的手法进行分级。这种分级具有一定的客观性,不仅可以用于记录治疗结果,也可以用于临床研究。

分级标准:根据关节的可动范围和治疗者应用手法的幅度,将其分为4级。

Ⅰ级:治疗者在患者关节活动的起始端,小范围、节律性地来回松动关节。

Ⅱ级:治疗者在患者关节活动允许范围内,大幅度、节律性地来回松动关节,但不接触关节活动的起始和终末端。

Ⅲ级:治疗者在患者关节活动允许的范围内大幅度、节律性地来回松动关节,每次均接触到关节活动的终末端,并能感觉到关节周围软组织的紧张。

Ⅳ级:治疗者在患者关节活动的终末端,小范围,节律性地来回松动关节,每次均接触到关节活动的终末端,并能感觉到关节周围软组织的紧张。

手法应用选择:4级手法中,Ⅰ、Ⅱ级用于治疗因疼痛引起的关节活动受限;Ⅲ级手法用于治疗关节疼痛并伴有僵硬;Ⅳ级手法用于治疗关节因周围软组织粘连、挛缩引起的关节活动受限。

手法分级可用于关节的附属运动和生理运动。当用于附属运动时,Ⅰ~Ⅳ级手法皆可选用。而生理运动治疗时,关节活动范围要达到正常的60%才可以应用,因此,多用Ⅲ~Ⅳ级,极少用Ⅰ级手法。

(二)操作程序

1.患者体位

患者应处于一种舒适、放松、无疼痛的体位,通常为卧位或坐位,尽量暴露治疗的关节并使其放松,以达到最大范围的松动。

治疗者的位置:治疗者应靠近治疗的关节,一手固定关节的一端,一手松动另一端。

2.治疗前评估

手法操作前,对拟治疗的关节进行评估,分清具体的关节,找出存在的问题。根据问题的主次,选择有针对性的手法。

3.手法应用

(1)手法操作的运动方向:操作时手法运用的方向可以平行于治疗平面,也可以垂直于治疗平面。治疗平面是指垂直于治疗平面,关节滑动和长轴牵引平行于治疗平面。

(2)手法操作的程度:无论是附属运动还是生理运动,手法操作均应达到关节活动受限处。不同的松动速度产生的效果不同,小范围、快速度可抑制疼痛,大范围、慢速度可缓解疼痛。

(3)治疗反应,手法治疗可引起疼痛,轻微的疼痛为正常的治疗反应,若治疗后24小时疼痛仍不减轻,甚至加重,说明治疗强度过大或持续时间过长,应减低治疗强度或缩短治疗时间。

三、治疗原理与作用

(一)生理效应

关节松动技术的生理效应主要是通过力学和神经作用而达到。关节松动可以促进关节液的流动,增加关节软骨和软骨盘的无血管区的营养。当关节肿胀或疼痛不能进行全范围活动时,关

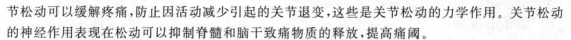

节松动可以缓解疼痛,防止因活动减少引起的关节退变,这些是关节松动的力学作用。关节松动的神经作用表现在松动可以抑制脊髓和脑干致痛物质的释放,提高痛阈。

(二)保持组织的伸展性

关节松动技术,特别是Ⅲ、Ⅳ级手法,由于直接牵拉了关节周围的软组织,因此,可以保持或增加其伸展性,改善关节的活动范围。

(三)增加本体反馈

目前认为,关节可以提供下列感觉信息:关节的静止位置和运动速度及其变化,关节运动的方向、肌肉张力及其变化。

四、适应证

关节松动技术主要适用于任何因力学因素(非神经性)引起的关节功能障碍,包括关节疼痛、肌肉紧张及痉挛;可逆性关节活动降低;进行性关节活动受限;功能性关节制动。

五、注意事项与禁忌证

(一)注意事项

在进行关节松动技术治疗前,必须先进行全面细致的检查和评估,根据评估结果选择正确的手法,注意患者的体位,治疗过程中评估患者对治疗的反应,根据关节的反应程度决定下一步治疗手法,遵循循序渐进原则,逐步增加患者的关节活动度。

(二)禁忌证

关节活动已经过度、外伤或疾病引起的关节肿胀(渗出增加)、关节的炎症、恶性疾病,以及未愈合的骨折。

(李　娜)

第六节　牵引与牵张技术

一、牵引技术

(一)基本概念

牵引是应用力学中作用力与反作用力的原理,通过徒手、器械或电动牵引装置,对身体某一部位或关节施加牵拉力,调整颈腰椎的曲度,使关节面发生一定分离,周围软组织得到适当的牵伸,从而达到复位、固定、减轻神经根压迫、纠正椎小关节紊乱的物理治疗方法。目前牵引技术有直线牵引和曲度牵引之分。

(二)基本方法

1.直线牵引

(1)颈椎牵引。

体位:一般采用坐位牵引,牵引带分别托住下颌和后枕部。

角度:根据颈椎病变部位及颈椎曲度选择,可以采取中立位、前屈位或后伸位,其中中立位和前屈位比较常用。使用时应根据颈椎病的类型(神经根型、椎动脉型)及其病变的节段决定牵引的前屈角度。上位颈椎疾病采用中立位,下位颈椎疾病多采用前屈位牵引,角度为10°～30°,椎动脉型和较轻的脊髓型颈椎病采用中立位牵引。

时间:颈椎牵引的时间以15～20分钟为宜,时间太短达不到牵引的力学效果,时间过长容易产生头痛、头麻、下颌关节疼痛、心悸、胸闷、恶心等不良反应。一般牵引重量愈大,牵引时间应愈短。带有间歇牵引的牵引设备,牵引时间可稍长些,一般不超过40分钟。治疗每天1～2次,10～14次为1个疗程。

重量:一般以体重的8%～10%开始牵引。根据患者体质及颈部肌肉发达情况逐步增加牵引重量,通常每3～5天增加1 kg。如症状有改善,可维持此重量,如果没有改善,可适当增加,最大可达体重10%～15%。

(2)腰椎牵引。

慢速牵引:根据牵引力作用时间可分为持续牵引和间歇牵引。①患者仰卧位,上身通过肩部固定带固定,腰椎牵引带捆绑于腰部,下肢伸直位或双膝屈曲位。②牵引的初始重量一般不低于自身体重的60%,可以用体重的60%～80%,如30～40 kg的重量,起效后再逐渐增加,通常每3～5天增加2～4 kg,增至患者耐受重量。③每次牵引20～30分钟,每天1次,10～14次为1个疗程。

快速牵引:又称多方位牵引、三维多功能牵引。该牵引力在0～3 000 N是1个变量,变量的大小依据被牵引者腰部肌肉韧带等组织的拮抗力。无论性别、身体虚弱均可达到要求的牵引距离,避免了牵引过度和牵引不足的现象。①患者俯卧于牵引床上,上身和腰臀部分别固定于胸腹板和腰臀板上,然后将身体上部和下部的固定绑带收紧,按输入的牵引、屈曲和左右旋转角度参数调整牵引床。②当调整完毕后,操作者站立于患侧,双拇指叠压于患部棘突或椎旁压痛点上,右脚脚踏牵引床控制开关,待患者呼气时瞬间踩踏脚下的控制开关,操作者拇指同时用力下压,完成1次组合牵引。③依据患者的反应,再行1～3次的重复,即完成1次牵引过程。④牵引后,腰围固定带固定腰臀部。快速牵引一般1周重复1次,总次数不超过3次。

2.曲度牵引

曲度牵引仪牵引是指利用颈腰椎三维曲度牵引仪,模拟人体的脊椎带有类似的"S"形的弧度,通过感应气囊对人体施加一定压力,选择性地作用于人体颈椎、腰椎部分,从而达到治疗目的的一种方法。

(三)治疗原理

(1)通过牵引可使突出物形态改变,使突出物与受挤压神经根相互之间的关系得到分离、改善。

(2)可使椎体与椎体之间的间隙扩大,减少和消除突出物对神经根的刺激,使患者的症状减少或消失。

(3)使紊乱的椎体后关节恢复到正常解剖结构,维护椎体与椎体间的平衡。

(4)通过全躯干直线牵引可使堆积变粗的脊髓、神经根回复到原有形态,皱褶的黄韧带得以平复,从而使挤压与被挤压间有一定活动空间,从而达到症状缓解或消除。

(四)适应证

脊柱牵引适用于颈椎病(神经根型、颈型、症状较轻的椎动脉型和交感神经型)、寰枢椎半脱位无手术指征者、斜方肌筋膜炎急性发作期、椎间盘突出、脊柱小关节紊乱、颈背痛、腰背痛、腰腿痛等;脊柱直线牵引更适合颈腰椎曲度过屈的患者,曲度牵引适合于颈腰椎曲度变直或反屈的患者。四肢牵引适用于四肢关节挛缩、四肢关节骨折且不能或不适宜手术复位的患者。

（五）注意事项与禁忌证

1.注意事项

（1）牵引中应根据患者的反应及时调整体位、重量及时间，开始时可以是小重量、短时间，逐渐增加重量和延长时间。

（2）慢速牵引中，如果经过 2～3 次牵引，症状没有改善或反而加重，应停止牵引治疗，重新评定患者或改换其他的治疗方法。

（3）慢速牵引结束后，松开骨盆带时不宜太快，以免腹部压力突然降低引起患者不适；松开骨盆带后应让患者仰卧休息数分钟后，再站起来。

（4）快速牵引后患者卧床休息 3～5 天，可仰卧也可侧卧。

（5）快速牵引一次后 1 周若病情无改善，原则上不再行第二次牵引。可选择其他治疗方法。

（6）坐位牵引结束时，缓慢解除牵引力后取下牵引带，患者静坐片刻后再站起。

（7）若牵引中患者出现头晕、心慌、出冷汗或症状加重，应即刻终止牵引，并进行相应处理。

（8）腰围固定可增加腰椎的稳定性，牵引后使用腰围固定，在一定程度上限制腰椎的活动度，有利于病情的好转，但不宜超过 20 天，以免造成腰部失用性肌萎缩，引起腰椎不稳。

（9）恢复期的患者每天可进行正确的腰部肌肉训练，增加腰部肌力，加强腰椎的稳定性。

2.禁忌证

年迈体弱或全身状态不佳、有脊髓受压症状的颈椎病、椎体骨质有破坏（怀疑有结核、肿瘤等骨质破坏）、严重骨质疏松、脊椎骨折脱位、重度腰椎间盘突出（破裂型）、严重椎管狭窄、急性化脓性脊柱炎、孕妇、腰脊柱畸形、严重高血压、心脏病及有出血倾向的患者。另外，对于后纵韧带骨化和突出椎间盘的骨化及髓核摘除术后的患者都应慎用。

二、牵张技术

（一）基本知识

牵张技术是使关节周围挛缩的的软组织松弛的一种牵拉矫正方法，常常利用治疗师的手法、训练器具或患者自身的重量、体位等方法进行牵张。临床上可分为被动牵张、主动抑制、自我牵张等。目的：持续牵张关节周围组织，缓解关节肌肉痉挛，扩大、维持关节活动范围。

（二）基本方法

1.外力牵张

选择不同的作用力，根据关节挛缩的原因和程度、伸展的难易程度、患者体力、挛缩部位及器具类型等决定外力。在外力作用下牵张单个或多个关节的周围组织，使挛缩的组织得到伸展。

（1）利用患者自身重力的方法：髋关节屈曲受限的患者，在双膝跪位下，可利用自身体重进行矫正，被动加大髋关节的屈曲活动范围。若此训练在浴池中或热敷后进行效果更佳。对于膝关节屈曲受限的患者，也可利用此体位，再加上身体的重量来训练。

对于偏瘫患者的足下垂，可以让患者站在踝关节矫正板上，利用自身的体重进行被动牵张，矫正度数及楔板高度的选择可根据患者的具体情况而定，若关节受限程度较大，初期可用较小高度的楔板，在逐渐增加高度进行矫正。

（2）利用重物重量的方法：可以将沙袋、哑铃直接或间接的放在患者的肢体上进行牵张。治疗师可根据患者的治疗状况，逐渐加大或减少重物的重量或延长牵拉的时间来牵张关节。

（3）利用体位的方法：可利用仰卧位时对髋部产生的自然下垂的压力、健侧下肢保持屈曲位时产生的牵拉力等改善关节周围肌肉的挛缩,或将健侧下肢悬吊并使之处于屈曲位,然后在患侧下肢膝关节上方挂一重物以加强对髋部向下伸展的牵拉力,矫正髋关节的屈曲挛缩。

2.自我牵张

患者学习掌握自我牵张训练方法,应坚持每天 1 次,合并有痉挛及容易引起关节挛缩时应每天数次。

(1)髋膝关节屈曲动作的自我牵张方法:患者长坐位,将左手放在小腿上,将右手放在膝关节下方,用力将下肢拉起,尽量屈曲靠近自己的胸部。

(2)髋膝关节外展外旋动作的自我牵张方法:患者将右脚掌顶在左腿膝部,右手放在右侧膝关节部位,轻轻向下振动。

(3)踝关节背曲动作的自我牵张方法:患者将左手掌根部放在前脚掌的下方并用力朝着膝关节方向拉动。

(4)腘绳肌的自我牵张方法:患者仰卧位,右手抓住右侧大腿的裤子,用力向上把腿拉起,用左手抓住踝关节部位,将右手掌放在膝关节前方,左手用力将小腿朝自己头部方向拉动,同时用右手保持膝关节的伸展位。

(三)治疗原理

(1)缓慢持续牵张时,位于肌肉-肌腱结合处的肌肉张力感受器高尔基腱器兴奋,激发抑制反应,使肌肉张力减低,放松肌肉,长度变长;从而恢复肌肉的柔韧性。

(2)快速牵拉肌肉时,肌肉的长度感受器肌梭兴奋,刺激传入神经纤维,增加肌肉张力,这一过程为单突触牵张反射。

(四)适应证

1.用于能引起关节挛缩僵硬的伤病

例如骨折固定术后、关节脱位复位后、关节炎患者(特别是类风湿关节炎)。

2.肢体瘫痪

如脊髓损伤后的四肢瘫、截瘫等。

(五)注意事项与禁忌证

1.注意事项

(1)牵张练习前,应先进行低强度的训练或热疗,以使组织适应。

(2)先活动关节,再牵张肌肉。

(3)对双关节,先牵张一个关节,再同时牵张两个关节。

(4)不超过关节的正常活动范围。

(5)避免强力牵张长期制动的肌肉与结缔组织,避免牵张水肿组织,避免过度牵张无力肌肉,如牵张后关节与肌肉痛超过 24 小时,则牵张力量过大。

(6)牵张动作应缓慢、轻柔、循序渐进,避免暴力或冲击力。

2.禁忌证

(1)肌肉、肌腱、韧带有撕裂。

(2)骨折未愈合。

(3)肌肉、肌腱、韧带、关节囊或皮肤手术后初期。

(4)心血管病患者不稳定期,如心肌缺血、心肌梗死。

(5)深静脉血栓。

(6)关节旁的异位骨化。

（刘牧鋆）

第七节　强制性运动疗法

　　脑卒中是威胁人类健康的第三大杀手,卒中后生存的患者中约有半数留有运动残疾,而上肢功能的恢复多数较差,对卒中患者上肢运动障碍的治疗,传统手段大多采用神经促通技术或功能再训练技术。现在,越来越多的康复专家采用重复功能训练,以目的为导向的活动来达到康复目的。强制性运动疗法(constraint-induced movement therapy,CIMT/CIT),又称强制性治疗,作为一种主要以恢复上肢运动功能、强调重复任务训练的康复新技术,引起了广泛的注意,该方法最早在国际上开始兴起,通过限制健侧上肢活动、强化训练患肢,从而达到强制使用和提高患肢功能的目的,自应用于治疗慢性脑卒中患者上肢运动功能障碍以来,CIMT得到较大发展,其原则在神经康复多个领域得到应用并获得成功,受到越来越广泛的关注。特别是近五年来,大量有价值的临床应用研究证明了CIMT治疗脑卒中亚急性期、慢性期上肢运动功能障碍的有效性,成为美国、澳大利亚等多个国家康复指南推荐使用的治疗新进展之一。

一、强制性运动疗法的基础研究

　　CIMT是少数几个直接由基础科学研究发展来的以证据为基础的治疗方法之一,随后即应用于人类并获得较好疗效。强制性运动疗法的基础研究由Tower首先提出猴子损伤了单侧锥体束后不能使用患肢,而限制健肢的使用后患肢的功能又能提高。"习得性失用"理论最初就是在灵长类动物的研究中发现的,后被应用于慢性期中风患者。实验中将猴子的一条前肢进行传入神经阻滞,然后将猴子放在一个自由的生活环境中,开始的时候,猴子使用此前肢进行作业活动时会发生一些失败(如丧失平衡、摔倒、拿不住食物等)。使用患肢不断遭到的失败使猴子使用患侧肢体的愿望受到抑制,而使用其他的3个肢体完全可以适应周围环境,进行正常的功能活动,完全不需要患侧肢体的参与。一段时间的反复印证之后,猴子就学会了在日常活动中不使用患肢以避免失败,使用健肢代偿的习惯。而且,即使后来被阻滞的肢体功能已经恢复到能够使用的情况,猴子也不知道可以重新使用患侧肢体,使本来有希望获得功能恢复的肢体,由于长期不用而使其功能被掩盖,并且导致失用。

　　Taub等通过总结当时的动物实验研究结果,首先提出了"习得性失用"的概念。进一步的观察发现,猴子出现这种习得性失用后,使用强制性装置限制使用健侧前肢,猴子被迫使用被阻滞的患侧肢体,限制3天后,猴子的无功用患侧肢体再次可以转变为有能力进行各种运动的肢体,这种习得性失用得以短暂逆转,持续限制1周后,这种逆转能持续较长的时间。通过限制猴子健侧肢体的活动,以及后来针对灵长类动物而设计的条件反应性训练,构成了动物实验中克服习得性失用的两个主要手段,也是通过动物实验得出的对强制性运动疗法的初步解释。

　　近年来国内外有关CIMT的基础研究主要集中在实验动物模型经过强制性运动治疗后大脑的可塑性变化方面,从神经病理、神经递质、神经影像等方面阐述了CIMT的治疗机制,为该方法的临床应用提供了更多的依据。

二、强制性运动的机制

Taub 根据动物实验的研究结果假设人类卒中后受累上肢的弃用或者使用受限也会导致类似的习得性失用的现象。随后大量的研究探讨了将此方法应用于人类的可行性,证明了这种方法的有效性,并提出了 CIMT 可能的机制。CIMT 的理论基础是习得性失用理论,CIMT 的机制包括习得性失用的形成、克服习得性失用和治疗导致皮质功能重组。

(一)习得性失用的形成

习得性失用是一种涉及条件性运动抑制的学习现象,其理论来源于神经科学和行为心理学。手术切断一侧前肢传入神经的猴子不能有效地使用该肢体,连续的使用经常导致疼痛和其他惩罚,如不协调、摔倒、拿不住食物等。相反,猴子能用其他 3 个肢体很好地适应实验室环境。经过一段时间的多次强化后,猴子就学会了用健侧肢体完成这些活动,即使在功能开始恢复时,也不再使用患肢。这样,就逐渐形成了所谓的"习得性失用"。因为习得性失用的机制本质上是行为的,理论上应该独立于损伤的原因和性质之外,各种损伤后早期都存在失用强化的可能性,即导致习得性失用的可能性(图 3-1)。

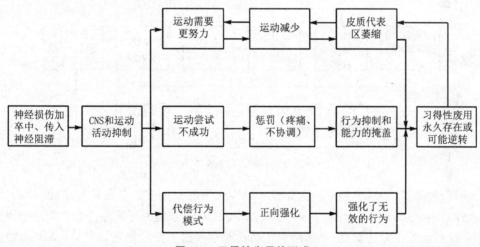

图 3-1 习得性失用的形成

无论是脊髓休克还是皮质休克,人类中枢性损伤后通常有一种休克现象。虽然卒中后多数患者肢体并没有完全瘫痪,但是经常留有永久的明显上肢运动功能障碍。卒中后患者运动功能恢复大约有以下两种方式:一些患者在卒中后几周内开始恢复并逐渐达到正常,或至少恢复了大部分的运动功能。另一些患者卒中后运动功能恢复很慢或几乎没有恢复,这些患者一般都有较大范围的中枢神经系统损伤。然而,临床上也发现损伤部位相同、程度同样严重的患者,其运动功能的恢复常有较大差异,这说明除了损伤范围和部位有关外,还存在其他影响因素,中枢神经损伤后的失用是其中一个因素。在开始阶段脑卒中患者不用患肢主要是由于神经损伤导致运动或感觉功能的抑制,与损伤范围有关,也有情绪、动机的参与。在脑卒中急性期和亚急性期早期,患者多次尝试使用患侧上肢不成功,并受到惩罚(如拿不住杯子、烫手等),而使用健手来处理日常活动,常常能获得完全或部分成功(学习过程中的行为奖励模式)。随着时间的延长,患者不使用患肢的倾向获得了足够的强化,即使以后功能恢复到了可以有效使用患肢的阶段,仍然不尝试使用患肢。因为这种新出现的功能几乎没有任何"抗力"来与学得很好的不用习惯竞争。结果,习得性失用得以长期存在,并无限期地掩盖了患肢潜在参与运动活动的能力。虽然运动功能随着自然恢复和康复而逐渐好转,但是患肢实际的使用次数比潜在的能力要少得多。另外缺少活动引起的并发症如失用性肌萎缩、痉挛、关节挛缩等也限制了患肢的使用。

(二)克服习得性失用

切断猴子一侧前肢的传入神经几个月后,采用强制装置限制猴子的健肢活动,能明显地改变失用的强化过程。猴子要么使用无感觉的肢体,要么不能有效地进食、到处走动或承担每天大部分的活动。这种改变克服了不使用患肢的习惯,从而强迫猴子使用该肢体。然而,如果短期内去除强制装置,新形成的这种良好的习惯很快就恢复到原来的失用状态。如果强制装置保留几天或者更长时间,猴子使用患肢的习惯就能获得一定的抗力,能成功地在日常环境中使用患肢,这就克服了习得性失用,并可保留较长的时间。习得性失用的理论得到 Taub 等两个实验室研究的支持(图 3-2)。

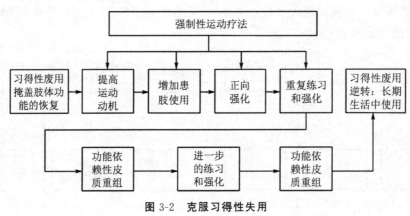

图 3-2　克服习得性失用

除了限制健肢使用外,早期实验室克服习得性失用的另一方法是条件反应性训练。在给予猴子传入神经切断后,给一个刺激信号(通常是听觉信号),强迫猴子使用患肢实施一个预先设定的动作,完成后给予一定的奖励,否则给予惩罚。通过多次重复的这种训练,提高了动物使用患肢的频率,也能逆转患肢的失用,从而达到克服习得性失用的目的。

Taub 和 Wolf 在他们的研究基础上提出了克服习得性失用的"塑形"技术。塑形是指一种专门的行为训练技术,训练时按照特定的任务为练习者设定一运动或行为目标,该目标要达到或刚刚超过患者完成该任务的最大能力,要求患者连续不断地接近、完成这一动作目标,并且目标要随着能力的提高逐渐修正,最终达到整个任务动作的塑形和动作的实用性。塑形技术较之条件反应性训练的好处:①缓慢、渐进性地训练能引导训练对象从不成熟的基本反应到更复杂的反应,所训练的动作不会过多地超过行为能力,这样就会减少失败的可能。②与条件反应性训练中简单、机械适应器械的运动相比,塑形的动作在功能上和复杂性上更接近于现实生活中的活动。③塑形系列任务比后者需要更多的时间和涉及更多的训练内容,因而,能较全面地完成功能训练目的。

(三)治疗导致的皮质重组

涉及 CIMT 的研究之一是研究神经可塑性与行为的交互作用,越来越多的研究提供了中枢神经损伤后功能重组的证据,大脑可塑性、结构和功能重组是 CIMT 研究的证据基础。近来的研究表明,实际的运动技巧的获得或运动学习,是引起基本运动皮质代表区重组的先决条件。PET、功能磁共振成像(fMRI)、脑磁图、经颅磁刺激(transcranial magnetic stimulation,TMS)等新技术的出现,使人们能更好地理解脑损伤后康复治疗和功能恢复的潜在机制。

Liepert 等应用局部经颅磁刺激图探讨了慢性卒中患者在强制性治疗后脑的可塑性改变。用局部磁刺激的方法在头皮各预定位置实施磁刺激,记录拇短展肌的肌电信号。根据运动诱发电位(MEPs)的大小、运动阈值来构建 TMS 图。治疗之前患侧半球显示高运动阈值,低波幅、较小的运动可兴奋区。强制性治疗之后,运动阈值没变化,但运动诱发电位波幅明显增高,皮质运动输出区扩大,提示手部皮质运动区的兴奋性升高,这和瘫痪肢体运动功能的提高一致。而且,在患侧半球还可见明显的兴奋区重心转移,提示可能出现手部皮质运动代表区邻近中枢的再募集。在 6 个月后的随访期复查,运动功能仍然保持较高的水平,但两侧皮质运动区的大小趋于一致,说明治疗一段时间后,两侧半球的兴奋性逐渐回到正常的平衡状态。

Levy 等应用 fMRI 同样观察到了强制性治疗后脑的可塑性改变。治疗前仅在患者病变侧半球内出现散在的激活点。治疗后,在病变的边缘可见大量的激活区,这些区域并不在典型的皮质运动区。而且在病变同侧感觉运动区、补运动区、运动前区,甚至病变对侧都可见到广泛的激活。提示强制性治疗能明显促进脑损伤后的功能重组。

另外成人脑卒中研究表明,运动治疗后皮质兴奋性、代谢率和血流的功能变化,在一定时间内快速波动,Gauthier 等通过治疗前后的结构性 MRI 扫描比较了 CIMT 与传统康复治疗方法对脑结构的不同影响,结果显示,CIMT 组在双侧感觉运动区和双侧海马的血流灌注和皮质厚度均有明显提高,而且这种脑的结构性改变也与患肢在日常生活中的使用和能力的提高相吻合。

Kopp 等对 CIMT 治疗患者引进了稳态运动皮质电位(MRCP)的脑电分析,治疗后发现患肢的同侧运动皮质也被征募来控制患肢的活动,但是这种作用并不是在强制治疗后立即发生的,而是在治疗结束后的 3 个月随访时发现的,提示治疗后上肢在实际生活中的使用,促进了使用依赖的脑功能重组。

三、临床应用研究

卒中后生存的患者中约有半数留有运动残疾,许多患者留有上肢明显的功能障碍,而且运动损害常常是单侧,这些特点与猴子一侧前肢传入神经切断后的情况相似。因此,把克服猴子习得性失用的方法用来治疗人类脑血管病是合理的。之后,CIMT 逐渐开始应用于临床实践,并逐渐形成了其基本方法。Ostendorf 及 Wolf 等在早期的研究中,首先应用强制性技术来提高脑损伤后上肢运动功能的恢复,25 例慢性卒中和脑损伤患者使用吊带限制健侧肢体的使用。除了每天半小时的日常练习外,吊带要在所有清醒时间使用,持续 14 天,但在强制过程中没有同时使用专门的训练技术。治疗前和治疗后使用 WMFT(Wolf motor function test)评估治疗效果,结果显示,大部分测试项目中有关力量和使用时间上都有显著性意义,但运动质量评价没有显著差异。该实验支持了"习得性失用"的存在,证明强制性使用能逆转肢体运动功能的失用。Taub 等在他们关于强制性治疗的研究中,增加了每天一定时间的患侧上肢强化训练,和对照组相比,治疗组有显著性提高,这种进步在随访 2 年中持续存在,同时提出了 CIMT 方案的两个基本方面:强化训练患侧上肢和限制对侧肢体的使用。Vander Lee 等最早完成了关于 CIMT 的 66 例随机对照实验。近 10 年来是 CIMT 快速发展和普及阶段,大量的研究证明 CIMT 的有效性,逐步完善了

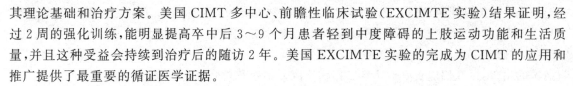

其理论基础和治疗方案。美国 CIMT 多中心、前瞻性临床试验（EXCIMTE 实验）结果证明，经过 2 周的强化训练，能明显提高卒中后 3～9 个月患者轻到中度障碍的上肢运动功能和生活质量，并且这种受益会持续到治疗后的随访 2 年。美国 EXCIMTE 实验的完成为 CIMT 的应用和推广提供了最重要的循证医学证据。

(一)强制性运动疗法的入选标准

虽然 CIMT 提供了偏瘫患者明显改善患肢运动功能的一种方法，并不是每一个患者都能从这种治疗方法中获益。目前强制性治疗的入选标准尚未有统一的规定。CIMT 介入的基本标准包括：穿戴强制性装置后要有足够的平衡和安全能力，手腕能主动背伸至少 20°，除拇指外至少有其他两指背伸 10°，估计只有 20%～25% 的卒中患者上肢功能能恢复到这种水平。这个标准是由 Wolf 和 Binder-Macleod 从肌电生物反馈研究中得来的，他们认为，腕、手指的主动背伸运动预示将来能获得更好独立使用患肢的能力。同时，强化训练患肢涉及抓握和操作物体，在不用健肢或其他人帮助的情况下，手指、腕背伸的预备动作是患者完成日常生活动作和训练所必需的。

文献报道的适合 CIMT 的最低标准是腕背伸 10°，拇指外展 10°，至少其他两指背伸 10°，大约 75% 的慢性脑卒中偏瘫的患者符合此标准。因为一般上肢功能较差的患者，中枢神经损害也较重，所以治疗所能达到的目标要低于手功能好的患者，但疗效的提高幅度要大于功能较好的患者。实施强制性治疗，患者本人还必须具有较高的康复欲望、良好的认知能力、上肢各关节能产生运动和可靠的家庭支持等方面。因此，实际能进行 CIMT 的患者，要低于上述比例。鉴于我国的康复现状和经济状况，适合做 CIMT 的卒中患者比例，更要远远低于西方国家。

Vander Lee 等在他们的随机对照实验中制订了以下入选标准：①单次卒中史超过 1 年，并导致优势侧偏瘫；②腕背伸至少 20°，指伸 10°；③ARA 试验＜51 分（最大 57 分）；④年龄 18～80 岁；⑤不用拐杖能在户内行走，提示没有明显的平衡问题；⑥没有严重的认知障碍（MMSE 得分≥22 分）；⑦没有严重的失语症（Stichting Afasie Nederland test，SAN）SAN 得分＞P50；所有患者都经过书面同意。

入选患者的筛选一般分 3 步：①医师的系统检查，排除一些严重的全身性疾病，如难治性高血压、严重的心肺疾病等。②PT 师的筛选检查，主要集中在运动能力方面，提供患者更明确的上肢功能障碍和平衡等信息。③专门研究小组的专业筛选检查，如阿拉巴马大学强制性治疗实验室规定入选患者的上肢 MAL(motor activity log)得分最大值不超过 2.5 分，荷兰 J.H.van der Lee 实验小组规定 ARA 试验(action research armtest)＜51 分（最大得分 57 分），因为上肢运动功能过高和过低都影响最终的实验效果。也要有一些特殊检查，如认知检查、失语检查等。

(二)治疗方案

CIMT 强制性治疗的基本原则是通过强制装置限制健侧上肢的使用，强制患者日常生活中使用患侧上肢，并短期集中强化、重复训练患肢，同时注重把训练内容转移到日常生活中去。强制性治疗主要解决患者完成任务的能力方面，强调功能活动的恢复。同时，也应注意患者身体结构方面的训练，训练开始给予被动关节活动，专门的肌肉牵拉练习和降低肌张力对提高任务练习的质量是有帮助的，有文献报道，对上肢肌肉痉挛的患者，辅助使用肉毒毒素 A 局部注射治疗，可以明显提高 CIMT 的治疗效果。强制性治疗的基本目标是提高瘫痪肢体的灵活性，提高患者患肢在日常生活中的应用。训练期间鼓励患者从事一些有意义的活动，如手工艺活动、游戏和家务活动等，这些活动有利于提高患者训练积极性，有利于将治疗效果转移到治疗环境以外的实际生活中去。把完整性功能任务分解成几个能反映它们固有目标的单位,分步任务训练是再训练一些活动的有效方法。例如,使用电话时,在练习按键之前,要先练习抓握电话和举起话筒等,逐步完成整个动作。

1.限制健手的使用

使用休息位手夹板或塞有填充料的手套限制健手的使用,同时使用吊带限制健侧上肢的活动。强制用手夹板或手套应在患者90%的清醒时间使用,仅在洗浴、上厕所、睡觉及可能影响平衡和安全的活动时才解除强制。强制用手夹板或手套一般用易开启的尼龙搭扣固定,以便能让患者本人在紧急情况下(如摔到后)自行解除。训练之前要了解患者的具体日程安排,明确告知患者何时戴上手套或手夹板,何时仅使用患侧上肢,何时可使用健肢,以及何时可以拿掉手套或手夹板。另外,要对患者的安全问题给予特别的关注。强化训练中,治疗师需要始终陪同训练,日常生活中,要取得家属或陪护的配合,保护患者的安全,并记录日常生活中患肢的使用情况和强制装置的使用情况。

2.强化训练患侧上肢

在限制健肢的同时,集中、重复、强化训练患侧上肢,能有效克服卒中患者在功能恢复时形成的习得性失用。每天强化训练6小时,每周5天,连续2周。Taub和Wolf提出了强化训练患侧上肢的塑形技术。他们认为,塑形技术是强制性治疗的一种有效形式,特别是同限制健侧肢体结合在一起。塑形,是指一种行为训练方法,即让练习者连续地接近仅有几小步就可达到的动作或行为目标,或使任务难度刚刚超过患者的肌肉运动能力,训练时患者要付出相当的努力才能达到目标。塑形训练同PT和OT的一些任务训练很相似,差别是塑形训练注重挖掘患者的潜力,注重反馈,通过明确的反馈在较短时间内逐渐完成所训练动作的开发和成形。反馈内容是单位时间内动作的重复次数或要求做一套动作所需的时间。阿拉巴马大学Taub强制性治疗实验室在前期的研究中形成了大约60个塑形任务,每一任务都有具体的动作描述、反馈变量、动作训练目的和潜在的难度增加方法,期望通过相对标准的干预方案减少实验的偏倚,同时也能提高训练质量,塑形动作包括翻纸牌、够取衣服夹、推简易沙狐球、螺母螺栓操作、翻多米诺骨牌等。根据每个患者功能缺损情况,来选择不同的塑形任务,制订个体化的训练方案。选择塑形任务主要依赖3个方面:①选定的动作能纠正最明显的关节运动缺陷。②研究者认为所训练的关节运动有最大的提高潜力。③在几个有相似功能的任务中,要考虑患者的偏好。

每一次动作塑形过程要包括以下几个方面。

(1)反馈:提供参与者一些动作的基本知识和动作完成的情况或参数,如一段时间内动作的重复次数或要求完成规定次数所需要的时间。

(2)指导:在动作塑形过程中,要经常给予患者一些口头的语言指导、提示,以提高动作质量,减少异常的运动模式。

(3)示范:治疗师给予必要的示范可以提高患者的操作质量。

(4)鼓励:患者即使取得微小的进步或者动作比较标准都要不失时机地给予鼓励,可采取语言或表格记录的方式进行,以调动患者的训练积极性,不断突破患者的功能极限。随着CIMT,训练强度增加,反馈的数量和频率不断提高。重复运动可使中枢神经系统获得最大的可塑性改变。

3.日常生活期间的任务训练

在日常活动时间,鼓励患者进行实际的功能任务练习,如使用患手摆放餐具、吃饭、收拾桌子、拨打电话等。在强化治疗的后几天,应该为每一位患者制订一个家庭训练计划,有研究表明,持续的家庭练习对维持或进一步提高临床训练效果很重要。同强化训练一样,家庭训练计划也是以具体任务为方向的。训练的器械应该是家庭常用的或是容易买到的,如堆塑料杯、玩具套圈等,重点练习受损的运动和关节。力量和耐力练习一般不包括在家庭训练计划中。

治疗组成员应该详细记录每个训练日的具体训练安排、塑形任务完成情况,记录强制装置的使用情况。对每一位患者要强调使用患手就餐,并记录就餐时的情况。这些信息对治疗小组之间的讨论和对治疗后的结果解释都有帮助。

(三)功能评价

准确的运动功能评价对强制治疗方案的研究十分重要。康复研究中对上肢评价的方法很多,目前尚没有一种评价工具被广泛接受。文献报道的关于强制性治疗上肢功能测试主要包括两个方面,一类是直观操作性上肢功能试验,如 Wolf 运动功能试验(wolf motor function test,WMFT)、行动研究的上肢试验(action research arm test,ARA)、实际使用量试验(actual amount of use test,AAUT)等,另一类是结构式问卷如运动活动记录表(motor activity log,MAL)及其他辅助量表如认知评价、失语评价和关节活动度的测量等。

1.Wolf 运动功能试验

原始版本是由 Wolf 等为测试强制性运动疗效而设计的,最新的版本由 E.Taub 等修订,共有 17 项任务,其中两项是简单的力量测试。内容包括肩、肘、腕和手的操作性测试,记录每项任务的操作时间和运动质量得分。质量评分共 6 级,最低 0 分(不能使用有关的手臂做该项动作),最高为 5 分(能完成该项动作,动作看起来正常)。在用于慢性偏瘫患者上肢灵活性测试中,该方法的内部一致性、重测信度、组间信度以及稳定性都得到了验证。

2.行为研究上肢试验

ARA 试验也是一个测试上肢灵活性操作性实验。原始版本由 Lyle 设计,现在常用的试验由 19 项动作组成,涉及上肢的抓、握、捏和粗大的动作4个分区,集中在抓、握、捏不同大小、形状的物体,和在水平面、垂直面的粗大运动。每个运动任务的评价包括 4 个级分,0 分(没有运动),3 分(正常运动)。计算总分,最大可获得的总分是 57 分,它的组内信度、组间信度和重测信度在多个研究中都得到了验证。

3.实际使用量试验

因为考虑到患者在实验室环境和在日常环境中使用患肢进行运动功能测试是有差异的,研究人员设计了一个隐蔽性的测试患肢使用情况的量表。患者到达后测试房间后被提示做 15 个上肢活动,本人不知道在做测试,也不把注意力放在患肢使用上,如通过文件夹翻页查看与治疗有关的材料,折叠文件放在钱包或口袋里等动作,以及到达后走路、站立和坐时上肢的姿势等都按照一定的评价标准记分。

四、其他应用

(一)对卒中后下肢功能障碍的治疗

Taub 等把强制性治疗的理论应用到卒中后下肢功能障碍的患者,取得了初步成功。大约90%的慢性卒中患者步态异常,协调性减退,部分原因是损伤后早期到功能恢复之前形成的异常模式持续存在。这种现象可以认为是习得性误用而不是习得性失用。克服习得性误用,首先要纠正异常运动模式,然后代之正常的协调运动,在理论上可能比克服习得性失用要困难。但

Taub 等通过对下肢的强制性治疗,取得了同样的治疗效果。16 例下肢功能障碍患者经过集中、重复的下肢功能训练(包括步行器训练,地上步行,上楼梯,起坐训练,以及各种平衡、支撑练习,必要时行减重步行训练),每天 7 小时,中间作短暂的休息,训练中仍然使用塑形技术。治疗后步行能力都有明显进步,4 例治疗前需要别人辅助才能走的患者,有 2 例完全独立行走(但步态还不正常),另 2 例仅需要极小的辅助即能行走。

(二)对儿童脑瘫和脑外伤所致不对称性上肢功能障碍的治疗

研究人员也把强制性治疗原则应用于儿科康复中,对脑瘫、脑外伤等引起的不对称性上肢功能障碍进行了干预,均取得了明显的成功。儿科强制性治疗与成人略有不同,要考虑到儿童的兴趣和活动方式。主要包括 3 个部分:①在一特定的时间内,使用一与上肢等长的玻璃纤维手套限制受损较轻的上肢。②利用许多专门适用于孩子不同阶段的训练任务来训练和促通较弱的上肢,重点使患儿获得一些实用性的运动技巧。③接受每天 6 小时,连续 21 天(包括周末)的强化训练,要求治疗师在家、学校或其他场所与孩子建立一种亲密的工作或合作关系,鼓励家庭成员参与治疗,以产生最大的运动行为和脑的可塑性改变。

(三)对慢性失语症的治疗

卒中后的另一表现失语症常常包含重要的运动成分。慢性卒中患者运动功能可以缓解的事实表明,通过适当的强制性治疗,慢性失语症有可能得到较充分的恢复。Müller 和他的同事作了这方面的尝试,17 例失语患者分成强制性治疗组和对照组,治疗组采用实用性或交流性失语治疗,3 个患者与 1 个治疗师一组,进行治疗性语言游戏,强制患者使用语言交流,并且避免使用手势和其他身体语言。每天集中训练 3 小时,每周 5 天,连续 2 周。对照组采用传统语言治疗方法,治疗总时间相同,但疗程较长约 4 周。治疗中遵循强制性运动治疗的一般原则:集中、强化练习,强制患者语言交流,使用语言塑形技术,并强调在日常生活中的运用。结果显示,治疗组在实验室语言能力测试和日常生活实际语言使用量(communicative activity log,CAL)方面获得了显著性提高。

(四)局部手肌张力障碍的治疗

局部手肌张力障碍是由于手指大量过度使用后出现的手指协调障碍,常见于音乐家,到目前为止没有很有效的治疗方法。脑磁图显示,手指肌张力障碍的患者在大脑皮质躯体感觉区有明显的使用依赖性重叠或涂抹现象,动物实验也发现相似的现象。因为行为机制是皮质功能障碍和肌张力障碍的基础,行为疗法可能有助于缓解这种情况。Candia 等对 10 名长期存在局部手肌张力障碍的小提琴手和吉他手实施了强制性治疗,治疗体现了强制性运动的理念:强制、集中强化和动作塑形。方法是用手指夹板固定正常的手指,强制重复性训练肌张力异常的手指,每天训练 1.5～2.5 小时,连续 8 天,治疗前后应用一种移动灵活性装置记录手指运动协调性曲线。结果显示,治疗后所有患者都取得了显著的进步,曲线明显变得平滑,波幅增高。半数患者恢复了手的功能并能继续演奏音乐,仅有 1 例因没按要求坚持训练而症状持续存在。

(五)幻肢痛的治疗

上肢截肢患者常常出现幻肢痛、非疼痛性的患肢感觉异常,这种现象与传入信号减少导致的皮质重组有关。目前尚未有一种有效的方法能缓解幻肢痛。近期的研究表明,上肢截肢患者使用功能性 Sauerbruch 假肢后,明显扩大残肢的使用范围,与使用装饰性假肢相比,能明显降低幻肢痛。这种方法虽然不涉及克服习得性失用,但是同样具有强制使用残肢的特点,通过功能依赖性皮质重组而产生治疗效果。

五、目前的问题和未来的研究方向

显然,强制性治疗在恢复患者运动功能方面有着较大的潜力,在治疗慢性脑卒中上肢运动功能障碍方面,取得了显著的成果。同时,习得性失用现象存在很多疾病过程中,如肢体骨折、脊髓损伤、脑瘫等方面,作为克服习得性失用的有效方法,有更广阔的应用前景。然而,作为一种新的强化康复治疗方法,标准治疗方案的实施有一定的局限性,在贯彻其原则的前提下,根据具体情况设计出一些改良方案,能够提高患者对治疗方案的依从性,比如,针对老年患者可以通过减少每天康复训练强度,延长总的康复疗程来适应老年人的耐受程度。另外,强制运动疗法不应该作为一个孤立的方法使用,临床应该根据个体差异,设定出基本的方面,结合其他技术如机器人训练、真实环境训练、动作意想训练、药物控制、皮层刺激等方法,来提高临床疗效,这也是目前国内外研究较多的方面。

运动活动记录表(motor activity log,MAL)的设计目的是了解在临床环境外患者的患肢的使用情况。因此,它涉及把实验室情况转移到日常生活环境的重要问题,这个特点会使 MAL 成为一个重要的功能评价工具。作为一种结构式问卷,问题包括日常环境中常见的 30 个活动,要求被检查者独立评价其在特定时期内使用患肢所做活动的数量和质量情况,数量量表和质量量表都有 6 个级分,最低 0 分(没做过此项活动),最高 5 分(使用患手的次数或质量同病前一样),3 分是患者不用健肢帮助患肢能完成任务的最小值。最后得分是所有 30 项活动得分的平均分。提问和指导语应该标准化,必要时可以通过录像的方式向患者展示几个活动的参考评价标准。

运动活动记录表包括 3 个部分:①MAL 结构式问卷;②数量量表和质量量表的评分标准;③实施指南。

(一)数量量表和质量量表的评分标准

数量量表和质量量表要分别印在两张不同的纸上,要求被试者分别对患手所做的活动进行质量和数量评分。

1.MAL 数量量表评分

0:没用过我的患手做这项活动(没用过)。

1:偶尔试着用一下我的患手做这项活动(很少见)。

2:有时用我的患手做这项活动,但大多数是用我的健手(少见)。

3:用患手的次数大约只有发病前的一半(病前的一半)。

4:用患手的次数几乎和发病前一样(病前的 3/4)。

5:用患手的次数和发病前一样(病前一样)。

2.MAL 质量量表评分

0:根本就没用过患手做那项活动(从没做过)。

1:做那项活动时手臂能动,但没有用处(很差)。

2:用患手做那项活动有一些用处,但需要健手一些帮助,移动得很慢,或很困难(差)。

3:能有目的地使用患手,但动作慢,或只有用些努力才能完成(还可以)。

4:患肢的动作几乎正常,但不十分准确或不像正常那样快(几乎正常)。

5:用患手做那项活动的能力和发病前一样好(正常)。

(二)MAL 实施指南

1.一般原则

MAL 是一个结构性的问询量表,目的是检查在实验室外患者使用患侧上肢的数量和质量。患者被问几个标准化的专门在这工具中列出的问题,涉及使用患肢的数量、运动的质量。这两个量表分开印在两页纸上,并在实施时放在患者的前面,如果患者认为合适,可以给出半分,0.5、1.5、2.5、3.5、4.5、5.5 等。

2.评定量表

在应用两个量表评价活动时,特别是在筛选和治疗前评价时,让被测试者一定理解两个量表的差别非常重要。为了达到这个目标,在用质量量表前也许要做以下说明:"记住,我现在要你用这个量表评价一些不同的内容,和你之前用数量量表评价的不同。以前要求你评价你使用患肢的数量。现在我想要你评价你使用患肢的质量。也就是说,如果你确实用患肢做了某一项任务。例如,你可能很少用患肢拿杯子喝水,数量量表评分因此是 1.5 或 2.0。然而,当你用患肢做时,能很好地完成,比如说几乎正常,质量量表评分为 4 分。对我要求你做的两种评价的差别,你明白了吗?"如果需要可重复多次,并让被检查者口述其差异以便确定其是否理解了。

3.提问

(1)第一步:检查者应该使被检查者回忆起适合他们在实验室之外实际做的活动的问题。而不是他们认为也许能做的活动。

(2)第二步:检查者应该通过以下问题询问每一活动。"现在,请你考虑一下过去一段时间(一般 1 周或 1 个月)你遇到的这项活动,你做了吗?(说出这项活动)",如果说不,跳到问卷后的问题并问为什么;如果答是,到第三步。

(3)第三步:①"在使用数量量表时,告诉我你用患手做这项活动时你怎样给你评级(说出活动)。"患者如果选择一个评分,请重复这个级分并问"你能确定你的选择是正确的吗?",一旦确认,在数量量表的评分纸的该问题空白处记下这个结果。②"在使用质量量表时,告诉我你用患手做这项活动时你怎样给的使用情况评级(说出活动)。"要强调数量量表和质量量表的差异。患者如果选择了一个级分,要进一步确认"你能确定你的选择是正确的吗?",一旦同意,在质量量表评分纸的该问题空白处记下这个结果。

4.计算最后得分

所有 30 个问题都完成评分后,计算此次评价的最后得分,数量量表和质量量表的最后得分分别为 30 项活动评分的平均分。若患者实际生活环境中没有该项任务,该项得分记为 N,不计入平均分(如家中没有电冰箱,计算平均分时任务数减少 1 个,即除数为其他 29 项任务得分的和,被除数为 29)。

(刘金华)

第八节 毫针刺法

毫针刺法是把毫针刺入人体一定部位或穴位,运用捻转与提插等针刺手法刺激机体,通过腧穴和经络的传导和调节作用,调整人体功能,增强抗病能力,达到防治疾病目的的一种治疗方法。

毫针刺法是针刺疗法的主体,临床应用最广。

毫针采用不锈钢制成。下端为针尖,上端缠绕金属丝制成针柄;针尖与针柄之间称针身;针柄上端称针尾。针身直径从粗到细有 26 号、28 号、30 号、32 号等;长度有 0.5 寸、1 寸、1.5 寸、2 寸、最长可达 5 寸多等多种不同规格的毫针。

一、毫针刺法的治病机制

(一)调和阴阳

正常情况下,人体中阴阳两方面处于相对平衡状态,当机体患病时,其阴阳处于失衡状态。毫针刺法的治疗作用首先是调和阴阳,使向平衡状态转化,它是通过经络、腧穴配伍和针刺手法来实现的。如胃火炽盛引起的牙痛,属阳热偏盛,治宜清泻胃火,应取足阳明胃经穴内庭,泻法针刺,以清泻胃热;寒邪伤胃引起的胃痛,属阴邪偏盛,治宜温中散寒,可取足阳明胃经穴足三里和胃之募穴中脘,针用补法,配合灸法以温散寒邪。

现代大量的临床观察和实验研究充分证明,毫针刺法对各个器官组织的功能活动均有明显的调整作用,特别是在病理状态下,这种调节作用更为明显。对于亢进的、兴奋的、痉挛状态的组织器官有抑制作用,而对于虚弱的、抑制的、迟缓的组织器官有兴奋作用。这种调节是良性的、双向性的。这就是毫针刺法能治疗多种疾病的原因之一。将组织器官的病理失调与阴阳理论联系起来,毫针刺法调节了病理性失调,也就是调节阴阳的失调。

(二)扶正祛邪

疾病的发生发展及转归的过程,实质上就是正邪相争的过程。毫针刺法具有扶助机体正气和祛除病邪的作用,具体表现为补虚泻实。毫针刺法的补虚泻实体现在 3 个方面。

1.刺灸法

如温针多用于补虚,刺血多用于泻实。

2.针刺手法

古今医家已经总结出多种补泻手法,具体论述见后。

3.腧穴配伍

长期大量临床经验,不少腧穴其补泻的作用各异,如膏肓、气海、关元、足三里、命门等穴,有补的作用,多在扶正时应用;而十宣、少商、中极、水沟穴,有泻的作用,多在祛邪时应用。

现代临床实践和实验研究证明,毫针刺法能够增强机体的免疫功能,抵抗各种致病因素的侵袭,这种作用其实就是中医的扶正祛邪。

(三)疏通经络

经络内属于脏腑,外络于肢节,运用气血是其主要的生理功能之一。经络不通,气血运行受阻,临床表现为疼痛、麻木、肿胀、瘀斑等症状。毫针刺法选择相应的腧穴,通过留针刺或点刺出血等手段,对穴位加以刺激,调理气血,使瘀阻的经络得以通畅而发挥其正常的生理作用,从而达到治疗疾病的目的。所以说,毫针刺法具有止疼痛、通经络、疏闭阻的作用。

二、针刺前的准备

(一)选择针具

应根据患者的性别、年龄、体型、体质、病情、病位及所取腧穴,选取长短、粗细适宜的针具。如男性、体壮、形肥、病位较深者,可选取稍粗、稍长的毫针;反之,若为女性、体弱、形瘦、病位较浅者,则应选用较短、较细的针具。临床上选针常以将针刺入腧穴应至之深度,而针身还应露出皮肤外稍许为宜。同时要检查毫针质量,尤其注意针尖是否带钩、变钝,针身与针根有无弯曲、缺损或折痕。

(二)选择体位

为了使患者在治疗中有较为舒适而又能耐久的体位,既便于取穴、操作,又能适当留针,因此在针刺时必须选择好体位。临床常用的体位有仰靠坐位、俯伏坐位、仰卧位、侧卧位、俯卧位等。对于初诊、精神紧张或老年、体弱、病重的患者,应取卧位,以避免发生晕针等意外事故。

(三)消毒

消毒包括针具消毒、腧穴部位的消毒和医者手指的消毒。针具可用高压蒸汽消毒或75％乙醇溶液浸泡30分钟消毒。同时应注意尽可能做到一穴一针。腧穴部位可用碘伏棉球涂擦消毒。至于医者手指,应先用肥皂水洗净,再用75％乙醇棉球擦拭即可。

三、针刺方法

(一)进针法

在针刺时,一般用右手持针操作,称"刺手";左手切按所刺部位或辅助针身,称"押手"。具体方法有以下几种。

1.指切进针法

指切进针法又称爪切进针法,即用左手拇指或示指端切按在腧穴位置旁,右手持针,仅靠左手指甲面将针刺入。此法适宜于短针的进针。

2.挟持进针法

挟持进针法是用左手拇指、示指持捏消毒干棉球,夹住针身下端,将针尖固定在腧穴表面,右手捻动针柄,将针刺入腧穴,此法适用于长针的进针。

3.舒张进针法

舒张进针法是用左手拇指、示指将所刺腧穴部位的皮肤向两侧撑开,使皮肤紧绷,右手持针,使针从左手拇、示二指的中间刺入。此法主要用于皮肤松弛部位的腧穴。

4.提捏进针法

提捏进针法是用左手拇、示二指将针刺部位的皮肤捏起,右手持针,从捏起的上端将针刺入。此法主要用于皮薄肉少部位的进针,如印堂等。

(二)针刺的角度和深度

在针刺过程中,掌握正确的针刺角度、方向和深度,是增强针感、提高疗效、防止意外事故发生的重要环节。同一腧穴,由于针刺角度、方向、深度的不同,所产生的针感强弱、方向和疗效常有明显差异。

1.针刺的角度

针刺的角度是指进针时的针身与皮肤表面所形成的夹角。它是依据腧穴所在位置与医师针刺时所要达到的目的相结合而定,一般有以下几种。

(1)直刺:针身与皮肤表面呈90°角左右垂直刺入。此法适于大部分腧穴。

(2)斜刺:针身与皮肤表面呈45°角左右倾斜刺入。此法适用于肌肉较浅薄处或内有重要脏器或不宜于直刺、深刺的穴位。

(3)平刺:即横刺、沿皮刺。使针身与皮肤表面呈15°角左右沿皮刺入。此法适用于皮薄肉

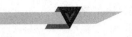

少的部位,如头部的腧穴等。

2.针刺的深度

针刺的深度是指针身刺入人体内的深浅程度。每个腧穴的针刺深度,除参照穴位的针法规定操作外,还应根据下列情况灵活掌握。

(1)体质:身体瘦弱者宜浅刺,身强体肥者宜深刺。

(2)年龄:老年体弱及小儿娇嫩之体宜浅刺,中青年身强体壮者宜深刺。

(3)病情:阳证、新病宜浅刺,阴证、久病宜深刺。

(4)部位:头面和胸背及皮薄肉少处宜浅刺,四肢、臀、腹及肌肉丰满处宜深刺。

针刺的角度和深度关系极为密切,一般来说,深刺多用直刺,浅刺多用斜刺或平刺。对天突、哑门、风府等穴位及眼区、胸背和重要脏器如心、肝、肺等部位的腧穴,尤其要注意掌握好针刺的角度和深度。

(三)行针与得气

1.行针

行针也叫运针,是指将针刺入腧穴后,为了使之得气而施行的各种刺针手法。行针手法分为基本手法和辅助手法两类。

(1)基本手法:有提插法和捻转法两种手法。①提插法:提插法是将针刺入腧穴的一定深度后,使针在穴位内进行上、下进退的操作方法。把针从浅层向下刺入深层为插;由深层向上退到浅层为提。②捻转法:捻转法是将针刺入腧穴的一定深度后,以右手拇指、中指和示指持住针柄,进行一前一后的来回旋转捻动的操作方法。

(2)辅助方法:即针刺时用以辅助行针的操作方法,常用的有以下几种。①循法:循法是以左手或右手于所刺腧穴的四周或沿经脉的循环部位,进行徐和的循按或循摄的方法。此法在未得气时用之可通气活血,有行气、催气之功,若针下过于沉紧时,用之可行散气血,使针下徐和。②刮柄法:刮柄法是将针刺入一定深度后,用拇指或示指的指腹抵住针尾,用拇指、示指或中指爪甲,由下而上地频频刮动针柄的方法。此法在不得气时,用之可激发经气,促使得气。③弹针法:弹针法是将针刺入腧穴后,以手指轻轻弹针柄,使针身产生轻微的震动,而使经气速行。④搓柄法:搓柄法是将针刺入后,以右手拇、示、中指持针柄单向捻转,如搓线状,每次搓 2～3 周或 3～5 周,但搓时应与提插法同时配合使用,以免针身缠绕肌肉纤维。此法有行气、催气和补虚泻实的作用。⑤摇柄法:摇柄法是将针刺入后,手持针柄进行来回摇动,可起行气作用。⑥震颤法:震颤法是将针刺入机体后,右手持针柄,用小幅度、快频度的提插捻转动作,使针身产生轻微的震颤,以促使得气或增强祛邪、扶正的作用。

2.得气

得气也称针感,是指将针刺入腧穴后所产生的经气感应。

当得气时,医者会感到针下有徐和或沉紧的感觉,同时患者也在针下有相应的酸、麻、胀、重感,甚或沿着一定部位,向一定方向扩散、传导的感觉。若没有得气,则医师感到针下空虚无物,患者亦无酸、麻、胀、重等感觉。正如窦汉卿在《标幽赋》中所说:"轻滑慢而未来,沉涩紧而已至……气之至也,如鱼吞钩饵之浮沉;气未至也,如闲处幽堂之深邃。"

得气与否及气至的迟速,不仅直接关系到疗效,而且可以窥测疾病的预后。临床上一般是得气迅速时,疗效较好;得气较慢时效果就差;若不得气,则可能无效。

因此,临床上若刺之而不得气时,就要分析原因:或因取穴不准,手法运用不当;或为针刺角度有误,深浅失度。此时就要重新调整针刺部位、角度、深度,运用必要的手法,再次行针,一般皆可得气。如患者病久体虚,以致经气不足,或因其他病理因素致局部感觉迟钝而不宜得气时,可采用行针推气,或留针候气,或用温针,或加艾灸,以助经气的来复,以促使得气。

经过上述调整治疗,经气一般会逐步得到恢复;若用上法仍不得气者,多为脏腑经络之气虚衰已极。对此,当考虑配合或改用其他疗法。

(四)针刺补泻

针刺补泻是根据《灵枢·经脉》中"盛则泻之,虚则补之,热则疾之,寒则留之,陷下则灸之"的理论原则而确立的两种不同的治疗方法,是针刺治病的一个重要环节,也是毫针刺法的核心内容。①补法:泛指能鼓舞人体正气、使低下的功能恢复旺盛的方法。②泻法:泛指能疏泄病邪、使亢进的功能恢复正常的方法。

针刺补泻的目的,就是通过针刺腧穴,采用适当的手法激发经气以补益正气、疏泄病邪、调节人体脏腑经络功能、促使阴阳平衡而恢复健康。补泻效果的产生主要取决于以下 3 个方面。

1.功能状态

当机体处于虚惫状态而呈虚证时,针刺可以起到补虚的作用;若机体处于邪盛而呈实热、闭证的实证情况下,针刺又可以泻邪,起到清热启闭的泻实作用。如肠胃痉挛疼痛时,针刺可以止痉而使疼痛缓解;肠胃蠕动缓慢而呈弛缓时,针刺可以增强肠胃蠕动而使其功能恢复正常。

2.腧穴特性

腧穴的功能不仅具有普遍性,而且有些腧穴具有相对特性。如有的腧穴适宜补虚,如足三里、关元穴等;有的适宜泻实,如十宣、少商穴等。

3.针刺手法

针刺手法是促使人体内在因素转化的条件,是实现补虚泻实的重要环节。一般根据下列几个方面实现补泻。

(1)进针速度:缓慢进针为补,快速进针为泻。

(2)捻转方向:行针时,顺时针捻转为补,逆时针捻转为泄。

(3)提插方式:行针时,做插的动作,使进针深度略有增加为补;反之,提针使进针深度变浅为泻。

(4)刺激强度:进针、行针时,刺激强度较弱为补;刺激强度较强为泻。

(5)留针时间:留针时间较长为补;反之,留针时间较短为泻。

(6)出针速度:快速出针中间不停顿为补;反之,缓慢出针,中间可做 1 次或数次停顿为泻。

(7)针孔处理:出针后快速按压闭合针孔的操作为补,出针时摇动针柄使针孔扩大、出针后并不立即按压闭合针孔、可令其有少量出血的操作均为泻。

(五)留针与出针

1.留针

留针是指进针后,将针留置于穴内不动并保留一段时间,以加强针感和针刺的持续作用。

留针与否和留针时间的长短依病情而定。一般病症,只要针下得气,施术完毕后即可出针或酌留 10～20 分钟。但对一些慢性、顽固性、疼痛性、痉挛性病症,可适当增加留针时间,并在留针中间间歇行针,以增强疗效。留针还可起到候气的作用。

2.出针

出针是以左手拇、示指按住针孔周围皮肤,右手持针轻微捻转将针提至皮下,然后迅速将针体拔出体外的过程。

出针应遵循补泻原则,同时要检查针数,防止遗漏。

出针后,如果是补虚治疗,应立即用无菌干棉球按压闭合针孔防止出血;若是泻实治疗,则应待针孔出血自行停止后,再用碘伏棉球擦拭血渍,最后再用无菌干棉球按压针孔。

四、毫针刺法的适应证及注意事项

(一)毫针刺法的适应证
毫针刺法适用于注意事项中提到的禁忌以外的所有病症的治疗。

(二)毫针刺法的注意事项
(1)过于饥饿、疲劳、精神高度紧张者,不行针刺治疗。体质虚弱者,刺激不宜过强,并尽可能采取卧位。

(2)怀孕3个月以下者,下腹部禁针;3个月以上者,上下腹部、腰骶部及一些能引起子宫收缩的刺激性较强的腧穴如合谷、三阴交、昆仑、至阴等均不宜针刺。月经期间,如月经周期正常者,最好不予针刺;月经周期不正常者,为了调经可以针刺治疗。

(3)小儿囟门未闭时,头顶部腧穴不宜针刺。此外,因小儿不能配合,故不宜留针。

(4)应避开血管针刺,防止出血;常有自发性出血或损伤后出血不止的患者不宜针刺。

(5)皮肤有感染、溃疡、瘢痕或肿瘤的部位不宜针刺。

(6)防止刺伤重要脏器,具体要求:①针刺眼区腧穴时,要掌握一定的角度和深度,不宜大幅度提插捻转或长时间留针,以防刺伤眼球和出血。②背部第11胸椎两侧以上、侧胸第8肋间以上、前胸第6肋间以上的腧穴,禁止直刺、深刺,以免刺伤心、肺,尤其对肺气肿的患者,更需谨慎,防止发生气胸。③两肋弓处及肾区的腧穴,禁止直刺、深刺,以免刺伤肝、脾、肾脏,尤以肝脾大患者更应注意。④对于胃溃疡、肠粘连、肠梗阻患者的腹部和尿潴留患者耻骨联合区,必须注意针刺的角度、深度,如刺法不当,也可能刺伤胃肠道和膀胱,引起不良后果。⑤针刺颈部及背部正中线第1腰椎以上的腧穴,如进针角度、深度不当,易误伤延髓和脊髓,引起严重后果。针刺这些穴位至一定深度时,如患者出现触电感向四肢或全身放散,应立即退针,并严密观察病情变化,必要时给予营养神经的药物治疗。

(7)针刺期间注意保暖,避受风寒。密切观察异常情况的发生,并掌握异常情况的防治方法。

(8)针具、针刺部位、医师手部均应严格消毒。针刺结束后应留观半小时。

五、毫针刺法的异常情况处理及预防

(一)晕针
晕针即是针刺过程中出现的"晕厥"现象。

1.原因

患者精神紧张、体质虚弱、饥饿疲劳,大汗、大泄、大出血后,或环境过度寒冷、或空气闷热、或体位不当,或医者手法过重等原因而致患者脑部暂时缺血。

2.症状

患者突然出现精神疲倦、头晕目眩、面色苍白、恶心欲呕、多汗、心慌、气短、四肢发冷、血压下降、脉象沉细或神志昏迷、仆倒在地、唇甲发绀、二便失禁、脉微细欲绝。

3.处理

首先将针全部取出,使患者平卧,头部稍低,注意保暖。轻者给予饮用温开水或糖水后即可恢复正常;重者在上述处理的基础上,可指掐或针刺人中、素髎、内关、足三里,灸百会、气海、关元等穴,必要时应配合其他急救措施。

4.预防

(1)对于初次接受针刺治疗和精神紧张者,应先做好思想工作,消除顾虑。

(2)正确选择舒适持久的体位,一般尽可能采取卧位,取穴不宜太多,手法不宜过重。

(3)对于过度饥饿、疲劳者,暂不予针刺。

(4)留针过程中,医者应随时注意观察患者的神色,询问患者的感觉,一旦出现晕针先兆,可及早采取处理措施。

(二)滞针

滞针是进针后针下沉紧,出现不能捻转、提插或手法操作困难等现象。

1.原因

患者精神紧张,针刺入后,局部肌肉强烈收缩;或因毫针刺入肌腱;或进针时捻转角度过大、连续进行单向捻转而使肌纤维缠绕针身;或留针过程中患者移动体位,肌肉夹挤使针身变形。

2.现象

进针后,针下感觉沉重紧涩,出现提插捻转及出针困难。

3.处理

嘱患者消除紧张情绪,使局部肌肉放松。因单向捻转而致者,需反向捻转;如属肌肉一时性紧张,可留针一段时间,再行捻转出针;也可以按揉局部,或在附近部位加刺一针,转移患者注意力,随之将针取出;若因移动体位造成滞针者,应使其恢复针前体位后再退针。

4.预防

对精神紧张的患者,先做好解释工作,消除紧张顾虑;进针应避开肌腱;行针时捻转角度不宜过大,更不可单向连续捻转;针前取舒适体位,进针后不可随便移动体位。

(三)弯针

弯针是针刺过程中针体发生弯曲的现象。

1.原因

医者对进针手法不熟练,用力过猛,或针尖碰到坚硬组织;留针中患者改变体位;针柄受到外物的压迫或碰撞以及滞针未得到及时正确处理。

2.现象

针身弯曲,针柄改变了进针时刺入的方向和角度,提插捻转及出针均感涩滞困难,患者感觉疼痛扭胀。

3.处理

立即停止行针。如轻微弯曲,不能再行提插捻转,应慢慢顺着针体弯曲的方向将针退出;弯曲角度过大时,则需轻微摇动针身,一边摇动一边顺着弯曲的方向将针退出;如因患者改变体位而致,应嘱患者恢复原体位,使局部肌肉放松,再行退针,切忌强行拔针;如针身弯曲不止一处,需视针柄扭转倾斜的方向逐渐分段退出,切莫猛力抽拔。

4.预防

医师进针手法要熟练,指力要轻巧、均匀;患者体位要舒适,留针期间嘱患者千万不要随意改动体位;针刺部位和针柄应避免受外物碰撞和压迫;如有滞针应及时正确处理。

(四)断针

断针是针刺过程中针体离断,部分断端残留在体内的现象。

1.原因

针具质量欠佳,针身或针根有剥蚀损坏;针刺时,针身全部刺入;行针时,强力捻转提插,肌肉强烈收缩或患者改变体位;滞针和弯针时强力抽拔;或电针时突然加大电流强度,局部肌肉猛烈痉挛。

2.现象

针身折断,残端留在患者体内,或部分露于皮肤之外,或全部没于皮肤之下。

3.处理

嘱患者不要紧张,避免乱动,保持原有的体位,以防断端向肌肉深层陷入。如断端还在体外,可用手指或镊子取出;如断端与皮肤相平,可挤压针孔两旁皮肤,使断端暴露在体外,用镊子取出;如针身完全陷入肌肉,应在 X 线下定位,用外科手术取出。

4.预防

认真检查针具,对不符合质量要求的应剔除不用;选针时,针身的长度要比准备刺入的深度长 5 分;针刺时,不要将针身全部刺入,应留一部分在体外;进针、行针时,动作要轻巧,不可强力猛刺;如发生弯针,应立即出针,不可强行刺入;对于滞针和弯针,应及时正确处理,不可强行拔出。

(五)血肿

血肿是血管中血液从针孔流出后积聚在皮下组织或肌肉中形成肿块的现象。

1.原因

针头弯曲带钩,使皮肉受损或针刺时误伤血管。

2.现象

出针后,局部呈发绀或肿胀疼痛。

3.处理

微量出血或针孔局部小块发绀,是小血管受损引起,一般不必处理,可自行消退。如局部发绀较重或活动不便者,在先行冷敷后再行热敷,过后按揉局部,以促使局部瘀血消散。

4.预防

仔细检查针具,熟悉解剖部位,避开血管针刺。

(六)针后异常感

针后异常感是针刺结束后出现的多种异常感觉。

1.原因

肢体不能移动者,多因针未起尽,或者针刺时体位不当致肢体活动受限;沉麻胀感过强者,多因行针手法过重或留针时间过长引起;原有病情加重者,多因治疗方法或手法与病情违逆造成;出血或皮下发绀者,多为刺伤血管,个别缘于凝血功能障碍。

2.现象

出针后,患者不能挪动肢体;重、麻、胀、痛的感觉过强;原有症状加重;针孔出血,针处皮肤发绀、皮下结节等。

3.处理

消除紧张。有血肿者压迫止血;体位不当者,可适当被动活动肢体;检查是否还有留针,清点数目,以防遗漏;饮温开水,留观休息;必要时给予药物对症治疗。

4.预防

根据病情辨证施治,选择正确的针刺方法;熟悉解剖部位,避开血管,以防出血;视病情轻重,确定针刺手法、力度和留针时间;采取舒适的体位;注意针刺禁忌证;认真检查针具,针刺数做到心中有数,起针后仔细检查,清点数目,确保尽数起完、无遗漏。

(七)气胸

气胸是气体进入胸膜腔的现象。

1.原因

针刺胸背部和锁骨附近穴位时,进针角度、方向、深度失当,刺破脏层胸膜伤及肺组织,使气体积聚胸腔,导致创伤性气胸。

2.症状

针刺过程中,患者突感胸痛、胸闷、气短、心悸,甚至呼吸困难、发绀、冷汗、恐惧、血压下降、出现休克。也有少数轻度患者间隔数小时后才逐渐出现呼吸困难等症状。查体患侧可见肋间隙变宽、外胀;叩诊肺部过度反响;听诊肺泡呼吸音明显减弱或消失。严重者气管向健侧移位。胸部X线透视可见肺组织压缩现象。

3.处理

小量气胸者,可自行吸收,无须特殊处理,但应密切观察病情变化;中量或大量气胸者,于锁骨中线第2肋间注射器穿刺抽气,以减轻肺萎缩,同时吸氧,患者健侧在上侧卧,必要时行胸腔闭式引流术,同时抗菌治疗,预防感染,直至痊愈。

4.预防

胸背部针刺治疗时,要熟练掌握进针角度、方向和深度,千万不可大意,随时观察患者神色,询问感觉,如有异常及时处理。

(王润求)

第九节　推拿按摩

推拿按摩是中医外治的一种疗法,是在传统中医脏腑经络学说理论基础上,结合现代西医解剖和病理诊断进行治疗疾病的一种方法。

推拿按摩具体是指施术者运用自己的双手或肘部等部位作用于患者的病变部位体表及不适所在或穴位处,根据人体经络、特定穴位的分布规律,运用推、拿、按、摩、揉、捏、点、拍等形式多样的手法,刺激人体的皮肤、肌肉、关节、神经、血管及淋巴管等处,进行治疗,达到疏通经络、理气活血、散瘀止痛、理筋整变、滑利关节、调节脏腑功能、祛邪扶正、调和阴阳功效的一种治疗技术。

一、推拿按摩的治病原理

(一)促进新陈代谢

通过按摩刺激末梢神经,促进血液、淋巴液在血管、淋巴管及组织间的代谢过程,调节血管舒缩功能和血管的通透性,增加组织器官的营养,协调各组织器官间的功能,提高机体的新陈代谢水平。

(二)机械热能原理

推拿按摩手法的机械刺激,将机械能转化为热能。提高机体局部组织的温度,促进毛细血管扩张,降低血液黏稠度,减小血液黏滞性,减少周围血管阻力,减轻心脏负担。血管扩张也使血液循环加快,可起到退热降温作用。

(三)免疫抗炎作用

通过刺激机体组织的神经,使免疫应答功能增强。有资料表明,按摩背部两侧 10 分钟,可使白细胞总数轻度升高,白细胞吞噬指数和血清抗体明显增加。这充分说明按摩具有抗炎和提高机体免疫力的作用。

(四)理筋整复、疏通淤塞

运用按摩的捏、摇、扳、拨等手法,可以使关节脱位得以整复,错开的骨缝得以合拢,撕裂的软组织得以对位,血肿机化导致的粘连得以疏通。这些都有利于损伤组织的修复和功能重建。

(五)恢复功能平衡

按摩可以缓解肌肉紧张,促进关节灵活性,消除身心疲劳。按摩也可以调节神经,既可以使神经兴奋,又可以抑制神经功能,调整神经系统使兴奋、抑制达到平衡,从而缓解症状、治愈疾病。

二、推拿按摩常用的手法

(一)推法

施术者利用自己的指、掌、或肘部着力于患者身体体表一定部位或穴位上,进行单方向的直线或弧形推动的方法。

1.根据操作方法的不同分类

(1)直推法:以拇指外侧缘或指面或示指、中指指腹或掌根在一定部位或穴位上做直线向前推动。

(2)分推法:用双手拇指指腹自穴位向两旁分向推动的方法。

(3)平推法:是用拇指、掌、拳或肘按经络循行路线或顺肌纤维方向平直向前推动的一种方法。

(4)合推法:用双手拇指指腹或掌面自按摩部位两侧向中间合拢推动的一种方法。合推法要求动作连续、灵活。

(5)旋推法:用拇指指腹或屈曲的指间关节在一定部位或穴位上做频频的回旋推动,用力要轻,以不带动皮肉筋脉为宜。

2.根据施按部位的不同分类

(1)掌推法:利用施术者的手掌推动。要求轻而不浮,重而不滞。多用于胸、背、下肢等部位的按摩。

(2)指推法:利用施术者手指推动的推法。多用于肌腱和腱鞘部位。

(3)肘推法：利用施术者的肘部推动。多用于脊柱两侧。

(4)拇指分推法：多用于头部。具体操作是施术者用双手拇指自前额正中线向两旁分推，要求双手动作一致，用力均匀。

(5)十指分推法：用于胸部。施术者双手手指并拢自患者正中线沿肋间隙向两侧分推，亦称开胸顺气法。

(6)鱼际分推法：多用于腹部按摩。施术者用双手鱼际自正中线沿肋弓向两侧分推。

推法具有行气活血、疏通经络、舒筋理肌、消积导滞、解痉镇痛、调和营卫等作用，可在人体各部位使用。推法常用于一条经络上的穴位。推法运用时用力要稳，着力部要紧贴皮肤，速度要缓慢均匀。

推法的补泻手法：旋推为补，直推为清、为泻；顺经络循行方向施术为补，逆经络循行方向施术为泻。

(二)拿法

捏而提起谓之拿。拿法分捏拿法和抓拿法两种。

1.捏拿法

捏拿法是用拇指和示指、中指或用拇指和其余四指对称用力，捏拿一定部位和穴位进行一紧一松有节奏的提捏或捏揉肌肤的一种治疗方法。

2.抓拿法

抓拿法是用拇指和示指或拇指和其余四指抓起局部组织然后迅速放开的一种拿法。

拿法刺激性较强，多作用于有较厚的肌肉、筋腱等部位，常用于颈、肩、腹、腰及四肢经络、穴位的按摩；具有祛风散寒、通经活络、行气开窍、解痉止痛、去瘀生新等作用。

做拿法时动作要连贯，用力要循序渐进、由轻到重，不可突然用力。

(三)按法

按法又称压法、抑法，是用指、掌、拳或肘等部位以敏捷轻快的手法，用轻重不同的力量，在选定部位或穴位上进行有一定节奏或频率按压的一种方法。

1.根据施术手法的不同

(1)按拨法：按压时施术者有向上、下、左、右拨动的手法。

(2)按扭法：在按压操作基础上同时又在原位置上转动的手法。

2.根据施按部位的不同

(1)指按法：适用于全身各部腧穴。

(2)掌按法：常用于面积较大且平坦的部位，如腰背、腹部、下肢等。

(3)肘按法：适用于体型较胖，感觉神经迟钝者及肌肉丰厚的部位，如腰背、臀部、大腿等部位。

按法具有安心宁神、镇静止痛、开闭通塞、放松肌肉、矫正畸形的作用，常用于治疗实证。

按压时，因为用力一般较大、较集中，所以不可在被按部位的皮肤上滑动或移动，以免损伤皮肤，给患者造成不应有的痛苦。

(四)摩法

摩法是用指、掌等部位在患者的患病部位或特定部位进行有规律、有节奏的顺时针或逆时针的环形摩动或直线往返摩动的一种按摩方法。

1.按施术者所用手掌部位

(1)指摩法:用除拇指外的其余四指指面附着在治疗部位上做环形而有节律的抚摩,多用于面部、胸部或某些穴位。

(2)掌摩法:用掌摩动,多用于胸、腹、腰、背、脚等部位。

2.按施术手法的不同

(1)直摩法:是指做直线往返形式的摩法。

(2)旋摩法:即环形摩法。摩法轻柔缓和,常用于头面部、胸腹部、腰背部、胁肋部和四肢部的治疗操作,具有和中理气、行气活血、消积导滞、祛瘀消肿、健脾和胃的作用。

摩法的补泻:掌摩为补,指摩为泻;缓摩为补,急摩为泻;腹部环形摩,顺时针为泻,逆时针为补;其他部位环形摩,顺时针为补,逆时针为泻。

(五)揉法

以指腹、掌根等部位着力,固定于受限病变部位或某一穴位,做温柔和缓的环旋活动。保持每分钟50～90次的频率。多用于需缓解疼痛、放松肌肉、促进循环的疾病。

(六)点法

用指腹、指尖或屈曲的指间关节突起部分为力点,按压于某一治疗点上的一种治疗方法,是由按法演化而成。

点法具有着力点集中、刺激性强的特点。点法包括拇指端点法、屈拇指点法和屈示指点法。

(七)搓法

用双手掌面夹住一定部位,相对用力来回快速搓揉。常用于四肢经穴按摩。可以放松肌肉、刺激循环。

(八)运法

用拇指或示指、中指、无名指指腹在穴位或一定部位上由此往彼作弧形或环形运转。

运法有"顺运为泻,逆运为补""左运汗,右运凉""左运止吐,右运止泻"的说法。

(九)捏法

捏法分捏脊法和挤捏法两种。

1.捏脊法

用双手拇指和示指作捏物状手形,自腰骶开始沿脊柱交替向前捏捻皮肤,每向前捏捻三下,用力向上提一下,至大椎为止。然后以示指、中指、无名指指端沿脊柱两侧向下梳抹,每捏捻一遍,向下梳抹一遍。

操作时,所捏皮肤多少和用力大小要适当,而且要直线向前,不可歪斜。

2.挤捏法

用双手拇指与示指、中指、无名指捏挤施术部位皮肤。自穴位或病变部位周围向中央用力捏挤,至局部皮肤红润和充血为止。

(十)捻法

用拇指和示指螺纹面捏住患者手指等小关节受伤部位,做对称性、反复交替地揉动。动作应匀速、灵活。

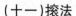

（十一）擦法

施术者用手背近小指侧部位按压在一定的体表部位上，以腕部做前后、左右的连续不断滚动的手法。常用于缓解肌肉丰厚之处的疼痛。

（十二）抹法

单手或双手拇指指纹面紧贴皮肤，做上下或左右的往返移动的方法。抹法在颜面部穴位按摩方面应用最多。

（十三）拨法

拨法分拇指拨法和肘拨法。

1.拇指拨法

以拇指指纹面垂直按于施治部位，用上肢带动拇指，做垂直于肌腱、肌腹等条索部位走向的往返用力推动。也可以两手拇指重叠进行操作。拇指拨法适用于周围肌腱、肌腹、腱鞘、神经干和穴位分布较多的部位的治疗。

2.肘拨法

肘拨法是以尺骨鹰嘴着力于施治部位做垂直肌腹走向的往返用力推动，适用于腰背部、大腿等肌肉丰厚部位的治疗。

三、按摩的注意事项

在操作过程中，为了更加安全、有效地提高按摩效果，防止出现不良反应，按摩时应注意以下几个方面。

（1）按摩操作者要先修整指甲，双手应保持清洁、温暖，同时应摘除戒指等有碍操作的物品，以免损伤被按摩部位的皮肤。

（2）按摩前要充分了解患者病情、症状，以确定按摩方法。按摩操作时，应保持室内干净、明亮，空气流通，温度适宜，周围环境应尽量保持安静。

（3）按摩前患者不可吸烟。过饥、过饱、醉酒时均不宜按摩。沐浴后需休息 1 小时再按摩。当风之处，不要按摩。大怒、大喜、大恐、大悲等情绪激动的情况下，不可立即按摩。

（4）尽量让患者保持精神和身体都要放松，呼吸自然，最好在患者呼气时再刺激穴位。操作过程中，要注意先轻后重，由浅入深，轻重适宜，严禁使用蛮力，避免擦伤皮肤或损伤筋骨。力度要做到以患者感觉轻微酸痛，但完全可以承受为宜。

（5）病变部位不同，按压的方法也不同。对于头面部、脑后部的穴位，用力要轻，力量要集中；颈部按摩用力也要轻柔，并要间断性按摩，不可持续太长时间，否则易损伤颈动脉，造成颈动脉内膜剥离的严重后果；指压胸部穴位时，适合用中指折叠法，适当通过指力加压，使按摩产生的感觉逐渐传导至背部，对心肺功能障碍者极有帮助；对腹部和腰部进行按摩时，要先排空大小便；臀部和大腿肌肉丰厚处，按摩力道可适当加强，也可借助道具进行刺激按摩；腋窝、腹股沟、颈前部都是动静脉浅层处，这里的血管最接近人体体表，进行按摩时千万不可伤害动脉血管。

（6）按摩过程中，如果因为动作不当或用力过猛等刺激引起头晕、心慌、恶心、面色苍白甚至出冷汗、虚脱等不良症状时，应立即停止按摩，可让患者饮用热茶、糖水等来缓解不适，同时可给予掐人中或十宣穴，也可点内关或用毫针刺激涌泉穴等进行急救。

四、按摩的适应证

(一)周围神经疾病

如三叉神经痛、面神经麻痹、肋间神经痛、坐骨神经痛、腓总神经痛等。

(二)肌肉韧带的慢性损伤或劳损

如颈肌劳损、背肌劳损、腰肌劳损、跟腱炎、网球肘等。

(三)闭合性的关节及软组织损伤

如腰椎间盘突出症(中央型禁止按摩)、腰肌扭伤、梨状肌综合征、半月板损伤、膝关节副韧带损伤、腕关节扭伤、指间关节挫伤等。

(四)骨质增生性疾病

如颈椎骨质增生(脊髓型者禁止按摩)、腰椎骨质增生、膝关节骨关节炎、跟骨骨刺等。

(五)内科疾病

如神经症、气管炎、肺气肿、胃炎、胃下垂、十二指肠溃疡、半身不遂、高血压、冠心病、糖尿病、胆囊炎、腹胀、头痛、失眠等。

(六)妇科疾病

如功能性子宫出血、月经不调、盆腔炎、痛经、闭经、乳腺炎、产后耻骨联合分离症、子宫脱垂、围绝经期综合征等。

(七)儿科疾病

如小儿肌性斜颈、夜尿症、小儿脑性瘫痪、小儿麻痹后遗症、小儿消化不良、小儿腹泻等。

(八)五官科疾病

如近视、耳鸣、咽喉炎、鼻窦炎、眼睑下垂等。

五、按摩的禁忌证

(1)有皮肤病及皮肤破损者,如湿疹、癣、疱疹、脓肿、蜂窝织炎、溃疡性皮肤病、烫伤、烧伤及一些开放性伤口处,不宜按摩。

(2)各种急性传染病患者不能按摩,以免疾病扩散、传染和延误病情治疗。

(3)有感染性疾病者如骨髓炎、骨结核、化脓性关节炎、丹毒等,都不能进行按摩,以免炎症扩散。

(4)内外科危重患者,如严重心脏病、肝病、肺病患者,急性十二指肠溃疡、急腹症及有各种恶性肿瘤者,不宜按摩。

(5)有血液病及出血倾向者,如恶性贫血、紫癜、体内有金属固定物等,按摩后易引起出血,均不宜按摩。

(6)体质虚弱经不起轻微手法作用和久病、年老体弱的人等耐受不住按摩的人,应慎用按摩,以免造成昏迷或加重病情。

(7)极度疲劳、醉酒后神志不清、饥饿及饭后半小时以内的患者也不宜做按摩。

(8)诊断不明的急性脊柱损伤或其他疾病的,禁用按摩疗法。

(9)女性经期及妊娠期不宜按摩。尤其不能按摩腰骶部、腹部和髋部,更不能按摩肩井、合谷、三阴交和昆仑等刺激性较强的穴位。

(10)急性软组织损伤而导致局部组织肿胀的患者不可立即进行按摩。应先冷敷20分钟以上,至少等 36 小时以后再进行按摩。

六、临床按摩法选取

(一)强心安神的按摩方法

1.按压心区法

将右手拇指和示指、中指岔开,以第 5 掌骨头为重点着力点按压中庭穴。全掌由轻渐重施压至中等强度,持续按压 3 分钟。

2.点按乳房法

沿肋骨外侧按压库房穴和乳根穴。左侧为顺时针,右侧为逆时针按压,每次按压 5 分钟,中等强度。

3.回阳救急法

一手按压大陵穴,用拿法和点法;另一手按压中指端中冲穴,用掐法和点法,按压强度要大,视病情确定按压时间,等待以候气行。

4.补心宁神法

按压大椎穴 1 分钟,再以双手拇指和中指扣按在双侧心俞和膈俞穴位上,两手示指分别插向两侧肋间扣住不动,两拇指、中指揉法按摩 1 分钟。最后两拇指扣住两膏肓穴,以指端拨筋往里合按,至患者胸部感觉舒适为宜。

(二)清肺宽胸的按摩方法

1.开胸调气法

患者仰卧,术者双手拇指点按期门穴,继而转向上,向腋窝方向分推第 2、第 3 肋弓,同时拨动两腋前面的筋。重复施术 20 次后再以掌根重手法按压中府、云门穴数次。最后用掌心按于库房穴,手指紧按紫宫穴、华盖穴部位,伴随呼吸用中等力按压,3 分钟后徐徐抬起。

2.舒胸清窍法

先以两手示、中指扣住两肩井穴,拇指缓推风府穴、哑门穴 10 余次;然后双拇指合按百劳穴 1 分钟,再分别同时缓慢点按两侧风门穴 10 余次;最后以两拇指按压双侧肺俞穴,并扣拨 20～30 次。

(三)疏肝理气的按摩方法

1.梳理肋弓法

患者仰卧,医者立其左,面向其足。先以掌指着肤,双手向外沿肋弓分推梳理 5 次,然后继以双手拇指分推肋弓 5～7 次,再以两拇指点按两侧期门、章门穴;最后将两手五指分开插向两侧胁下,以提拢之势沿肋间隙向上梳理 3 次。

2.疏通气机法

患者仰卧,术者立其右,面向患者头部。先以右手示、中指缓慢按压鸠尾穴、幽门穴;再以左手自然推开伸向右胁外下方第 8～10 肋部位,五指并拢,逐渐拢压,相对用力,气通则止。

3.清肝健脾的按摩方法

患者仰卧,术者立其右,面向患者头部。术者右手全掌着肤于剑突下,沿肋弓向患者右侧用摩法缓慢滑动 10 余次;再拇指和示、中指岔开以第 2 掌骨头肌肉为着力点,按压上脘穴 1～2 分钟。

(四)清胃利脾的按摩方法

1.宽中和胃法

患者平卧位,术者在其右侧以右手按于下脘穴部位上,从右向左徐徐揉动。

107

2.降胃祛浊法

用双手齐按患者气冲穴,按压约半分钟,继而用双手拇指点按双侧足三里穴,使酸胀感传至足。

3.清畅食道法

施术者用掌根按压大包穴,让患者头偏向另一侧,同侧单臂上举;然后依次点按周荣穴、食窦穴,待患者自觉食道通畅后,再自中府穴向大横穴轻而缓慢地推摩5～7次。按摩完一侧,再按摩另一侧。

4.脾胃双调法

左手拇指按压大椎穴,右手拇指和中指分别拨按脾俞穴、胃俞穴、意舍穴和胃仓穴数十次。

(五)调补肾阳的按摩方法

1.开胸健肺法

双手重叠置于患者膻中穴处,随患者呼吸运动按压数次,然后再用拇指点按膻中穴、中府穴、云门穴各5分钟。

2.点按膀胱经法

两拇指指腹沿夹脊穴由胸椎开始,两指同时逐节点按脊柱棘突间隙旁的膀胱经各穴。每穴点按3～5秒。

3.摩运肾俞法

双手拇指点按申脉穴、肾俞穴;然后将双手搓热置于命门穴、肾俞穴进行摩运,直至二穴发热为止。

(六)解郁化积的按摩方法

1.推腹清脏法

患者仰卧,术者立于左侧,面向足部。将右手岔开从剑突下推至中脘穴,以第2掌骨头为着力点按压;然后拇指和示指掐压于左右腹哀穴约2分钟,最后再下推至气海穴。

2.按揉膀胱法

术者五指并拢,按压在关元穴、中极穴部位,用摩法对膀胱徐徐揉动半分钟,然后逐渐改变为掌压,由轻到重,中等压力按压2分钟。

3.调气活血法

两拇指合点神阙穴后,再合点左侧肓俞穴,然后再合点气海穴,最后两拇指再分点左右天枢穴。

4.点穴利湿法

先按揉石门穴、关元穴5分钟,再左右按揉石门穴与关元穴之间的"止泻穴"5分钟,最后双手搓热掐神阙穴数次。

(王润求)

第四章 常见症状的康复

第一节 肩 痛

肩痛是脑卒中偏瘫患者最常见的并发症之一。通常表现为活动肩关节时出现疼痛,严重患者可有静息痛。肩痛常成为严重干扰康复训练活动与休息的重要因素,一方面影响患侧上肢运动功能及日常生活活动能力的恢复,另一方面也影响患者的心理状态。

脑卒中后肩痛的发生率及流行情况尚缺乏专门的大样本研究。一般认为有 5%～84% 的脑卒中患者存在肩痛,大多数(85%)出现在恢复的痉挛期。

一、发病机制

肩痛的病因尚不清楚,可能与许多因素有关,如盂肱关节排列不整齐或半脱位、肩手综合征或称反射性交感神经营养不良、肩肱节律丧失、肩关节粘连改变或肩关节活动范围受限、旋肌袖撕裂、滑膜炎、肩部肌肉痉挛、抑郁及忽略症等。

二、临床表现与诊断

(一)临床表现

肩痛可发生在卒中后的各个时期,但多发生在病后 1 个月左右。它通常表现为一种典型的发病方式,即当患侧肢体被动运动接近至最大活动范围时,患者开始出现尖锐的疼痛、钝痛或明显的牵拉不适感,并能准确地指出疼痛的局限部位。如致痛原因不解除,那么在一段时间内疼痛逐渐加重,或很快加重,并且患者感到在所有的运动中均有疼痛,尤其是在患侧上肢上抬、外展或外旋时。也有的患者仅在上肢处于某些位置或夜间卧床时感到疼痛。突然发生的剧烈疼痛在静止不动后仍不能缓解。

随着病情的发展,疼痛范围越来越弥漫,逐渐涉及整个肩关节、三角肌,整个上肢甚至手部,也可向颈部放射。严重的患者一点也不敢活动患侧上肢,甚至昼夜疼痛。如未采取有效的治疗措施,最后肩关节可能挛缩固定。

疼痛易发生的部位依次为腋窝后壁(76.9%)、腋窝前壁(46.1%)、大结节(46.1%)、大结节下方(38.4%)、肩胛冈角部(34.6%)及肱二头肌、肱三头肌和三角肌终止部(各 19.2%)。

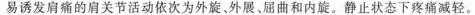

易诱发肩痛的肩关节活动依次为外旋、外展、屈曲和内旋。静止状态下疼痛减轻。

肩痛患者多为痉挛期,也可无明显运动障碍,多有不同程度的 ROM 受限,常伴有肩关节半脱位、肩手综合征。

(二)诊断

凡在偏瘫后患侧肩在休息运动时出现疼痛不适者,即可诊断为偏瘫后肩痛。目前尚无统一的疼痛程度分级标准。应记录肩痛的诱因、频度、程度、性质、范围,以利于查明原因;应评估肩痛对 ROM、运动功能、ADL 等的影响,以便进行针对性的有效治疗。

三、综合治疗方法

对已知的可能致因,进行适当的防治有可能减少肩痛的发生。尤其是要注意正确的姿势与体位,避免不正确的处理所造成的损伤。注意肩关节半脱位的预防与正确的处理等。肩痛的常用治疗方法可分为如下三类。

(一)理学疗法

1.局部物理因子治疗

热疗、冷疗、功能性电刺激、神经肌肉电刺激、痉挛电刺激及生物反馈等物理疗法,以及吊带、肩关节支撑、体位摆放等。冷疗可明显改善肩痛的程度,但疗效较 Bobath 疗法差。

2.神经促通技术疗法

Bobath、Brunnstrom、PNF 技术等。

(二)药物治疗

药物治疗包括激素、消炎镇痛剂、局部麻醉药物和抗痉挛制剂等,治疗过程中应注意药物的不良反应。

(1)肩痛较轻或考虑与慢性炎症有关时,还可试用吲哚美辛、布洛芬等非甾体抗炎药。

(2)有固定的痛点且疼痛明显时,可以考虑行局部注射麻醉药合用类固醇激素,多明显缓解肩痛。注射部位包括关节腔内、肩峰下及其他痛点,也可行肩胛上神经阻滞。常用药物为 0.25%～2% 普鲁卡因或 1% 利多卡因 5～10 mL 加入醋酸确炎舒松(或泼尼松龙、地塞米松混悬液)10～20 mg。

(3)对剧烈肩痛关节活动受限而考虑有肩周炎或肱骨头粘连固定的患者,可在手法松解粘连之前,使用止痛药物,以便治疗能顺利进行。

(4)抗痉挛药物治疗可能对部分患者有效,可试用巴氯芬、丹曲林、地西泮、酚溶液及肉毒毒素等。

(三)外科手术疗法

主要是松解挛缩。对于后遗症期伴有严重挛缩、肩胛骨固定、肱骨内收和内旋肌严重痉挛、挛缩的患者,以及肩部异位骨化影响肩关节活动的患者等可行手术治疗,松解挛缩固定,去除异位骨组织,恢复肩部的活动度。

除上述三种治疗方法外,还有针灸、按摩等中国传统的康复方法。试用按摩、针灸、中药及外用膏药等治疗。这些方法虽然有不同的疗效,但尚缺乏充分的科学依据,哪种方法效果较好尚无定论。

四、肩痛患者的康复训练措施

(一)正确的体位摆放

正确的体位摆放包括仰卧位、健侧卧位和患侧卧位,对于伴有痉挛所致的僵硬和肩痛的患者,可先行仰卧位,然后逐渐地引入侧卧位。患者被置于患侧或健侧卧位时,开始每15分钟翻身1次。要求患者以正确的姿势躺15分钟或直至感到疼痛,然后帮助他翻身,以后持续时间逐渐延长。

(二)抗痉挛、恢复正常肩肱节律

1.肩胛骨松动技术

治疗师把一只手放在患侧胸大肌部位,另一只手放在肩胛骨下角部位,然后双手夹紧并上下左右活动肩胛骨。另一种方法是治疗师把一只手放在患肩前部,另一只手放在肩胛骨脊柱缘近下角部位按住肩胛骨并用力向上、向侧方牵拉,降低使肩胛骨下降、内收和向下旋转的肌肉的痉挛。通过上述活动,肩胛骨和肩关节的活动度可立即得到明显的改善,但往往不持久,故多在患侧上肢做活动之前应用。

2.抗痉挛活动

(1)治疗师促进患者坐位时躯体向患侧转移,重点是牵拉躯干的患侧,治疗师坐在患者患侧,将一只手放在患者腋下,让患者将躯体移向治疗师。在患者这样做时,治疗师用手抬高患侧的肩胛带。这个运动节律性地重复,每次持续一会儿,并且每一次患者均试着把躯体进一步移向患侧。对患侧的牵拉抑制了阻碍肩胛骨自由活动的肌肉的痉挛。如果患者的手平放在治疗床上,患侧上肢伸展支撑躯体,治疗师使患者的肘关节保持伸展位,可进一步加强这一作用。

(2)患者坐在椅子上,双手交叉(可使肱骨外旋,同时使患侧手的手指外展而缓解痉挛),治疗师跪在患者前面,让患者身体前倾,双手去触摸自己的脚,同时治疗师把手放在患者的肩胛骨(双侧)上,通过使肩胛骨前屈、外展并向上旋转来促进这个活动。当患者能够触到自己的脚趾时,其肩关节已经屈曲90°。

(3)患者仍坐着交叉双手,然后把双方放在前面的一个大球上,身体前倾,把球从自己膝部向前推,然后再拉回。这个运动实际是通过膝关节屈曲而发生的,同时患者的肩也进一步前屈。

(4)患者坐在表面光滑的桌子或治疗台旁边,双手交叉放在一条毛巾上,尽可能地把毛巾推向前方。如能在没有不适的情况下完成上述活动,可进一步在向前上方倾斜的桌面上做这一活动,以促进肩关节前屈。

(5)从仰卧位向患侧翻滚,可抑制躯干和上肢的痉挛。为了防止翻身时损伤肩关节,在翻身之前应双手交叉,上肢伸直,肩胛带前屈,肩关节前屈。对于严重肩痛患者,可在治疗师帮助下进行,治疗师用一只手保持患侧肩胛带前屈和患侧肩充分前屈,用另一只手帮助患者轻轻地向患侧翻身。为了避免损伤患者的肩部,起初患者仅翻一部分,然后回到原位。当他翻回原位时,治疗师从床上抬起他的上肢,以避免使患侧上肢处于完全的外展姿势。患者继续容易地前向翻滚,而治疗师小心地把他的患侧上肢进一步前屈。做完上述活动后,治疗师在刚刚获得的关节活动范围内做被动运动,并让患者双手交叉在一起进行自助运动,进一步前屈肩关节。

(6)患者仰卧,患侧腿屈曲,与健侧腿一起在治疗师的帮助下,通过摆动双腿慢慢地摇动骨盆。节律性地摇动、旋转躯干,可降低整个患侧的肌肉痉挛。在做上述活动时,治疗师在患者无任何不适的前提下抬高伸展的患侧上肢。可以发现随着上述活动的进行,上肢可无痛性地被逐

渐抬高。

(7)患侧腿屈曲,倚在健侧腿上,治疗师把一只手放在患者的患侧胸部,轻轻向上、向中线方向升压以帮助患者深呼气,用另一只手抬起患侧上肢至最大的无痛范围。本活动以肩胛骨和肩关节部位为背景,可以抑制两者周围肌肉的痉挛。

3.增加肩关节被动活动范围

当肩胛骨可以自由活动时,可进一步增加被动活动范围。在试图做上肢活动之前,牵拉并伸展患侧。患者仰卧,双腿屈曲并拢且倾向健侧,治疗师把双手分别放在患者的患侧肩和患侧膝部位,用力下压,通过使身体扭转来牵拉患侧,可有效地抑制整个患侧的肌痉挛。治疗师用一只手抬起患者的患侧上肢,维持肘关节伸展。肱骨外旋并轻微地牵拉,把另一只手放在肱骨头部位,用手指防止肱骨头撞在邻近的骨突起上,同时也帮助肱骨头在关节盂内的下滑运动,以允许进一步无痛性地上举(肩前屈)。

4.自助上肢运动

如果患者抬起患侧上肢时伴有肩胛骨后缩和肘关节屈曲,将产生疼痛。在治疗师的帮助下,让患者学习双手交叉充分前伸双侧上肢,牵拉肩胛骨,然后伸展肘关节尽可能地抬高上肢。起初,他或许仅能从桌子上抬高十几厘米,但通过反复地、正确地重复上述动作,每天做很多次,即可逐渐增加关节活动度,使疼痛减轻乃至消失。

(金延贞)

第二节　肩手综合征

肩手综合征(SHS)又称反射性交感神经营养不良(RSD)。也有人把肩手综合征作为 RSD 的最常见的一个亚型。作为偏瘫后继发的并发症,多突然发生,但亦可发展缓慢、隐蔽。据估计在脑卒中患者发生率为 12.5%～70%。较典型的表现是肩痛、手水肿和疼痛(被动屈曲手指时尤为剧烈)、皮温升高,消肿后手部肌肉萎缩,甚至挛缩畸形。

最近,RSD 又被更名为复杂性区域性疼痛综合征(CRPS)Ⅰ型,强调与 CRPSⅡ型不同,Ⅱ型它是指疼痛限于周围神经。RSD 的诊断标准已有许多研究,所有的共同点是疼痛超出了损伤比例,远端水肿也是一个大多数研究的常用指标。

一、发病机制

肩手综合征的发病机制尚不清楚,其可见于脑血管病、急性心肌梗死、肢体外伤(甚至轻微的外伤),也可无明显原因。

(1)交感神经系统功能障碍。

(2)Moberg 的"肩-手泵"理论。

(3)在压迫下腕关节被牵拉并掌屈。

(4)过度牵拉。

(5)输液时液体渗入手部组织内。

(6)手受到意外的小伤害。

(7)其他原因。

二、临床表现与诊断

(一)临床表现

本综合征常发生于脑卒中后 1～3 个月,但有的可能发病数月后才出现,多突然发生,临床表现包括节段性疼痛、水肿、血管运动障碍、ROM 受限及活动后症状及体征加重。临床经过常分为三期。

1.第Ⅰ期(又称早期)

肩部出现疼痛,可为自发痛或活动时疼痛,运动受限。患者的手很快变得肿胀,并且关节活动明显受限。水肿以手的背部最显著,包括掌指关节及各个手指。皮肤褶皱消失,在隆起部位和近端、远端指间关节部位更明显。水肿在近端多刚好达腕关节部,看不到手背部和腕部的肌腱。手的颜色发生变化,呈粉红色或淡紫色,如患侧上肢下垂于患侧,则更能看到。患侧手皮温较健侧高,有时潮湿。指甲变得比健侧更白或更不透明。详细表现如下。

(1)通常可感到腕部不能被动旋后、背屈。当试图增加被动活动范围时,可感到腕背面疼痛。在治疗中,当患侧上肢伸展,手平放在治疗床上持重时,也可诱发疼痛。

(2)掌指关节屈曲明显受限,看不到掌指关节处的骨突起。多有明显压痛。

(3)手指伸展严重受限,以致患者把双手交叉在一起越来越困难。健侧手的手指显得太大以致不能合适地插入患侧手的手指之间。

(4)近端指间关节僵硬膨胀,几乎不能屈曲,也不能完全伸展。当试图被动屈伸近端指间关节时可感到疼痛。远端指间关节伸展,不能或几乎不能屈曲。这些关节已经固定于轻度屈曲位,任何被动屈伸均会致痛。伸屈痛及压痛以拇指、中指、环指为多,见于 80% 以上的患者。

(5)被动运动易引起剧烈的疼痛为本综合征的一大特点。在本期 X 线检查多见手、肩的骨质改变(局部脱钙)。本期可持续数周至 6 个月而治愈或转入第Ⅱ期。

2.第Ⅱ期(又称后期)

肩、手自发痛和手肿胀消失,皮肤萎缩,手部肌肉萎缩逐渐加重。有时发生 Dupuytren 挛缩样手掌肌膜肥厚。手指的关节活动受限越来越明显。此期持续 3～6 个月,如不进行适当治疗则转入第Ⅲ期。

3.第Ⅲ期(又称后遗症期)

皮肤、肌肉萎缩更加明显。手指完全挛缩,形成一种典型的畸形,患侧手的运动永久丧失。表现如下。

(1)腕关节掌屈并向尺侧偏屈,背屈受限。腕骨突起较硬且更明显。

(2)前臂旋后严重受限。

(3)掌指关节不能屈曲,可轻微外展。

(4)拇指和示指之间的蹼缩短并失去弹性。

(5)近端和远端指间关节固定于轻度屈曲位,不能进一步屈曲。

(6)手掌扁平,大小鱼际明显萎缩。

脑卒中患者的肩手综合征者表现与特发性、肢体小损伤后出现的 RSD 表现比较多,较轻,预后多良好。在部分患者除患侧上肢水肿外,还可出现双下肢远端水肿,但健侧较轻。

(二)诊断

SHS 或 RSD 尚无统一公认的诊断标准。日本学者上田敏认为脑卒中患者如存在肩痛、上肢及手指肿胀,无论有无手指疼痛,即可诊为肩手综合征。不过应除外局部外伤、感染、周围血管病等所引起的水肿。

三、预防

尽可能地防止引起肩手综合征的原因,避免患者上肢尤其是手的外伤(即使是小损伤)、疼痛、过度牵张及长时间垂悬。已有水肿者应避免在患侧静脉输液。

四、治疗

在肩手综合征早期(Ⅰ期)治疗可取得较好的效果,故应早诊断早治疗。在肩手综合征早期,一旦出现水肿、疼痛或运动范围受限,就开始治疗,可获得最好的结果。然而,即使在数月之后,如果患侧手仍红肿或存在急性的疼痛和水肿,治疗也可能是有效的。一旦发生了挛缩固定,各种方法几乎都没有什么效果。很明确的是,治疗的主要目标是尽快地减轻水肿,然后是疼痛和僵硬。

(一)放置

在卧位时,患侧上肢可适当抬高;在坐位时,把患侧上肢放在前面的小桌子上并使腕部轻度背屈,有利于静脉和淋巴回流。

(二)避免腕部屈曲

为了改善静脉回流,在 24 小时内维持腕关节于背屈曲位是非常重要的。可用石膏制的一种尖向上翘的小夹板放于掌侧,夹板的远端达手掌横纹以下,并且从第 1~5 掌指关节适当地向下倾斜,以免限制掌指关节的屈曲。当用绷带把小夹板固定之后,应使腕关节处于背屈稍偏向桡侧的位置,患者日夜戴着夹板,只在做皮肤检查、洗手或治疗时才除去。夹板一直戴到水肿和疼痛消失、手的颜色正常为止。即使戴着夹板,患者仍可进行自助活动,以维持肩关节的活动度并防止手部僵硬。

(三)向心性升压缠绕

有学者认为手指或末梢的向心性升压缠绕是简单、安全、具有戏剧性效果的治疗方法。

治疗师用一根粗 1~2 mm 的长线,从远端到近端,先缠绕拇指,然后再缠绕其他手指,最后缠绕手掌和手背,一直到恰好在腕关节以上。缠绕时,先做一个可以拉开的小线圈,套在指甲根部水平,然后治疗师用力紧密而快速地缠绕,直到腕关节以上,随后立即拉开线圈的游离端除去绕线。本方法可暂时地减轻水肿。

(四)冷热交替治疗

冷热交替治疗有止痛、解痉及消肿的效果。对脑卒中偏瘫患侧手肿胀的患者,分别用 9.4~11.1 ℃的冷水和 42 ℃左右的热水,每天交替浸泡患侧手,一般情况,冷水 1 分钟,热水半分钟,共计 30 分钟,经两周治疗,水肿逐渐减轻。

(五)主动活动

在可能的情况下,治疗中完成的活动应是主动的而不是被动的,因为肌肉的收缩可提供最好的减轻水肿的泵活动。在肩胛骨活动之后,可在上肢上举的情况下进行活动。刺激患侧上肢功能恢复的任何活动均可利用,尤其是那些需要抓握的活动,如握住一条毛巾并在治疗师帮助下摆动;抓握并放松一根木棒,从预防肩手综合征的角度考虑,在疼痛和水肿被完全去除之前,不应练习使伸展的患侧上肢的持重活动。因为这些活动可能是本综合征的促发因素,并常可导致疼痛而使本综合征长期存在。

(六)被动运动

患侧上肢的被动运动可防治肩痛,维持各个关节的活动度,纠正前臂旋前并促使旋后功能的恢复,但这些活动应非常轻柔,以不产生疼痛为度。所有活动均可在患者仰卧、患侧上肢上举的状态下进行,以利于增加静脉回流的情况下进行。

(七)交感神经阻滞

星状交感神经节阻滞对早期 SHS 多非常有效,但对后期患者效果欠佳。如 3～4 次阻滞无效,则无须再用。有效者疼痛及手肿胀减轻或消失。

(八)类固醇制剂

可口服或肩关节腔及腱鞘注射。对肩痛有较好的效果,可减轻局部的炎症反应。据报道其对手肿也有效,认为其改善了交感神经活动亢进所引起的血管通透性增加和渗出,或减轻了免疫反应。

(九)其他药物

有报道认为,抗高血压药物盐酸苯氧苄胺、胍乙啶及羟基清除剂二甲基亚砜等有效。消炎镇痛药物多无效。

(十)手术

对其他治疗无效的剧烈手痛患者,可行掌指关节掌侧的腱鞘切开或切除术。

(王金峰)

第三节　心肺并发症

一、心血管并发症

卒中后心血管并发症主要有未控制的高血压、冠心病、心绞痛、心肌梗死、严重的房性或室性心律失常、充血性心力衰竭。

卒中伴心血管并发症的康复训练指征如下。

(一)卒中伴高血压

卒中伴高血压者,参加康复训练安全指征:血压稳定,对大多数患者,要求平均动脉压为 $9.3～13.3$ kPa$(70～100$ mmHg$)$;慢性高血压或已知脑动脉狭窄的患者,要求平均动脉压为 $13.3～16.0$ kPa$(100～120$ mmHg$)$;平均动脉压大于 17.3 kPa$(130$ mmHg$)$,不能参加康复训练。

(二)卒中伴房颤

卒中伴房颤者,可采取中等量运动训练,要采取个体化原则,决定最大心率。卒中伴房颤和冠心病患者,运动能力下降,比仅卒中伴房颤患者,可耐受的最大心率下降。

(三)卒中伴充血性心力衰竭

患者运动时心室收缩量下降,心力储备下降,而运动耐力下降。由于仰卧位训练可增加静脉回流和左心室收缩末容积,卒中伴充血性心力衰竭,直立运动训练的耐受性更好。运动训练中出现血压下降,是左心衰竭的表现,要立即停止训练。卒中伴充血性心力衰竭,运动训练中要严密监护血压。

二、肺炎

(一)原因与发病机制

1.原因

据估算,约有 1/3 的卒中患者发生肺炎。肺炎是患者死亡的一个主要原因。肺炎的最重要的因素是吞咽障碍引起的吸入性肺炎,其他因素包括认知障碍、不适当的脱水、营养差、咳嗽、卧床及由于呼吸肌肌力减弱而致的咳痰能力下降。

2.发病机制

有研究表明:脑卒中后通气功能障碍可减低肺活量、吸气功能、总的肺功能、最大吸气量,特别是通气残留量。肺功能下降与运动残损的严重程度有关。造成这些情况的原因可能与呼吸肌力减弱、胸壁运动改变、胸壁痉挛和挛缩有关。

(二)临床诊断及治疗

卒中后肺炎的诊断比较困难,如果患者表现为低热、精神状态轻度改变及轻度的实验室检查异常,均要高度注意。

肺炎的治疗包括适当输液、抗生素的应用、吸氧、气道卫生管理和尽快下床活动等措施。

(宗蓓蓓)

第四节　异位骨化

异位骨化(HO)是指在非骨化组织中有新生骨的形成。脑卒中患者的发生率较截瘫患者低,但由于尚无特效的治疗方法,一旦出现,处理起来十分棘手。

一、发病机制

HO 的病因及发病机制尚不明确,大多数患者都有创伤史,包括骨折、脱位、肌肉挫伤、反复皮下注射等。中枢神经系统损伤是 HO 发生的危险因素。

二、临床表现与诊断

通常在创伤性脑损伤 2 个月后发现,以疼痛和关节活动范围下降为特点,多发于成人,儿童少见。早期症状难以与蜂窝织炎、骨髓炎、血栓性静脉炎相鉴别,临床上要想到 HO 的可能性,避免漏诊。多发生在关节周围,可累及一个或多个关节,最常见于髋关节,然后是肩和肘,膝关节罕见,只有 3%～8% 的患者发生关节强直。局部多有炎症反应、疼痛和关节活动受限,可伴全身低热。局部软组织内可触及质地较硬的团块。影响日常生活活动、功能训练及护理。

对有明显关节活动受限、活动时疼痛者应高度怀疑本病。血清碱性磷酸酶（ALP）水平可以反映骨化的活跃程度。临床症状出现前几周，ALP 就会升高，但如果患者伴有骨折或肝病时也会升高，所以 ALP 可作为筛选指标来检测异位骨化的发生。尿前列腺素 E_2（PGE_2）水平可用来判断异位骨化的发生，其升高会持续到骨化成熟，24 小时尿 PGE_2 水平对早期诊断异位骨化是非常有价值的指标。

普通 X 线片不能早期证实 HO（损伤 6 周后可明显显示，直到 2 个月后才能明确诊断），但是可作为一种廉价而简单的方法用于评估累及范围。三维骨扫描可早期发现骨化及评价其成熟程度。骨扫描在 2 个月左右达到顶点，然后下降，12 个月后恢复正常，也有直到骨化成熟后才恢复正常的。应用动态血流相及静态血池可检测早至 2.5 周的 HO。

三、治疗

治疗主要针对广泛而严重和引起功能障碍者，主要有物理治疗、药物治疗、放射治疗（简称放疗）、外科切除治疗等。

（一）物理治疗

物理治疗对 HO 患者有确切疗效，对预防发生也有效果。有研究者对两侧膝关节 HO 患者行常规物理治疗和持续被动运动 4 周，发现膝关节活动度获得提高。物理治疗通常与其他治疗一起应用，才能取得最大疗效。但注意不要粗暴操作，超出疼痛允许范围，因为这样会引起骨折或软组织损伤，加重 HO。

（二）药物治疗

非甾体抗炎药（NSAID）能可逆和不可逆地阻断环氧化酶作用途径，进而抑制 PG 合成（PG是正常骨循环和骨折愈合所必需的），最终抑制骨痂的成熟。NSAID 如吲哚美辛可预防脑损伤切除术后复发。但经常有患者因药物不良反应不得不停药。二膦酸盐如羟乙二膦酸，其药理学依据是能与羟基磷灰石牢固结合，阻止未结晶的钙磷转化成羟基磷灰石晶体；虽然临床广泛应用，但还没有明确的证据表明二膦酸盐可以显著阻止 HO 的发生。

（三）放疗

放疗的目的是阻止前体细胞向成骨细胞转变。尽管局部低辐射放疗已成功阻止全髋关节置换术后 HO 的发生，但是还很难应用于脑损伤患者，因为全髋关节置换术后 HO 位置可以预测，而脑损伤后 HO 位置难以预测。放疗对减少已确定的 HO 体积没有作用，但可应用于对吲哚美辛不耐受患者减轻疼痛，预防手术切除后 HO 复发。

（四）外科治疗

外科治疗包括异位骨切除、软组织松解、关节成形术、截骨术及联合术式，可改善关节姿势并提高关节活动度。

四、预防

目前，HO 的预防大多为早期识别并处理其危险因素。神经源性 HO 的危险因素主要包括瘫痪程度、活动减少、深静脉血栓形成、不良体位的摆放、痉挛状态、压疮、持续的压迫及尿路感染等。预防上述危险因素的发生，可有效减少异位骨化的形成。

（金延贞）

第五节　深静脉血栓形成

深静脉血栓形成(DVT)是血液在深静脉内不正常凝结引起的病症,多发生在下肢,表现为患侧肢体肿胀、疼痛,血栓脱落可引起肺栓塞(PE),严重者可危及患者生命。有报道如果未采取任何预防措施,脑卒中2周之内DVT的发生率可高达50％。DVT不但影响瘫痪肢体的功能康复,也增加了脑卒中患者的致残率和致死率。偏瘫后早期预防,及时诊断和治疗DVT对于改善脑卒中患者的生活质量有重要的意义。

一、发病原因

血液黏度高、血流缓慢及血管壁的损伤是形成深静脉血栓的三大主要原因。

脑卒中患者是DVT的高危人群,这与脑卒中患者自身的病理生理特点有关系。

(1)脑卒中患者往往伴有高血压、糖尿病、高脂血症等基础疾病,部分患者合并感染,这都是血栓形成的危险因素。

(2)脑卒中早期给予利尿剂、限制液体输入,常导致血容量不足,导致血液呈高凝状态。

(3)脑卒中后引起的肢体瘫痪,早期肌张力减低,主动活动减少,下肢血液失去肌肉泵的挤压作用,血流缓慢淤滞,易形成血栓。

(4)偏瘫后患者长期卧床,肢体如果长时间固定一个体位,血管易受压而影响血液回流。

(5)严重的脑卒中患者急性期机体处于应激状态,儿茶酚胺分泌增加,血管收缩,肢体远端的微循环不良,促进血栓形成。另外,早期的应激反应释放大量的细胞因子、炎症介质入血,引起系列的炎症反应,也促进了血栓的形成。

(6)脑卒中患者急性期凝血系统、抗凝及纤溶系统也发生改变,如血浆纤维蛋白原水平增高,血黏度及凝固性增加,也是脑卒中后DVT的重要危险因素。

(7)值得指出的是部分医院选择患侧肢体进行静脉穿刺和(或)股静脉置管,导致静脉的损伤,也成为DVT的危险因素。

二、临床表现

(1)患侧肢体肿胀发硬,疼痛,活动后加重,抬高患侧肢体可好转。

(2)偶有低热、心率加快。

(3)血栓部位压痛,沿血管可扪及索状物,血栓远侧肢体或全肢体肿胀,皮肤多正常或轻度淤血,重症可呈发绀色,皮温可正常、略高或略低。如影响动脉,可出现远端动脉搏动减弱或消失。血栓发生在小腿肌肉静脉丛时,可出现血栓部位压痛(Homans征和Neuhof征阳性)。①Homans征阳性:患侧肢体伸直,踝关节背屈时,由于腓肠肌和比目鱼肌被动牵拉而刺激小腿肌肉内病变的静脉,引起小腿肌肉深部疼痛。②Neuhof征(即腓肠肌压迫试验)阳性:刺激小腿肌肉内病变的静脉,引起小腿肌肉深部疼痛。后期血栓机化,常遗留静脉功能不全,出现浅静脉曲张、色素沉着、溃疡、肿胀等,称为血栓形成后综合征(PTS)。血栓脱落可引起肺动脉栓塞,表现为突发的呼吸困难、胸痛伴焦虑,有顽固的低氧血症,重者可以突然死亡。

三、诊断

(一)DVT 的辅助检查

1.彩色多普勒超声探查

彩色多普勒超声探查的敏感性、准确性均较高,为无创检查,临床应用方便,是最常用的筛选、监测方法。高度可疑者,如阴性也应每天复查。

2.血浆 D-二聚体测定

急性 DVT 中,D-二聚体>500 ng/L 有重要参考价值。但由于多种疾病均可引起 D-二聚体增高,特异性不高,因此对于 DVT 的诊断或者鉴别诊断价值不大,但可用于术前 DVT 高危患者的筛查。

3.静脉造影

静脉造影是 DVT 诊断的金标准。

4.阻抗体积描记测定

对有症状的近端 DVT 具有很高的敏感性和特异性,且操作简单;但对于无症状 DVT 的敏感性较差,阳性率低。

5.其他

如放射性核素血管扫描检查、螺旋 CT 静脉造影(CTV),也是 DVT 有价值的检查方法。

(二)DVT 的临床可能性评估

DVT 的临床可能性评估见表 4-1。

表 4-1 下肢 DVT 诊断的临床评分

临床特征	分值
肿瘤	1
瘫痪,或近期下肢石膏固定	1
近期卧床>3 天,或大手术后 12 周内	1
沿深静脉走行的局部压痛	1
整个下肢的水肿	1
与健侧相比,小腿肿胀>3 cm(胫骨粗隆下 10 cm 处测量)	1
既往有 DVT 病史	1
凹陷性水肿(有症状腿部更严重)	1
有浅静脉的侧支循环(非静脉曲张性)	1
其他诊断(可能性≥DVT)	—2

临床可能性:低度≤0;中度 1～2 分;高度≥3。若双侧下肢均有症状,以症状严重的一侧为准。

四、DVT 的治疗

DVT 早期一般要求患者绝对卧床,抬高患侧肢体,急性期有条件可以手术取栓,发病 72 小时可考虑溶栓。保守治疗还包括抗凝治疗,扩容、祛聚治疗及中医治疗。

(一)早期 DVT 的治疗

1.抗凝治疗

抗凝治疗是静脉血栓栓塞症的标准治疗,可抑制血栓蔓延,降低肺栓塞发生率和病死率,减少复发。DVT 的早期抗凝治疗可皮下注射低分子肝素,或静脉注射、皮下注射肝素(指普通肝

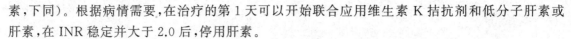

素,下同)。根据病情需要,在治疗的第 1 天可以开始联合应用维生素 K 拮抗剂和低分子肝素或肝素,在 INR 稳定并大于 2.0 后,停用肝素。

对于临床高度怀疑 DVT 的患者,如无禁忌,应在检查的同时进行抗凝治疗。

2.溶栓治疗

使用溶栓药溶解静脉血栓,迅速减轻血管阻塞是 DVT 患者的重要治疗措施之一。早期溶栓治疗有效,但是溶栓治疗可能增加出血风险,是否减少 PTS 的发生尚不确定。

3.手术取栓

手术静脉取栓主要用于早期近端严重的 DVT,如髂股静脉血栓形成,远期疗效如 PTS、通畅率等尚不确定。

4.静脉内球囊扩张成形术和支架成形术,下腔静脉滤器植入术等。

(二)DVT 的慢性期治疗

DVT 患者需长期抗凝治疗以防止血栓进展和(或)复发,避免病情加重。使用维生素 K 拮抗剂华法林应定期监测 INR 使其维持在 2.0~3.0。

(1)推荐对于继发于一过性危险的 DVT 初次发作患者,推荐使用维生素 K 拮抗剂至少3 个月。

(2)对于特发性 DVT 的初次发作患者,推荐使用维生素 K 拮抗剂至少 6~12 个月或更长时间。

(3)对于有两次以上发作的 DVT 患者,建议长期治疗。

(4)对于长期抗凝治疗患者,应定期进行风险效益评估以决定是否继续治疗。

(三)血栓形成后综合征(PTS)

血栓形成后综合征(PTS)定义为曾患过静脉血栓形成的患者出现的一系列症状体征群,PTS 发生率为 20%~50%。通常与慢性静脉功能不全有关。最主要的症状是慢性体位性肿胀、疼痛或局部不适。症状的严重程度随着时间的延长而变化,最严重的表现是踝部的静脉性溃疡。一般认为可以使用弹力袜对于因 PTS 导致下肢轻度水肿的患者效果好,对于因 PTS 导致下肢严重水肿的患者,建议使用间歇性升压治疗。

五、预防措施

(一)药物治疗

用抗凝药物降低血液黏滞性,防止血栓形成。如一般认为低分子肝素 4 mL 每天 2 次皮下注射较为安全,一定程度上起到预防作用,出血风险不高。

(二)间歇或持续的小腿气动压迫

该装置通过对套在肢体末端的袖套充气和放气来促进血液流动和深静脉血回流至心脏。

(三)分级压力袜(GCS)

能够提供不同程度的外部压力(如踝部可达 100%,小腿中部 70%,大腿中部 40%)。GCS 通过将外部压力作用于静脉管壁来增加血液流速和促进血液回流。

(四)康复治疗

鼓励长期卧床的患者做下肢主动,以促进下肢静脉回流。鼓励患者在卧床期间多饮水,并告知 DVT 的危险因素及预防措施。此外积极治疗伴随疾病,如高血压、高血脂、糖尿病及冠心病等,以降低患侧肢体血栓形成的危险因素。避免在患侧肢体输液,静脉留置针。

(满邹娟)

第六节 跌　倒

跌倒是脑卒中康复期患者最常见的并发症之一,在急性治疗期有过跌倒的脑卒中患者的比率为 14%～64.5%,在康复治疗阶段 24%～47% 的患者发生过跌倒,在返回社区生活的脑卒中患者中跌倒比率为 37.5%～73%,其中有 47% 的社区脑卒中患者发生超过一次的跌倒。

一、跌倒的风险因素

脑卒中患者跌倒的危险因素分为内在因素和外在因素。

(一)内在因素

1.年龄

随着年龄的增长老年人各器官功能逐渐衰退、感觉迟钝、反应变差,与其他年龄段的人群相比更容易跌倒。此外,跌倒或害怕跌倒可能会导致一些年长者限制他们的活动,从而使他们的功能开始螺旋性下降。大约有 1/3 的年龄超过 65 岁的老人每年会有跌倒,而他们中的一半会反复跌倒。

2.躯体移动障碍

脑卒中可导致各种功能障碍损害,如肢体肌力下降、肌肉萎缩、关节运动受限、平衡功能障碍、肌痉挛、肌张力障碍、姿势步态异常等,使患者的移动速度和控制能力下降,容易引起跌倒。研究显示平衡能力及跌倒风险与跌倒次数明显相关。

3.跌倒史

有跌倒史已被证明是将来跌倒的显著风险因素,有研究者指出有过 1 次或多次跌倒史将会增加多于双倍的跌倒概率。在脑卒中患者中,有跌倒史的脑卒中患者的跌倒概率高于没有跌倒史的患者。

4.视力障碍

脑卒中会使患者产生偏盲而造成视力障碍,同时随着年龄的增长视力的敏锐性和适应性都会下降。视力损害有增加跌倒的可能性。

5.认知障碍和痴呆

脑卒中患者认知障碍、智力下降和痴呆都增加跌倒的风险,患者可能对情况的判断有误差,也可能不会意识到危险的存在。

6.直立性低血压

患者改变体位时(如起床、下床、行走、由蹲位起立等),动作过快或降压药用量过大,容易发生低血压,导致一过性脑缺血发作而引起跌倒。

7.精神心理因素

害怕跌倒在脑卒中患者中是普遍的心理现象,许多研究显示害怕跌倒与活动限制有关,害怕跌倒会减少活动,从而降低活动能力,而活动能力的低下会进一步增加跌倒的风险。

(二)外在因素

1.药物治疗

多种药物的使用常会引起患者头昏眼花、丧失方向感、低血压或其他影响平衡能力的因素。

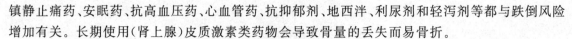

镇静止痛药、安眠药、抗高血压药、心血管药、抗抑郁剂、地西泮、利尿剂和轻泻剂等都与跌倒风险增加有关。长期使用(肾上腺)皮质激素类药物会导致骨量的丢失而易骨折。

2.环境危险因素

有1/3的老年人由于家中的环境危险因素而跌倒,而有研究者通过对社区老年妇女的研究指出,56%的跌倒发生在室外(花园、街道、人行道或商店内),剩余的(44%)发生在室内的不同地方。有关的家中危险因素有走道、昏暗的光线、不平松散的地毯、不平和湿的地板,而大部分在家中的跌倒主要发生在家具或阶梯旁或在上下楼梯时。

二、预防

首先,要对脑卒中患者、患者家属及护理人员进行预防跌倒的知识教育,提高他们对跌倒风险的认识。

其次,对患者进行功能训练,提高患者的运动功能、感觉功能、活动技巧、认知能力,调节患者的精神心理状况,最大限度地预防跌倒。

对环境的改造也可预防跌倒,对出院患者家庭环境的评定应予考虑;对出院患者进行了家庭环境改造计划,结果发现可有效降低跌倒的风险。除改造家庭环境外,也应对医疗机构、疗养院、社区环境等进行评估和改造,以适应患者的需要,提高安全系数。

(刘金华)

第七节　压　疮

压疮是指身体局部受到压力、剪切力或摩擦力等损害,引起血液循环障碍,造成皮肤和皮下组织的坏死。压疮不仅好发于长期卧床的患者,也是行动不便、长期依赖轮椅生活患者的常见并发症,多发生于脊髓损伤、脑血管病患者及年老体弱、营养不良者。

一、压疮形成的原因

参与压疮形成的四种主要因素是压力、剪切力、摩擦力和潮湿。其中压力是压疮形成的主要因素,并与压力的持续时间和压力大小有关。因此定期进行皮肤减压是预防压疮的重要手段。

二、危险因素

内在因素包括年龄、移动翻身困难、感觉丧失、意识障碍、营养不良、低蛋白血症、过度消瘦、大小便失禁、局部或全身感染等。外在因素包括床垫过软或过硬、不透气、床单不平整、不适当的翻身或皮肤按摩等。

三、好发部位

身体任何部位均可发生压疮,但身体下半部分发生压疮的比率较大。国外统计了177家医院共3 000例患者,骶尾部发生压疮的比率是36%、足跟部占30%、肘部占9%、足踝部占7%、大小转子占6%、坐骨结节6%、膝部3%、肩胛骨2%、肩部1%、头后部1%。

四、压疮的分型、分度和评价

(一)压疮的分型

1.溃疡型

本型多见,压疮由皮肤表层逐渐向深层发展,形成深部组织坏死的溃疡。边缘皮下多形成潜腔,合并有感染。慢性溃疡型压疮周围皮下多形成很厚的瘢痕组织,愈合困难。

2.滑囊炎型

滑囊炎型主要发生在坐骨结节部位。滑囊受压后出现滑囊炎,囊内可抽出黄色或红色液体。表皮无明显破损,皮下组织坏死较广,可破溃形成窦道,合并有深部感染。还可称为闭合性压疮。

(二)压疮的分度

1.溃疡型分度

(1)Ⅰ度:仅限于表皮、皮肤完整,有红斑出现,压之不退色;皮温增加或降低、感觉疼痛或痒、有硬结或皮肤变硬、颜色变黑等均提示压疮征象。

(2)Ⅱ度:累及真皮,表现为皮肤磨损、水疱或表浅的火山口形。

(3)Ⅲ度:累及皮下组织,直至深筋膜受损或坏死,未穿透深筋膜。

(4)Ⅳ度:组织坏死,累及肌肉、骨、韧带、关节。

2.滑囊炎型分度

(1)Ⅰ度:局部红肿充血,皮肤无溃疡形成,滑囊内可抽出黄色或红色液体。

(2)Ⅱ度:局部皮肤破溃,外口小而内腔大,滑囊内渗出多,多合并感染。

(3)Ⅲ度:皮肤破溃口加大,深层组织坏死,累及骨组织及附近深层组织,有窦道形成。

(三)压疮的评价

还可根据压疮的解剖定位、压疮面积、渗出液量、渗出液性质和颜色、压疮外形、周围皮肤表现、覆盖敷料或去除敷料时疼痛情况等特点进行评价。对压疮患者制订治疗计划前,不仅要评价压疮伤口,还要详细了解病史,进行体格检查,确定同时存在的疾病和并发症情况,进行营养状况评价、疼痛评价和心理评价。NPUAP推荐使用经过效度和信度检验的 Norton 量表或 Braden量表。所有Ⅲ度或Ⅳ度压疮患者均应进行外科手术的评价。

五、压疮的预防和治疗

(一)定时变换体位

应防止患者长时间同一部位持续受压。卧床患者应每 2 小时翻身 1 次,每次翻身时均需检查皮肤受压情况,还要根据患者的皮肤反应调整翻身时间。侧卧位可保持 30°,而不是身体垂直于床面,从而减轻对大转子处皮肤的压力。半坐位时头抬高应小于 30°,以改善骶骨和坐骨结节处皮肤的血液循环。坐轮椅者需每隔 20～30 分钟伸直双上肢,撑起躯干使臀部离开坐垫,防止坐骨结节受压时间过长。每次支撑时间尽可能延长至 20～40 秒。四肢瘫患者可轮流向一侧侧身,单侧臀部皮肤可得到减压。

(二)使用减压装置

减压装置可用来帮助减轻或减小各种压力。各类减压装置可分为静压垫(海绵、泡沫塑料等)和动压垫(充气、充水等)。可用软枕或海绵等将骨突出部位垫高,如后枕部、肩胛骨、骶尾部、膝部、足跟和内外踝等。不建议使用气垫圈,因其会使圈内皮肤血液循环受阻,中心区呈淤血状态。使用材质良好的床垫,应具有一定的厚度和弹性,使承重面积尽量增大,并有良好的散热、吸汗、透气性能。坐垫厚 10 cm 为宜,多充入凝胶、泡沫、空气或水。其中波浪形的泡沫垫比普通坐垫及多孔气垫效果好。

(三)改善全身营养状况

对大多数患者来说最好的营养状态是维持理想体重、适当的减肥和理想的前清蛋白水平。前清蛋白是体现营养状态更为敏感的指标,半衰期是 2 天,清蛋白受水合作用影响,半衰期为 21 天,前清蛋白较清蛋白更能反映当前的营养状态。淋巴细胞总数可反映机体免疫系统情况,也可用来评价营养情况。营养支持主要包括适量的碳水化合物、蛋白质、脂肪、维生素、电解质和微量元素等。对于不能经口进食者,可给予肠内或肠外营养。过度肥胖者要减肥,控制体重,增加活动或运动。

(四)皮肤护理

保持皮肤干燥清洁,卧床患者每周擦浴或洗澡 1～2 次,会阴部每天清洗 1 次;大小便污染者随时清洁,特别注意皮肤皱褶处的清洁。康复训练中注意避免局部皮肤长时间受摩擦或牵拉,如仰卧起坐时,应注意骶尾部皮肤。床单应清洁平整,无皱褶,无渣屑,不拖曳扯拉患者,防止产生摩擦。如厕时外用开塞露避免划伤肛门。及时治疗各种皮肤疾病,如压疮好发部位的疖肿和湿疹等。每天检查皮肤,如局部皮肤发红、发紫或出现水疱、硬结等表现,应考虑可能发生压疮,需及时进行减压。

(五)皮肤局部换药

更换敷料使伤口创面保持湿润,有利于减小压疮创面。可根据创面情况选用不同的敷料。渗出多的创面可增加换药次数,每天可换 2 次。对渗出不多、有新鲜肉芽组织的创面可 2～3 天换 1 次敷料。伤口局部可用过氧化氢或生理盐水冲洗,随着创面变浅、变小,应减少过氧化氢、使用次数,否则不利于上皮组织的生长。愈合期过度更换敷料可能反而不利于伤口愈合。换药时为避免纱布与伤口粘连,损伤新生的肉芽组织,可使用透气的油纱。对于较深的伤口,要充分引流,但引流条压力不宜过大,以免影响肉芽组织生长,外口要压紧,防止形成无效腔。一般局部不使用或慎用抗生素,以免造成细菌耐药。

(六)感染的处理

开放的压疮(Ⅱ～Ⅳ度)易合并细菌感染。有效的伤口清洁和清创可减轻感染。当压疮伤口化脓或有恶臭的气味,应加强清洁或清创,并考虑伤口已经出现感染。虽然对压疮局部清洁或清创可防止伤口感染恶化,但如清洁伤口分泌物大量增加或经 2～4 周处理后无愈合征象,应考虑局部应用抗生素 2 周。如怀疑有潜在的感染(无蜂窝织炎征象),推荐做表面清创或局部使用抗菌药。如压疮对局部抗菌治疗无效,应考虑是否合并骨髓炎。当合并菌血症、脓血症或骨髓炎时应全身使用抗生素。处理同一患者的多个压疮时,严重感染的伤口应最后处理;使用无菌器械清创;尽可能使用清洁敷料。伤口局部细菌培养可采取三种方法:拭子培养、组织培养、抽吸分泌物培养。

(七)手术治疗

较表浅的Ⅰ度或Ⅱ度压疮通常采取保守治疗,Ⅲ度或Ⅳ度压疮保守治疗无效者可选择手术治疗。较大面积的压疮如保守治疗通常需数月才能愈合,手术可能会加速创面愈合。长期不愈的压疮可能发生淀粉样变或发生恶变,可考虑手术治疗。另外骨组织感染也是外科手术的指征之一。

(满邹娟)

第五章 神经系统疾病的康复

第一节 神经系统常见认知障碍

一、注意力障碍

在确定意识清醒的状态下,首先进行的认知功能检查的项目就是注意力的检查。在评定记忆、语言、抽象思维、定向、空间结构等复杂的功能前,必须要清楚知道患者注意的可持续时间。注意力涣散的患者在检查中很难正确理解测试中的指令,无法得到正确的评价结果。

注意力是指不被其他的内部刺激和外部环境刺激所干扰,对特异刺激产生注意的能力。注意力必须是在清醒的状态下才能建立。注意力集中是指对某种刺激能保持较长时间的注意,这是非常重要的。

(一)解剖定位

注意力主要是由脑干的上行激活系统和边缘系统及皮质间相互作用而产生的。它使人能排除干扰而集中到特定的课题上。排除干扰的能力是由大脑皮质完成的,注意过程的统合部分是由边缘系统完成的,网状激活系统的功能目前还不是很清楚。脑的很多部位的损伤都会引起注意力障碍。一般认为丘脑、内囊后肢及其他的皮质下结构的损害往往会引起注意障碍。对注意力的影响,右半球病变比左半球病变要大得多。否认、半侧空间忽视及双侧刺激消失,均以右半球损伤为明显。

(二)注意力四大特征

1.警觉水平

对刺激的一般接受性和对应答的准备性,是注意力强度水平的特性。

2.集中功能

在多个刺激中将注意力集中在特定刺激上的能力。

3.分散功能

自然而然地将注意力转移到其他方面的特性,在同时进行几个作业时,能将注意力合理分配的能力。

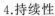

4.持续性

评价注意力的持续能力。

(三)注意力障碍的分类

为了对注意能力进行分类,有必要首先描述那些经常被报道的由于脑功能障碍引起的注意障碍。基本注意能力障碍的简单分类:①警觉水平;②集中注意;③分散注意;④持续注意。这种简单分类应该从属于特定的补偿策略。需要承认的是上述区分是人为的,并且有重叠。其优点是十分简单,从而有利于被专家和其他相关人员理解。

1.警觉水平

障碍可以表现为经常打哈欠、嗜睡、觉醒或者警醒困难,患者显得对任务没有兴趣、缺乏动机。患者不能对内部或外部的提示线索增加他们唤醒的水平,表明他们对此类需要不能适当地增加应答行为。患者不能对警告做出应答(例如一个扔过来的球);不能为应付较高的注意要求付出相应的注意努力。

2.集中注意

指个体对某一刺激集中注意而忽视其他非相关的内部或外部刺激的能力。集中注意障碍可以被最简单地描述为分心能力问题。许多脑功能障碍的患者常常不报告他们存在集中注意障碍的问题,而他们常常会报告他们有高度分心的问题。具体一点说,他们在有其他声音、形象或动作干扰时,不能将注意力集中于某一特定的任务或谈话中。脑功能障碍的成人可能会报告分心的问题,他们在自己的孩子过于吵闹或过于活泼时不能读报纸或看电视。高度的分心表明保持注意力并将之集中于感兴趣的刺激(如教师的讲课或电视节目)的能力下降,也可能是抑制、延迟和停止应答及抵抗无关事件干扰的能力下降的表现。患者在所处环境中每次有新的刺激,甚至很细小的无关刺激,也会使患者的注意力被干扰,出现中断。

3.分散注意

简单地说是指一个人在某一时间同时注意多个事情的能力,也就是说在多个任务、刺激、注意等之间切换注意力的能力。例如,患者常常会诉说不能同时注意在准备一顿饭过程中涉及的所有事情(如什么时候烧土豆、什么时候把肉放在烤架上等),不能同时完成多项的工作职责(如在看一份报告的同时往电脑中录入数据),或者不能在听报告的同时记笔记。脑功能障碍的患者经常声称他们不能在同一时间做不同的事情,他们往往要求给他们所要做的事情列出来(如工作任务、家务杂事、学术活动等),然后一个一个地去做。需要注意的是,分散注意障碍和集中注意障碍可能独立存在。就是说,有些患者当他们的孩子在厨房吵闹时他们仍然可以做饭,但他们不能同时做多个任务(如同时煮粥、炒菜和布置餐桌)。相反,其他一些患者有可能同时做多个任务(如准备一顿饭),但不能有孩子们在厨房中吵闹。

4.持续注意

持续注意指的是个体对给定刺激的注意力保持的时间长度。脑功能障碍的患者经常报告他们不能在整个一堂课、一个电视节目或特定的工作任务过程中保持注意力。为了维持注意力,这些患者需要更频繁的休息或经常更换简短的任务。持续注意的问题在日常生活的各个方面可能体现得更明显(如工作、学校、家庭和休闲方面),并且相对于其他人来说,这种障碍对某些职业可能有影响(例如空中交通管制人员、质控人员和工厂精细组装人员等)。

(四)注意力的康复评定

1.警觉水平的检查

(1)行为观察:警觉水平多数通过观察获得,例如:受试者是否走神甚至睡着? 他们是否对受试环境感兴趣,表现为四处张望和询问? 在患者与临床医师初次会面时是否唤醒注意增加? 警告提示能否提高他们的警觉?

(2)等速拍击试验:要求被试者在 5 分钟内以每秒 1 次的速度进行连续拍击的试验。让患者用健侧手拿铅笔敲击桌子练习 10 秒钟,测验时检查者记录每个 10 秒钟内的敲击数量,5 分钟共 30 个记录量,通过 30 个时段的平均敲击数和其标准偏差就是该测验的反应倾向度、反应不稳定程度。

2.集中功能的检查

(1)行为观察:患者是否常常被环境的刺激所干扰(如噪声、事物的移动)? 或者他们是否走神?

(2)听运动检查法:是将 5 种类似音以不规则形式排列,如"啪、它、呀、哈、啦"等五个类似音,并以每秒一个音的速度读出。受试者听到目的音做出一个反应,敲桌子或者按键。要求每分钟有 10 个目的音,共测 5 分钟,算出正答率和命中率。正答率=正答数/50;命中率=正答数/总反应数,与正常人对照。

3.分散功能检查

(1)行为观察:康复训练时,从一个动作转换到另一个动作是否有困难? 能否同时做多件事情,例如一边听一边做笔记。

(2)字母划销试验是检查用纸上无规律地排列着 36 个文字,其中有 10 个大写文字。其他均是小写,字和字间大多是空一个间隔,只有 4 个地方是空两个间隔,测试 A 是将大写文字划掉。测试 B 是将大写文字和空两个间隔的前面的一个文字划掉。针对其速度、误反应及正反应的漏掉次数进行评价。

4.持续性检查

(1)行为观察:患者是否难以在较长的一段时间范围内保持静坐? 他们的思维是否看起来经常走神?

(2)划销测验:给受试者一支笔,要求其以最快的速度,准确地划掉指定的数字或字母。例如划去下列数字中的"3"和"5"。

$$81650912981276653982158776457689876353251985$$
$$13274323218732764559872658458742198343184319$$
$$78432198732765329875329853298763769532809769$$

记录正确的划销数字与错误的划销数字,并记录划销时间。根据下列公式计算持久性或稳定性指数。

指数=(总查阅字符数/划销时间)×(正确划销数-错误划销数)/应划销数

(3)连减或连加 7 的测验:可以用 100 减 7,也可以用 7 连加。在测试中测试语很重要,应该说 7 加 7 等于几,再加 7 呢,再加 7 等,而不是 14 加 7 呢,21 加 7 呢等。连减 7 也是一样。本测验受智力、教育程度、计算能力、记忆力等多方面因素的约束,特异性不强。但对情报处理能力的判定却是非常敏感的,它可以为患者的社会回归提供参考。

(五)注意力的康复训练

1.改进注意障碍的一般方法

制订康复计划应根据下面几个因素进行调整。

(1)应该考虑患者工作环境的任务要求,分清轻重主次,以及所处社会关系。例如让患者做"较简单"文件分选工作,这对分散注意要求低,但是有时间要求,尽管表面上看可以,实际上可能不合适。因为这种患者信息加工速度慢,应该安排没有时间限制的工作。

(2)应该对患者的障碍进行分析,对不同的注意障碍,应给予不同策略。当然,患者其他障碍(如记忆力、洞察力)也可能会影响到患者的康复效果。如果康复措施没有明显效果,需要考虑更换策略。

(3)对患者的个性、动机及洞察力加以考虑,这对患者能够多大程度地利用康复策略也非常重要。干预措施:①外部因素,如改变周围环境,改变父母的期望,对重要相关人员的专门培训。②内部因素,如试图提高或恢复注意能力,传授补救措施。就改进日常注意功能来说,康复措施的潜力是有限的。但注意康复措施具有重要的作用,它有利于患者认清自己的注意方面的障碍。可以帮助他们做出适当的日常决定,避免做出错误的选择。

2.改进注意障碍的专门策略

(1)改进警觉水平的方法:警觉障碍一般先用药物治疗。心理治疗可提高注意的药物治疗效果,也有可能改善集中注意。可以降低警觉水平的药物需避免。①根据警觉水平安排活动(如经常休息、小睡),以保证患者得到充足的休息。②每天记录治疗所能维持的时间长度,可以对患者的任何进步予以赞扬。在有信息,特别是新的信息进入时提醒患者。鼓励患者以直立姿势工作。③房间中(治疗者衣着)避免使用单调的颜色。用大量照片装饰患者房间也可能有帮助。④鼓励患者在警觉水平最高时安排高警觉要求的任务,如在警觉水平最高时安排"最不感兴趣的"工作。⑤任务可以经常更换,对于新的刺激给予患者暗示。

(2)提高集中注意的方法:积极进行视觉注意训练。在训练过程中,要求患者与治疗人员保持目光接触,训练患者注视固定和追视移动的目标。另外,也可以采用形状或数字划销作业。按照要求划销指定的形状或数字。随着症状的改善,选择要求注意保持时间较长的作业进行训练。类似地,可以进行听觉注意训练。

改善集中注意障碍的最有效的策略可能是重新安排环境,以减少干扰因素(如噪声、人员拥挤等)。这样的策略可以包括将精力不集中的患者安排在安静的环境中进行康复训练。使用耳塞,住小卧室,使用消除噪声机器。当干扰即将来临时提醒患者,要求他们尝试忽视这种干扰,这对他们可能会有帮助。在与他们交谈时客气地要求他们集中注意,这也可能有帮助。赞扬和奖励集中注意的行为,并尝试减少注意力不集中的行为。

(3)改善分散注意的方法:对于分散注意障碍的患者,基本的训练方法,就是准备两种不同的作业,当治疗人员发出"变"的指令时,患者就要停止当前的作业而该做另一项作业。例如,可以转换划销奇数或偶数作业。

改善患者在分散注意方面的障碍,最简单的补偿策略一次只完成一个任务,从而最大限度地减少改变注意的要求。

总的来说,多个活动不应该同时进行。应该给这方面有障碍的患者提供书面的指导,将康复任务或工作打断成各个部分来完成。

(4)改善持续注意的方法:为提高注意技巧,在康复的过程中间应给患者提供足够的休息时间。在工作环境中,也应该给有持续注意障碍的人安排足够的中途休息以提高效率。①可以由其他人(如家庭成员、教师、导师)来监视患者的工作效率。如果发现患者的注意力发生漂移,可以提示其回到相关的任务中来。②将活动的持续时间安排得短一些。将有趣的和无趣的活动交错安排,这样有助于延长患者保持注意力的时间。③应对持续活动方面的进步加以赞扬。

二、记忆障碍

记忆障碍往往是脑卒中患者最常见的主诉症状之一。脑卒中患者中记忆障碍多与注意力障碍有关。记忆障碍除了器质性病变的原因外也与抑郁、焦虑、情绪紧张等情绪异常有关。记忆检查是需要患者最大限度地配合和努力,如有情绪障碍的患者其测试成绩往往较差,在很多情况下抑郁症被误诊为记忆障碍,所以鉴别诊断非常重要。

记忆过程的不同侧面与脑的神经解剖学的结构和神经通路有密切关系。一般认为,前额损害会引起短期记忆障碍;颞叶、海马、乳头体等与近期记忆有关,其中海马起着由短期记忆过渡到长期记忆的作用。

记忆过程主要是由编码、储存、提取3个部分组成。根据提取内容的时间长短,又分为瞬时记忆、短期记忆、近期记忆、长期记忆。长期记忆和近期记忆的提取与脑边缘系统有关,但确切的部位不是很清楚。所有的记忆无论是视觉记忆、语言性记忆、触觉性记忆等,几乎都与新皮质有关。以下是记忆的几个相关概念。①瞬时记忆:数秒内提取能力。②短期记忆:复述后有一段干扰刺激时间后提取。③近期记忆:提取今天内发生的事情的能力。严格的近期记忆是学习新的课题内容后,隔一段时间后(几分钟至几天),对课题内容的提取能力。④长期记忆:提取数年前发生事情的能力。⑤健忘:多表示一般的记忆功能障碍。⑥顺行性健忘:不能学习脑损伤后的新知识。⑦逆行性健忘:不能提取脑损伤前发生的事情。

(一)记忆障碍的评定

脑卒中患者的多个记忆环节和系统都会受到累及,最后出现全面记忆力衰退。脑卒中的认知康复要求对患者的记忆状况进行客观的评定。下面介绍两种标准化的记忆测试。

1.韦氏记忆测验

韦氏记忆测验是应用较广的成套记忆测验,也是神经心理测验之一。中国标准化量表由国内学者等再次修订后,可用于7岁以上儿童及成人。有甲乙两式,便于进行前后比较。测试工具是韦氏记忆量表(WMS)。测试内容包括有10项分测验,分测验A~C测长时记忆,D~I测短时记忆,J测瞬时记忆,MQ表示记忆的总水平。本测验也有助于鉴别器质性和功能性记忆障碍。评分将10个分测验的粗分分别查粗分等值量表分表转换为量表分,相加即为全量表分。将全量表分按年龄组查全量表分的等值记忆商数(MQ)表,可得到受试者的MQ。

2.临床记忆测验

由许淑莲等根据国外单项测验编制的成套记忆量表,用于成人(20~90岁)。也有甲乙两套。由于临床所见记忆障碍以近事记忆障碍或学习新事物困难为多见,故该量表各分测验都是检查持续数分钟的一次性记忆或学习能力。测试工具是临床记忆量表,测试内容包括5个分测验:①指向记忆;②联想学习;③图像自由回忆;④无意义图形再认;⑤人像特点回忆。评分方法是将五个分测验的粗分,分别查等值量表分表换算成量表分,相加即为总量表分。根据年龄查总量表分的等值记忆商(MQ)表可得到受试者的MQ。记忆障碍的评定主要从言语记忆和视觉记忆两大方面进行。

(二)记忆障碍的康复训练

1.改善记忆损伤的一般方法

记忆缺陷明显地影响患者康复的整个过程,因而限制患者获得独立的能力。多种康复策略在记忆康复中已广泛使用,也获得了不同程度的成功,应用这些康复策略的人员涉及多个学科,包括心理学家、语言治疗师、物理治疗师、作业治疗师、护士、内科医师、社会工作者等,他们共同组成康复小组,一起实施康复治疗。康复记忆中应用的方法分为以下三种:恢复记忆法、重新组织记忆法和行为补偿策略法。

(1)恢复记忆法:假设记忆像肌肉一样,必须进行锻炼才能加强。这种方法包括练习一些实践性的任务,如学习数字串、背诵单词列表、通过分组(例如前3个单词为一组)或者分类(不同的类型)来记忆项目,而不是记忆独立的单词。许多评价恢复记忆法的研究报道,在医院和实验室里使用,的确能提高对的特定任务的记忆。但是,对其他的类似任务并不一定能提高记忆。可能有两个原因,有记忆障碍的人对其他的类似任务不能够记住应用这种方法,或者是这些要记忆的任务和日常的活动明显不相干。

(2)重新组织记忆法:另外一组用于弥补记忆丢失的策略。这一方法基本上以更完整的技能代替了丢失的技能,从而成为增强记忆和弥补丢失的技能可选择的途径。常用的方法包括固定系统、视觉意象和逐渐减少提示法。①固定系统:一种把言语刺激的图像与数字或者可想象的位置相关联的方法,例如,一个人能够想象儿童时家的位置,如厨房、起居室和庭院。当他学习一系列项目时,就指导他把要记忆的项目与家里特定的位置相关联。记住家里的每个位置就促进了与之相关联的项目的记忆。用这些关联增强了记忆,这种方法可以维持30分钟,而不能维持一个星期。②视觉意象:另一种重新组织法,在记忆康复过程中,为了进一步编码和解释信息,视觉意象包括想象一个和言语刺激相对应的视觉刺激,例如,一个人想要记住一对单词如"手套"和"猫",通过想象一个戴着手套的猫,就能够促进这一对单词的记忆。尽管它的实际应用还有问题,许多研究已经证明,视觉意象能够提高记忆的提取。③逐渐减少提示法:就是在学习中逐渐减少提示。例如,如果想要患者通过把名字和图画结合在一起来记住治疗师袁红的名字,应首先把结合在一起的姓名和图画给他看。接下来看袁(圆形)和图画。下一次再看红(红色)和图画,依此类推。

(3)行为补偿策略法:用于提高记忆力的第三类康复策略,通常也是最有效地提高记忆的方法。这种方法可分为三类:个人环境提示、邻近的环境提示和大的环境提示。①个人环境提示:涉及运用患者的穿着或者携带的东西作为提示物,来提示重要的事件或任务。个人环境提示的一个例子是,在手上写一条信息或者是在手指上拴1根线。但是如果一个患者不能够记住提示物是提示什么的,这些提示也就没有价值了。②邻近的环境提示:指应用外部记忆手段,或者房间或器具的摆放变化促进记忆信息。a.外部记忆辅助:采用与患者需要相关的笔记本进行记忆。笔记本的内容可能包括位置、约会、要做的事和已经发生的事情的记录。有记忆困难的人需要不同的帮助取决于他本身的缺陷。研究表明,这种行为补偿策略在记忆损伤发生后,能够长期应用和成功地进行教学。外部记忆辅助也被证实对记忆障碍的各种人群都有效。b.一些简单的提高记忆的行为策略包括使用可携带的记忆辅助具,包括记事本、要做事情的列表、闹钟和时间表。c.给房间里的抽屉和橱柜贴标签对增加患者的定位能力也是有帮助的。d.家庭用具,如烤箱,应该和声音联系在一起,以便提醒可能会忘记关掉用具的记忆损伤的人。③大的环境提示:指社区、城镇设计,帮助记忆有问题的人,使其困难减到最小。这些环境的提示,能够提示患者周围环境中各种场所的位置。医院里指向各部门的彩色的导引线就是一个例子。

2.改善记忆损伤的特定策略

记忆是一个连续的统一体,许多建议包括了记忆的编码、巩固和提取。

(1)改善编码和巩固损伤的策略:编码是对周围环境的信息进行最初的加工,而巩固是对信息的更持久的储存。事实上,改善编码和巩固的建议有许多重叠。改善编码和巩固的策略:①因为和记忆有关的问题也和注意相关,因此,提供一个外部刺激最小的环境对患者是有帮助的。在某种意义上来说,使得这个环境尽可能地安静是最理想的(如关掉电视和收音机)。然而,有些患者发现,柔和的背景声音有助于使得精力分散最小化,因而,对特定的患者,用理想的声音可能是有用的。②不能够编码反映了不能够注意自己的行为。例如,当读邮件时,放下自己的钥匙,就找不到了,原因可能是同时做了两件事,帮助有编码缺陷的患者集中注意力,要求一次只做一件事是很重要的,在完成一件事以后再开始做下一件事。③最初的编码困难通常表示不能够注意信息,为了增加注意力,当给有缺陷的患者提供信息的时候,用眼睛注视他们是很重要的。④为了保证有记忆缺陷的人充分地注意信息,应该给他重复提供信息。⑤当患者记录重要的交谈内容和对需要做的事情进行列表时,编码也能够得到进一步加强。这样做也能够帮助患者一次集中做一件事,也提供了一个外部标准来证明他的理解力,还能为以后的参考提供线索。⑥应该鼓励患者提问,保证他们理解了对他们所说的话。这也是进一步检查理解力所必需的,也提供了进一步重复信息的机会。⑦当信息是患者感兴趣的尤其是和患者相关的时候,编码也能得到增强。患者用自己的话说出信息也能增强编码。这样也能使患者把以前所学的知识联系起来。⑧如果评定显示患者能够从重复的信息中获益,就应该鼓励使用重复的信息。例如在交谈过程中,多次显示信息,使得在巩固方面有缺陷的患者在信息呈现时,能够对信息进行重复和解释。⑨以某种方式提供信息,把信息和其他的任务和环境联系起来,从而很容易地推广到其他情形。

(2)改善提取损伤的方法:难以提取信息的人,已经储存了信息,仅仅是自己不能提取。因此,所有的增强提取信息的建议,都和患者运用提示去启动记忆信息有关。这些提示可能是内部提示,如记忆策略,也有外部提示如闹钟、笔记本、每天的计划等,用来帮助和促进提取信息的策略:①提供简单的言语提示,例如,问患者"下一步治疗是什么"或者"做蛋糕的下一步是什么",提供这些提示帮助患者控制他们的行动。②外部提示可能采用笔记和列表的方式,这些笔记和列表是由患者自己或者其家人为有提取困难的患者提供的。使用这一列表时,把这些列表放到有记忆缺陷的患者能够找到的地方,或者把这一列表融入日常生活中是很重要的。闹钟、呼机或者自动的电话提示也可用作外部提示。闹钟的响声或者呼机的叫声能够提醒患者吃药或者约会。保证给有记忆缺陷的患者提供足够的信息来完成任务是很重要的,例如,单独的手表的响声不足以提醒患者吃药,但是,如果把手表靠近每天吃药的盒子,手表的响声就能够做提示了。③对于特定的日常任务,购买一个数字语音录音机是有用的(没必要倒带和搜索),可以帮助使用者对短信息进行即时的录音和回顾。这种设备在办公用品商店和电器商场都可以买到。④对于严重的记忆损伤的患者,在家里的抽屉和橱柜上贴上标签,可以帮助患者找到物品,也帮助患者将物品收拾到合适的位置。⑤日常计划表和笔记本是进一步的辅助手段。用活页纸记录方便插入,同时也能够随时插入新的材料。如果患者不依赖社区,活页纸尺寸可以小一些,能够装进衣服口袋里或者钱包里,但是不能太小,要避免很难书写和阅读。应该提示患者在设计好的记忆本中记录相关的信息。家人在患者开始使用记忆本时起着作用,决定记录的重要的名称、日期、事件、电话号码和医疗信息。还需要家人提醒记忆力减退的患者按计划表行事,也鼓励补充新信息,如工作

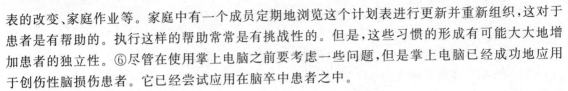

表的改变、家庭作业等。家庭中有一个成员定期地浏览这个计划表进行更新并重新组织,这对于患者是有帮助的。执行这样的帮助常常是有挑战性的。但是,这些习惯的形成有可能大大地增加患者的独立性。⑥尽管在使用掌上电脑之前要考虑一些问题,但是掌上电脑已经成功地应用于创伤性脑损伤患者。它已经尝试应用在脑卒中患者之中。

3.改善特定类型的记忆损伤的策略

提高记忆的特定的策略是根据患者记忆不同类型的感觉信息而制订的。例如,一些人能够更好地记住听到的信息,而不是看到的信息,或者相反。但是,要特别注意,如果以多种感觉形式来提供信息,就能够提高记忆,例如:如果告诉他们如何去做,同时还演示如何去做,患者就能够更好地学习。如当一个人学习一项任务,除了让他做这项任务之外,在他做事时,还要通过言语解释来增强记忆的编码和巩固。同时还配以图画可能会更有效。类似地,当让患者大声朗读信息时,给患者提供机会使他进行视觉浏览也是有帮助的。当患者在社区内(或者新地方)行走时,如果给患者提供关于如何到达目的地的言语指导,同时提供地图和(或)书面的指导,患者就能走得很好。

(1)对有言语记忆能力的人提供的策略:给有能力记住听到信息的人以下几点建议。①重要的其他人(如家人、同事等)给患者提供言语信息,也就是,告诉他们需要记住什么。经常给予言语暗示和提示对于提高总的记忆力将会很有效。②患者大声朗读要记住的重要信息。③患者应想到用录音机录下需要记住的言语信息(如课堂讲稿、商务会议、重要的谈话)。在以后的时间里通过听磁带就能复习信息。④给视觉损伤的人提供笔记记录器来记笔记,就能使得视觉受影响的人能够集中注意力去听,也给他们提供手写的笔记以便以后复习。⑤为了专门记住每天都要做的事,个人应考虑到用数字的有声提醒物,以便使用者及时地录下和复习短信息。

(2)对有视觉记忆能力的人提供的策略:给有视觉记忆能力的人(或言语记忆能力相对弱的人)提供以下几点建议。①重要的其他人(如家人、同事等)给患者提供视觉信息,如手写的清单、图片、模型的表演等。②当学习新信息的时候,应该鼓励患者设想单词和想象画面。也就是用想象这些图画或者在纸上画图和想象的方式使看得见的材料具体化。患者越是积极参与,信息就会越显著,准确的记忆就越有可能。③患者通过设计对照表格、作业图和增加记忆的图画,把书面的或口头的想法转换成可视的形式。④患者应把他们听到的信息做成书面的清单,通过参照这样的视觉清单来增强记忆。⑤患者在课堂上或者参加会议,如果可能的话,应该提供给他们书面的提纲和摘要。⑥患者应该依靠图画来增强记忆,包括使用动画卡片或者图片。

三、执行功能障碍

(一)执行功能的分类

执行功能分为三部分:开始、终止和自动调节。这样的分类提供了简明的主要思考途径,以把脑功能障碍患者和正常人区别开。每一方面代表能观察到的现象,对于可靠的和有效使用分类评定和治疗患者是至关重要的。

1.开始障碍

开始障碍包括很多方面,例如失去开车能力、没有兴趣和动力,还表现出冷淡、漠不关心、不坚持和体力下降。

2.终止障碍

终止障碍包括运动和构思过程的持续言语,强迫行为、情感易变、焦虑和抑郁、沉思默想、错觉。这些特征可能和腹侧的眶额叶有关。

3.自动调节障碍

自动调节障碍表现为以自我为中心、易冲动、闲谈、失礼行为,不爱社交、没有自知力。自身调节意味着患者能根据内外环境的变化作出反应,改变行为;也意味着患者能根据偶然事故改变特定的行为表现。

(二)执行功能障碍的一般康复方法

执行功能是复杂的,用于补偿记忆障碍(如记事本、录音机等)、视觉一空间障碍(如写下提纲等)的相对简单的方法,不可能对执行功能缺陷单独发挥作用,为执行功能障碍的患者制订综合性的治疗计划应包括:在一段长时间内持续进行治疗(如药物)、心理/认知和家庭/环境干预。此外,还应根据提供的严重性和对功能的影响程度制订适合个人的计划。尽管治疗执行功能缺陷要求专业人员帮助,对于照顾者(护理人员)也有一些一般的方法适用于执行功能障碍,具体方法如下。

(1)给患者提供从基本到复杂的有等级的任务,让患者逐渐进步。

(2)充分利用仍保存的技能或功能补偿已损伤的功能。

(3)改变患者的生活环境、社会或工作角色,或个人的资源(如以减少额叶系统执行功能缺陷发生的可能性,尤其是在紧张的时间或测试压力和疲劳情况下)。

(4)使每天的活动尽可能变为常规的(如每天中午 12 点吃午饭,星期二购物等)。

(5)指导患者调整自己的节奏,以保证有充足的时间以避免感觉匆忙。

(6)康复训练不要超过患者能够承受的限度。

这些一般的方法已证明对使执行功能障碍的负面影响最小化是有效的。必须指出的是,有时最直接、快速和成功的康复方法,是强调降低环境要求,提高患者的资源处理要求。

(三)执行功能障碍的特殊康复方法

以下根据最新提出的执行功能障碍分类,提供了特定综合征的康复方法。

1.改善开始障碍的方法

治疗慢性的开始缺陷包括环境改变、行为改变和药物治疗。

(1)行动前提供环境提示,如听觉提示的闹钟,视觉标记或写在日历上。选择性地强化想得到的反应,能增加反应发生的可能性。因而,在合适的开始行为之后给予口头表扬、提供想要的东西或活动,是改善症状的一种途径。

(2)有些活动能配对在一起,重复出现,可以增加目标行为,因此,通过指导患者在吃饭的时候服药能促进治疗。

(3)当以上方法证明无效,临床经验表明抗帕金森病的药物如卡比多巴-左旋多巴、金刚烷胺或者溴隐亭有潜在的作用。

(4)抑郁有时能显示可逆的开始障碍。最新的 5-羟色胺激动剂类药物,如舍曲林、帕罗西汀和氟西汀已证明对脑损伤患者有价值。

(5)附加的心理治疗将帮助患者建立适应性的处理方法,这些方法能在长时间内使用。

2.改善持续障碍的方法

(1)使用操作行为修正方法和应变管理程序,用于排除不想要的行为和提高适应性的行为。一般来说,忽略不合适的行为不会使它消失。相反,在冒犯行为之后,直接对患者说"那样说话是不合适的"或"你不该碰我"将有助于减少以后发生的频率。

(2)个人心理治疗和有经验的陪护者常常是整个治疗中关键的要素。这样会帮助陪护者理解患者个性或行为改变的神经病学基础,并形成适应性的处理和交流策略。这样的方法还考虑到特别训练陪护者来执行以社区为基础的行为纠正方法,这样也是成功的重要因素。

(3)对于严重的、经常有攻击性行为的患者,药物干预治疗是必要的。急性攻击性患者会直接伤及自己或他人,可以静脉内注射氟哌啶醇,药物不会增加患高血压、抽搐或呼吸窘迫的危险性,并且可以使得患者迅速地安静。

(4)治疗有攻击不严重行为的患者,另一种有效的药物是 5-羟色胺激动剂三唑酮。

(5)对长期的器质性攻击性综合征,研究表明可以使用抗惊厥类药物,如卡马西平和丙戊酸钠。另外,使用 β-肾上腺受体阻滞剂,如普萘洛尔,证明是有效的。然而,普萘洛尔的临床作用非常慢(也许要开始治疗后几周才能见效),使用大剂量可能会产生明显的直立性低血压。

3.改善自我调节障碍的方法

似乎没有什么药物能改善自我调节障碍或意识缺陷。治疗类似情况最好是能在有团队的治疗环境中完成,并结合认知康复和心理治疗。治疗自我调节障碍的其他建议如下。

(1)基于神经病学的观点帮助患者理解损伤后的自我,尽管这样做很困难,也要努力去做。

(2)如果患者在系统的、有逻辑的解决问题方面存在缺陷,可能通过训练患者用帮助记忆的方法。通过使用帮助记忆的方法,能够降低患者冲动性、焦虑、灾难反应及不能从反馈中获益的情形。

(3)让患者逐渐的重复的进行能显示个人长处和缺陷的任务,对脑损伤后自我意识的提高很重要。全面的治疗应该强调在社区康复环境中进行自我调节功能的改善。

四、失认症

失认症是后天获得性的综合性知觉障碍的具体表现,是通过某种感觉系统来认知对象物的能力障碍。这种对象认知障碍不是因感觉的异常、智能的低下、意识障碍等原因引起的;并且通过其他感觉通路的介入,便能将对象辨别出来的一种状态。

(一)失认症的分型

在以下失认症的分型中,视觉失认目前研究最为深入,康复评定也有很多方法。重评定、轻治疗的现象比较严重。各种失认症的康复治疗一方面是针对失认症本身的治疗,另一方面是其所导致的日常生活能力的康复治疗。视觉失认和视空间障碍的康复有很多共同之处,本文会对它们的康复方法做重点介绍。

1.视觉失认

(1)视觉对象失认。

(2)相貌失认。

(3)色彩失认。

(4)单纯失认。

(5)同时失认。

(6)半侧空间失认。

(7)其他:地理性记忆障碍、大脑性视觉障碍、皮质盲、视觉失语、消去现象等。

2.听觉失认

(1)环境音失认(听觉失认)。

（2）感觉性失认。

（3）语聋。

（4）听觉空间失认。

（5）其他：中枢性听觉障碍（皮质聋、皮质下聋）、消去现象等。

3.触觉失认

其他的消去现象。

4.身体图形障碍

（1）半侧身体失认。

（2）身体部分失认（手指失认）。

（3）左右辨别障碍。

5.相关症状

病态失认（Anton's综合征）。

（二）视觉失认

视觉失认是在没有语言障碍、智力障碍、视觉障碍等的情况下，却不能认知、确定眼前的视觉对象为何物。换言之可看到眼前的客观实体，却不知是什么及其特质内容（如形状、性质、功能、用途等）的一种状态，如桌子上放着一块香皂，看过后却不知道是什么，但当他用手摸一下，再拿起嗅一嗅时才会知道这是香皂。即通过视觉系统无法认知、确定的客观实体，通过视觉以外的感觉系统（嗅觉、触觉、听觉等）能够理解其特征的一种状态。

1.视觉对象失认

一般分为统觉型（将感觉性印象进行意识性知觉的行为）和联合型（综合知觉内容和输入的表象结合的行为）两种。

（1）统觉性视觉失认：保留一次性视觉（视力、视野、大小、方向、色彩、明暗等），但在视觉对象（物品）的形态的认知辨别水平上有障碍。这类患者往往自己无感知：当你让其画出眼前的（图形、画像）物品的形状轮廓或描述时，很困难；同样形状的物品和图形，让其找出其（对应）配对，有识别异同困难；双向性障碍，即不能命名物品和图形的同时，也不能把被指名的物品选出来。如被提名的物品或图形，通过想象能够画出的话，要比照着画画得要好。①责任病灶：包括双侧视觉联合区在内的枕叶等的损害，特别是非优势半球的枕叶功能障碍。②评定方法：图形摹写、图形辨别、图形分类、事物的命名及其使用说明、触觉性命名等。常与纯失读、相貌失认、同时失认等合并出现，视野障碍较轻或几乎没有。

（2）联合性视觉失认：通常所说的视觉失认或视觉对象失认多是指这种类型。其特点：有命名障碍；物品的形状、功能、使用方法等，不能用口头、文字及手势说明、有确认障碍；物品的性状（如动物、食品、水果、蔬菜等）和功能（如服装、家具及用品等）分类有困难（意义上的范畴性分类困难等）。患者不能明白眼前客观实体的意义，也就是不能将现实和过去的记忆及经验结合起来。一般成绩是实物＞色彩照片＞黑白照片、线条画等，另外还与物品摆放的场所（背景）等有关。与单独的物品相比，认识放在实际场所中的物品，所获得的成绩要好。言语的提示可以帮助视觉理解，会影响测试成绩。①责任病灶：几乎所有的病灶都在双侧枕叶、颞叶。②评价方法：可行配对测试；画物品图形；描述物品的性状；借助视觉以外的感觉通路，可以准确地认知和命名（如听觉方面，对其说出不能命名物品的用途或让物品发出声响；如乐器、钥匙等。触觉方面，让其闭上眼睛用手摸物品。如嗅觉方面，让其用鼻子嗅物品的味道）。

大部分的病例至少合并(纯失读、相貌失认、色彩失认等)两种以上的问题,其中相貌失认和色彩失认最多见。偶尔单独出现。

2.相貌失认

患者视力虽然保留,但却不能通过其面貌认知自己熟悉的家属、亲戚、朋友及名人的面孔。而通过听其声音可以知道是谁。其病变部位多是在非优势半球的枕叶内侧梭回和舌回。半侧病损多是轻度、一过性的。双侧病变症状往往较重并持续不可逆。一般神经学检查时有视野障碍(象限盲),多伴有皮层性视觉障碍。双侧枕叶障碍引起的视觉对象失认,多有相貌失认,而且是不可逆的。

(1)评定方法:可以拿其自己、家属、亲戚、名人等的照片,让其辨认等。

(2)康复训练:可以用家人、亲属、名人等的照片,借助语言提示进行训练,或通过人物动作、人物的声音等外部因素进行人物辨别训练。

3.色彩失认

无法将色彩与其对应的名称相互关联的状态。它与先天色盲不同的是,本症的色觉障碍不是系统性的,而是不规则的,是后天性皮层病变引起的色彩认知不能。多有视野缺损但视野缺损不是其原因。因色觉保留,故同种颜色可配对,颜色(同色系和集中)分类可以进行。故色盲检查表是正常的,但对色彩命名、让其指出某种色卡的颜色或物品的颜色困难,描述物品的概念(西红柿是什么颜色、天空是什么颜色等)困难,另外往辨别色彩特征物体的线形图上涂色也有困难。

4.同时失认

一种对于复杂的情景画面的各个部分能够理解,但对整体是什么却不能理解的一种症状。即每部分的视知觉是正常的,但其部分和部分之间的关系却不能把握,其结果是,不知道整体的意义,另一种情况是在两种物体同时刺激时,患者只能认知一侧的刺激物体,这种情况也被称作同时失认。

发病机制:考虑是整体把握的能力障碍。有人认为是对一系列的视觉刺激,产生的持续维持视空间性的注意障碍引起的。前者病变在左枕叶前部或颞顶叶部的损害,双侧枕叶外侧的损害。后者多是双侧顶枕叶的损害。

(三)听觉失认

1.定义

听觉失认为听力保留,但对所能听到的原本知道的声音(言语音、有意义和非言语音)的意义不能辨别和肯定的一种状态。

2.分类

根据对失认的对象可将听觉失认分为语聋(言语音的认知障碍和非言语音的认知障碍)、环境音失认、感觉性失音等。但在临床上比较少见。在此只做简单的介绍。

(1)语聋:虽能听到言语音(说话声),但却不能明白说话的内容意思的一种状态。即言语音的选择性辨别的认知障碍。主要表现为言语的听觉性理解为首的复述、听写等的困难,但说话的词汇、自发书写、书写名称、呼名及读(默读和音读)均没有障碍,所以纯音听力检查要确定患者有充分的听力,方能诊断此障碍。大多数患者听力检查正常,但在高音区往往稍落后。

责任区域:左颞上回的后部皮质下和右颞上中回的后部及顶叶的后部。

(2)环境音失认:听力检查正常,但对听到的非言语音的意义不能明白的一种状态。如对熟悉的狗吠、鸡鸣虽能听到,但不知是什么声音的一种状态。

(四)视空间认知障碍

1.视空间认知障碍分类

(1)空间定位障碍。

(2)方向距离的判断障碍。

(3)地理性定向障碍。

(4)半侧空间失认。

(5)Balint综合征等。

在此只对半侧空间失认做简单介绍。

2.半侧空间失认

半侧空间失认是对损伤的大脑半球的对侧来的刺激无反应,或对其刺激不能定位的一种状态。大多是右半球损伤引起的对左半侧的忽视。这种忽视不引起体轴半侧的忽视,而是注视空间的半侧忽视。在日常生活中的表现有身体、面部朝向右侧,双眼向右注视(眼球活动无障碍),进食结束后,总是把碗碟中的左半侧的食物或多或少的剩下,读书或看报时,总是把最初的几个字漏掉。男性刮胡子时,左半侧的胡子刮不干净或漏刮。女性化妆时,左半侧漏化或较右侧简单等。

(1)半侧空间失认和偏盲的鉴别:偏盲是视野缺损造成的,在视线固定的情况下,视野有一部分的缺损,通过客观的视觉感觉检查就能确诊。当其眼球能自主活动时,通过转头转身等动作是可以代偿的。而半侧空间失认,则是在视线可以自由活动的条件下,仍然对一侧的刺激对象无反应,是知觉水平上的异常。它总是对视觉对象的一半无知觉,在接受康复训练之前,不能通过转头转身得到代偿。

(2)病变部位:多为右半球的后方损害,特别是颞叶、顶叶、枕叶的结合部,含顶下小叶部分;也有报道额叶背外侧(第8、9、4、6区)的病变也会引起半侧空间失认。最近有些临床研究表明,丘脑、中脑网状体、基底节等的病变,也能引起半侧空间失认。其原因可能是皮质和基底节的白质联系纤维的损伤造成的。

(3)半侧空间失认的评定:①急性期患者多表现为只看健侧(右侧),在其左侧招呼他时往往在右侧寻找,给他1根约与肩等宽的线绳让其指出中点时,所指的中点往往偏向右侧。②待患者病情平稳后可做桌面的精细检查。

临摹试验:给其一张标准画样(图5-1),让其尽量和画样完全一样地画出来,常用的是有茎、叶、花瓣的图画进行检查。根据其画图的结果分为轻、中、重等级。重重度:只画右面草的一半。重度:漏掉画中左半侧的全部。中度:左侧花瓣较右侧的少,并且漏掉了左侧的小草。轻度:左侧的花瓣较右侧的少,或中央花大致能画出,只是左侧漏掉了小草。除此之外,还可以画房子、栅栏、树等的组合图来测验。随着画的复杂程度的增加,半侧空间失认的检出率也随之增加。如通过以上的绘画检查,查出可疑,但不能确诊时,还可以用临摹Rey的复杂图形,往往就比较清楚了。

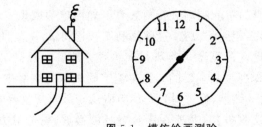

图 5-1　模仿绘画测验

画图试验:用口头命令让患者画人脸及身体四肢等图形,左侧空间失认的患者其画的左侧,即画面人物的右侧上肢、下肢、手、足、眼等器官会省掉了或被简化。或让患者画大的表盘(直径大于 5 cm 以上的表盘绘画,容易检出)等,如果患者将表盘中左侧的 7~11 的时间数字都漏掉,或将所有数字全部写在右侧表盘内,可以诊断为半侧空间失认。

划销试验:采用 40 根短线。检查要用红颜色的铅笔,在纸上将所有的线寻扫一遍后,命令被试者将纸上所有的线,用划线的方式标记,以了解掌握其漏掉的空间部分(图 5-2)。将 30 根短线,按左 1/3、右 1/3、中 1/3 各 10 根分配在 B5 纸上。让患者将所有的短线做上标记,标记完后,请把笔放在桌子上。重度患者只划掉右 1/3 的短线或更少;中度患者会划掉中 1/3 的一部分和右 1/3 的全部;轻度患者只剩下左 1/3 短线中的一部分。图 5-3 是行为忽略试验(BIT),让患者划掉图中的星号。以上这些试验选出的目标难度较大,故半侧空间失认的检出率也较高。

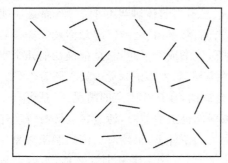

图 5-2　短线划销试验

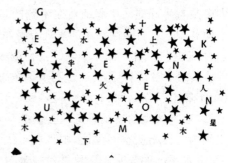

图 5-3　行为忽略试验(BIT)

二等分试验:20 cm 长的直线进行二等分时,中点向右偏 1 cm 以上者,可以考虑为半侧空间失认。

在评定有无半侧空间失认时,单凭一个试验往往不能很好地做出判断,因此最好是根据临摹试验、划销试验、二等分试验等三种以上的试验结果进行综合判定。

(4)半侧空间失认的康复训练:半侧空间失认的康复训练以作业疗法为中心,特别是对向一侧倾斜较重的患者,早期做起立训练、移乘动作、步行训练等粗大的功能训练,以提高 ADL 的自立能力。

认知康复训练可从两个方面入手,一是改善忽略的行动本身;二是因忽略引起的不能执行的应用动作训练。前者主要是通过视觉扫描训练和感觉觉醒训练来进行,后者是通过 ADL 训练来进行。具体认知康复训练方法有以下几种。①视觉扫描训练:通过促进对忽略的视觉搜索,来改善忽略。如利用左右两个不固定的光源刺激,移动光源让其注视和追视光源的位置。将数字按顺序粘贴在木钉盘的每一个小孔的边上,让其按数字的顺序将木钉插入进行训练。利用图卡进行注视的强化训练等。②感觉觉醒训练:在某种感觉系统有障碍的情况下,给予其他种类的知觉刺激,以提高统合能力,对障碍的功能利用进行再教育。如治疗师或患者自己刺激患侧手,治疗师触摸患者的背侧,让患者指出相应的位置,这就是利用触觉刺激,恢复自身体像、改善忽略行为方式。也可以利用声音的听觉反馈刺激进行步行训练等方法。③提高 ADL 功能:在认知康复训练方面,作为 ADL 功能的提高是最主要的。在半侧空间失认的恢复中,病侧缺失是最大的阻碍因素,故在提高其主动性的基础上,促进对自己的障碍认知是非常重要的。可以让其头和眼睛向患侧偏看,在 ADL 指导中反复进行,并要在床及餐具的摆放、轮椅等方面下功夫。通过外部环境的调整下功夫。

(五)视觉失认及空间障碍的特殊康复训练方法

脑卒中患者的视觉失认和视空间障碍中的一些共同因素常同时出现,如视敏度减退、视野障碍、视觉深度障碍等,设计以下一些具体的康复方法供临床参考。

1.改善视野减少的方法

真正的视野减少一般不受治疗影响,因为在受影响的视野中没有刺激能改善以后的功能。视野减少的干预实际上只是补偿性的。通过刺激偏盲的半侧视野可能减少视野缺陷的大小。尽管视野缺陷没有因为训练真正的减少,能增加视觉搜索的范围、准确度和效率。由枕叶以外的中风引起的损伤的患者,其视野能够得到改善,而和枕叶有关的损伤引起的视野缺陷不能得到改善。

(1)对患者进行有关视野缺陷的性质的教育和环境调整是最有用和最有效的补偿策略。

(2)用听觉的、触觉的或视觉的刺激来提示受损伤的视野,能够提高患者认识空间缺陷的范围。

(3)对于同侧视野缺失(如失去视野的一半),一般来说,患者需要通过转头或者转身体同时补偿,才能更有效地扫描受损伤的视野,如果左侧视野缺失,患者应该把头向左侧转大约45°。

(4)有效地扫描技术训练,包括学会快速地移动眼睛扫描和学会有效注意视野的范围,已表明有希望作为一种补偿方法。

(5)验光师和眼科医师经常采用使用棱镜或特殊的眼镜,使周围的刺激折射到未受损伤的视野内。

2.改善空间失认的特殊方法

由于患者经常不知道自己的空间失认的程度(甚至固执地认为空间失认根本就不存在),因此,治疗的第一步首先是进行教育。

(1)对于空间失认的患者,经常需要提供使其信服的证据证明他注意周围的空间有困难。因此,告诉患者他忽视了周围的物体,对他是有帮助的,例如,当他走向墙的时候,没有注意到物体,不知道周围房间等,都给他指出来。用电视录像带演示忽视的性质及行为表现对患者也能有帮助。

(2)提示干预对于治疗和补偿空间失认都是重要的。例如,听觉提示如在患侧言语提示或手指噼里啪啦作响提示,对患有空间失认的患者能有帮助。

(3)也应该给患者提供视觉提示,如在要读或浏览的纸上预先画红色的线作为提示。教给患者从红线(由护理者或专业训练人员在开始前画好)处开始阅读(或结束,对于右侧忽视)。

(4)有帮助的治疗方法一般包括使用重复的训练,患者重复练习眼睛扫描移动,注视从注意的空间移动到忽视的空间的刺激。

(5)对于忽视身体结构的患者,触觉刺激(如振动装置、温和的冷热刺激)能提高他们的意识,如一个彩色的臂带可用作吸引患侧的注意。

(6)和患者一起工作的人要经常提问患者有关身体的部位,尤其是患侧的身体部分。

(7)对于刺激放置的位置,治疗方法和补偿方法有所不同。靶刺激放在患侧一般是用于治疗,相反则用于补偿。在治疗时,靶刺激最先放在靠近中线位置,当患者逐渐地熟练注意视野空间时,再逐渐地把靶刺激移到忽视一侧的周围。

(8)对于补偿方法,相反的干预也是合适的(如把目标物体始终放在注意最强的区域)。补偿干预(如环境调整)包括把物体(如书、食物、器具、工具)放在完好的一侧。

(9)指导患者的标记应放在走廊上,标明危险的位置、灯的开关和目的地。在完好的一侧标记上写一些信息对患者也是有帮助的,或使用上述提到的确定方向的垂直线。

(10)地图能够有效地用于帮助患者确定方向,尤其对于提示在指导注意方面有效的患者。

(11)尽可能地保持周围环境的稳定也是非常重要的。家具和日常活动用的物体应该让患者及其家人放回指定的储藏地方。

(12)混乱的环境对患者的康复是有害的,因为注意资源会负担过重,对忽视的功能影响也会加大。因此,不需要的物体或刺激源应该减到最少。把不需要的物品从病房中或家里移走对患者是有帮助的。在房间内能看见的卡片、花、熟悉的物品、图片这些东西的数量需要妥善协调安排。同样的,听觉或其他感觉的干扰都能放大对视觉空间失认功能的影响,因此需要减到最少。

五、失用症

所谓失用是指执行器官在没有异常的情况下,不能执行有目的的动作行为。即在临床所能诊断的限度内,没有麻痹、不随意运动共济失调、肌张力异常及言语听力障碍等的情况下,不能完成有目的的运动。失用症大多是双侧同时出现障碍,只有肢体运动性失用表现为一侧肢体的异常。

(一)失用症诊断

(1)被试者能够很好地配合。

(2)被试者能理解试者的意图,即不是因为言语理解(失语、脑卒中、意识障碍等)障碍引起的。

(3)其行为障碍不是因动作器官(口、舌、手、足等)的运动障碍(运动麻痹、共济失调等)和感觉障碍(深感觉障碍)、视知觉障碍(视觉障碍、半侧空间失认等)、精神障碍(智力低下、意识障碍等)等的原因引起的。

(二)不同类型的失用症

一般将失用症分为以下几种类型。

1.传统失用症

(1)意念运动性失用。

(2)意念性失用。

(3)肢体运动性失用。

2.其他类型

(1)结构性失用。

(2)穿衣失用。

(3)口颜面失用。

(4)步行失用。

(5)发音失用。

(6)失用性失写。

(三)意念运动性失用的康复评定

1.概念

意念运动性失用患者虽然能理解被命令的旨意,却不能传达到动作执行器官的一种状态。

即不知怎样才能完成的一种状态。这种失用症患者不能准确执行曾经学得的运动动作,其特征是在其无意识的状态下可充分进行的运动,在指令条件下却无法完成或无法模仿。

2.检查方法

(1)口颜面部的检查:请患者将检查者所说的内容用动作表示出来。①"吹灭火柴"误反应:控制短呼吸有困难,口形的动作和保持及吸气保持等有困难。②"伸出舌头"误反应:不能伸出舌头,舌头在口腔中活动,舌尖抵住前齿出不来。③"用吸管喝水"误反应:不能收拢口唇,变成吹气的动作,有探索样口唇动作。

(2)四肢动作的检查:请患者将检查者所说的内容用动作表示出来。①"敬礼"误反应:手举过头顶。晃动手臂。手的位置不固定。②"使用牙刷"误反应:不能正确抓握。不能张口。明显偏离口。用手指碰牙刷。③"弹硬币"误反应:抛硬币。手旋内旋外。不用拇指和实指弹而是弯手腕。④"用锤子钉钉子"误反应:手水平方向前后运动。用拳头用力叩击。⑤"使用梳子"误反应:用手当梳子。用手捻搓头发。手的动作不确切。⑥"踢球"误反应:原地踏步。脚尖蹭地等。

(3)全身动作的检查:请患者将检查者所说的内容用动作表示出来。①"拳击的架势"误反应:身体各个部位不正确。双手并在一起。②"用棒球棒击球"误反应:双手同时握棒较困难。作敲击动作。③"鞠躬"误反应:躯干动作不协调。

(四)意念性失用的康复评定

1.概念

意念性失用是比意念运动性失用所见的运动企图障碍更高层次的障碍,是充分保留对操作的所有对象的认知,动作执行器官能力无异常,却不能进行系列动作的准确操作的一种状态。表现为日常惯用物品的使用程序障碍。表现为以下两种情况。

(1)单一物品的使用障碍(比较重),虽知道手里的物品是什么,却不能针对其功能和用途进行使用,如钢笔的使用。

(2)两种以上物品同时操作障碍,不能将复数的用具按准确的顺序达到使用目的。

2.病灶区域

通常是优势半球的顶叶下部(特别是缘上回的皮质和皮质下)附近的病变。但是随着 MRI、CT 等影像学诊断的进步,最近认为皮质下白质病变(联合纤维的障碍、颞叶前方的白质病变)、皮质下灰质(基底节、纹状体、苍白球、尾状核、丘脑等)的障碍与辅助运动区的障碍有关。另外个别病例虽病变广泛,但失用症却很轻,有的甚至完全看不到失用症的表现,所以应注意失用症中枢的个体差异。

3.评定方法

可以使用以下几种简单的办法进行评定,观察其误反应,出现操作或程序错误。

(1)其信纸、信封、邮票、糨糊等,让其折叠信纸放入信封,贴好邮票写上地址。

(2)其将蜡烛立起,从火柴盒中拿出火柴棒,将火柴点燃,再吹灭。

(3)其打开牙膏盒,从牙杯中取出牙刷,将牙膏涂在牙刷上。

(五)肢体运动性失用的康复评定

1.概念

肢体运动性失用是在排除通常的麻痹、共济失调、感觉障碍、不随意运动、异常反射等运动障碍的基础上,出现的病灶对侧肢体(多为上肢手)的精细动作笨拙、缓慢、低下等症状。即既往学习获得的运动动作不能准确执行,障碍表现在颜面部、上肢和下肢及躯干等的肌肉,以一侧上肢最多见。中央旁回的皮质和皮质下的病变多引起此症状。

2.诊断

通过检查精细运动试验进行诊断,试验方法如下。

(1)手指敲击试验:让患者一侧手指快速连续敲击桌面或足趾叩击地面等。

(2)手指模仿试验:让患者用手指模仿治疗师的手指动作。

(3)手的轮替试验:嘱患者以前臂快速地做旋前旋后动作。

(4)手指屈曲试验:嘱患者用示指做快速屈伸的动作。

(5)集团屈伸速度试验:嘱患者做手的快速集团的屈曲和伸展动作。

(六)结构失用的康复评定

1.概念

从性质上一般被认为有异于通常的失用症,是独立分出的一组症状。结构失用是在日常生活中不容易被发现的一种症状。只有在特定的作业情况下(绘图、建筑、手语、组装玩具或模型工作等)才可能成为问题。左右半球障碍所引起的构成失用是有质的区别的。结构障碍在脑卒中患者的高级脑功能障碍中的发病率仅次于失语症,为第二大症状。

2.检查方法

结构失用的检查方法很多,通过绘画、图形模仿、拼图、立方体组合、面对面的动作(手指动作)模仿等各种方法均可。也可以利用其他的检查方法的一部分进行评定。通常让患者复制某种图形等。一般可采用以下检查。

(1)拼图,完成图形:韦氏智力检查的动作性检查、立方体图形组合。

(2)立体模型组合:选择适宜的立体模型。

(3)用火柴棒组合图形:让患者用火柴棒完成所要求的图形组合。

(4)模仿几何图形:平面图形、透视图形。

(5)自发绘画:如画房子、人物、钟表等。

(6)写字:如自发写物体的名字、听写、照着写。

3.病灶区域

结构障碍单发的较少,多和其他的症状合并出现。如左半球障碍常并有失语症(特别是完全性失语、感觉性失语、健忘性失语较多)和格斯特曼综合征(手指失认,左右失认,失算,失写)等,右半球病变多伴有视空间失认等。病变部位左右都是在顶叶,特别是与顶叶下部关系密切。

4.康复训练

可以让患者进行图表对拼、完成图形的组合等。

(七)穿衣失用的康复评定

1.概念

穿衣失用是指日常的自主性穿衣动作能力丧失。由于对衣服的上、下、表、里、左、右等和自己身体的关系发生混乱,不能将衣服穿在身上。

穿衣失用是穿衣的一系列动作行为的异常和障碍。从定义来看应归到意念性失用的范围。但从衣服这一客观实体和自己身体的复杂的空间关系的掌握障碍是穿衣失用的重要发病机制这一点看,还与传统的意念性失用有所不同。

要强调的是,半侧空间失认和半身忽视引起的只有一侧穿衣障碍的现象也叫穿衣失用,但这并不是失用,穿衣失用必须是双侧性的穿衣障碍。

2.病灶区域

为患者左右半球顶叶的损害。此症少见,故临床上很难看到典型的病例。

3.评定方法

评定方法非常简单,可以从 ADL 训练中发现,也可以让其穿衣操作或让其给布娃娃穿衣服,在其穿衣的过程中就可以观察到患者的穿衣情况。如果只有一侧不能穿衣而另一侧正常,提示可能与半侧忽视有关,要做这方面的进一步的检查,找出失用的真正原因。

4.康复训练

穿衣失用训练主要由作业治疗师和护士及家属的相互配合、共同指导来进行。训练可以按以下的顺序逐步进行。

(1)建立一个容易让患者本人识别衬衫袖子左右关系的场景,将衬衫平铺于床面,尽量展平,让患者能够更容易地判断、确认衣服的左右、前后、表里等各个部位。

(2)让患者先穿麻痹侧的袖子,并拉到肩部。这是因为患者往往伴有感觉障碍,不容易觉察到患侧袖子的状态,在穿健侧袖子时,患侧手容易从袖中脱出,所以应将患侧袖子控制到肩部。

(3)在保持衣服不掉的情况下,将健侧手穿入袖中。

(4)系纽扣时,要对着镜子,边看边系,注意不要上下错位。

(5)如果出现错误,要让患者重新再来。否则在错误的状态下,继续进行反复的更衣动作,只会使患者变得更糊涂,故应脱掉重新开始。

我们在利用以上方法进行穿衣训练时,可以写一个步骤说明图,即首先将套头衫展开放在床上,确认袖子、领子、上下、左右、前后等,然后按先患侧再健侧的顺序穿袖子,最后套头。使其养成看图的习惯,逐渐形成自己的穿衣习惯。可以根据衣服种类(T 恤衫、开身衬衫)的难易程度进行训练,也可以在衣服上做记号等,以促进其对患侧手的认知能力,对改善此症状有促进作用。

(八)口颜面失用的康复评定

1.概念

口颜面失用是指不能按言语命令和指令进行模仿口面部的习惯性动作的状态。如伸舌、弹舌、咳嗽、鼓腮、眨眼、吹口哨等动作,但在无意识的情况下,却能出现这些动作,如吃饭时舌头确能伸出口外等。

2.病灶区域

病灶多限于左大脑半球的岛叶的前部,额叶的后下部,多与 Broca 失语同时存在。

3.康复训练

可以通过指令让其做口颜面动作、复述等进行训练。训练也可以利用镜子进行有目的的面部动作的模仿练习。

(王金峰)

第二节 脑 卒 中

脑卒中是一组急性脑血管病的总称,包括缺血性的脑血栓形成、脑栓塞、腔隙性脑梗死和脑出血和蛛网膜下腔出血。其常见的病因为高血压、动脉硬化、心脏病、血液成分及血流动力学改变、先天性血管病等。脑卒中是我国的多发病,死亡率和致残率高。幸存者中 70%～80% 残留有不同程度的残疾,近一半患者生活不能自理,为此,开展脑卒中康复,改善患者的功能,提高其生活自理能力和生活质量,使其最大限度地回归社会具有重要的意义。虽然不同类型的脑卒中患者的临床特点、药物治疗等有所不同,但针对其各种障碍所进行的康复治疗措施大致相同,故通常把这些急性脑血管病的康复统称为脑卒中康复。

一、主要障碍

脑卒中患者可出现各种各样的障碍,包括以下几种。

(一)身体功能和结构方面

1.脑卒中直接引起的障碍

运动障碍(如瘫痪、不随意运动、肌张力异常、协调运动异常、平衡功能障碍等);感觉障碍;言语障碍(失语症及构音障碍);失认症和失用症;智力和精神障碍;二便障碍,吞咽功能障碍,偏盲及意识障碍等。

2.病后处理不当而继发的障碍

废用综合征是患者较长时间卧床、活动量不足引起的。如局部活动减少引起的褥疮、肺部感染、关节挛缩、肌肉萎缩、肌力及肌耐力下降、骨质疏松、深静脉血栓等;全身活动减少引起的心肺功能下降,易疲劳,食欲减退及便秘等;卧位低重心引起的直立性低血压、血液浓缩等;感觉运动刺激不足引起的智力下降、反应迟钝、自主神经不稳定、平衡及协调功能下降等。

误用及过用综合征是病后治疗或自主活动方法不当引起的。如肌肉及韧带损伤、骨折、异位骨化、肩痛及髋关节痛、肩关节半脱位、肩手综合征、膝过伸、痉挛加重、异常痉挛模式加重(优势肌和非优势肌的肌张力不平衡加剧)、异常步态及足内翻加重与习惯化等。

3.伴发障碍

营养不良、伴发病(如肌肉骨关节疾病、心肺疾病等)引起的障碍。

(二)活动能力方面

因存在上述功能障碍,患者多不同程度地丧失了生活自理、交流等能力。

(三)社会参与方面

因存在上述障碍,限制或阻碍了患者参与家庭和社会活动,降低了生活质量。

二、康复评定

脑卒中康复评定的目的是确定患者的障碍类型及程度,以便拟定治疗目标、治疗方案,确定治疗效果及进行预后预测等。脑卒中急性期和恢复早期患者病情变化较快,评定次数应适当增加,恢复后期可适当减少。全面评定之间应视情况多次进行简便的针对性单项评定。

(一)功能评定

瘫痪评定常采用 Brunnstrom 评测法及 Fugl-Meyer 评测法,肌张力评定多采用改良的 Ashworth 评定法。失语症评定可采用波士顿诊断性失语检查(Boston diagnostic aphasia examination,BDAE)、西方失语成套测验(western aphasia battery,WAB)、汉语失语成套测验(aphasia battery of Chinese,ABC)。构音障碍评定可采用 Frenchay 构音障碍评定。吞咽障碍评定可采用饮水试验、咽唾液试验及视频荧光造影检查。失认症和失用症评定尚无成熟的成套测验方法,多采用单项评定,如 Albert 试验、线性二等分试验、空心十字试验等。意识障碍评定多采用 Glasgow

昏迷评分。智力评定常采用简易精神状态检查（mini mental status examination，MMSE）。

（二）活动能力评定

多采用 Barthel 指数（Barthel index of ADL）和功能独立性评定（unctional independence measure，FIM）。

（三）社会参与评定

可采用生活满意度或生活质量评定，如简明健康调查量表（SF-36）。

（四）影响康复和预后的因素评定

如伴发病、社会背景、环境及资源、脑卒中和冠心病危险因素等。

三、康复措施

脑卒中康复的目标是通过以运动疗法、作业疗法为主的综合措施，最大限度地促进功能障碍的恢复，防治失用和误用综合征，减轻后遗症；充分强化和发挥残余功能，通过代偿和使用辅助工具等，以争取患者达到生活自理；通过生活环境改造，精神心理再适应等使患者最大限度地回归家庭和社会。

（一）脑卒中康复医疗的原则

（1）脑卒中康复的适应证和禁忌证多是相对的。对于可以完全自然恢复的轻症患者（TIA 和 Rind）一般无须康复治疗，但高龄体弱者在卧床输液期间，有必要进行。些简单的预防性康复治疗（如关节被动活动），以防止出现失用性并发症。对于重度痴呆、植物状态等重症患者，即使强化康复治疗也难以取得什么效果，重点是加强护理，防治并发症。介于两者之间的情况才是康复治疗的适应证。一般认为病情过于严重或不稳定者（如意识障碍、严重的精神症状、病情进展期或生命体征尚未稳定等），或伴有严重合并症或并发症者（如严重感染、急性心肌梗死、重度失代偿性心功能不全、不稳定性心绞痛、急性肾功能不全等），由于不能耐受、配合康复治疗或有可能加重病情等，不宜进行主动性康复训练，但抗痉挛体位、体位变换和关节被动运动等预防性康复手段，只要不影响抢救，所有患者均可进行。一旦这些禁忌证稳定、得到控制或好转，则多又成为主动康复的适应证。

（2）康复医疗是一个从急性期至后遗症期的连续过程，既要注意急性期预防性康复，恢复期促进恢复的康复，又要注意后遗症期的维持和适应性康复。应该充分利用社区资源进行社区康复。

（3）由有经验的、多学科康复组实施康复以确保最佳的康复效果。采用标准化的评价方法和有效的评价工具。采取目标指向性治疗，在充分进行预后预测的基础上，由患者、家属和专业人员共同制订实用可行的家庭和社会复归目标。以证据为基础的干预应以功能目标为基础。

（4）由于脑卒中患者障碍的复杂性及单一治疗效果的局限性，应采用综合的治疗和刺激手段。治疗环境应尽可能与家庭及社区的环境相近。治疗小组成员之间应加强交流与协作，避免脱节与相互矛盾。康复过程由学习和适应构成，宜让患者反复练习难度分级的各种任务，以使其学会（重获）丧失的技能。患者要与环境相互适应，必要时采取适当的补偿策略。应及时纠正心理障碍，激发患者的康复欲望（动机）和康复训练的兴趣等。对患者和家属进行针对性的教育和培训，使家属积极参与康复计划。

（5）康复评价和干预应从急性期开始，一旦患者神志清楚、病情稳定，就应该开始主动性康复训练,以便尽可能地减少废用(包括健侧)。某些误用很难纠正,故早期正确的训练非常重要。应首先着眼于患侧的恢复性训练,防止习得性失用,不宜过早地应用代偿手段。康复训练要达到足够的量才能取得最佳效果,但宜从小量开始,在不引起或加重异常运动反应的前提下,逐渐增加活动量,可采取少量多次的方法,以免患者过度疲劳或引起危险。

(6)进行伴发病和危险因素的管理对确保康复效果和患者生存至关重要。

(二)急性期的康复治疗

急性期在此是指病情尚未稳定的时期。因严重合并症或并发症不能耐受主动康复训练者及因严重精神症状、意识障碍等不能配合康复训练者,康复处理基本同此期。此期应积极处理原发病和合并症,以便尽可能减少脑损伤并尽快地顺利过渡到下一个康复阶段;制订并实施脑卒中危险因素管理计划,预防脑卒中复发。本期康复的目的主要是预防失用性并发症。

(1)保持抗痉挛体位:其目的是预防或减轻以后易出现的痉挛模式。取仰卧位时,头枕枕头,不要有过伸、过屈和侧屈。患肩垫起防止肩后缩,患侧上肢伸展、稍外展,前臂旋后,拇指指向外方。患髋垫起以防止后缩,患腿股外侧垫枕头以防止大腿外旋。本体位是护理上最容易采取的体位,但容易引起紧张性迷路反射及紧张性颈反射所致的异常反射活动,为"应避免的体位"。"推荐体位"是侧卧位:取健侧侧卧位时,头用枕头支撑,不让向后扭转,躯干大致垂直,患侧肩胛带充分前伸,肩屈曲90°~130°,肘和腕伸展,上肢置于前面的枕头上;患侧髋、膝屈曲似踏出一步置于身体前面的枕头上,足不要悬空。取患侧侧卧位时,头部用枕头舒适地支撑,躯干稍后仰,后方垫枕头,避免患肩被直接压于身体下,患侧肩胛带充分前伸,肩屈曲90°~130°,患肘伸展,前臂旋后,手自然地呈背屈位;患髋伸展,膝关节轻度屈曲;健侧上肢置于体上或稍后方,健腿屈曲置于前面的枕头上,注意足底不放任何支撑物,手不握任何物品(图5-4)。

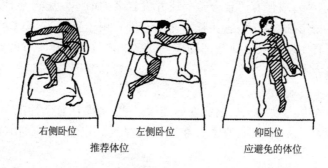

右侧卧位　左侧卧位　仰卧位
推荐体位　　　　　　应避免的体位

图5-4　抗痉挛体位

(2)体位变换:主要目的是预防褥疮和肺感染,另外由于仰卧位强化伸肌优势,健侧侧卧位强化患侧屈肌优势,患侧侧卧位强化患侧伸肌优势,不断变换体位可使肢体的伸屈肌张力达到平衡,预防痉挛模式出现。一般每60~120分钟变换体位一次。

(3)关节被动运动:主要是为了预防关节活动受限(挛缩),另外可能有促进肢体血液循环和增加感觉输入的作用。先从健侧开始,然后参照健侧关节活动范围进行患侧运动。一般按从肢体近端到肢体远端的顺序进行,动作要轻柔缓慢。重点进行肩关节外旋、外展和屈曲,肘关节伸展,腕和手指伸展,髋关节外展和伸展,膝关节伸展,足背屈和外翻。在急性期每天做两次,每次每个关节做3~5遍,以后视肌张力情况确定被动运动次数,肌张力越高被动关节运动次数应越多。较长时间卧床者尤其要注意做此项活动。

(4)饮食管理:有意识障碍和吞咽障碍者经口进食易发生吸入性肺炎,通常需靠静脉补充营养,如 3 天后仍不能安全足量地经口进食,可鼻饲营养。另外要加强口腔护理。

(5)二便管理:此期患者易出现尿潴留、失禁及便秘,必要时可予导尿,应用开塞露、缓泻剂等。注意预防尿路感染和褥疮。

(6)加强呼吸管理,防治呼吸系统并发症;预防静脉血栓、褥疮等。

(7)对家属进行脑卒中及其护理和康复知识的宣教和培训。

由于翻身和关节被动运动只能预防褥疮、肺炎和关节挛缩,并不能预防失用性肌萎缩等其他失用,也没有明显促进功能恢复的作用,所以要尽早地开始下一阶段的主动训练。

(三)恢复期的康复治疗

恢复期是指病情已稳定,功能开始恢复的时期。一般而言,患者意识清楚、生命体征稳定且无进行性加重表现后 1～2 天,就应该开始主动性康复训练。在不伴有意识障碍的轻症脑卒中,病后第 2 天就可在严密观察下开始主动训练,但开始活动量要小。由于蛛网膜下腔出血和脑栓塞近期再发的可能性大,在未行手术治疗的蛛网膜下腔出血患者,要观察 1 个月左右才谨慎地开始康复训练。在脑栓塞患者康复训练前如查明栓子来源并给予相应处理,应在向患者及家属交代有关事项后再开始训练比较稳妥。

主动性康复训练应遵循瘫痪恢复的规律,先从躯干、肩胛带和骨盆带开始,按坐位、站位和步行,以及肢体近端至远端的顺序进行。一般把多种训练在一天内交替进行,有所偏重。此期要应用各种偏瘫康复技术促进功能的恢复。关于患侧肢体训练,在软瘫期要设法促进肌张力和主动运动的出现;在出现明显痉挛后要降低痉挛,促进分离运动的恢复,改善运动的速度、精细程度和耐力等。要注意非瘫痪侧肌力维持和强化。

1.床上翻身训练

这是最基本的躯干功能训练之一。患者双手手指交叉在一起,患侧拇指在上,双上肢腕肘伸展("Bobath 握手",见图 5-5),先练习前方上举,并练习伸向侧方。在翻身时,交叉的双手伸向翻身侧,头和躯干翻转,至侧卧位,然后返回仰卧位,再向另一侧翻身。每天进行多次,必要时训练者给予帮助或利用床栏练习。注意翻身时头一定要先转向同侧。向患侧翻身较容易,很快就可独立完成。

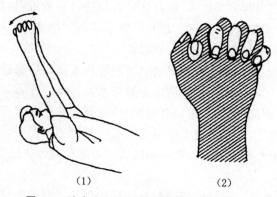

(1)　　　　　　(2)

图 5-5　脑卒中早期上肢训练 Bobath 握手

(1)健肢带动患肢作肩的屈伸和左右旋转,便于移动身体重心,进行体位转移和平衡训练;(2)双手十指交叉,病侧阴影部分拇指压在健侧拇指上方

2.桥式运动

目的是训练腰背肌群和伸髋的臀大肌,为站立做准备。患者取仰卧位,双腿屈曲,足踏床,慢慢地抬起臀部,维持一段时间后慢慢放下(双桥式运动);在患者能较容易地完成双桥式运动后,让患者悬空健腿,仅患腿屈曲,足踏床抬臀(单桥式运动),见图5-6。如能很好地完成本动作,那么就可有效地防止站位时因髋关节不能充分伸展而出现的臀部后突。训练早期多需训练者帮助固定下肢并叩打以刺激臀大肌收缩。

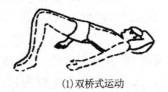
(1)双桥式运动

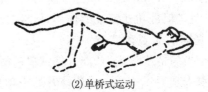
(2)单桥式运动

图 5-6　桥式运动

3.坐位训练

坐位是患者最容易完成的动作之一,也是预防直立性低血压、站立、行走和一些日常生活活动所必需的。在上述训练开始的同时就应进行。

由于老年人和较长时间卧床者易出现直立性低血压,故在首次取坐位时,不宜马上取直立(90°)坐位。可用起立平台或靠背架,依次取30°、45°、60°、80°坐位(或平台直立位),如前一种体位能坚持30分钟且无明显直立性低血压表现,可过渡到下一项,如已能取80°坐位30分钟,则以后取坐位和站位时可不考虑直立性低血压问题。理论上应避免床上半坐位,以免强化下肢伸肌优势。

坐位训练包括坐位平衡训练和耐力训练。在平衡训练的同时耐力也随之得以改善。进行坐位训练时,要求患者双足踏地或踏在支持台上,这对预防足内翻非常必要。另外,一定要在无支撑或无扶助下练习,否则难以取得好的效果。

静态平衡训练要求患者取无支撑下床边或椅子上静坐位,髋关节、膝关节和踝关节均屈曲90°,足踏地或支持台,双足分开约一脚宽,双手置于膝上。训练者协助患者调整躯干和头至中间位,当感到双手已不再用力时松开双手,此时患者可保持该位置数秒,然后慢慢地倒向一侧。随后训练者要求患者自己调整身体至原位,必要时给予帮助。静态坐位平衡在大多数患者很快就可完成,然后让患者双手手指交叉在一起,伸向前、后、左、右、上和下方并伴有重心相应地移动,此称为自动态坐位平衡训练。当患者在受到突然的推拉外力仍能保持平衡时(被动态平衡),就可认为已完成坐位平衡训练。此后坐位训练主要是耐力训练。在坐位训练的同时,要练习坐位和卧位的转换训练。从健侧坐起时,先向健侧翻身,健侧上肢屈曲置于身体下,双腿远端垂于床边后,头向患侧(上方)侧屈,健侧上肢支撑慢慢坐起。从患侧坐起时稍困难些,也要用健侧上肢支撑坐起,不过要求躯干有较大的旋转至半俯卧位。由坐位到卧位的动作相反。

4.站位训练

一般在进行自动态坐位平衡训练的同时开始站位训练。对一般情况较差、早期进行此训练有困难者,可先站起立平台;躯干功能较好、下肢功能较差者可用长下肢支具。也可利用部分减重支持装置进行站位平衡训练。

起立训练要求患者双足分开约一脚宽,双手手指交叉,上肢前伸,双腿均匀持重,慢慢站起。此时训练者坐在患者前面,用双膝支撑患者的患侧膝部,双手置于患者臀部两侧帮助患者重心前移,伸展髋关节并挺直躯干。坐下时动作相反。要注意防止仅用健腿支撑站起的现象。

静态站位平衡训练是在患者站起后,让患者松开双手,上肢垂于体侧,训练者逐渐除去支撑,让患者保持站位。注意站位时不能有膝过伸。患者能独自保持静态站位后,让患者重心逐渐移向患侧,训练患腿的持重能力。同时让患者双手交叉的上肢(或仅用健侧上肢)伸向各个方向,并伴随躯干(重心)相应地摆动,训练自动态站位平衡。如在受到突发外力的推拉时仍能保持平衡,说明已达到被动态站位平衡。患者可独立站立片刻后就可练习床椅转移。

5.步行训练

一般在患者达到自动态站位平衡、患腿持重达体重的一半以上,并可向前迈步时才开始步行训练。但由于老年人易出现废用综合征,有的患者靠静态站立持重改善缓慢,故某些患者步行训练可适当提早进行,必要时使用下肢支具。不过步行训练量早期要小,以不致使患者过度费力而出现足内翻和尖足畸形并加重全身痉挛为度。对多数患者而言,不宜过早地使用手杖,以免影响患侧训练。

在步行训练前,先练习双腿交替前后迈步和重心的转移。多数患者不必经过平行杠内步行训练期,可直接进行监视下或少许扶持下步行训练。步行训练早期常有膝过伸和膝打软(膝突然屈曲)现象,应进行针对性的膝控制训练。如出现患侧骨盆上提的划圈步态,说明膝屈曲和踝背屈差。在可独立步行后,进一步练习上下楼梯(健腿先上,患腿先下)、走直线、绕圈、跨越障碍、上下斜坡及实际生活环境下的实用步行训练。

近年提倡利用部分减重支持装置提早进行步行训练,认为在步行能力和行走速度恢复方面均有较好的效果。

6.作业治疗

一般在患者能取坐位姿势后开始。主要内容如下。①日常生活活动能力训练:如吃饭、个人卫生、穿衣、移动、洗澡及家务活动等,掌握一定的技巧,单手多可完成。必要时可应用生活辅助具,如粗柄勺子、带套圈的筷子、有吸盘固定且把手加长的指甲刀、穿袜器、四脚手杖和助行器等。从训练的角度出发,应尽量使用患手。②工艺活动:如用斜面磨砂板训练上肢粗大的运动,用编织、剪纸等训练两手的协同操作,用垒积木、书写、拧螺丝、拾小物品等训练患手的精细活动。经过一段时间的训练后,如预测瘫痪的利手恢复差,应开始利手转换训练。在患手达一定功能的慢性(发病6个月以上)脑卒中患者可试用强制性使用运动疗法,部分患者可取得明显效果。

7.物理治疗和针灸治疗

功能性电刺激、生物反馈及针灸治疗等对增加感觉输入、促进功能恢复与运动控制等有一定的作用。

8.对失语、构音障碍、认知功能障碍等也需进行针对性训练

结合患者情况应尽早实施出院计划。在患者出院前,可先回家住几天,以适应家庭环境,发现问题并给予相应的指导和训练。为使患者适应社会环境,出院前可带患者集体购物、参加社区活动等。

(四)后遗症期康复治疗

后遗症期是患者功能恢复已达平台期,但通过技巧学习、使用辅助器具及与环境相互适应等仍可有一定的能力恢复的时期。经积极训练一般在发病3～6个月进入后遗症期,对于早期活动少或较长时间卧床者,运动功能恢复可持续更长的时间。此期患者的运动耐力和日常生活活动能力仍可进一步提高。

在此期出院回家的患者,由于活动空间限制、家属照顾过多或无暇顾及、患者主动性差等原因,在老年人和移动能力较差者易出现功能和能力的退化,甚至造成卧床不起,故参照原先的训练进行维持性训练是非常必要的。即使那些经训练仍不能恢复步行者,也至少应每天练习翻身和坐位,甚至是被动的坐位,这种最低限度的活动可明显地减少褥疮、肺炎等并发症,减少护理工作量。相当一部分患者可通过上下楼梯、远距离步行等,使运动耐力不断提高,活动空间不断扩大,活动种类逐渐增多,生活质量得以提高。但要注意,所有的活动均要在安全的前提下进行,活动量也应逐渐增加,不可冒进。

对不能适应原来生活环境的患者,可进行必要的环境改造,如尽量住平房或楼房底层,去除门槛,台阶改为坡道或两侧安装扶手,厕所改为坐式并加扶手,地面不宜太滑或太粗糙,所有用品要方便取放和使用等。

患者要定期到医院或社区康复机构接受再评价和指导,并力争恢复一定的工作。

四、常见合并症与并发症的处理

(一)痉挛

痉挛是上运动神经元损伤后特征性表现,在偏瘫侧肌肉均有不同程度的痉挛,优势肌更明显。痉挛有两重性,其有限制关节运动,影响运动模式、运动速度、精细活动和日常生活活动能力,引起挛缩、关节畸形和疼痛不适,不利于清洁护理等不利影响;但在某些患者可能起到有利于循环、下肢支撑及保持某种姿势的作用。因降低痉挛不一定都有利于功能改善,有时甚至有害,故在进行治疗之前,首先应明确治疗的必要性和目的。可先用2%利多卡因进行肌肉浸润或神经阻滞,或进行局部缺血试验(在患侧肢体近端加一个能充气的血压计袖带,充气加压至收缩压以上,持续20～25分钟),待痉挛减轻或消失后10分钟内观察运动功能和日常生活能力有无改善,确定去除痉挛是否有利于功能与能力的改善。肌肉痉挛的处理主要有以下几个方面。

(1)去除加重痉挛的诱因:①伤害性刺激:尿道感染、褥疮、深静脉血栓、疼痛、膀胱过充盈、骨折、内生脚指甲等;②精神紧张因素(如焦虑、抑郁);③过度用力、疲劳等。

(2)运动疗法与物理疗法:姿势控制:它是利用中枢神经受损后得以活化的各种姿势反射(紧张性反射)来抑制某些肌群肌张力增加,如各种抗痉挛体位。其效果尚难确定。①肌牵张:任何使痉挛肌受到持续牵张的活动或姿势均可使相应的肌肉肌张力降低。不过其效果短暂,有无积累效果尚难肯定。牵拉可采取主动运动、被动运动、特定姿势及器具(起立平台、支架夹板等)。②冷疗等物理疗法:应用冰袋冷敷或把患肢置于冰水中25～30分钟,可以减轻痉挛,但效果短暂。热疗、水疗及震动也有一定的短暂降低肌痉挛的作用。③肌电生物反馈与功能性电刺激:效果尚不肯定。

(3)口服药物:丹曲林钠、地西泮(安定)、巴氯芬(力奥来素)等可用于脑卒中后痉挛的治疗,但效果不理想,不良反应大。

(4)局部用药物。①苯酚(石炭酸):石炭酸是一种神经崩解剂,贴近周围神经注射后能减少传递至肌肉的神经冲动,从而减轻痉挛。其疗效可持续数月至数年。不良反应有感觉迟钝、丧失及无力。多采用运动点阻滞。②A型肉毒杆菌毒素:A型肉毒杆菌毒素系肉毒杆菌产生的一种大分子蛋白毒素:把A型肉毒素直接注入靶肌肉后,其在肌肉内弥散,可迅速地与神经肌肉接头处的胆碱能突触前膜受体结合,不可逆地阻滞神经突触兴奋时的钙离子内流,使乙酰胆碱介质释放障碍,从而引起较持久的肌肉松弛。注射后数天起效,作用可持续 2～3 个月,可反复使用。一般采用多点肌肉浸润注射。先从小量开始,小肌肉2.5～100 U,大肌肉 20～200 U。通常每次剂量不超过 80～120 U,1 个月总剂量不超过 200～290 U,成人总量有人已用到 300～400 U。不良反应有局部疼痛和血肿等,但多半轻微而短暂。③酒精:用于已丧失功能且因痉挛严重而影响护理及清洁者。因可引起神经持久的损伤,很少采用。

(5)外科方法:主要用于非手术疗法无效的尖足内翻畸形的矫治,一般用于病后 2 年以上的患者。

(二)吞咽功能障碍

吞咽功能障碍是脑卒中常见的并发症之一,其发生率高达60.4%,可造成水和其他营养成分摄入不足,易出现咽下性肺炎,甚至窒息,即使为轻度,对饮食生活的乐趣、发音清晰的交流等也有不利影响。吞咽功能障碍主要见于延髓性麻痹和假性延髓性麻痹,单侧皮质脑干束受损者也可出现一过性的吞咽功能障碍。

正常的吞咽过程可分为三期。口腔期(由口腔至咽入口处)为随意运动;咽期(由口咽到食管入口处)为反射运动;食管期(由食管入口至胃)为蠕动运动。脑卒中患者为口腔期和咽期障碍。因口唇、颊肌、咀嚼肌、舌及软腭等麻痹,食物从口唇流出,不能被充分咀嚼和搅拌,不能保存在固有口腔并形成食团,舌不能充分上举,口腔内压不能充分升高,食团向咽部移动困难,食管入口处诸肌运动障碍,造成入口开大不全等阻碍食物进入食管。咽反射差、软腭上抬和喉头上抬不良等导致食物逆流入鼻腔或误入气管。

对疑有吞咽障碍者重点检查三叉神经、面神经、舌咽神经、迷走神经及舌下神经有无障碍。在临床上可通过饮水试验和咽唾沫试验进行简单筛选。因 30%～40% 的吞咽障碍患者无呛咳,故必要时可行视频荧光造影检查。

在意识障碍者,先采用非经口摄取营养的方法,同时预防颈部的伸展位挛缩。一旦意识清楚且病情稳定,能服从指示,可进行相应的检查,判断有无吞咽功能障碍。吞咽功能障碍的处理主要有以下几个方面。

1.间接的吞咽训练

患者意识清楚,可取坐位者,即可开始本训练。

(1)基础训练:口腔颜面肌及颈部屈肌的肌力强化,颈部及下颌关节活动度训练,改善运动及降低全身肌肉痉挛的训练。

(2)改善咽反射的训练:用冷冻的湿棉签等反复刺激软腭及咽后壁。

(3)闭锁声门练习:患者双手压在桌子上或墙壁上的同时,训练大声发"啊"。训练随意地闭合声带,可有效地防止误咽。

(4)声门上吞咽:包括让患者充分吸气、憋住、咽唾液,其后呼气,最后咳嗽等一连串训练。这是利用停止呼吸时声门闭锁的原理,最后咳嗽是为了排出喉头周围残存的食物。适用于咽下过程中引起误咽的患者。

2.进食训练

一般在患者神志清楚、病情稳定、有咽反射,并可随意充分地咳嗽后就可练习进食。

(1)进食的体位:躯干后倾位误咽少,程度轻,故刚开始练习进食时,以躯干后倾轻度颈前屈位进食为好。在偏瘫者,健侧在下的侧卧位,颈部稍前屈易引起咽反射,多可减少误咽。另外,颈部向患侧旋转可减少梨状隐窝残留食物。

（2）阶段性进食训练：选择训练用食物要考虑到食物形态、黏度、表面光滑度、湿度、流动性、需咀嚼程度、营养成分含量及患者的喜好等。液状食物易于在口腔移动，但对咽刺激弱，易出现误咽；固态食物需充分咀嚼、搅拌，不易移至咽部，易加重口腔期障碍，但易于刺激咽反射，误咽少。既容易在口腔内移动又不易出现误咽的是均质胶冻状样或糊状食物，如蛋羹、面糊、果冻等。一般选用上述种类的食物进行训练，逐渐过渡到普食和水。

一口进食量以 1 小汤匙为宜，进食速度不宜过快，每进食一小食团后，要反复吞咽数次，应注意酸性和含脂肪多的食物吸入易发生肺炎。

应定时进行口腔护理，防止食物残渣存留，保持口腔卫生。误咽唾液也是常见的吸入性肺炎的原因。为防止食管反流误吸，在餐后应保持数十分钟坐位。吞咽功能障碍者摄入不足，早期易出现水、电解质紊乱，以后逐渐出现低蛋白等营养不良表现，应密切观察患者的营养状况。对摄入不足者应通过鼻饲等补充。

吞咽功能障碍经 1 个月左右的训练，90%以上可经口进普食。肺部感染和窒息是其常见的死亡原因。

3.低频脉冲电治疗

低频脉冲电治疗有助于维持或增强吞咽相关肌肉的肌力，改善吞咽功能。

（三）肩关节半脱位

肩关节半脱位在上肢呈弛缓性瘫痪时发生率很高，如在卒中患者中发生率为 23%~60%，而我们统计约为 78.3%，高于国外报道，这与我国有许多患者未进行早期康复有关。

1.特征表现

（1）肩胛带下降，肩关节腔向下倾斜，严重时在肩峰与上肢肱骨之间可出现凹陷，轻者可用触诊方法触及凹陷。

（2）肩胛骨下角的位置比健侧低。

（3）病侧呈翼状肩。

2.病因

（1）解剖结构的不稳定性：由于肩关节的解剖结构特点决定其不稳定性。

（2）肩关节固定机构起不到固定作用：上述的肌肉群被称为"肩关节的固定机构"。该固定机构把肱骨头保持在肩关节腔内，维持肩关节正常功能，保持上肢和手功能的完整性。此外关节囊上部和鹰嘴肱韧带的紧张，使上肢处于内收位，起到防止向下方脱位的作用。当冈上肌、冈下肌、三角肌后部纤维支配的中枢或周围神经损害引起肌力低下和无力时，使原有固定机制失效，不能起到加固关节囊的作用，关节囊的紧张性也随之消失，不可避免地使肱骨头从肩关节腔内自由脱出，形成半脱位。也与有关的固定肌肉群反射或主动活动的能力丧失有关。

（3）肩胛带周围肌肉的张力不均衡：肩胛带张力丧失或提肩胛肌主动活动丧失，另一方面颈区增高的神经张力上提了锁骨和肩胛骨，而软瘫的躯干肌不能从下面对抗肩胛带的上提，这些因素更诱发了肩关节半脱位。

（4）病侧上肢自身重力牵拉：当患者坐起或站立时，上肢呈与地面垂直位，病侧上肢的自身重量有向下牵拉的作用，诱发上肢从肩关节腔内脱出，形成肩关节半脱位。

3.防治

（1）肩关节半脱位的预防：当患者上肢处于弛缓性瘫痪时，保持肩胛骨的正确位置是早期预防肩关节半脱位的重要措施。①在卧位时，应采取病侧侧卧位，使病侧上肢能负荷体重。在平卧位应在肩后部垫枕头,使肩关节向前突出。②在坐位时,如病侧上肢肌张力低,可因本身肢体重力牵拉使肱骨头脱出。为此应把病侧上肢的前臂放置在胸前的平板上,平板可起到托起病侧上肢的作用,同时嘱患者每天多次用健侧手把病侧上肢上举过头,持续几分钟,坐在轮椅上也应按上述方法执行。③在立位时,应用健侧手把病侧上肢托起来,也可用三角巾吊带支持病侧上肢,起到固定作用。

关于三角巾吊带的预防作用,有些学者提出异议,认为三角巾吊带对病侧上肢会带来不良影响。主要不良影响有以下几个方面:①易使病侧失认,与来自全身运动功能的分离。②如病侧上肢处于屈肌痉挛模式时,屈肌痉挛模式可被强化。③当变换方向,从椅子上站起来,为达到平衡,或者用上肢的另一手操作达到稳定时,妨碍使用病侧上肢来保持姿势及支持。④在步行时,妨碍病侧上肢的摆动及来自病侧上肢的刺激引导。⑤因固定静止不动,妨碍静脉及淋巴回流及局部循环受压。

根据我们实际体会认为,当病侧上肢,特别是肩部周围肌张力很低的情况下,用三角巾可起到辅助预防的作用,减少脱位程度,比不用的好。因为一旦形成脱位,要复位是艰难的。当病侧上肢肩部周围肌张力增高,出现屈肌共同运动模式时,不宜再用三角巾吊带固定,否则会带来上述的不良影响。

(2)肩关节半脱位的治疗:治疗可从以下几个方面进行。①矫正肩胛骨位置,按照肱骨头在肩关节腔内位置进行纠正,恢复肩部的固定机制。如治疗师协助患者把病侧上肢垂直上举过头,使肩关节承重病侧上肢重量,可促进肩关节固定机制的恢复,有助于肩胛骨恢复到正常位置。又可让患者处于坐位,病侧上肢伸展,病侧手指、腕伸展放在病侧边另一椅子上,然后让患者向病侧倾斜,使病侧上肢承重上半身体重,又保证肩胛骨正确位置排列,恢复固定机制。②刺激肩关节周围稳定肌的活动和张力。通过逐步递加强度刺激,直接促进与肩关节固定有关的肌群的活动。治疗师一手把患者的病侧上肢伸展前伸,另一手快速把肱骨头向上提,诱发牵张反射,提高三角肌、冈上肌的肌张力及活动性。另外,治疗师可用手握患者病侧上肢手,让病侧上肢伸展向前上举与水平呈 45°,此时,治疗师用抓握患者病侧上肢手的手向患者施加压力,沿肩关节方向做快速、反复的挤压,并使患侧肩部不向后退,同时与治疗师的推力相对抗。也可使患肩保持前伸上举位置,治疗师用另一手从近端到远端快速按摩患者的患侧上肢处于伸展位的冈上肌、肱二头肌、三角肌,这手法可刺激这些肌肉的活动及张力。③直接刺激肩关节周围肌肉,降低肩胛带周围不利的神经系统张力,恢复其主动的肌肉控制。例如,治疗师用一只手帮助患者反复侧屈颈部的同时,可用另一只手臂固定患侧肩部,防止患肩发生任何形式的代偿运动。治疗师的手放在患侧肩上,保持肩胛带向下,用手掌保持其肩胛骨不成为翼状,前臂紧贴患侧胸壁以稳定其胸廓和上部躯干。当治疗师帮助患者保持正确的肩胛带姿势并保持肋骨向下、向中线时,肩关节半脱位会立即完全消失。

在不损伤肩关节及周围组织的条件下,做被动无痛性全关节的肩关节活动。如患者用健手帮助病侧上肢伸展上举及治疗师帮助病侧上肢伸展作肩的外展、外旋。

(四)肩痛

通常发生在脑卒中后的早期,61%的患者偏瘫后发生肩痛,其中 2/3 在卒中后 4 周内出现肩痛,其余的在随后 2 个月内发生。疼痛给康复带来不良影响,诱发患者产生情绪障碍及心理障碍。

1.病因

根据文献报告肩痛的原因有以下几方面:①中枢神经损害的疾病;②痉挛;③失用及误用综合征;④肩关节挛缩;⑤肩手综合征;⑥肩关节半脱位;⑦异位骨化;⑧骨质疏松。

2.发生机制

肩痛的发生与肩关节特有的解剖结构有关。肩关节是由7个关节组成,各关节的相互协调、共同运动才能保证肩关节的无痛运动。肩胛骨、肱骨的各部分的协调一致,才能使上肢完全上举成为可能。当一个人正常站立,上肢处于体侧时,肩胛骨和肱骨均处于0°位置。当上肢伸展外展90°时,肩关节的运动和肩胛骨的外旋之比为2∶1。也就是说肩关节运动60°,肩胛骨外旋30°。当上肢上举达180°屈曲时,肱盂关节运动120°,而肩胛骨外旋60°。这样,在正常肌张力下,伸展不受影响,这是一种平滑的、步调一致的模式运动。如肩胛骨外旋改变了肩关节腔的解剖排列,外旋就受限,也不能使伸展完全上举或外展。

肱骨外旋、肱骨大结节能通过肩峰突起的后方,是保证上肢完全外展的必要条件。当上肢在内旋状态时,肱骨大结节被喙肩弓阻挡,就使60°以上的外展受限。因此,为使大结节能自由地通过喙肩韧带下面,在肩关节腔内肱骨头顺利地向下运动,肱骨必须呈外旋状态。

一旦肩关节一部分或全部的结构,因异常的低肌张力或肌张力不平衡而发生紊乱,会产生肩关节疼痛,像上肢的痉挛屈曲、肩胛骨的下降、后退和肱骨的内旋,均是发生紊乱的条件,如存在这种紊乱条件,无论是主动的还是被动的上肢外展上举时,肩峰突起与肱骨头之间的组织受到两个坚硬骨头的机械性挤压就会引起疼痛。

近来,Alexander 发现二头肌长头,肩关节的旋转袖套对肩的盂肱关节的垂直起到稳定性作用,二头肌长头肌腱的作用在于对盂肱关节窝内的中央的长头可减少垂直的移位,所以当发生移位或冈上肌插入旋转袖套内,就可破坏盂肱关节稳定性。按 Cailliet 的理论,当关节和肌腱被向下牵拉时,就可产生肩关节损伤和疼痛。肩部被撞击易损伤冈上肌腱结构,也是诱发肩痛的原因。而且,晚期的肩痛中30%~40%被发现是肩关节的旋转袖套被撕裂引起的。

此外,在肩关节部分或全部结构紊乱状态下,频繁地做不正确的肩关节活动,可诱发疼痛出现,最常见的有下列几种。

(1)在肩胛骨未处于必要位置,肱骨外旋的状态下,握上肢远端上提的被动肩关节活动就可能诱发肩痛。正确的,应一手托起肱骨头,使肱骨处于外旋状态下上提可避免疼痛产生。

(2)在协助患者从床上转移到轮椅上,抓握患者的病侧上肢牵拉,患者移动时不能支持患者躯干重量,使患者的肩关节强制外展,引起肩关节损伤,产生疼痛。又如在协助步行训练时,把患者病侧手放在治疗师肩上,面对面行走,此时,一旦产生不平衡或突然运动,使病侧上肢突然强力外展,造成肱骨头挤压肩峰,诱发疼痛。

(3)治疗师在协助患者坐位转移时,用两手放在患者的腋窝下面用力上拔,这时由于体重,使丧失保护反应的病侧肩发生强制性外展,产生疼痛。

(4)用滑轮作病侧上肢关节活动范围训练,由于处于内旋位的上肢上举,强制性损伤自己的肩。

3.临床表现

40%的患者在早期否认自己有肩痛,但是临床检查发现有疼痛存在,即在肱二头肌头部有触痛,冈上肌有触痛。这说明早期肩痛是隐匿性的,所以简单地听患者主诉是不够的,必须对患者作早期检查,早期发现和早期治疗。实际上,肩痛在原发病后就可出现。有的主诉是一般安静时不痛，上举时出现，肩部活动后加重，夜间频发。病侧上肢有下垂沉重感，上举前伸平均在100°，侧方平均在70°～100°时发生疼痛，撞击征阳性。鹰嘴突和结节间有凹陷、压痛，被动运动外旋受限制，疼痛从肩部可放射到上肢。

4.预防

如果能避免引起疼痛的因素，就可以防止肩痛的发生。

早期即进行扩大肩关节活动范围训练，确保正常活动范围，避免易挛缩的肢位。

在做被动肩关节活动时，要用正确的手法，避免因错误的手法引起疼痛。做上肢被动运动时，必须先做肩胛骨的活动，然后做上肢远端活动，这时务必使肩胛骨持续维持在前上方向。

一旦被动时有疼痛产生，应立即停止，避免损伤组织。

5.治疗

治疗包括药物治疗、物理治疗及运动治疗等。

(1)药物治疗：可选择一些镇痛剂口服，如扶他林、阿司匹林、吲哚美辛等，也可局部用镇痛剂外涂。

局部封闭治疗：1%普鲁卡因1 mL，加上氢化可的松5 mL，局部痛点注射。

局部麻醉治疗：有学者报道在肩峰下腔内局部麻醉有效率可达到50%，具体方法：①10 mL的针管，0.8 mm×(40～50)mm的针头一个，0.5%普鲁卡因8～10 mL。②治疗师在患者的身后，患者取坐位，上肢保持内旋，超过腰部。③助手的大拇指固定患者的肩峰后角上，指示固定肩峰。④治疗师持针在后角下刺入，斜向肩峰喙突方向推进，经过三角肌，冈下肌和关节内直到针头触到关节软骨停止向前，推入药物。此方法好处是无血管和神经损伤，比较安全。

(2)物理治疗：局部作温热治疗，如红外线、微波、超短波以及局部离子透入，均有一定效果。

(3)运动疗法：如上所述肩痛是由于肩关节结构紊乱以及不正确的运动所致，那么用正确的运动手法来纠正关节腔内紊乱的结构是最主要的方法。

疼痛早期处理：当疼痛很轻，仍应在无痛范围内做肩关节被动活动，但必须在做活动前，先做躯干回旋运动，抑制痉挛。鼓励患者用自己健侧上肢带动病侧上肢活动，这很重要。药物患者一旦有肩痛，就采取屈曲姿势，使肩固定，限制活动，屈肌张力更进一步增高，肩胛骨下降、后退更为明显，肩关节固定于内旋。如果这种"疼痛-不动-固定"的恶性循环不中断，只要2～3天，疼痛范围就会扩大，症状加重。另外要注意的是防止发生反复损伤肩关节，也就是在协助患者转移、穿衣、步行时，必须用正确的方法。在卧床时，应采取病侧在下的卧位，使肩充分向前。

严重肩痛的处理：必须根据疼痛严重程度，制订不同方法。尊重患者愿望，建立起相互信任、合作的关系。告诉患者不做运动治疗会带来更严重后果，清除患者的恐惧心理。同时进行其他训练，如平衡、行走、上下楼梯等，让患者看到运动疗法的确切效果。①床上姿势：有肩痛及肩固定的患者应采取病侧卧位，但必须从仰卧位逐步过渡到完全侧卧位。开始是1/4侧卧位，持续时间约15分钟，或直至有疼痛时恢复仰卧位或健侧卧位。病侧卧位持续时间逐步延长，在几天后达到完全病侧卧位。②患者取坐位，治疗师坐在患者的病侧旁，用一手放在病侧上肢腋下，指示患者把躯干重心向另一侧方向移动，当患者重心移动时，用在腋下的手提升肩胛带，反复、有节奏地做这一运动，每次运动范围要大于前一次。躯干伸展可抑制阻碍肩关节自由活动的痉挛，也可以由患者把自己病侧手平放在病侧的旁边的平台上，然后让患者把体重移向病侧上肢上，治疗师帮助患者的肘部伸直，这也可取得效果。③擦桌子运动：患者两手交叉抓握，病侧手大拇指在上，桌面上放一毛巾，交叉双手放在毛巾上，把毛巾向前推，起到躯干的运动带动肩关节运动的效果。

④抑制肩胛骨突前运动时过度紧张法：患者平卧，病侧下肢屈膝位，倒向健侧，治疗师来回摆动患者的骨盆。由于病侧躯干来回有节律地摇动，可使病侧全部痉挛降低。接着，治疗师在病侧上肢肘关节伸直的状态下，把病侧上肢上举到无不舒服的位置，同时继续转动患者的骨盆，这时患者会感到肩关节周围肌肉松弛。⑤患者坐在椅子上，两手交叉抓握，放在前面的大球上，身体前倾推动大球离开双膝，然后再躯干向后，这样髋关节屈曲的运动，同时带动肩关节向上举的运动。由于两手放在大球上得到了支撑，因此一般不会引起肩痛，患者可控制大球向前移动的距离、移动的数量。⑥上肢自动运动：在正确的方法的指导下，患者用健侧手抓握病侧手上举上肢，带动肩部运动。正确的方法是在治疗师帮助下，学习把病侧上肢向前，保证肩胛骨突前及肘关节处在伸直位的条件下尽可能上举病侧上肢。最初患者可能仅上举几厘米，但是在正确方法指导下坚持做下去，每天做几次，肩痛就会逐步消失。如果方法不正确，不仅起不到治疗作用，反而会加重肩痛。如在病侧上肢屈曲状态上举，病侧肩后退情况下上举均会加重肩痛。

（五）肩手综合征

肩手综合征常见于中枢性上运动神经瘫痪的患者中，如卒中、脑外伤等，特别是在卒中患者更为常见，发生率在 5％～32％，其中约 74.1％发生在发病后 1～3 个月，最早在发病后第 3 天，迟至 6 个月后发生。

所谓肩手综合征是指在原发病恢复期间病侧上肢的手突然出现水肿、疼痛及病侧肩疼痛，使手的运动功能受限制。严重的是可引起手及手指变形，手功能完全丧失。因此，应对肩手综合征给予足够的重视，及早治疗。

1.病因及发生机制

尽管有不少关于肩手综合征的病因及机制的报告，但至今尚未得到令人信服的证明及假设。把其原因归属于肢体瘫痪及肢位不当，似乎过于简单。因为大多数患者并不出现肩手综合征。例如，有的患者经治疗后，肩手综合征症状缓解，但其肢体瘫痪、不良肢位仍然存在，但肩手综合征的早期症状不再复发。

尽管如此，患者的一些特有的因素是具有诱发作用的，就是长时间的一些特有的因素，如病侧上肢不活动及不良肢位。许多患者的关节活动范围无限制，也无疼痛，但突然地发生肩手综合征，这支持上述的假设。从理论上假设，机械作用可直接诱发水肿，继发性外伤也可诱发水肿，肌无力而失去泵作用，使水肿不能清除。总之水肿、疼痛、关节活动范围受限，交感神经累及，造成一个恶性循环，也就是说引起水肿的原因是多样的，它们均可能发展成为肩手综合征。

（1）长时间的腕关节强制性掌屈：患者长期卧床，病侧上肢位于躯干侧，因不注意，使病侧手的腕关节长时间处于强制性的掌屈位或在坐位时也处于同样状态。

试验证明，在强制性的腕掌屈时，手的静脉循环受到阻断。当腕关节处于中间位时，把造影剂注入手静脉内，在 X 线下观察造影剂流动状态是回流通畅，当被试验者的手掌屈时，就可见到造影剂流动不畅，如在肩下降、上肢内收肌群张力增加、痉挛明显的偏瘫患者，进一步压迫腕关节，使造影剂的回流更受阻。因此，妨碍静脉循环的腕关节屈曲机制也许是发生肩手综合征的最基本原因。

当考虑患者有肩手综合征的进程时，上述这个试验具有实际意义。

以下是发生肩手综合征的几个具体问题：①为什么大多数患者的肩手综合征发生在病后的 1～3 个月期间？因为此期间的患者难以得到在急性期那样的护理及监视。因而患者的病手在相当长的时间中处于强制性的掌屈位，没有及时发现并得到纠正。②当上肢肌张力相对较低时，已存在病侧腕关节及肩关节屈曲,而腕关节的伸肌群也存在张力低下,对腕关节屈曲起不到对抗作用,以保持正常位置。③一些患者存在着忽视症,忽视病侧上肢的存在,而不注意不良肢位的存在。实际上,深感觉障碍的存在,也可使患者感觉不到不良肢位的存在。④为什么肩手综合征的早期水肿在手背占优势?这与解剖上手的静脉及淋巴管几乎都在手背有关。⑤肩手综合征的水肿是非常局限,且都终止在腕关节近端,这是因为无论昼夜,患者腕关节始终处于一定程度的掌屈,特别是当没有对这不正确的姿势给予纠正及监视,腕关节掌屈会越来越重。

(2)过度腕关节伸展:这可产生炎症样的水肿及疼痛。在康复治疗中,有时治疗师无意识超越患者关节活动范围的过度的强制性活动,使关节及周围组织损伤。例如治疗师把患者的病侧手放在躯体旁的治疗台上,把肘关节伸展,体重移向病侧上肢时,易使腕关节过度背屈。这种情况下,频繁地无节制训练,就超越了该病手的正常背屈的关节活动范围,造成水肿。这多数发生在较晚的时期,且多数是早期即开始过度康复的患者。

(3)长时间病侧手背静脉输液:在患者的急性期需输液时,不少护士喜欢在患者病侧手背上静脉输液,如长时间反复,易诱发手背水肿。

(4)病侧手外伤:一些患者可因各种原因引起病侧手的外伤,如跌倒、灼伤。

上述的各因素都是外在因素,不能完全阐明机制,为此有学者提出颈交感神经受刺激的学说,认为中枢神经急剧发生改变,刺激交感神经,强化了从病变到颈髓的向心性冲动,在脊髓颈段后角内形成病理性反射环路。

2.临床表现

肩手综合征的临床表现可分3期。

第一期:患者的病侧手突然水肿,且很快使运动范围明显受限制。水肿主要出现在病侧手的背部,包括掌指关节、拇指及其他四指。皮肤失去皱褶,特别是指节、近端、远端的指间关节,水肿触及有柔软感和膨胀感,且常终止于腕关节及近端。手肌腱被掩盖而看不出。手的颜色发生改变,呈橘红或紫色,特别是当手处于下垂状态时。水肿表面有微热及潮湿感。指甲逐步发生变化,与健手相比,表现为苍白、不透明。同时伴病侧上肢肩及腕关节疼痛,关节活动范围受限制,特别是前臂被动外旋、腕关节背屈更为显著。如做超过腕关节可活动范围的被动屈曲时,患者有明显疼痛感,甚至在作病侧上肢负荷体重的治疗时也可引起。指间关节明显受限,突出的指骨因水肿而完全看不出。手指外展炎症受限,使健侧手指难以插入病侧手指间,使两手相互交叉抓握非常困难,近端的指间关节发硬,因此仅能作稍稍屈曲,不能完全伸展。若被动屈曲该关节,患者有疼痛感,而远端指间关节可伸展,但屈曲几乎不能。如果该关节轻度屈曲有些发硬,任何企图被动屈曲,就会产生疼痛及受限。

第一期持续3~6个月,20%是两侧性的,这期如出现症状立即开始治疗,常可控制其发展,且自然治愈。如不及时治疗就很快转入第二期。

第二期:手的症状更为明显,手及手指有明显的难以忍受的压痛加重,肩痛及运动障碍和手的水肿减轻,血管运动性变化,如皮肤温度增高、发红几乎每一患者均残存。病侧手皮肤、肌肉明显萎缩,常可出现类似 Dupuytren 挛缩的手掌肌腱肥厚和手掌呈爪形,手指挛缩。X 线可见病侧手骨质疏松样变化。肉眼可看到在腕骨间区域的背侧中央及掌骨和腕骨结合部出现坚硬隆起。

第二期平均持续3~6个月,预后不良,为了把障碍减少到最低程度,积极治疗是必需的。

第三期:水肿完全消失,疼痛也完全消失,但未经治疗的手的活动能力永久丧失,形成固定的有特征性畸形手。腕屈曲偏向尺侧,背屈受限制,掌骨背侧隆起固定无水肿;前臂外旋受限,拇指和示指间部分萎缩,无弹性,远端及近端的指间关节固定于轻度屈曲位,即使能屈曲,也是在很小程度范围内,手掌呈扁平,拇指和小指显著萎缩,压痛及血管运动性变化也消失。

第三期是不可逆的终末阶段,病侧手成为完全失用,成为终身残疾。

3.预防

肩手综合征的预防,首先应尽可能地避免产生水肿的因素,应注意以下几点。

在床上及轮椅上必须保持正确的姿势,特别是病侧上肢的位置。如果患者尚不能保持自己的病侧腕关节不处于完全掌屈位时,应让患者坐轮椅,把病侧手放在胸前的搁板上,直到患者能充分进行照料自己病侧上肢为止。这可以预防水肿的发生。

在病侧上肢负重训练时,训练的强度及持续时间应适当控制。必要时,治疗师应协助患者作这一训练的控制。在作这类患者上肢负重训练前,治疗师应确定躯干递加活动范围。一旦在治疗中,患者有不适及疼痛主诉时,治疗师必须改变患者手的位置,例如,在坐位,把病侧上肢伸展置于病侧躯体旁,病侧手放在治疗台上,体重向侧方移动时,手略外旋,可减少腕关节角度,即使这样,还有疼痛,则应停止这样的训练。

尽可能地不用病侧手背静脉输液,应提倡锁骨下静脉输液。

必须防止对病侧手的任何外伤。

4.治疗

一旦发现病侧手水肿、疼痛,关节活动范围减小,就应开始积极的治疗,可取得很好效果。即使已发生 2～3 个月,也应治疗,可取得控制其发展,减轻程度的效果。因为延误治疗时机,症状固定化,那么要使病侧手恢复到原来的正常颜色和大小,克服挛缩几乎是不可能的了。治疗的目的在于尽快消除发展及疼痛、僵硬。

(1)防止腕关节掌屈:为促进静脉回流及防止掌指关节持久地屈曲,无论在床上,还是在坐位,均应维持腕关节背屈 24 小时是非常重要的,如在坐位时,把病侧手放在膝上,使掌指关节伸展,也可用一种使腕关节维持背屈的夹板托起手掌,然后用绷带给予固定。

(2)向心性缠绕压迫手指:即用直径 1～2 mm 的绳子从远端缠绕病侧手每一指,然后用同样方法缠绕手掌由远到近,至腕关节止,然后再一一解开绳子。这种方法每天可以反复进行。这种方法简便、省钱、省时间,家属也可按此法去做,其效果是非常好的。由于水肿的减轻,循环立即改善,同时用其他方法配合,则效果更好。

(3)冰水浸泡法:把患者的手浸泡在冰水中,冰与水之比为2:1,浸泡时间以患者能耐受程度为准。

(4)冷水-温水交替浸泡法:冰水浸泡法对患者常感到难以耐受,冷水-温水交替更易被患者接受。冷水温度约 10 ℃,温水约 40 ℃,先浸泡温水 10 分钟,然后浸泡在冷水中 20 分钟。可反复进行多次,每天至少在 3 次。我们发现在肩手综合征的第一期效果很好,可促进血管扩张-收缩的反应,改善交感神经紧张性。

(5)主动运动:应鼓励患者主动运动病侧的手,如果完全不能动,那么应用健手协助病手活动,以及病侧上肢活动。让患者在平卧时,把病侧上肢上举过头,这可刺激肘伸肌的活动性,肌肉收缩可起到一种泵的作用,促进静脉回流,减轻水肿,或者用健手握病手上举上肢,来回左右摆动,也是有效的。但是病侧上肢体重负重训练是禁忌的。因为这是发生肩手综合征因素之一。

(6)被动运动:肩关节被动活动范围,对肩痛有预防作用,手及指的被动活动必须轻柔,在无疼痛情况下小范围内活动。要注意,病侧上肢的外旋活动范围下降是与腕关节活动受限有关。

因此治疗师应从扩大腕关节活动入手治疗。也可在平卧位进行,把病侧上肢上举,促进静脉回流。

(7)其他治疗:可用 1%可卡因 7 mL 加可的松 2 mg 的混合液作病侧星状神经节阻断,每周 2～3 次。亦可用皮质激素口服治疗,如泼尼松 30 mg/d。对疼痛部位作局部麻醉或神经阻断注射,可取得一次性效果。

肩手综合征常发生腱鞘炎及腱鞘肥厚,限制关节运动及产生疼痛,亦可用可卡因加皮质激素作腱鞘内注射,如无改善可作腱鞘切除。但必须在发病 4 个月后进行,不然有可能反而加重症状。

合并骨质疏松的,可给予维生素 D 口服或注射。

总之,肩手综合征的治疗原则是早期发现、早期治疗,特别是发病 3 个月内是治疗最佳时期,一旦慢性化,就缺乏有效的治疗方法。

（金延贞）

第三节 癫 痫

癫痫是一组由大脑神经元异常放电引起的短暂性以大脑功能障碍为特征的慢性脑部疾病,具有突然发作、反复发生的特点,可以表现为运动、感觉、意识、精神等多方面的功能障碍。国际抗癫痫联盟(International League Against Epilepsy,ILAE)和国际癫痫病友联合会(International Bureau for Epilepsy,IBE)联合提出的癫痫的定义:至少一次痫性发作;临床发作是由于脑内存在慢性持久性异常所致;伴随有相应的神经生物学、认知、精神心理及行为等多方面的功能障碍。这一定义突出了癫痫慢性脑功能障碍的本质,强调了癫痫所伴随的多种障碍。

一、癫痫的检查和评定方法

(一)神经电(磁)生理检查

1.脑电图(EEG)在癫痫中的应用

EEG 对癫痫诊断的阳性率为 40%～60%,是癫痫最有效的辅助诊断工具,结合多种激发方法,如过度换气、闪光刺激、药物、睡眠等,及特殊电极如蝶骨电极、鼻咽电极,至少可以在 80%患者中发现异常放电,EEG 表现为棘波、尖波、棘(尖)波综合和其他发作性节律波。发作期和间歇期均可记录到发作波,发作波的检出是诊断癫痫重要的客观指标,对癫痫灶的定位、分型、抗癫痫药物的选择、药物剂量的调整、停药指征、预后判断均有较大的价值。

EEG 可分为头皮脑电图和深部脑电图,头皮脑电图定位效果差,深部电极脑电图定位效果好,因其创伤性患者难以接受,而且安装部位有限,不能反映全脑状况,临床使用受到限制。在我国 EEG 已成为癫痫的常规检查方法。目前,偶极子 64 导脑电、动态脑电图和视频脑电等可以长时间记录患者在日常活动中脑电图,并可记录发作时的录像,与脑电图进行同步分析,使癫痫的诊断更准确、定位更精确。

2.脑磁图(MEG)在癫痫中的应用

MEG 是一种无创性测定脑电活动的方法,其测量的磁场主要来源于大脑皮质锥体细胞树突产生的突触后电位。在单位脑皮质中,数千个锥体细胞几乎同时产生神经冲动,形成集合电流,产生与电流方向正切的脑磁场。人脑产生的磁场强度极其微弱,在评价神经磁信号时需要极为敏感的测量装置,把极微弱的信号从过多的背景噪声中提取出来。因此,脑磁场测量设备必须具有可靠的磁场屏蔽系统、灵敏的磁场测量装置及信息综合处理系统。其特点:磁场不受头皮软组织、颅骨等结构的影响;有良好的空间和时间分辨率;对人体无侵害,检测方便。目前 MEG 的传感器允许同时记录多达 300 个通道,对癫痫灶的定位非常准确,但设备和检查费用昂贵。

(二)影像学检查

1.CT、MRI 在癫痫中的应用

CT、MRI 的临床应用,对癫痫的病因、性质和定位有很大的帮助,明显提高了癫痫病灶的检出率。MRI 作为 20 世纪 90 年代发展起来的无创性脑功能成像技术,具有良好的时间和空间分辨率,其中功能性磁共振(fMRI)、磁共振频谱仪(MRS)、磁共振弛豫(MRR)等相继应用于癫痫的临床和研究。fMRI 可用于癫痫手术治疗前运动、语言记忆功能区的定位。MRS 可以在分子水平上无损伤地研究神经系统的活动,可以观察不同类型癫痫的神经代谢特点,测评药物及手术的疗效。

2.PET、SPECT 在癫痫中的应用

近年来发展起来的脑功能影像学检查,如 PET、SPECT 不仅能准确发现病变部位,而且可直接测定局部功能状态,是致痫灶定位的有效方法。

PET 是目前癫痫灶定位最精确和直观化的手段之一,可从生化、代谢、血流灌注、功能、化学递质及神经受体等方面对癫痫灶进行显像和定量分析,从而可能为 EEG、CT、MRI 检查阴性的癫痫患者提供致痫灶的定位诊断。目前临床使用最多的是 18F-FDGPET。Engel 最早发现发作间期致痫灶的局部葡萄糖代谢降低,而发作期原来葡萄糖代谢降低区反而增高,这种发作间期低代谢而发作期高代谢的区域,可确定为致痫灶。18F-FDGPET 能较敏感地探测到功能性癫痫灶,并予以定位,目前已被公认为癫痫外科术前最佳的无创伤性定位方法。但 18F-FDGPET 的代谢改变区并非均是癫痫灶,与 EEG、MRI 相结合,相互弥补不足,可大大地提高癫痫的诊断和定位特异性。

SPECT 可直接反映脑血流灌注的变化,间接反映全脑代谢功能,不受同位素摄取时间的限制,在癫痫发作间期,病灶呈低血流区,在发作期呈高血流区,使得通过脑血流及脑代谢功能进行痫灶定位成为可能,有研究显示,利用发作期与发作间期减影技术,癫痫定位的效果良好,对癫痫的手术治疗有指导作用。

(三)神经心理学检查

癫痫患者常常合并智能减退、认知障碍和情感、心理异常,临床上常使用各种神经心理量表对患者智力、情感、心理、行为等方面进行评价,根据存在的问题制定出针对性的康复治疗方案。常用的神经心理检查量表有癫痫患者生存质量专用量表(QOLIE-31)、韦氏记忆量表、汉密尔顿抑郁量表、焦虑量表等。

二、治疗

癫痫治疗在近年来有了较大的进展,主要体现在:抗癫痫新药在临床越来越多的使用;癫痫外科定位及术前评估的完善和手术治疗;生酮饮食等。

（一）病因治疗

对于病因明确的痫性发作，应针对病因进行治疗，如低血糖症、低血钙症等代谢紊乱者；维生素 B_6 缺乏者；颅内占位性病变；药物导致的痫性发作等。

（二）药物治疗

明确诊断后，正确的抗癫痫药物（AEDs）治疗是控制癫痫发作的首选方案。合理、规范、有规律的 AEDs 治疗，可使近 $60\%\sim70\%$ 得到完全控制且停药后无发作，但有 $20\%\sim30\%$ 的患者经系统、合理的药物治疗无效，称为难治性癫痫。AEDs 需要长期服用，因此，应综合考虑治疗的时机、药物潜在的毒副作用、患者的职业、心理、经济和家庭、社会环境等诸多情况。AEDs 用药的原则：①根据癫痫发作类型及特殊的病因，结合患者的具体情况合理选药（见表 5-1）；②合理选择用药时机；③坚持单药治疗原则，必要时多药配伍治疗；④适当调整用药剂量，足疗程用药；⑤密切检测药物的毒副作用；⑥缓慢换药，谨慎减量、撤药等。

表 5-1　不同类型癫痫或癫痫综合征（AEDs）的选择

发作类型或综合征	首选 AEDs	次选 AEDs
部分性发作（单纯及复杂部分性发作、继发全身强直 阵挛发作）	卡马西平、托吡酯、奥卡西平、丙戊酸、苯巴比妥、扑米酮	苯妥英钠、氯巴占、氯硝西泮、拉莫三嗪、加巴喷丁
全身强直 阵挛发作	丙戊酸、卡马西平、苯妥英钠、苯巴比妥、托吡酯	氯巴占、氯硝西泮、乙酰唑胺、拉莫三嗪
失神发作	乙琥胺、丙戊酸	乙酰唑胺、托吡酯
强直发作	卡马西平、苯巴比妥、丙戊酸	苯妥英钠、氯巴占、氯硝西泮
失张力及非典型失神发作	丙戊酸、氯巴占、氯硝西泮	乙酰唑胺、氯巴占、苯巴比妥、拉莫三嗪
肌阵挛发作	丙戊酸、氯硝西泮、乙琥胺	乙酰唑胺、氯巴占、苯巴比妥、苯妥英钠
婴儿痉挛症	促肾上腺皮质激素、托吡酯、氯硝西泮	氨己烯酸、硝基西泮

我们从最近的癫痫治疗指南可以看到如下新趋势。

（1）下列情况应开始新药治疗：不能从传统抗癫痫治疗中获益；不适合传统抗癫痫药治疗的情况，如属于禁忌证范围、与正在服用的药物有相互作用（特别是避孕药等）、明显不能耐受传统抗癫痫治疗、处于准备生育期等。

（2）尽量单药治疗：第一次单药治疗失败，换一种药物仍然采取单药治疗（换药过程应谨慎进行）。下列情况下才考虑联合治疗：①先后应用两种药物单药治疗仍没有达到发作消失；②权衡疗效与安全性后，认为患者所受到的利益大于带给他的不利（例如不良反应）。

（3）药物治疗应取得疗效与安全性的最佳平衡。

（4）个性化治疗：对于儿童，要考虑对认知功能、语言能力的影响；处于生育年龄的妇女，尽量选择新药治疗，考虑与口服避孕药的相互作用、致畸性等；老年人，考虑药物的相互作用和对认知功能的损害。

（5）对患者生活质量和认知功能的影响多年以来，FDA 已陆续批准 8 种新型抗癫痫药：托吡酯（TPM）、加巴喷丁（GBP）、奥卡西平（OXC）、拉莫三嗪（LTG）、左乙拉西坦（LEV）、噻加宾（TGB）、唑尼沙胺（ZNS）。从新的指南和专家共识中，我们可以发现：新药已经有明显的趋势进入一线的治疗选择，疗效肯定，安全性好，临床使用经验正在逐步完善；第一、二甚至第三个药都最好选择单药治疗;应根据患者具体的特点作出个性化的治疗选择;取得药物疗效及安全性的最佳平衡,提高患者的生活质量应是癫痫治疗的最终目标;新一代广谱抗癫痫药的疗效和安全性得到临床专家的广泛认可,在美国等国家已作为一线药物的治疗选择之一,更可作为某些特殊患者(生育妇女和老年患者等)的首选用药。

(三)癫痫持续状态的治疗

癫痫持续状态(status epilepticus,SE)是癫痫连续发作之间意识尚未完全恢复又频繁再发;或癫痫发作持续 30 分钟以上不自行停止。癫痫持续状态是内科常见的急症,若不及时治疗可因高热、循环衰竭或神经元兴奋性毒性损伤导致永久性脑损害,致残率和死亡率很高。任何类型的癫痫均可出现癫痫状态,其中全面性强直-阵挛发作状态最常见,危害性也最大。其治疗的目的:迅速控制抽搐;预防脑水肿、低血糖、酸中毒、过高热、呼吸循环衰竭等并发症;积极寻找病因。

(1)迅速控制抽搐:可使用地西泮、苯巴比妥钠、10%水合氯醛、副醛等药物。

(2)对症处理:保持呼吸道通畅,吸氧;进行心电、血压、呼吸监护;查找诱发癫痫状态的原因并治疗。

(3)保持水、电平衡,甘露醇静脉滴注防治脑水肿。

(4)对于难治性癫痫持续状态:硫喷妥钠及静脉滴注咪哒唑仑有效;也有研究显示异丙酚开始用于控制难治性癫痫持续状态,其疗效逐渐得到重视,目前还需要进一步利用大样本随机对照试验结果评价其疗效和安全性。

(四)外科治疗

以往对癫痫的手术治疗存在一定的误区,认为任何癫痫患者均可实施手术治疗,癫痫患者手术后可万事大吉,不用再服用任何药物,但事实并非如此。手术治疗主要适用于难治性癫痫。

原则上,癫痫手术的适应证是年龄在 12~50 岁,AEDs 难以控制的癫痫发作,排除精神发育迟缓或精神病,智商在 70 分以上的癫痫患者。手术方式多种多样,按手术原理可以分为切除癫痫放电病灶;破坏癫痫放电的扩散通路;强化抑制结构 3 种手术方式,具体手术方式为脑皮质病灶切除术、前颞叶切除术、选择性杏仁核、海马切除术;多处软膜下横纤维切断术(MST);大脑半球切除术;胼胝体切开术;脑立体定向毁损术;电刺激术;伽马刀(γ-刀)治疗术;迷走神经刺激等。手术方式根据癫痫发作的类型和癫痫灶的部位进行选择。外科手术治疗的效果主要取决于病例及手术方式选择是否适当、致痫灶的定位是否准确和致痫灶是否彻底切除。

(五)预防

预防各种已知的致病因素,如产伤、颅脑外伤、颅内感染性疾病等,及时控制婴幼儿期可能导致脑缺氧的情况如抽搐和高热惊厥等,推行优生优育,降低癫痫的发病率。

三、康复

虽然,使用目前的抗癫痫药物能使 2/3 的患者的癫痫发作得到控制,但这些患者仍然存在着许多与癫痫有关的问题,如抗癫痫药物的不良反应、心理-社交障碍、长期服药常使患者合并智能减退、认知障碍等。其余 1/3 的患者由于频繁的癫痫发作,需要定期随访及进行多学科评估以确保康复计划的全面性和为患者个体定制。康复的目标是消除或减少疾病导致的医学和社会的后果。对患者的辅导和教育是一项重要的因素。

长期治疗的精神和经济负担、痫性发作时间的不确定性和行为的失控性、社会的偏见等多方面的压力,使患者常伴有明显的心理和行为异常。以往癫痫治疗多注重控制发作,忽略了患者的自身感受,随着医疗模式的改变,国内外学者已经注意到患者的情感、心理,以及家庭和社会环境等方面在癫痫治疗中的重要作用,在正规的抗癫痫药物治疗的同时全面考虑其身体、心理和社会等因素,提高其生存质量,使癫痫患者得到真正的康复。

癫痫的康复涉及医疗、心理、教育、职业、社会等诸多方面,康复原则是除对因、对症治疗外,尽早进行个体化、综合性康复训练,提高患者的生活质量。

(一)体育疗法

通过一定程度的体育训练,可以增强体质,调整各器官间的协调和平衡功能,减少药物的蓄积;增强信心,消除自卑心理,缓解忧愁和抑郁情绪。运动方式、运动量应根据患者病情和身体情况合理安排,避免进行危险的过量的体育活动。

(二)智能减退、认知障碍

癫痫患者常常伴有智力减退、认知功能障碍,是其预后不良的重要因素,其发生机制是多方面的,如痫样放电导致神经元功能紊乱,造成的脑组织持续性损害;癫痫灶的代谢异常;幼年期起病的癫痫造成的脑组织发育障碍;发作期伴发的低氧血症、高碳酸血症、兴奋性神经递质的过度释放,造成的神经元不可逆损害;另外,某些癫痫综合征在慢波睡眠相出现的持续性痫样放电导致的睡眠障碍;某些 AEDs 引起的神经元兴奋性降低,均可影响认知功能。影响癫痫患者认知功能的因素多种多样,如癫痫灶的部位、发病年龄和发作类型、抗癫痫药物的毒副作用、家庭社会因素、患者本人受教育程度等。所以,控制癫痫发作,避免选用对认知功能影响大的抗癫痫药物,控制用药种类,密切监测药物认知损害的不良反应,从而把认知功能损害控制到最小限度。

癫痫患者的认知功能损害表现不一,主要有注意力、推理能力、视觉空间能力、视运动协调能力受损、抽象概括能力、计划判断能力、表达能力的减退和记忆力障碍等,其中以记忆力障碍最常见。对于记忆障碍而言,记忆力全面改善虽然不太可能,但是学习助记术有助于解决最常见的日常记忆问题。在记忆康复计划中,应考虑下列问题:日常生活中认知功能障碍的心理教育疗效的需要、个性和情感反应的影响,以及对记忆问题的个人感受。训练目标必须是定制的、小的尽可能具体的、完全能够满足患者的需要和希望。

应对患者进行单独的、针对性神经心理评定,以确定认知功能康复的范围。认知功能障碍常用的康复方法是通过认知功能评价,针对患者存在的认知缺陷,对患者进行重复训练,通过反复训练建立起自动性行为,训练应注重目的性、趣味性和实用性。避免使用已经缺损的认知功能,使用其他方法帮助患者补偿缺损的认知成分,如对记忆障碍的患者可以使用一些外部存储工具(如工作日程表、笔记等),将复杂事务分解成简单成分,或者通过联想等方式帮助记忆。

(三)心理和精神障碍

适当的体力劳动和脑力劳动对健康是有利的,应当鼓励。

癫痫患者由于家庭、社会、抗癫痫药物的毒副作用等因素常存在异常心理,不仅可以加重躯体疾病,而且导致癫痫患者的行为退化和异常。异常行为和心理常表现为抑郁、恐惧、攻击性、焦虑、逆反等负性情绪;自卑、性格孤僻、社会交往障碍;适应能力差,喜欢固定不变的生活方式;学习障碍、怕困难、缺乏自信、易放弃的退缩行为;对治疗措施产生无望和歪曲的判断,治疗依从性差等。

心理治疗是癫痫治疗过程中重要的治疗方法,全面评定患者存在的心理障碍,针对性地开展心理治疗,减轻患者心理负担,稳定情绪,经过综合训练,提高患者的学习、工作能力和适应性,提

高抗挫折和自控能力。目前常用的心理治疗方法有支持性心理治疗、催眠术、松弛训练、生物反馈疗法、森田疗法等。另外,也可短期针对性使用药物治疗,如抗抑郁药物、抗焦虑药等。

(四)提高家庭和社会支持,改善患者的生存质量

癫痫患者应有良好的生活习惯和饮食习惯,避免过饱、疲劳、睡眠不足或情感波动。食物以清淡为主,忌辛辣,最好能戒烟酒。除带有明显危险性的工作(如驾驶、高空作业、游泳等),不宜过分限制。更重要的是解除其精神负担,不要因自卑感而脱离群众;让其树立战胜疾病的信心;医师需要对患者耐心解释,使其对疾病有正确的认识。

癫痫患者往往存在生活、就业、婚姻、与亲友关系不融洽、经济水平偏低等家庭和社会问题。强大的家庭和社会支持是患者正确面对疾病、战胜疾病的基础。随着社会的发展和进步,癫痫患者的生活质量日益为人们重视,生活质量包括发作状态、情感生活、任务与休闲性活动、健康状态、经济状态、家庭关系、社会交往、记忆功能等多个方面。

影响癫痫患者生活质量的因素有患者的智力水平、认知功能、患者受教育水平、家庭和社会的支持等多种因素。家庭康复是癫痫治疗中的重要一环,许多患者需要家庭的看护和照料,让者的亲友了解癫痫的基本知识,给癫痫患者以足够的关心、理解、尊重和支持,督促者按时、按规定服用药物,提高药物治疗的依从性,合理安排日常生活,避免不良嗜好的养成,释放负性不良情绪,保持良好心理状态,增强患者的责任感,鼓励患者积极参加有益的社交活动,克服自卑心理,指导患者承担力所能及的社会工作,同时避免危险活动和工作,让患者在自我实现中体会到自身的价值,从而提高战胜疾病的信心。

社会支持在癫痫患者康复中具有重要的作用。通过立法保护癫痫患者的学习、受教育、婚姻、生育、就业等的合法权益,增加患者的各项福利和医疗保险,改善癫痫患者的经济状况。向全社会进行癫痫科普教育,纠正社会上某些人群对癫痫患者的歧视和错误看法。促进癫痫患者参与社会活动,培养乐观豁达的性格,减少自卑感,提高抗癫痫药物治疗的依从性,减轻疾病的症状,减缓疾病的发展,提高患者的生活质量。

(五)职业康复

在国外,有一些非营利性机构为癫痫患者提供职业康复服务,以培训患者并协助其找到工作。职业康复服务的内容主要包括以下几点。

1.诊断性评估

评估其残疾状况,确定职业需要技能的目前状况。

2.辅导

确定目标,作出选择,确定职业需要培训的技能并提供支持。

3.培训

基本和特殊职业技能,记忆和注意的代偿技巧,工作搜寻策略,面试技巧,工作指导,个人简历书写和合法权利。

4.咨询

在职培训计划和其他支持性工作经历和职业教育。

5.工作安排

在竞争性的工作岗位、在家或支持性的社区就业或有保护的工场。

6.协助

与相关的专业机构进行协助。

(刘金华)

第四节 多发性硬化

多发性硬化(multiple sclerosis,MS)是以中枢神经系统白质炎性脱髓鞘病变为主要病理特点的自身免疫性疾病,有多样的疾病表现形式和广泛的功能损害。可能受损的功能包括认知、视力、言语、吞咽、运动、感觉、小脑、肠道及膀胱功能,病程中最显著的特点为时间上的多发及空间上的多发。临床上分为复发-缓解型 MS、继发进展型 MS、原发进展型 MS 及进展复发型 MS 四种类型。我国缺乏近年有关多发性硬化的流行病学调查,香港地区 MS 的发病率为0.77/10 万,低于全球水平。在欧美地区,发病率高达 30/10 万人。

一、康复评定

(一)功能评定

1.感觉功能评定

在多发性硬化病程早期和晚期感觉异常发生率均高,疼痛或触痛程度严重、难以耐受时可造成残障而无躯体功能缺损。应进行疼痛评定、浅感觉和深感觉功能评定。

2.运动功能评定

对受累肌肉、关节活动度、肌力、肌张力进行评定。

3.平衡功能评定

平衡功能的评定方法包括采用专业设备评定和量表评定,如用 Berg 平衡量表评定、限时站起和行走测验。每个量表检查的侧重点不同,使用者可根据患者的不同情况进行选择。

4.步态分析

MS 患者常常因肌无力、痉挛、疼痛、共济功能障碍等有步态异常。

5.心理功能评定

情感和精神障碍为 MS 的常见症状,尽早发现抑郁的症状、体征有利于早期评定、诊断和治疗以减轻抑郁相关的残障。

6.认知功能

MS 患者有认知功能障碍,包括注意力、记忆力、判断力、空间定向力、信息处理速度和智力减退。

7.构音障碍评定

MS 患者的口部运动失控,有喉和咽部功能障碍及呼吸困难,这是脑干病变导致无力和痉挛的常见表现。

8.吞咽障碍评定

MS 患者的吞咽功能障碍使并发吸入性肺炎、呼吸衰竭的风险性增加。

9.协调功能评定

MS 患者有不同程度的共济运动障碍,可为首发症状,以四肢为主,伴有轻度的意向性震颤,有时为躯干性共济失调,可伴或不伴构音障碍。

10.肺功能评定

心肺功能包括循环系统功能及呼吸系统功能,可采用心肺运动试验进行评定。心肺运动试验通过监测机体在安静及运动状态下的摄氧量(VO_2)、二氧化碳排出量(VCO_2)、心率(HR)、每分钟通气量(VE)等来评价心、肺等脏器对运动的反应。运动需要心、肺、肌肉等密切协调工作,心肺运动试验强调外呼吸和细胞呼吸耦联,特别强调心肺功能的联合测定,是唯一将心与肺耦联,在运动中同时对它们的储备功能进行评价的科学工具。

(二)结构评定

中枢神经系统白质内多发性脱髓鞘斑块为 MS 特征性的病理改变,多发于侧脑室周围、视神经、脊髓、小脑和脑干,需要行电生理学诊断检查、实验室检查、神经影像学检查。

(三)活动评定

活动评定主要评定患者的日常生活活动情况。

(四)参与评定

参与是指投入一种生活情景中。在生活情景框架中,参与包括学习和应用知识、家庭生活、人际交往和人际关系、社区社会和公民生活等内容。康复工作中较为常用的是职业、社会交往、休闲娱乐评定及与参与极为相关的生活质量评定。

二、康复诊断

(一)功能障碍

(1)感觉功能障碍:MS 患者常见浅感觉障碍,表现为肢体、躯干、面部针刺麻木感,有异常的肢体发冷、蚁走感、瘙痒感、锐痛、烧灼样疼痛及定位不明确的感觉异常。可有深感觉障碍,此外被动屈颈时会诱导出刺痛或闪电样感觉,从颈部放射至背部,称为 Lhermitte 征。

(2)运动功能障碍:大约50%的患者的首发症状为一个或多个肢体的无力,可分为四肢瘫、偏瘫、截瘫、单瘫,其中以不对称瘫痪最常见。另一常见的症状是疲劳,程度可轻可重,有时稍微活动即感极度疲劳,可为 MS 的首发症状。

(3)肌张力功能障碍:肌痉挛、震颤。

(4)平衡功能障碍。

(5)协调功能障碍。

(6)构音功能障碍:言语含糊不清。

(7)吞咽功能障碍:饮水呛咳,吞咽和咀嚼困难。

(8)认知功能障碍。

(9)心理功能障碍。

(10)肺功能障碍。

(二)结构异常

MS 的特征性病理改变为中枢神经系统白质内多发性脱髓鞘斑块,多发于侧脑室周围。

(三)活动受限

(1)基础性日常生活能力受限。

(2)工具性日常生活能力受限。

(四)参与受限

(1)职业受限:MS 患者多于 20~40 岁起病,小于 10 岁或超过 50 岁发病者少见。良性型

MS 患者因各种功能障碍出现得晚而对职业影响较小,但恶性型 MS 患者的各项功能障碍较重,进展较快,故对职业影响较大。

(2)社会交往受限。

(3)休闲娱乐受限。

(4)生存质量下降。

三、康复治疗

近期目标:防止并发症,改善肌力、肌张力、平衡功能、协调功能、认知功能等,缓解疼痛,从而改善基础性日常生活能力、工具性日常生活能力,提高生活质量。

远期目标:保证患者最大舒适度和生活质量的同时,使患者回归工作,回归社会。

(一)物理治疗

1.物理因子治疗

物理因子治疗包括高频电疗、抗痉挛治疗、低频脉冲电疗法、吞咽功能障碍治疗、经皮神经刺激等。

2.运动治疗

运动功能障碍包括无力和共济失调,是 MS 导致残障的主要原因,生物反馈运动训练和弗伦克尔(Frenkel)训练协同应用能减轻共济失调。使用矫形器和支具有利于改善运动控制和稳定性,如软性颈托能加强对头部运动的控制。目前认为应用全身训练方案能优化残存的力量和耐力并改善功能。特殊的训练处方(如水中训练)有助于减轻过度负荷并减缓体温升高。

3.痉挛治疗

良好的综合护理是预防和治疗痉挛的基础。

(二)作业治疗

对 MS 患者的作业治疗主要包括功能性作业、日常生活活动作业、使用合适的辅助装置及改造家庭环境。应重视能量节约技术,康复治疗必须降低能耗,经济实用,有主次排序,作业简单化,合理安排活动与休息的间隔等。

(三)言语治疗

1.构音障碍

运动性构音障碍是指构音器官本身没有器质性损伤,中枢神经受损导致其对构音器官的支配出现障碍,引起构音不清晰,甚至是构音不能的现象。而构音障碍训练是指针对不同构音器官的功能障碍,进行有针对性的构音器官活动范围和力量的训练,促进患者清晰地发声,提高交流质量。常用的方法有松弛训练、呼吸训练、构音器官训练及构音训练等。

2.吞咽困难

吞咽障碍的治疗主要是恢复或提高患者的吞咽功能,改善身体的营养状况;改善因不能经口进食所产生的心理恐惧与抑郁;增强进食的安全性,减少食物误咽、误吸入肺的机会,减少吸入性肺炎等并发症的发生。

吞咽障碍的治疗方法包括对吞咽障碍患者及其家属进行健康教育及指导,吞咽器官运动训练,感觉促进综合训练,呼吸道保护手法,摄食直接训练,电刺激,球囊扩张术,针灸治疗,采用辅助器具口内矫治,手术治疗等。

（四）康复辅具

手杖等助力器的代偿技术可应用于训练中，适应策略也能选择性地应用于某些场合，如不能行走时选择轮椅或助动踏板车；如需长途迁移同时又要省力，有必要采用上述策略，但仍需鼓励患者尽可能地进行短距离步行。轮椅或助动踏板车的安排常常与物理疗法、作业疗法和护理措施相结合。针对患者出现足下垂可选用矫形器。

（五）中医治疗

关于中医治疗，可以选择针灸疗法等。

（六）康复护理

MS 的病程长，易复发，且大多遗留有神经功能的缺损，护理人员应全面了解病情，做好综合康复护理。

（七）心理治疗

对有焦虑抑郁情绪的患者，要进行心理疏导与心理支持；对已经形成心理疾病的患者要及时请心理卫生中心会诊。

（八）西药治疗

急性期糖皮质激素一线治疗：大剂量，短疗程，甲泼尼龙从 1 g/d 开始，静脉滴注 3～4 小时，共静脉滴注 3～5 天。轻症神经功能缺损明显恢复，可直接停用，如病情仍在进展则转为阶梯减量法，原则上总疗程不超过 3 周。血浆交换为二级治疗，糖皮质激素治疗无效，可于起病 2～3 周应用血浆交换 5～7 天。大剂量免疫球蛋白治疗缺乏证据，推荐剂量为 0.4 g/(kg·d)，连用 5 天为 1 个疗程，没有疗效则停用，有疗效但不满意可每周用 1 天，连用 3～4 周。我国缓解期调整治疗药物有倍泰龙。

（刘金华）

第五节　帕 金 森 病

帕金森病（Parkinson's disease，PD）又名震颤麻痹，是一种常见的神经系统变性疾病。临床上以静止性震颤、运动迟缓、肌强直和姿势平衡障碍为主要特征。近年来人们越来越多地注意到 PD 的嗅觉减退、抑郁、便秘、疼痛、视幻觉和睡眠障碍等非运动症状，其对患者生活质量的影响超过运动症状。PD 多见于中老年人，我国 65 岁以上人群总体患病率约为 1.7%，男性稍高于女性，患病率随年龄增加而升高。

一、康复评定

（一）功能评定

1.感觉功能评定

部分 PD 患者后期会出现疼痛，一般采用视觉模拟评分法评定。

2.运动功能评定

对受累关节的活动度、肌力及肌张力等进行评定。

3.平衡功能评定

大多采用量表评定,如用 Berg 平衡量表评定、行走测验等。

4.步态分析

临床上的步态检查方法分为定性分析法和定量分析法。

5.吞咽功能障碍评定

可采用饮水试验、咽唾液试验等进行检查。

6.构音障碍评定

根据构音障碍的特点,评定内容以构音器官的评定为主要内容,目前国内常使用的构音障碍评定方法有中国康复研究中心构音障碍检查法和弗朗蔡构音障碍评定法。这些检查方法帮助医师或治疗师观察患者病情的变化,同时也提供诊断分型和疗效判定的依据。

7.认知功能评定

根据患者实际情况进行认知综合能力成套测试。

8.心理功能评定

由于 PD 患者存在明显的运动障碍及非运动症状,易产生焦虑、抑郁情绪,应积极进行心理功能评定。

(二)结构评定

目前提出 PD 两大的病理特征:一是黑质多巴胺能神经元及其他含色素的神经元大量丢失,黑质致密区多巴胺能神经元丢失最严重;二是在残留的神经元胞质内出现嗜酸性包涵体,即路易小体。一般的辅助检查多无异常改变。可选择头颅 MRI 检查等方法明确结构异常的具体情况。

(三)活动评定

活动评定主要评定患者的日常生活活动情况。

(四)参与评定

参与评定主要评定近 1~3 个月患者的社会活动现状、工作、学习能力、社会交往、休闲娱乐及生存质量等。

(五)其他综合评定

统一帕金森病评定量表(unified Parkinson's disease rating scale,UPDRS),主要内容:①精神行为和情绪;②日常生活活动;③运动检查;④治疗的并发症;⑤改良 Hoehn-Yahr 分级量表;⑥Schwab&England 日常生活活动量表。评分越高说明功能障碍程度越重,反之较轻。

二、康复诊断

PD 的临床主要功能障碍表现为以下 4 个方面。

(一)功能障碍

1.运动功能障碍

该项障碍主要表现为强直、少动、震颤、姿势反应障碍。

2.平衡功能障碍

该项障碍主要表现为慌张步态、易跌倒。

3.吞咽功能障碍

在口腔准备期、口腔期、咽期、食管期均可出现吞咽功能障碍。

4.构音功能障碍

该项障碍属于运动过弱型构音障碍。

5.脑高级功能障碍

该项障碍主要表现为记忆力、注意力、知觉不同程度地降低,信息处理能力低下。

6.心理功能障碍

该项障碍主要表现为焦虑、抑郁情绪,后期可出现精神病性症状,如幻觉。

(二)结构异常

血-脑脊液常规检查无异常、脑脊液中的高香草酸含量可降低。头颅 CT 一般正常,MRI 可见黑质变薄或消失,1/3 病例的 T_1 加权像可见脑室周围室管膜 T_1 区帽状影像。嗅觉测试可发现早期患者的嗅觉减退。以 ^{18}F-多巴为示踪剂行多巴摄取功能 PET 显像可显示多巴胺递质合成减少。

(三)活动受限

1.基础性日常生活活动能力受限

该项主要表现为吃饭、如厕、穿衣、洗澡、做家务及修饰等活动受到不同程度的限制。

2.工具性日常生活能力受限

准备食物、购物、使用交通工具等不同程度地受限。

(四)参与受限

(1)生存质量下降。

(2)社会交往受限。

(3)休闲娱乐受限。

(4)职业受限:病情进展,对患者的工作产生影响,使其不得不换岗或离岗。

三、康复治疗

近期目标:保持主、被动关节活动度,加强重心转移和平衡反应能力,增强姿势稳定性和运动灵活性,促进运动协调功能,提高运动耐力,改善基础性和工具性日常生活活动能力,提高生活质量。

远期目标:预防和减少继发性损伤,维持日常生活活动能力,改善社会参与能力,提高生活质量。

(一)物理治疗

1.物理因子治疗

物理治疗具有缓解肌强直、改善局部血液循环、促进肢体肌力和功能恢复的作用,包括水疗、热疗、冷疗、离子导入治疗、神经肌肉电刺激治疗、肌电生物反馈治疗等。

2.非侵入性脑刺激治疗

重复经颅磁刺激治疗,高频刺激 PD 患者的 M1 区或前额叶背外侧区可促进多巴胺释放,改善运动症状。

3.运动治疗

运动治疗主要针对四大运动障碍(即震颤、肌强直、运动迟缓和姿势与平衡障碍)的康复,以及肌萎缩、骨质疏松、心肺功能下降、驼背、周围循环障碍、压疮、直立性低血压等继发性功能障碍的预防。

(1)训练原则:抑制异常运动模式,主动地参与治疗,充分利用视、听反馈,避免疲劳、抗阻运动。

（2）训练内容：包括松弛训练、关节活动度训练、平衡训练、姿势训练、往复训练、步态训练、面肌训练、呼吸功能训练等。

（3）维持治疗：医疗体操是有益的，包括面肌体操、头颈部体操、肩部体操、躯干体操、上肢体操、手指体操、下肢体操、步伐体操、床上体操、呼吸体操等。

（二）作业治疗

1.日常生活活动能力训练

早期可以实施以下训练：进食、如厕、脱衣服、穿衣服、修饰、移动和转移。后期随病情发展，应最大限度地维持原有的功能和活动能力，加强日常活动的监督和安全性防护，提供简单、容易操作、省力的方法完成各种活动。

2.认知功能训练

该训练以提高记忆力、注意力、知觉能力为主。

3.环境改造

对居住场所进行相应的无障碍设计和改造，防止跌倒。

（三）吞咽功能障碍训练

治疗方法包括吞咽协调性的训练、舌控训练、K点刺激、门德尔松吞咽训练、低频电刺激、经颅直流电刺激等。

（四）构音障碍训练

PD患者的构音障碍属于运动过弱型构音障碍，主要表现为音量降低、语调衰减、单音调、音质变化、语速慢、有难以控制的重复和模糊的发音。治疗方法包括面肌训练、呼吸功能训练、舌控训练等。

（五）心理治疗

通过访谈及问卷筛查，对有一般心理问题的患者，要进行心理疏导与心理支持治疗。对具有明显焦虑、抑郁情绪的严重心理问题，以及出现幻觉等精神病性症状的患者，要及时请心理卫生中心会诊，协助诊疗。

（六）药物治疗

药物治疗是帕金森病最主要的治疗手段，主要包括保护性治疗与症状性治疗。保护性治疗延缓疾病的发展，症状性治疗改善患者症状，前者可以选择单胺氧化酶B型抑制剂（MAO-B），如司来吉兰，后者可以选择非麦角类DR激动剂（如普拉克索）、复方左旋多巴、金刚烷胺、苯海索等联合用药。对于严重精神障碍患者，经调整抗帕金森病药物无效者，可酌情加用非经典抗精神病药，如氯氮平、奥氮平。

（刘金华）

第六节　阿尔茨海默病

阿尔茨海默病（Alzheimer's disease，AD）是发生于老年和老年前期，以进行性认知功能障碍和行为损害为特征的中枢神经系统退行性病变，又被称为老年性痴呆，隐匿起病，是老年期痴呆最常见的类型，占老年期痴呆的50%～70%；临床上表现为记忆障碍、失语、失用、失认、视空间能力损害、抽象思维和计算力损害、人格和行为的改变等。AD 的确切病因尚不确定,可能与饮食习惯、遗传因素、脑血管病、炎症、雌激素、年龄等诸多因素相关,但可以肯定的是年龄老化是 AD 最主要的患病原因。据统计,65 岁以上的老年人有 8%～10%患有 AD;随着年龄的增长,患病率逐年上升至 85 岁,每 3 位老年人就有一名罹患 AD。据有关报道,全球痴呆患者约有 2 430 万,每年新发病例 460 万,在未来的 25 年里,60 岁以上的人口将是现在的 2 倍,老年性痴呆的经济花费将超越肿瘤而居各类疾病之首,给社会和家庭带来极大的负担。

一、AD 病因学

过去一直认为,老年性痴呆是正常脑衰老的加速发展。近来,对老年性痴呆的研究越来越多,但病因学的研究仍十分困难,至今尚不明确,认为老年性痴呆是由多源性因素引起的,其主要病因包括以下几个方面。

(一)遗传因素

AD 分为散发性与家族性,但以散发性居多。家族性 AD 又分为早发型(EOAD)与迟发型(LOAD)两种。家族性早发型 AD 常于 50～65 岁发病,迟发型 AD 发病在 65 岁以后,迟发型多于早发型。从研究家族性 AD 入手,较易找出 AD 相关基因或易感基因。目前,至少已发现 5 种 AD 相关基因。但这 5 种 AD 相关基因的存在,尚不足以说明 AD 的所有遗传危险因素。细胞外以 β-淀粉样蛋白为中心的老年斑(SP)与细胞内高度磷酸化的微管相关蛋白(Tau)构成的神经原纤维缠结(NFT)是 AD 在病理上的两大特征。目前已发现 5 种基因的突变或多态性与 AD 有关,它们或多或少涉及上述病理变化。

1. 21 号染色体的淀粉样蛋白前体(amyloidprecursorprotein,APP)基因

第 21 号染色体编码的蛋白质为 P 淀粉样前体蛋白,它参与老年斑的形成。APP 基因定位于21q21.2,由基因转录后剪接的不同,所得的 mRNA 可翻译生成数种亚型(如 APP695,APP751 及 APP770),总称 APP,皆为跨膜糖蛋白。AD 患者的细胞外老年斑的核心成分 β-淀粉样蛋白即为其酶解产物,该物质易在胞外聚积成老年斑。通常情况下 APP 由 α 分泌酶酶解,产生 Aβ 的可溶性肽段释至细胞外。目前已发现,APP 基因至少有 6 种点突变。突变型的 APP(如 APP695 的 Swedish 突变,595 位 Leu-Asn,566Met-Leu)可出现新的切点,易为 α 分泌酶酶解,并在 γ 分泌酶的配合下产生完整的 Aβ,其 Aβ 分泌量高于正常4～10 倍。APP 在加工修饰过程中经不同的剪切方式形成 39～43 个氨基酸残基 Aβ。Aβ40 组成在散发性 AD 的发病中起更重要的作用,虽然亦有人认为 Aβ42 在 AD 发病中更为重要。突变的 APP 常可产生较多 Aβ,据报道,Aβ 可诱导神经元的凋亡。AD 患者不仅脑细胞释出 Aβ,其他细胞也释出较多 Aβ。

2. 14 号染色体的早老蛋白 1(presenilin,PS1)基因

编码的蛋白质为早老蛋白,它参与老年斑和神经原纤维缠结的形成。早老蛋白 1 与 2 都是跨膜蛋白,可在细胞中与 APP 形成复合物,参与 APP 的转运及合成后加工。野生型早老蛋白 1、2 有抗凋亡作用,而突变型的早老蛋白 1、2 易被半胱天冬酶裂解,且可使神经元中 Aβ 增多。PS1 由 467 个氨基酸残基组成,其基因的染色体定位在 14q24.3。据报道有 PS1 基因缺陷的个体均会患 AD,家族性早发型 AD 病例 75%有此基因异常,多为点突变。PS1 突变可使 P 链蛋白稳定性下降,凋亡相关基因 par24 高表达,神经元易于凋亡。已在不同人种的家族性 AD 中检出了数十种错义突变。该基因的缺陷可影响 APP 转运和酶切加工。PS1 基因存在着遗传多态性,常见 2 种等位基因,等位基因 1 在其第 8 外显子 3,内含子第 16 位为 A,而等位基因2 为 C。

如用适当引物进行聚合酶链反应(PCR),再用限制性内切酶 BamH1 切割 PS1 的 PCR 产物,等位基因 1 的产物可在该位被切开,而等位基因 2 的产物不被切开,由此可鉴别。1/1 基因型的 AD 发病率高于 1/2 或 2/2 型。

3. 1 号染色体的早老蛋白 2(PS2)基因

编码的蛋白质为早老蛋白,它参与老年斑和神经原纤维缠结的形成,PS2 与 PS1 结构相(67%同源),由 467 个氨基酸残基组成,其基因位于 1 号染色体,PS2 基因 23.7 kb,12 个外显子组成,头 2 个外显子为 5' 非编码区,后 10 个外显子具有编码功能,基因转录按剪接状况的不同,产生 214 kb 与 218 kb 两种转录本。PS2 降解时需泛素化,先由蛋白酶体的内肽酶水解成个片段的 C 片段 N 片段。在家族性 AD 中已发现其两种错义突变(14 位 Asm-Lie 与 239 位 Met-Val)。据报道,检出 PS2 基因缺陷的个体均会患有 AD。

4. 19 号染色体的载脂蛋白 E(apolipoproteinE,ApoE)基因

编码的蛋白质为载脂蛋白 E(ApoE)。ApoE 基因具有多态性,有 ApoEε2,ApoEε3,ApoEε4 等位基因。其中以 ApoEε3 最常见,占总数的 78%,ApoE 由 299 个氨基酸残基组成。Apoε2 与 ApoEε3 的不同在于 Apoε2 的 158 位氨基酸残基为 Cys,而 ApoEε3 为 Arg,ApoEε3 与 ApoEε4 的不同在于 ApoEε3 第 112 位的氨基酸残基为 Cys,而 ApoEε4 为 Arg。用适当引物进行 PCR,再用限制性内切酶消化其 PCR 产物可鉴别 ApoEε3 与 ApoEε4。通常认为,ApoEε4 是 AD 的危险因素,可加速 β 淀粉样蛋白的沉积及 Tau 蛋白异常磷酸化,是 AD 的主要易感基因、等位基因 ApoEε4 使发病年龄提早,等位基因 ApoEε2 与 ApoEε3 使 AD 发病率降低,发病年龄延迟。AD 患者的 ApoEε4 等位基因出现频率为 38%,远高于正常人。ApoEε4 与 Aβ 蛋白在体外共同保温,可产生沉淀,因而 ApoEε4 或可促进淀粉样斑块形成;相反,ApoEε2 与 Apoε3 则为保护因素。

5. 12 号染色体的 α2 巨球蛋白基因(a2-macroglobulin,A2M)

A2M 位于 12 号染色体,基因长度大约 48 kb。目前对 A2M 的研究表明,A2M 除负责各种细胞因子、生长因子和激素的运输以外,还负责血浆蛋白酶的结合和失活,有介导 β-淀粉样蛋白的清除和降解作用。α2 巨球蛋白、α2 巨球蛋白受体、低密度脂蛋白相关蛋白配体、ApoE 和 APP 在遗传学上均与 AD 相关,提示这些蛋白可能参与引发 AD 的共同神经致病途径。在 LOAD 病例的 12 号染色体上的 A2M 基因也是 AD 相关基因,该基因编码 a2 巨球蛋白。该基因多态性是 AD 的危险因素。AD 相关基因中 APP、PS1、PS2 基因与家族性早发型 AD 有关,每一个家族性早发 AD 病例至少有其中之一的异常;ApoE 基因及 A2M 基因与家族性迟发型 AD 关系较密切,与散发性 AD 也有一定关系。以上 5 种 AD 相关基因难以概括 AD 病例所有遗传危险因素,因而有人致力于寻找新的 AD 相关基因。

除神经原纤维缠结(与 Tau 蛋白异常磷酸化有关)及老年斑(与淀粉样蛋白有关)外,AD 病变还有一种病理现象,其脑组织出现一种称为"AMY(类淀粉样)"的斑块。单克隆抗体 AMY117 可与其结合,此种斑块与淀粉样斑块邻近,但不相重合,有关基因已在克隆中。ApoEε2 与 α 抗糜蛋白酶(ACT)是淀粉样斑块的主要成分,且会促进淀粉样纤维的形成。有人认为,ACT 基因多态性与 ApoEε2 引发家族性迟发型 AD 有关,但未能充分证实。

近年来有报道,线粒体 DNA(mtDNA)基因突变与 AD 相关。线粒体是细胞进行氧化磷酸化生产能量的主要场所,其耗氧量占机体总耗氧量的 90%,所摄取的氧 1%~4%转变为氧自由基。线粒体 DNA 裸露,易损伤,损伤后难以修复,其氧化损伤率比胞核 DNA 高 10 倍以上,因

而,线粒体DNA的突变率比细胞核DNA高10～100倍。线粒体DNA损伤缺失可影响其功能,影响能量的产生和供给。人脑随增龄有线粒体中细胞色素氧化酶基因DNA片段丢失现象。脑细胞细胞色素氧化酶基因突变,可使线粒体中氧自由基生成增多,细胞膜受损,APP增多,脑细胞破坏,这一现象在AD患者中较为常见,以致有人将有关基因称为线粒体的AD相关基因。AD患者的大脑颞叶细胞色素氧化酶基因COI与COⅢ的mRNA水平仅为对照组的50%。AD患者细胞色素氧化酶基因的突变率比同龄老人高32%,约有20%的AD患者有细胞色素氧化酶基因的缺陷,其脑组织及血小板的该酶活性皆有所下降。

(二)高龄及超氧自由基的影响

鉴于AD与衰老相关,因此,延缓衰老应能防治AD的发生。家族性AD中遗传起主导作用。即使如此,缺陷基因的携带者,出生后也并未立即发病,而是到50岁后才发病。所以缺陷基因只是发病条件之一,满足发病条件,有待基因外其他因素,如细胞内外环境因素的参与。至于散发性AD,据认为其致病因(或危险因素)中遗传和环境各占一半,可见基因外致病因素的重要。基因外致病因素的存在,为AD的防治提供了更多的空间。所以了解有哪些细胞内外环境的危险因素可引发AD非常重要。自由基学说首先是由哈曼提出的,它指衰老过程源于自由基对细胞及组织的损害。自由基在生物代谢过程中不断产生,并对自身组织发生毒性作用,如自由基攻击生物膜中的不饱和脂肪酸,对膜结构及有关酶都造成危害,特别是线粒体。氧的利用率高是自由基的重要来源,线粒体DNA缺少保护蛋白及修复能力,因而最易受自由基的损害,可经脂质过氧化反应生成强力交联剂丙二醛使DNA发生交联或断裂失活;其他细胞器的膜脂质过氧化反应也会导致大分子交联,不易被溶酶体消化,随年龄增长而成为脂褐质类沉积物;膜脂氧化还会影响膜流动性、通透性和完整性。通过多方面测定已证实,随年龄的增加抗氧化水平下降,主要防御超氧化物自由基的超氧化物歧化酶(SOD)水平下降,老年人血液中硒及硫醇水平下降,血浆、血小板、白细胞的维生素C水平显著降低,这些抗氧化剂水平的下降反映了老年机体对自由基的抑制能力下降,自由基的氧化作用受阻,使其储存及毒性作用增强。正常老龄大鼠与老年人脑中有将DNA序列GAGAG误录为GAG,引起类似于移码突变的现象,导致Aβ的产生。因而,基因缺陷并非产生过量Aβ的唯一原因。

(三)脑缺血

近来发现,AD与脑血管病之间亦有一定联系,脑血管病对AD症状的出现与严重程度起重要作用,脑缺血可引起脑细胞DNA断裂,半胱氨酸天冬酶(简称半胱天冬酶)活性升高及其他凋亡现象。半胱天冬酶是一类类蛋白裂解酶,为凋亡机制的执行者,半胱天冬酶-2可促进白细胞介素-1(IL-1)产生,半胱天冬酶-3与脑细胞凋亡直接相关。已知应用蛋白质类IL-1受体拮抗剂可以阻断IL-1,使脑缺血大鼠脑损伤减少50%以上。因此有关专家认为,半胱天冬酶抑制剂在脑缺血治疗中有潜在应用价值。AD患者脑的半胱天冬酶活性亦高,AD患者的大脑具有DNA断裂等凋亡特征,因而AD的发生或与凋亡有关,据此有人设想,以抑制半胱天冬酶等手段来治疗AD。但凋亡也可能只是Aβ引发的晚期事件。

(四)病毒感染

已发现库鲁病、克雅病和羊瘙痒症为慢病毒感染病,潜伏期长,能在动物中传染。这些病由于引起神经元空泡称海绵样脑病。AD患者的海马也易发生颗粒空泡变性。AD患者脑中的淀粉样沉积物在克雅病中也见到;老年性痴呆常并发的淀粉样脑血管病也见于羊瘙痒症。在人类也确实存在一个家族中有老年性痴呆与克雅病并存的现象。这都提示老年性痴呆可能也属于慢病毒感染病。已确认克雅病的淀粉样蛋白是病毒感染引起的,因此推测老年性痴呆的淀粉样蛋白的产生和沉积也可能与病毒感染有关。但分析证明,两种病的淀粉样蛋白的氨基酸序列截然不同。且已证实抗朊病毒抗血清仅能和克雅病的淀粉样物起免疫反应,而不能与老年性痴呆患者老年斑中淀粉样核心起反应;反之,抗 Aβ 抗血清也仅对老年斑中的 Aβ 起反应,而不与克雅病者起反应。老年性痴呆的淀粉样蛋白基因位于第 21 号染色体上,而克雅病的朊病毒蛋白的基因位于第 20 号染色体上。学者们也做老年性痴呆的转染试验研究,将家族性阿尔茨海默病的脑组织注射给动物,未发现神经变性变,也未见产生神经系统疾病,或者产生类似克雅病的变化。有报道将胎儿神经元置于从老年性痴呆患者脑制备的提取液中,引起神经原纤维缠结,但未被其他学者证实。老年性痴呆的星形细胞中有时观察到与病毒性脑炎有关的抗体,但能激起星形细胞反应的许多疾病都能见到这种抗体。至今老年性痴呆的转染研究未获成功,且被一些学者否定。分子生物学研究在阿尔茨海默病的老年斑和神经原纤维缠结中表现的 ApoEε4 免疫活性,在克雅病的淀粉样斑块中也能见到。提示这两种中枢神经系统变性病之间有某种联系。虽有研究基本上否定了老年性痴呆是由病毒感染引起的,老年性痴呆的病毒感染学说仍有待证实。假定老年性痴呆的病原体有突变,或人宿主对病原体有某种抑制,以致证明和发现困难;也可能所用试验动物在生物学上不合理;还有可能因潜伏期长,未长期追踪到试验动物发病。

(五)铝中毒

对铝中毒在老年性痴呆发病中的作用一直有争论。最初的研究提出,老年性痴呆脑中铝含量轻度增高,但未能确定这种轻度增高的重要意义,进一步研究又未能证实其增高。已知脑内铝水平有关的脑病-透析性脑病的脑中,未发现神经原纤维缠结。试验性铝剂引起的神经原纤维缠结与老年性痴呆患者的不同;铝中毒引起的神经原纤维缠结是直的而非螺旋状,分布于脑干和脊髓而非皮质。而这些研究不支持铝在老年性痴呆的病因上起作用。但有的研究仍强调铝是 AD 的一个重要危险因素。Corain 等将可溶性铝盐以中毒剂量注入兔脑时,发生神经原纤维缠结。Bombi 等用可溶性铝盐在兔体内诱导的神经原纤维缠结结构紊乱,免疫细胞化学染色也与在老年性痴呆患者中所观察到的相似。Gool 等检测 10 例老年性痴呆患者和 4 例正常同龄对照者,发现 10 例患者有神经原纤维缠结的神经元中均有铝的选择性蓄积,蓄积部位在神经原纤维缠结内不是核内。认为铝这种高负荷金属元素与神经原纤维缠结特异的结合部位,具体结合部位可能是 Tau 分子中的半胱氨酸和组氨酸。至于动物试验引起的神经原纤维缠结与老年性痴呆患者不同,认为可能是生物种系不同;更可能是试验时间不长,不足以使神经细胞完全变性。但目前尚未证实铝就是老年性痴呆脑组织中神经原纤维缠结和老年斑形成的直接原因。流行病学调查发现老年性痴呆患者饮用水的铝含量明显增加,饮水中铝含量高者,老年性痴呆的发病率明显增高。迄今为止,铝在老年性痴呆中的病因作用仍未取得一致的意见,但二者的关系值得进一步研究。

(六)免疫因素

迄今尚无足够证据认为老年性痴呆是免疫性疾病或由免疫功能改变引起。已有报道的结果不一致,有些观察指出老年性痴呆有免疫功能紊乱。如发现 66% 的老年性痴呆患者血清蛋白异常,包括清蛋白减少,而 α-胰蛋白酶抑制素、α_2-巨球蛋白和结合珠蛋白的成分增加。已证明老年性痴呆患者脑内抗体水平增高,其中有些患者还表现有细胞免疫反应损害和免疫调节受损。有临床研究 16 例老年性痴呆、18 例脑血管性痴呆和 12 名正常老年人的脑脊液中 T 淋巴细胞做对照研究,发现老年性痴呆组的阳性率显著高于后两组。但也有报道老年性痴呆病患者脑脊液中免疫球蛋白正常。老年性痴呆危险因素的对照研究未能发现某种免疫功能有关的因素与老年性痴呆有一致的关系。淀粉样蛋白也是与免疫系统有关的细胞产物,由于淀粉样蛋白不仅见于老年斑,且见于脑血管壁上,有些学者曾认为老年性痴呆的淀粉样蛋白是血管源性的,即可能来自血清蛋白,提示与免疫的关系。近来研究发现,老年性痴呆老年斑核心的淀粉样蛋白与脑血管壁的淀粉样蛋白在化学结构上不同,但其氨基端的结构与抗原性相似。虽然 Rozemuller 等曾在老年斑的淀粉样核心中发现过 IgG,但是在非神经系统疾病的对照者脑中也发现这些物质沉着,因而不能认为这些血清蛋白与淀粉样蛋白的形成有关。Nandy 研究发现老年性痴呆患者体内存在自身抗脑抗体,且血清内脑反应蛋白水平与人的认知和学习过程有关,提出老年性痴呆的神经病理学改变可能与免疫功能有关。Kingsley 等采用患者的 B 细胞株,发现比年龄配对的对照组有较高的抗神经原纤维缠结中的双股螺旋丝和抗星形细胞抗体。但由于随年龄增加,血清内各种自身抗体也会随之增加,因而对老年性痴呆患者发现的自身抗体价值的评价十分困难。

(七)激素水平变化

老年女性 AD 发病率高,而老年妇女体内雌激素水平下降。应激激素,如皮质类固醇水平的升高可能是老年人思维敏捷力下降的关键因素之一,类固醇皮质激素的水平会随着年龄的增加而上升。

(八)神经生长营养因子缺乏

神经生长营养因子缺乏都会造成神经细胞的免疫炎症、氧化、老化、萎缩和变性,导致神经递质乙酰胆碱、去甲肾上腺素、5-羟色胺、多巴胺的改变。

(九)颅脑外伤

颅脑外伤及脑受损学说已有很久的研究史,现已肯定了这一理论,但并不是唯一的原因。颅脑外伤包括多方面的,如围产期的颅脑外伤,以及成年期的颅脑外伤。对于颅脑外伤的范围和严重程度,广泛性脑损伤比局限性损害严重,易成为老年性痴呆的发生因素;慢性脑损害较急性一过性脑损伤更严重;额叶、颞叶区损伤更易促发老年性痴呆。从理论上推测作为有关因素是可以成立的,但在老年性痴呆的病因调查中,并不能完全肯定这一因素;其他脑损害因素,包括直接性脑损害,如慢性一氧化碳中毒等,以及间接性脑损害,如躯体疾病,造成慢性脑损害及其他原因,皆为研究的对象。

二、AD 发病机制

(一)β 淀粉样蛋白(Aβ)

AD 的一项重要病理特征是脑内存在大量老年斑(SP),其主要成分是 Aβ。Aβ 源自 β 淀粉样蛋白前体蛋白(APP)。APP 首先经 β 分泌酶途径裂解为 sAPPβ 及 C99 肽段,后者在 γ 分泌酶的作用下产生 Aβ 和 APP 胞内结构即 AICD。Aβ 在脑内位于细胞外,主要以和 Aβ40 和 Aβ42 两种形式存在,其中 Aβ42 虽含量低(不足 10%),但易于聚集为原纤维而沉积,从而形成弥漫性 SP。多因素可影响 APP 的水解,并导致脑组织内 Aβ 的释放增多或清除减少,进而通过激活胶质细胞等途径,产生神经毒性。此外,AB 自我积聚形成的各种寡聚体,也具有神经毒作用,可致正常突触功能受损。

针对 Aβ 在 AD 发病过程中的作用,萌生了许多新的治疗策略,包括 γ 分泌酶抑制剂(GSI)、Aβ 聚集阻断剂、Aβ 疫苗和 Aβ 单克隆抗体等,但目前大多处于 Ⅰ、Ⅱ 期临床研究阶段。须指出的是,对 Aβ 免疫治疗的安全性应引起足够的重视,因治疗可刺激 Aβ 流向血管间隙,从而可能加重血管淀粉样变、微量出血和血管源性水肿。

（二）Tau 蛋白

Tau 蛋白是微管相关蛋白（MAP）的组分之一，MAP 与微管蛋白组成微管，后者是神经元骨架蛋白的重要成分，参与胞体与轴突营养的输送。过度磷酸化的 Tau 蛋白异常积聚，形成神经原纤维缠结（NFT），是 AD 的另一重要病理特征。异常磷酸化的 Tau 蛋白具有不可溶性，与微管亲和力低，从而阻碍微管的组装，导致神经元骨架蛋白结构异常和神经元死亡。研究发现，AD 患者脑脊液中总 Tau 蛋白和磷酸化 Tau 蛋白的水平均升高，并与神经心理学测验分值的下降相关。脑脊液中磷酸化 Tau 蛋白 T181、T231 和总 Tau 蛋白水平升高，对预测轻度认知功能损害（MCI）进展为 AD 具有临床意义。实验室证据提示，Aβ 积聚可诱导 Tau 蛋白的聚集。针对 Tau 蛋白在 AD 病理过程中的作用机制，抑制 Tau 蛋白磷酸化和聚集的药物，可用于 AD 治疗。

（三）兴奋性氨基酸毒性作用

兴奋性氨基酸，尤其是谷氨酸（Glu）的兴奋性神经毒性作用越来越受到关注。谷氨酸及谷氨酸受体参与了神经元的兴奋性突触传递，调节多种形式的学习和记忆过程等。谷氨酸是中枢神经系统的主要兴奋性神经递质，生理数量的谷氨酸受体活性是维持正常大脑活动所必需的物质。在阿尔茨海默病和其他神经退行性改变的疾病中，可以观察到谷氨酸的兴奋性反应是通过过量地激活 N-甲基-D-天冬氨酸（NMDA）受体，从而使细胞内钙离子增加，导致神经元死亡。谷氨酸参与 AD 发病机制可能为谷氨酸的快速兴奋作用引起神经元细胞膜去极化，氯离子、钠离子及水内流，导致细胞渗透性溶解；因去极化激活膜电位依赖式谷氨酸受体（GluR），使钙离子大量内流，细胞内钙超载，激活磷酸肌醇环路，破坏神经元超微结构，使其发生变性死亡。谷氨酸 NMDA 受体介导的兴奋性毒性在 Aβ 诱导的神经元死亡中发挥着重要的作用，对 NMDA 受体具有低中度亲和力的非竞争性阻断剂美金刚可抑制该受体介导的病理作用，增加生理性谷氨酸能神经传递，而对正常的学习记忆无影响，临床上美金刚已用于治疗中重度 AD。

（四）突触受损

突触受损是 AD 早期的病理变化之一。MCI 患者中即可观察到海马突触数量减少。突触减少与神经元丧失不成比例，而与痴呆的严重程度密切相关。与年龄相关的突触减少主要局限在海马的齿状回。脑内注射 Aβ 可立即诱发突触减少；在经 Aβ 处理的脑片和存在 SP 的鼠脑中，突触参与记忆过程的两个重要标记-神经信号的传递和长时程增强（LTP）的维持均明显受抑制。

（五）神经营养因子（NTF）和神经递质耗竭

随着 AD 病程的进展，基底前脑的胆碱能 NTF 受体数量明显减少，AD 和 MCI 患者脑内脑源性神经营养因子（BDNF）水平也明显降低。动物试验表明，补充 BDNF 可以维持啮齿类动物神经元存活和突触的正常功能，改善记忆，提示 BDNF 可用于 AD 的治疗。临床研究也显示，AD 患者注射 NTF 后，其认知功能和脑代谢水平明显改善。

AD 患者海马和新皮质的乙酰胆碱（ACh）和胆碱乙酰转移酶（ChAT）显著减少；脑内毒蕈碱型乙酰胆碱受体（mAChR）中的 M 受体和烟碱型乙酰胆碱受体（nAChR）显著减少，M 受体虽未明显减少，但功能受损。突触前 α_7 型烟碱型乙酰胆碱受体（α_7-nAChR）为记忆过程所必需，其表达也随 AD 病程的进展逐渐减少。此外，AD 患者脑内尚有其他多种神经递质和（或）其受体减少，如 5-羟色胺（5-HT）和 γ-氨基丁酸（GABA）可减少达 50%，生长抑素、去甲肾上腺素、5-HT 受体、谷氨酸受体、生长抑素受体也均减少。胆碱酯酶（AChE）抑制剂可提高 ACh 水平从而改

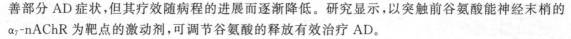

善部分 AD 症状,但其疗效随病程的进展而逐渐降低。研究显示,以突触前谷氨酸能神经末梢的 α_7-nAChR 为靶点的激动剂,可调节谷氨酸的释放有效治疗 AD。

(六)线粒体功能紊乱

AD 患者脑内神经元线粒体数量减少,多种线粒体酶(如丙酮酸脱氢酶复合体、α 酮戊二酸脱氢酶复合体和细胞色素 C 氧化酶等)活性下降。Aβ 可使某些线粒体酶尤其是细胞色素 C 氧化酶活性下降,导致电子转运、ATP 生成、氧利用及线粒体膜电位等异常,引起线粒体释放超氧阴离子自由基,后者可转化为过氧化氢,导致氧化应激,释放细胞色素 C,进而促使细胞凋亡。抗组胺药 latrepirdine 为线粒体刺激剂,最近一项针对轻、中度 AD 的临床随机对照研究表明,该药能增强患者记忆力,改善日常生活能力,不久有望投放市场。

(七)自由基与氧化应激

在脑组织老化过程中,神经元细胞膜上的不饱和脂肪酸被氧化而产生大量氧自由基,目前认为氧自由基损伤是引起 AD 患者脑损伤的重要机制之一。AD 患者脑组织中氧自由基水平升高,包括超氧化物阴离子自由基、过氧化氢、脂质过氧化物和自由羟基等表达水平升高,活性氧可增加 Aβ 的毒性和聚集,而 Aβ 也使氧自由基生成增加。这些氧自由基能够损伤细胞膜、细胞器,诱导神经元发生凋亡,导致其功能破坏,从而促使阿尔茨海默病发病。但是 AD 患者脑组织中氧自由基水平升高是 AD 的病因还是阿尔茨海默病所导致的结果,目前尚存争议,有待进一步研究的证实。氧自由基可以促进 Aβ 转向 β 折叠的构象,从而相互聚集形成纤维;AD 的致病基因 APP、ApoE 或 PS 在调节神经元凋亡或结合转运金属方面均与氧化应激作用有关;Aβ 可通过诱导产生氧自由基而使神经细胞膜系统的脂质和蛋白被氧化修饰,使活性氧增加,还可以通过激活小胶质细胞而加剧氧化应激反应,Aβ 是氧化应激反应与 AD 神经元死亡之间的耦联分子;氧自由基也可促进 APP 裂解,增加 Aβ 生成,二者具有相互促进的效应。

(八)胰岛素信号转导途径

葡萄糖耐受不良和 2 型糖尿病可能是发生痴呆的危险因素。研究发现,重度 AD 患者外周血空腹胰岛素水平增高,但葡萄糖清除能力降低;而脑内胰岛素受体、葡萄糖转运蛋白均明显降低。

由于 AD 患者神经元葡萄糖的利用障碍,神经元处于能量应激状态,故神经元易损伤。在 Aβ 等作用下,神经元胞体变小,突触传递受阻,神经元功能受损,最终导致细胞凋亡。胰岛素抵抗导致神经元能量缺乏、氧化应激和代谢损伤,影响突触的可塑性。

糖原合酶激酶-3β(GSK-3β)具有广泛的细胞调节功能,可抑制糖原合成及葡萄糖转运,促进糖异生并阻碍胰岛素信号转导,抑制胰岛素分泌,从而升高血糖。Aβ 在体外能促进 GSK-3β 表达,磷酸化 Tau 蛋白,降低胰岛素降解酶的水平。糖尿病大鼠海马组织内 Tau 蛋白部分位点磷酸化水平增高,胰岛素信号系统功能低下,从而导致转导途径中 GSK-3β 活性上调。过氧化物酶体增生物激活受体(PPAR)拮抗剂噻唑烷二酮类药物能逆转胰岛素抵抗,激活胰岛素敏感基因转录,改善转基因鼠的认知功能,有效治疗 AD。

(九)血管因素

$60\% \sim 90\%$ 的 AD 患者脑皮质和基底节深部白质有不同程度的小血管病变,主要病理改变是大脑皮质及软脑膜的小血管壁的中层和外膜有 Aβ 沉积;部分患者还存在血-脑屏障破坏和大血管粥样硬化。小血管壁 Aβ 沉积加剧脑血管痉挛,使脑血流量降低,局部能量供应不足。同时,AD 患者周围血管和血-脑屏障清除 Aβ 的能力受损。神经血管解偶联学说认为,Aβ 通过血-脑屏障的转运障碍主要原因是低密度脂蛋白受体相关蛋白(LRP)和糖基化终末产物(AGE)

表达异常,从而有可能造成 Aβ 内外流动失衡。

目前尚无特效方法防止 AD 血管性病变的发生,但临床应用血管紧张素转化酶抑制剂(ACEI)治疗的高血压患者较少发生 AD 样病理改变,因此可以认为,ACEI 能降低认知功能受损的风险。叶酸可以降低同型半胱氨酸的水平,从而有可能降低 AD 发生的风险,但对已有 AD 者并不能改善其认知功能。

(十)炎症机制

AD 的发生发展伴随慢性炎症反应,后者对脑组织的损伤作用,主要与小胶质细胞和星形胶质细胞有关。已发现 AD 患者脑 SP 内富含激活的小胶质细胞和星形胶质细胞。小胶质细胞起初能通过吞噬作用降低 AB 水平,但随其活性增强,通过释放趋化因子,启动炎症细胞因子"瀑布样"释放,导致白细胞介素(IL)-1、IL-6 和肿瘤坏死因子(TNF)等水平增高,使神经元受损。

小胶质细胞能表达糖基化终末产物受体(RAGE),后者与 Aβ 结合,能增加细胞因子、谷氨酸和 NO 的生成,增强神经毒性作用和炎症反应,导致学习记忆能力下降。激活的胶质细胞通过释放炎症急性期的反应产物如 α 抗胰凝乳蛋白酶、α 巨球蛋白和 C 反应蛋白等,加重 AD。

前瞻性研究发现,非甾体抗炎药可降低 AD 的发生风险,减缓疾病的进展。其作用机制包括选择性减少 Aβ42 生成,抑制环氧化酶-2 或前列腺素 E2 受体,刺激小胶质细胞的吞噬作用,激活 PPAR-γ。目前还在研究的有,TNF 和补体阻断剂的促吞噬作用,以期开发更为有效的 AD 治疗药物。

(十一)轴突转运障碍

轴突病变和轴突转运障碍与 AD 的发病密切相关。驱动蛋白的功能是促使囊泡和线粒体沿着轴突微管向突触末端运动。驱动蛋白超家族的重链蛋白 5 与驱动蛋白轻链结合,使 Tau 蛋白快速顺向转运,形成交联桥维持微管间的空间结构。APP、APP 清除酶及早老素-1 被顺行转运到突触末端,并释放 Aβ 和其他蛋白水解衍生物。AD 患者转运发生障碍,APP 和驱动蛋白积聚于肿胀的轴突,使局部 Aβ 沉积,神经元发生变性。Aβ 的异常聚集又能加重轴突转运障碍,使轴突病变和突触功能障碍更趋明显。此外,轴突转运障碍和 Aβ 大量产生可以互为易化而形成恶性循环,并引起 Tau 蛋白功能异常。

(十二)细胞周期重返障碍

近来提出了 AD 发病的细胞周期正常抑制机制障碍,即细胞周期重返障碍学说。在 AD 各期和 MCI 均可检测到细胞周期重返异常的标志物,以 G 期、S 期居多。此阶段 DNA 的复制可能已完成,出现四倍体的神经元,细胞周期素被激活,但有丝分裂却不能进行。体外培养的大脑皮质细胞给予 Aβ 后,星形胶质细胞被激活,进而作用于神经元,使已分化的神经元出现细胞周期的紊乱。AD 患者脑神经元中细胞周期相关蛋白表达异常,可能与 AD 神经元的病理改变相关;维持正常细胞周期所需的细胞周期素依赖激酶抑制蛋白也出现结构异常。

(十三)脂代谢紊乱

AD 发病的脂代谢紊乱学说综合了载脂蛋白 E(ApoE)遗传风险、Aβ 产生和聚集,以及淀粉样血管病变等因素,颇为令人关注。胆固醇为合成神经细胞膜所必需,在髓鞘内含量很高,并形成脂质筏,后者是装配 α 和 γ 分泌酶及将 APP 加工为 Aβ 的酶。当酯化胆固醇过多时,膜脂转运减少,可致 Aβ 生成和聚集增多而清除减少,导致 AD 发生。胶质细胞源性 ApoE 是脑内重要的胆固醇转运体,为胆固醇透过血-脑屏障的重要载体,参与胆固醇和髓磷脂对细胞膜的维持、生长和修复过程。ApoE4 等位基因是公认的迟发型 AD 的危险因素之一,其促脂质转运和脂质微粒摄取作用微弱,却能增加 Aβ 沉积和 Tau 蛋白磷酸化。他汀类药物具有降低细胞膜内游离胆固醇的水平、减少炎症反应、上调分泌酶和保护血管内皮细胞等功能,可以降低 AD 发生的风险。但他汀类药物能否改善 AD 的认知功能尚未定论,有待进一步探讨。

三、AD 的临床表现

(一)起病隐袭

AD 的临床症状常表现为隐袭起病,故很难判断患者认知功能障碍发生的确切时间。AD 的病程通常是渐进性的,偶有间歇期。主要表现为持续进行性的智能衰退,行为和神经系统功能相继发生障碍,是临床诊断的重要依据。偶尔患者因发热性疾病、手术、轻微头外伤或服药等导致的异常精神状态而引起注意。

(二)主要临床表现

1.记忆力障碍

常常是 AD 患者的核心症状,同时也是就医的主要原因。表现为逐渐发展的记忆力减退。起初患者表现为近记忆力障碍,此时远期记忆相对保持完整;随着病情的进展,最终远期记忆也出现障碍,并逐渐出现虚构。

2.知觉障碍

知觉障碍中以幻听最为常见,内容以言语性幻听为主,或有幻视。

3.思维障碍

大多数持续数月至 1 年余,部分患者具有两种或两种以上的思维障碍,其中有答非所问、被害妄想、被窃妄想、贫穷妄想、钟情妄想、嫉妒妄想等。

4.情感障碍

患者有情绪低落、焦虑、早醒、情绪兴奋、情绪不稳、自笑、哭泣、情感淡漠及不认识亲人等。

5.行为障碍

有些具有两种以上的行为紊乱,其中包括兴奋躁动、攻击毁物、外跑、进食不知饥饱、大小便失控、行为幼稚及性行为异常。

早期患者出现的近记忆障碍,常是发现的第一个症状。早期的近记忆障碍表现为不能记起不久前发生的事情,如忘记关煤气、日用品放置的地方或前说后忘,不能胜任工作和家务。饮食无饥饱感,常丢三落四,说完就忘,搞混名字,忘记约会,搞错地点,一些小事记不住,遗忘刚允诺的事情,甚至无目的外出,事后找不到回家的路,由他人送回。随着病情发展出现远记忆障碍,表现为忘记自己记忆中值得留恋的往事,自己的国籍,多年前的国家大事等。起病后数年患者还可出现虚构,企图用虚无缥缈的事情、荒诞的语言去填补记忆力障碍所造成的空白。有时不断地重复同一问题,有时刚刚讨论的事情也记不起来。

6.语言障碍

语言是大脑的高级皮质功能之一,AD 初期言语障碍程度轻,患者可能自发性言语减少,健忘性失语、无意义语言明显,但语言功能相对保存。中期对言语理解能力下降,记忆力障碍变得突出时,注意力下降,由于记不起所需词汇,许多患者出现语言中断,命名障碍,人名和物名叫出困难。找词困难是 AD 患者最早出现的语言障碍,由于找词困难,缺乏实质词而不能准确表达意思而成空话,表现为流利性失语。错语很多,语言流畅性障碍,不能准确交谈。看起来积极在谈话,但交谈内容支离破碎,尽管与之交谈的人不愿意继续下去,但此时患者很快乐,谈笑风生,不知要持续多长时间。随病情进展,自发言语越来越空洞,语言的内容逐渐减少,且不适当地加入无关的词汇和变换主题。患者虽喋喋不休地说,听话者却不能从其谈话中理解其连贯思想,甚至不能表达任何信息。末期时语言无目的,错语连篇,持续言语、模仿言语、刻板言语、重复言语均出现。另外有构音障碍,最后处于缄默、无语状态,并出现失写、失读。阅读和书写障碍常早于言语表达和听力理解障碍。至病程中期后,患者后期不认识自己的名字,也写不出自己的名字。复述在早期可相对保留,尤其词和短语的复述,在回答问题之前先是重复问题,至中期则出现模仿言语,患者强迫重复检查者说的词和短语,这种强迫重复只是一种自动反应,患者并不理解其意。至 AD 晚期,患者只剩模仿言语,不能交谈。随着病情进一步恶化,发音越不清楚,只听见咕噜声和喃喃声,声音也越来越低,最终哑口无言以致缄默状态。

7.视空间定向障碍

AD 患者早期就可表现出视空间功能障碍,出现找不到停车点,回家时走错方向或迷路,铺台布时不能使台布的角与台桌对齐。中期出现明显的定向障碍,表现为时间、地点、人物定向障碍。时间定向障碍表现为不知今天是何年何月;地点定向障碍表现为在自己家中找不到自己的房间,不知哪个床是自己的,甚至不能正确回答这是哪里;人物定向障碍表现为不认识自己的家人和过去的熟人。对顺序、时间的定向力障碍较早出现,并依次出现地点、人物的定向力障碍。

AD 患者还表现为不能准确地判断物品的位置,伸手取物时未达该物而抓空,或伸手过远将该物碰倒。放物时也不能正确判断应放位置,如不能将水壶准确地放在炉灶的火眼上,因放偏而致水壶歪倒掉在地上。在日常生活中因不能正确判断衣服的上下、左右和前后,表现明显穿衣困难,甚至判断不出哪件是上衣或裤子。在简单的图画测试中,患者不能准确地临摹立体图。中期以后连简单的平面图也难以画出。

8.计算力障碍

AD 患者还可出现计算力障碍,常在中期出现,7～100 数字的计算障碍多出现在初期、中期,如不能结算账单,弄错物品的价格,找错零钱。计算障碍可能是由于:①视空间障碍(不能正确列算式);②失语(不理解算术作业要求);③原发性计算不能。严重者连简单的加减法也不会,甚至不认识数字和算术符号,也不能回答检查者伸出几个手指。

9.失用和失认

失用多在疾病中期出现,尽管不存在运动障碍,但习惯性动作如分别时手的挥动、调理动作、绘画等均不能很好完成,调理、做饭、洗衣、扫除、洗浴、洗脸、穿脱衣服等日常生活行为缺失,穿衣失用在本病中经常见到,考虑与右半球顶叶障碍有关,可以导致穿衣不能。而通过反复学习获得的复杂运动功能如弹钢琴、使用工具等可能到疾病后期才出现障碍。严重者不会使用任何常用的物品和工具,甚至不能执筷子和用勺吃饭,但仍然保留动作需要的力量和协调性,最终患者只保留最习惯性和完全自动性的动作。末期时四肢挛缩明显,屈曲姿势睡眠,最后多伴有失外套综合征。失认常发生于中晚期,虽然无感觉及视觉障碍,但对椅子、铅笔等日常应用物品不认识,表现为不认识家人和配偶,为面容认识不能,多出现嗅觉失认、视觉失认、视空间失认、相貌失认等,嗅觉失认出现较早,有患者因嗅不出空气中异臭味为初发症状而来就诊。不认识镜中的自己像,和镜中的自己像打招呼、谈话称为镜子征,有时把东西给镜中人,或围绕自己镜像做探索动作。视觉失认,过多口部行为倾向,对所有视觉刺激均做出反应,出现情绪行为变化、情欲改变、饮食习惯改变等综合征,认为双侧颞前叶病变为责任病灶。

10.判断和抽象功能受损

在 AD 的早期,判断和抽象功能通常受损,皮质高级功能障碍,工作能力下降,稍微复杂便不能完成,这提示额叶功能障碍。患者不能系统地思考问题,较早出现抽象思维、概括、综合分析、判断、计算等能力受累。对周围的事情不能作出相应的判断,对电视和故事如情节不能理解,虽然看书、看报,但不理解文章的意思。患者联想贫乏或不能联想,在问其问题时,不知所问,或总反复重复一句话。患者学习一种新技术不得要领,对原来的认识也模糊不清,认知障碍程度不同对社会和职业活动的阻碍也不同。

11.行为和精神障碍

AD 患者认知功能障碍出现的同时,可伴有多种行为和精神障碍,活动能力减低和兴趣障碍是多数 AD 患者的表现,其中 25%以上的患者存在抑郁状态。自主神经症状,如睡眠障碍、体重增加、性欲下降等是 AD 和抑郁症的共同表现。随着病情进展,患者出现行为草率,不注意衣着、洗澡、剃胡子等。患者还可出现徘徊与多动,外出无目的地游荡,甚至迷路不归,重复无意义的动作,如将钱包打开又合上;将衣服穿上又脱下;提出让人难以接受的要求和疑问。患者通常还有偏执、错觉,有时伴幻觉,将现实存在的事物,通过主观想象,错误地感知为与原事物完全不同的一种形象,并且坚信不疑,无法说服,也不能以亲身体验和经历加以纠正,出现"有人偷我的东西,这根本不是我的家,配偶不是自己的,被遗弃,不道德,猜疑心"等妄想,患者怀疑子女偷自己的钱财,怀疑年老的配偶有外遇。感觉到实际上不存在的东西,出现幻视、幻听、幻嗅、幻触等。昼夜节奏障碍表现为睡眠倒错,白天嗜睡,夜间兴奋失眠,到处乱走,无故叫醒家人,拍打床,吵闹不安,夜间谵妄。人格改变常被家人发现而加以重视,患者变得孤僻、自私,行为与身份素质和修养不符。如与孙子争吃东西,把烟灰弹在他人头发里,把印章盖在他人脸上,在门前大小便,不知羞耻。常收集破烂,并包裹数层加以收藏。易激惹,行为欣快,无故打骂人。随着病情加重,情感变得冷漠,对外界事物不关心,无兴趣,并出现焦虑、忧郁情绪。此外,还表现各种行为异常,包括易激惹(如攻击性和非攻击性行为及语言等)、游走、睡眠障碍等。对于院外患者,非攻击性行为尤其是运动不宁和游走为常见的症状,严重病例可出现一过性脑功能急剧低下,伴有轻度意识障碍即谵妄。此表现多在肝、肾、心、肺等疾病,以及糖尿病、高血压病、脑血管病变感染、酒精中毒等疾病急剧恶化时发生,亦有脱水状态及各种药物服用过程中的不良反应所致的精神障碍。谵妄时对外界各种刺激都不敏感,注意力涣散,思维不连贯,理解困难,伴随反应行动迟缓,不注意新生事物,固执己见,反复提出相同问题,夜间去工作地点漫游,定向力障碍,出现幻觉,不明原因地紧张、恐惧情绪和兴奋不安,行为冲动,不协调性精神运动性兴奋等,不及时处理会发生危险。

12.情感障碍

AD 患者常伴随情感障碍,发病的初期常出现抑郁,患者心情沉重、自觉生活没意思、言语动作减少等。患者还可出现自发性低下无欲状态。男性患者早期出现性欲减低,晚期阳痿;女性患者表现为性感缺失,多伴有言语减少。疾病的中期部分患者表现对周围事物漠不关心,无兴趣,但自我有幸福愉快的内心体验。与血管性痴呆比较,AD 患者哭笑无常少见,但悲观流泪症状多见。情感暴发、易怒等常见,其次为攻击性情绪的出现,攻击性多在初期到中期出现,这亦是家庭护理难点之一,易激惹,无故打骂威胁人。对未来的事情诉说不安,严重时可出现恐怖感。AD 患者的神经系统查体常无明显的阳性发现,而且即使出现偏侧体征也常是其他疾病所致。晚期神经系统查体可以发现初级原始发射(如摸索反射等)、下颌反射、皮肤书写等功能障碍。其他体征,如锥体外系表现、步态异常、肌阵挛可能会在 AD 的早期发生,但多数情况到晚期才发生,而且随着痴呆的进展这些体征表现得更为突出。在痴呆的中晚期患者通常出现非特异性步态和平衡障碍,最后呈强直性或屈曲性四肢瘫痪。随着患者脑内神经元的不断变性,上述症状进行性加重,最终智能全面衰退,对外界刺激无任何有意识的反应,表现为无动性缄默。患者也完全丧失站立、行走能力,不得不卧床,生活完全不能自理(持续性植物人状态)。

(三)AD 病程

AD 的病程呈进行性发展,时间 6～12 年。AD 患者生存年限较短主要是由于合并各系统并发症所致。在 AD 的后期,患者因长期卧床、大小便失禁、不能交流、不能自行进餐而极易发生营养障碍、脱水、吸入性肺炎、尿路感染、压疮、肺栓塞、骨折、败血症等情况。与其他同龄人相比,AD 患者更易发生癌症及脑血管病。

(四)AD 分期

AD 是隐袭起病,大多无确切起病日期,以老年期发病的晚发型为主,它是一种持续进行性的智能衰退,病程 5～12 年。据临床表现可人为地分为 3 个阶段,此 3 个阶段的症状及时期并无明确的分界。

1.早期(1～3 年)

主要症状是记忆力下降,以近记忆下降为主,学习新知识感到困难,常感到"记得不如忘得快"。在记忆力下降的基础上主动性下降,不求进取,承担新任务、新工作时常常无法胜任。在日常生活中"拿东忘西"现象时有发生,叫不出熟人的名字,"丢三落四"。什么事"扭头就忘",如上街购物忘记把所买的东西拿回来,去取东西忘记取什么;忘记刚刚接过的电话;对新的人名、地名及近期的记忆尤为困难,因为视空间功能障碍,在生疏的地方,由于不记得刚走过的路而无法返回;做家务时把水壶烧干,把饭烧糊等;定向困难,放东西不能准确判断物品的位置,易抓空或碰倒。此时远记忆力保存,儿时的、多年以前的事情记得很清楚。在此阶段中,可出现情感淡漠、敏感、多疑,由于常把东西忘记放在何处,而猜疑他人偷了自己的东西,常猜疑他人对自己有恶意,存心不良,产生大量的关系妄想、被害妄想及嫉妒妄想,因此产生争执、吵闹者不少见;有的患者是在产生上述精神症状时才发现有病的。情绪不稳定,易激惹,易伤感,有时有明显的焦虑、抑郁情绪。在此阶段中,虽然工作质量、效率已明显下降,对任何新的要求都暴露出能力不足,不能胜任,感到力不从心,判断力差,概括能力丧失,注意力分散,左右失认和意志不集中,购物不会算账或算错账等,均可在早期出现。但原来熟悉的工作尚能勉强维持,日常生活基本自理。因此,人们常认为这是年老之后的正常老化现象,而很难早期发现,早期诊断。如果进行脑电图检查,其结果为正常范围或轻度异常。头颅 CT 检查结果多数正常,少数可有脑沟、脑裂增宽。进行记忆量表测查时,常可发现记忆的轻中度下降,这一结果有助于早期诊断。

2.中期(2～10 年)

不仅近记忆下降明显,远记忆障碍也逐渐明显,表现为记不清自己一生经历,不记得过去所学的知识,一般常识也忘记了。例如,不记得自己毕业年份、结婚年龄、子女出生日期及年龄,不记得自己的事业成就。在此阶段中,定向力障碍逐渐明显,表现为不知当时的年月日,不知是上午还是下午、是白天还是夜间,也不知是什么季节(时间定向);不知身居何处,不认识家,特别是在搬新居之后,出门常走失,找不到家,找不到厕所等(场所定向);不认识邻居、同事,严重时不认识亲人,分不出子女的长幼次序,甚至分不清男女,不认识镜中的自己,和镜中的自己对话及人物定向等。在此阶段情感变化逐渐明显,随着痴呆加重,焦虑及抑郁情绪减轻。有的患者变得欣快、无忧无虑、高谈阔论、喋喋不休;有的患者则变得冷淡,对周围漠不关心,甚至关系到切身利益的事务也无动于衷。在此阶段中,判断力、计算力及理解力均明显下降,患者开始有找词困难,命名不能,逐渐听不懂他人说话的意思,在与他人交谈时,不能理解他人的话,答非所问,自己经常说错话,自己的语言也难以让他人理解,内容逐渐空洞,"东拉西扯",常常是所答非所问,故而交谈能力下降。在痴呆逐渐加重之后,对原来的幻觉及妄想逐渐不再注意,或者变得断断续续,支离破碎。在此阶段中,常有动作及行为改变。有的患者终日无所事事,呆坐一天,少语少动;有的患者则终日忙忙碌碌,收集废物,或重复无意义的动作,无目的地徘徊,夜间起床活动或吵闹不休等。少数患者出现性行为异常,如当众手淫等。

在此阶段中,由于工作经常出差错,已无法进行正常工作。日常生活料理也发生困难,如不会因冷热天气变化更换衣服,不能操持家务,严重时吃饭、穿衣、洗漱都需人协助,有时可出现玩火、弄水、大小便不能自理而需要专人进行照顾。1/3 患者有失认,面貌失认者不认识亲人和熟人的面孔,甚至把自己的女儿叫"妈";自我认识不能,可产生镜子征,患者坐在镜子前与镜子中自己的影像说话,甚至问:"你是谁"。患者不能做出平常熟悉的连续动作,如冲糖水应按顺序取糖,入杯、倒水、搅拌,而患者可能直接向糖中倒水;或不能做已熟练掌握的技能,如原来会骑车,病后不会了;不会使用任何工具甚至不会拿筷子或用勺吃饭。穿衣困难,分不清衣服的正反、上下和左右,顺序穿错或忘穿某一件。此时可在家或病房中找不到自己的房间,自己的床。表现过度活动的不安,频繁走动,如无目的地在室内来回走动,或半夜起床,到处乱摸,开门、关门、搬东西等。有的患者出现视力下降、口齿不清、动作不灵活,四肢肌张力增高,上下肢及颈部肌强直、异常的屈曲姿势、震颤和小碎步等神经系统症状及体征。

进行脑电图检查可发现中度异常(慢波明显增多);头颅 CT 检查可见脑室扩大,脑沟和脑裂增宽、变深,被诊断为脑萎缩,少数患者脑萎缩不明显;进行记忆减退,量表测查结果为高度记忆障碍。进行简短精神状况测查(MMSE)时分数下降明显,可判定为痴呆。

3.晚期(5～12 年)

智力、语言、工作能力、生活自理能力均下降,为全面性痴呆,极度的智能障碍。患者与周围环境已无正常接触,无法进行交谈,谈话只能模仿他人的话,语言支离破碎,毫无意义,不知其意;或反复重复自己所说的话,最后只能发出咕噜声直至无言语;卧床不起,表情淡漠,无任何情感交流。动作明显减少,肢体痉挛,站立及行走困难,最终卧床不动,以致屈曲性瘫痪,二便失禁,生活完全不能自理,需人照料。对外界刺激无任何有意识的反应,表现为不动性缄默,约有 1/3 的患者可有癫痫发作,多死于肺炎、尿路感染或压疮感染。此阶段进行脑电图检查,呈现全面的慢波,为重度异常;头颅 CT 结果为全脑的脑萎缩、皮质明显变薄;记忆量表测查已无法进行。

AD 各期之间无明显界限,在病程各个阶段,如果发生急性感染、骨折或者某种环境发生改变时,可能发生意识障碍(谵妄状态),表现为间断性,昼轻夜重,兴奋、躁动或攻击性行为,大量的错觉及幻觉,以幻视多见。也可有片段的关系妄想或被害妄想体验。在谵妄状态恢复之后,痴呆程度明显加重。多数患者的死亡为肺部感染等躯体并发症。

当怀疑自己和家人有痴呆的早期症状时,应及时到医院的神经科、精神科、老年科及心理科、影像科等进行有关方面的检查,尤其是神经心理学方面的检查,如韦氏智能检查,临床记忆量表,以及早诊断、早期干预。

四、AD 的诊断及鉴别诊断

临床上 AD 诊断的思路和步骤应遵循 3 步。第一步,先确定是否有痴呆;第二步,再确定痴呆的类型,是否是 AD 型痴呆;第三步,进行痴呆的鉴别诊断,进一步排除其他原因引起的痴呆,确定最后 AD 的诊断。

(一)首先确定是否有痴呆

1.痴呆的问诊

痴呆患者往往以记忆障碍和轻微的精神异常就诊。对于老年人痴呆的确立需要一些精神状态检查,包括意识、定向力、记忆力、语言能力、计算能力及综合概括分析能力等。检查患者时,可问一些简单的问题,如"今年是哪一年?"或者"100 减 7 等于多少?""再减 7 等于多少?""连续减 5 个 7 等于多少?",等等,如回答错误,则提示有智能衰退。

2.量表检查

痴呆量表是检测痴呆的常用工具,它除了简便、易行、省时、易推广等优点外,还有规范化、数量化两个最大的优点。但也具有一定的局限性。

(1)量表的用途:①有助于确立痴呆的诊断,被检查者在认知功能量表和日常生活能力量表中出现缺陷时,有助于痴呆的诊断。②有助于真性与假性痴呆的鉴别:如抑郁量表有助于排除"抑郁性假性痴呆"。③有助于在临床诊断中鉴别血管性痴呆和 AD 时用 Hachiski 缺血量表,诊断正确率高。④有助于确立痴呆的严重程度:量表数量化,便于比较和分析。⑤有助于检测痴呆的伴随症状:有些症状常见于痴呆患者,诊断时不应忽视,如情感障碍、人格障碍和行为障碍(如幻觉、妄想、睡眠障碍、焦虑、抑郁)等。

(2)量表的局限性:现在的所有量表都只能侧重于智能的某一方面或某几方面,都不能反映智能的全貌,因此,至今任何量表都不能全面满足痴呆诊断的要求;痴呆量表的最大局限性就是不能代替临床医师的思维和判断,不能取代临床诊断。它们是诊断的重要参考资料,但其必须结合临床实际才能下结论。

(3)常用量表:如前所述,常用的痴呆量表种类很多,其中最常用的量表有简易精神状态量表(MMSE)和长谷川痴呆量表(HDS)。MMSE 是检测痴呆最著名的问卷,该量表每一研究小组在 10 分钟内就能完成测试。判断痴呆的标准为文盲<17 分、小学<20 分、中学及以上<24 分。画钟试验被认为是临床筛查痴呆较敏感的方法,痴呆患者常不能正确完成。用本试验对痴呆患者检查的灵敏度和特异性高达 90%。

3.痴呆的诊断标准

通过以上的检查,可初步判断患者有没有认知或智能方面的缺陷,但准确的判断还需要根据痴呆的诊断标准。常用的标准有世界卫生组织的国际疾病分类修订第 10 版(ICD-10)及美国精神病学会的精神障碍诊断和统计手册修订第 Ⅳ 版(DSM-Ⅳ-R)的痴呆诊断标准。

(1)ICD-10 痴呆诊断标准。

痴呆的证据及严重程度:①学习新东西发生障碍,严重者对以往的事情回忆有障碍,损害的内容可以是词语或非词语部分。不仅是根据患者的主诉,而且通过客观作出上述障碍的评价。并根据下列标准分为轻、中和重度损害。轻度:记忆障碍涉及日常生活,但仍能独立生活,主要影响近期记忆,远期记忆可以受或不受影响。中度:较严重的记忆障碍,已影响到患者的独立生活,可有括约肌功能障碍。重度:严重的记忆障碍,完全需他人照顾,有明显的括约肌功能障碍。

②通过病史及神经心理检查证实智能衰退,思维和判断受影响。轻度:其智能障碍影响到患者的日常生活,但患者仍能独立生活,完成复杂任务有明显障碍。中度:智能障碍影响到患者的独立日常生活,需他人照顾,对任何事物完全缺乏兴趣。重度:完全依赖他人照顾。

出现上述功能障碍过程中,不伴意识障碍,且不发生谵妄。可伴有情感、社会行为和主动性障碍。

临床诊断出现记忆和(或)智能障碍至少持续 6 个月。出现下列皮质损害的体征更支持诊断,如失语、失认、失用。影像学出现相应的改变,包括 CT、MRI、SPECT 和 PET 等。

(2)DSM-Ⅳ-R 痴呆诊断标准。

认知功能障碍表现为以下两个方面:①记忆力障碍(包括近记忆障碍和远记忆障碍)②近记忆障碍:表现为基础记忆障碍,通过数字广度测试至少 3 位数字记忆障碍,间隔 5 分钟不能从复述 3 个词或 3 件物品名称。③远记忆障碍:表现为不能回忆本人的经历或一些常识。

认知功能损害至少具有下列一项:①失语:除经典的各种类型失语症外,还包括找词困难,表现为缺乏名词和动词的空洞语言,类比命名困难表现在一分钟内能说出动物的名称数,痴呆患者常少于 10 个,且常有重复。②失用:包括观念运动性失用及运动性失用。③失认:包括视觉和触觉性失认。④抽象思维或判断力损害:包括计划、组织、程序及思维能力损害。

上述(1)、(2)两类认知功能障碍明显干扰了职业和社交活动或与个人以往相比明显减退。

上述损害不能用其他的精神及情感性疾病来解释(如抑郁症、精神分裂症等)。

(二)确定痴呆的类型

1.确定痴呆类型的步骤

痴呆的病因很多,但痴呆诊断的本身不包括任何特殊的病因。因此,明确痴呆的诊断后,要根据患者的病史、病程经过、症状、神经系统体征、实验室检查、影像学检查及神经心理学检查来进一步确定痴呆的类型。

2.诊断 AD 的标准

在众多的痴呆病因中,AD 占 60% 以上。AD 属于皮质性痴呆、神经变性痴呆,是一种不可逆性痴呆。其痴呆的特点为以认知缺陷为特征,可有失语、失算、失用和失认等。准确地诊断 AD,还需要用标准的临床诊断标准。常用的 AD 诊断标准有疾病国际分类第 10 版(ICD-10)、美国精神病学会精神障碍诊断和统计手册(DSM-Ⅳ-R)、美国神经病学、语言障碍和卒中老年性痴呆和相关疾病学会(NINCDS-ADRDA)等标准。临床诊断最广泛采用的是 NINCDS-ADRDA 工作小组推荐的标准。①怀疑标准:在发病或病程中缺乏难以解释痴呆的神经、精神及全身性疾病、痴呆合并全身或脑部病变,但不能将这些病变解释为痴呆的病因,无明显病因的单项认知功能进行性损害。②可能标准:临床检查为痴呆,并由神经心理检查确定,进行性恶化,意识状态无改变,排除系统性疾病或其他器质性脑病所导致的记忆或认知障碍。③很可能标准:出现痴呆综合征或继发系统、脑部疾病。④确定标准:很可能符合临床标准,且有病理证据。⑤支持可能诊断标准:特殊认知功能的进行性衰退,损害日常生活能力及行为的改变,家族中有类似病例,实验室检查显示腰穿脑积液压力正常,脑电图正常或无特异性改变。⑥排除可能标准:突然及卒中样起病,病程早期出现局部神经系统体征,发病或病程早期出现癫痫或步态异常。随着对 AD 研究的不断深入,原有的 AD 诊断标准已经过时,Dubois 等发表了修订的 NINCDS-ADRDA 标准,诊断为 AD 为核心症状+支持特征中至少一项。核心症状:早期情景记忆损害,包括以下特点:持续进展的记忆功能下降,超过 6 个月;客观检查发现的情景记忆损害;情景记忆损害可在起病或病程中单独出现或合并其他认知损害。

支持特征。①内颞叶萎缩:磁共振成像(MRI)定性或定量测量显示海马结构、内嗅皮质、杏仁核体积缩小。②脑脊液生物标志物异常:Aβ42降低,t-tau和p-tau增高。③正电子发射计算机体层摄影(PET)分子影像学异常,双侧颞顶叶和扣带回糖代谢率减低。④有家族遗传性的基因异常。

五、AD 的治疗

(一)概述

由于 AD 的病因及发病机制未明,治疗尚无特效疗法,以对症治疗为主,包括药物治疗改善认知功能及记忆障碍,对症治疗改善精神症状,良好的护理延缓病情进展。

1.痴呆治疗的主要目标

(1)症状改善:表现为认知能力提高、行为障碍的改善或二者兼有。

(2)减慢或阻止症状的发展。

(3)在出现症状前,通过对发病机制的介入进行疾病的初级预防。

2.痴呆的治疗设想

(1)从症状方面,Schneider 提出从四方面着手。①治疗行为症状,如躁动、攻击、压抑、焦虑、冷漠、睡眠或食欲影响等;②治疗基本症状,如记忆、语言、注意力、定向力、智能等;③减慢疾病的进展速度;④延缓疾病发生:如果疾病的发生推迟 5 年,发病率可减少一半。

(2)从疾病方面,Whitehouse 则从三方面来设想。①短期治疗设想:代替或促进现有神经元的功能,主要指神经递质系统。②中期治疗设想:防止神经元死亡,延缓疾病进展。③长远治疗设想:进一步了解 AD 的病因及病理过程,控制发病过程,预防、改善、治愈或阻止疾病的进展。

3.痴呆的治疗策略

(1)焦点:集中在早期治疗、早期用药,并行非药物干预。

(2)关键:早期诊断。严格使用国际治疗标准,误诊率可降低到 10%～15%。

(3)最佳对象:疾病前驱期和症状前期。

(4)治疗策略:在疾病的全部临床分期对症治疗。

4.痴呆治疗的注意事项

(1)治疗时必须明确是对认知、行为、功能哪方面有效,对疾病过程中哪个时期有效。

(2)应尽量减少护理费用,改善患者和照料者的生活质量。

(3)在巩固治疗中,药物能明确地减缓疾病的进展,至少在 2 个月的观察期间明显影响总体评分。

(4)治疗的目标不仅仅是最大限度地减轻疾病进展有关的认知功能进展的程度和速度,还要维持患者日常生活的能力。

(5)减慢 AD 症状进展的速度并保持患者日常生活的能力,这对患者和照料者来说就是症状的缓解。

(6)痴呆的治疗有利于延缓患者进入照料机构的时间并减轻对照料者的依赖程度。

(二)药物治疗

改进认知和记忆功能、针对病因治疗,改善患者精神行为异常,保持患者的独立生活能力,提高生存质量。

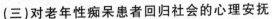

(三)对老年性痴呆患者回归社会的心理安抚

老年性痴呆患者早期除了记忆力减退、反应迟钝、行动迟缓等一般衰老的表现以外,个性改变是最常见和引人注意的症状,除需对他们进行必要的药物治疗、护理、营养充分、智力训练外,心理安抚帮助其回归社会是非常必要的,可以使患者振奋精神、树立信心、保持心情的愉快、安度晚年。

1.心理安抚的原则

(1)配合老年人的心理状态:对老年人实行心理治疗时应配合老年人的心理;在技术上做适当的调整,施行分析性的治疗模式。因为过多地去面对自己的情结或欲望的挣扎,不但对老年患者帮助较少,有时还会增加无谓的心理痛苦,产生多余的心理负担。宜以支持性的治疗,强调目前的适应,而采取短期治疗、对症性的治疗的工作。

(2)配合老年人的兴趣:人老之后,在心理与性格上有自我中心的倾向,由于跟他人及外界接触减少,对他人的关注与兴趣也减低,只关心自己与自己直接有关系的事,也因精力有限,对与自己无关的事情逐渐不关心,而把注意力放在与在与自身有切身关系的事。这种自我中心倾向并非自私,因老人也会替他人着想,可表现出同情感。配合老人的心理状态,心理治疗性会谈要倾向于跟他们谈他们感兴趣的事,谈他们的子女或孙子,只有针对他们所关心的事,才能引起他们的兴趣,才能引导他们接受治疗上的劝告或建议。

(3)注意老人的身心状态:因为老年人大多数有躯体疾病或躯体症状,在心理治疗时要耐心听取他们的诉说,对于他们所诉的躯体症状要仔细做鉴别诊断尽力区别是器质性的还是功能性的障碍,以免延误治疗。在治疗过程中也要注意鉴别抑郁、痴呆,还是意识障碍,还应区别是记忆障碍还是因心理上的阻抗而不愿面对和谈论某事。门诊会谈一般要用1~2小时的时间,对患者进行生物、心理、社会因素的综合评估,还要向患者家属了解情况。对于有躯体障碍的患者,第一次门诊时最好按常规对患者进行躯体检查,如量血压、听心肺、测脉搏等,这样既可以全面了解患者情况,又能使患者放松。治疗者必须明确患者伴发的躯体疾病,并与家属一起制订切实可行的躯体疾病治疗和心理治疗的计划;当患者比较虚弱时,需要获得家庭的支持和协助。根据患者的实际情况和愿望,设定现实的心理治疗目标,避免医师和患者相互失望。第一次门诊时常常首先跟患者单独会谈,一方面表现对患者独立性的尊重,另一方面可以获得在家庭成员在场时不易获得的信息。当患者或家属很焦虑或绝望时,治疗者应采取积极的态度,化解患者和家属对治疗的抵触,表现出提供帮助的愿望,帮助患者和家属从第一次看病中获得益处,解释和安排治疗计划,使进一步的治疗可以顺利进行。

(4)重视老人的现实需要:由于老人身心各方面都遇到多方面的限制,治疗方向应帮助老人适应这些限制,不能一概否定或批评他们,需要实际地帮助他们面对日常生活,跟家人来往相处,应付生活上的功能障碍。许多老人的配偶或亲属常常指责他们不活动,让他们"多做些",此类劝解和要求,经常激起患者的焦虑和愤恨,他们不能达到以往的活动,反而变得更加退却,因为亲属提出的往往超过患者能力所及。如果老伴能常常陪伴他散步或带他上选购换季的衣服,患者的症状会改善,忧虑也会减少。因此,真正的做法应是帮助他们面对现实完成心愿,要对老人提供帮助,应按他们现有的能力做力所能及的活动以达到其生活需要。

2.支持性心理治疗

支持性心理治疗是心理治疗的基本技术,适用于各类患者。它具有支持和加强患者防御功能的特点,能使患者增加安全感,减少焦虑和不安,最常用的方法是倾听、鼓励、安慰、解释、保证和暗示等。专心、耐心、关心地倾听老人诉说他的种种不适和苦恼,是建立良好关系的基础,带着对老人的尊重与他讨论躯体与心理问题,是对他最大的支持。在老年患者中,最常谈到的问题就是关于丧失。很多心理治疗专家认为老年人在这一生阶段重要的任务就是面对众多生物、心理、社会方面的丧失,重建一种平衡。对于痴呆老年人来说,之所以如此痛苦,是因为迅速接踵而来的丧失,没有给他们足够的时间来哀悼并消除这种痛苦,Erikson将生命的最后阶段概括为获得和维持自我统一性而斗争,做不到这点会使人陷入绝望和憎恨之中。有人将中老年阶段的特点形容为一种平衡,是支撑人的自尊的因素,如从人生经验中得来的智慧、满意的哲学与世界观及过去的成就,与导致情感耗竭的因素,如健康受损、认知功能减退等之间的平衡。Cath等断言,如果有足够的滋养自我的资源和支持性环境,大多数老年人将能够掌握人生最后阶段的挑战。社会学家Atchley认为,在生命后期失去自尊的人之所以如此,是因为他感到失去周围环境的控制力而变得毫无防御能力,而他们的自尊则正是过分依赖于他们的工作或社会角色。或者躯体问题迫使他们接受。Atchley认为这种老人用这样的方法抵御负性自我形象的形成,他们只接触那些与他们的自我相迎合的人,对那些与现存自我形象不符的信息持怀疑态度,沉浸在过去的成就中。

对于那些面对自己身心功能衰退产生焦虑、抑郁、孤独、敏感多疑的老人,心理治疗时可与其讨论如何采取积极措施,实现自我调节,使自己保持心理上的年轻。一方面多活动,其次是多与社会保持联系,退休后可根据自己的情况参加力所能及的社会活动,增加人际交往,丰富生活,使自己体会到生命还有另外一条轨道,就是心灵轨道。身体的残缺和功能衰退固然能影响一个人的心灵,但历代以来,我们看到不少可以以其心灵的力量超越了身体的残缺和功能的衰退。我们知道的许多人在90岁高龄之后,生命仍然充满朝气,这些人在身体日渐衰弱的下坡轨道中,当心灵受到严重的冲击时,有心灵中的另一股力量使他们的生命向上升腾。提供一种照顾性、保护性的环境,帮助维持自尊、自重,并为常陷入困惑中的家庭提供理解和指导是我们的责任。

(四)康复治疗

康复医学以运动功能障碍和脑功能障碍为主要对象,强调集体的整体性和主动性,重点在疾病的功能障碍改善上,应用医学科学及有关技术训练患者利用潜在能力、残余功能或应用各种辅助设备以达到最有利的状态。训练在康复医学实践中是一项非常重要的治疗手段,而老年性痴呆患者广泛存在脑功能障碍及运动功能障碍,是康复医学的主要治疗对象之一。

1.运动疗法

运动疗法是通过患者自身力量或治疗师的辅助操作或借助于器械所进行的主动或被动运动,以改善局部或全身功能为目的的一种治疗方法。运动疗法在老年性痴呆患者康复中的作用可以体现在以下几方面:①维持和改善关节活动度;②增强肌力;③增强耐力;④改善平衡协调能力;⑤增强心血管功能;⑥改善呼吸功能;⑦改善日常生活活动能力。

适合老年性痴呆患者的运动项目有以下几种。

(1)放松性项目:散步、打太极拳、放松体操等。此类运动可以消除身心疲劳,防治高血压、神经衰弱等。对于老年性痴呆患者,此类项目最为常用。

(2)力量性项目:实心球、沙袋或哑铃及各种肌力练习器等。此类运动简便易行,比较安全,可以训练肌肉力量,增强关节功能。特别对于病情比较严重、运动功能消退比较严重的患者,这类运动还可以帮助提高日常生活能力。

(3)耐力性项目:行走、健身跑、骑自行车、游泳、登山、球类运动等。通过这些运动,可以提高患者的耐力,改善患者的心肺及代谢功能。但是在选择项目的时候,一定要根据患者病情的严重程度。一方面,除了行走和健身跑以外的其他项目均有很强的技巧要求,其中骑车、登山和游泳又有一定的危险性。所以,此类项目特别是骑车、游泳和登山不适合严重的老年性痴呆患者,即使轻度患者,也必须要求有陪护人员在场。行走、健身跑和一些低难度球类运动可以应用得更为广泛,为老年性痴呆患者进行运动疗法时,一定要掌握好运动强度。不论采取什么方式的运动疗法,都应以保证患者安全为前提。运动疗法在此类疾病中应用的最主要目的就是为了改善日常生活活动能力,给患者以积极的良性刺激,防止病情恶化,所以不要强求力量、耐力等锻炼的效果。对于长期卧床,或基本丧失自主活动能力的患者来说,由护理人员每天为患者实施关节放松技术是必要的。这样可以维持关节活动度,延缓关节功能退化,但要注意不要超过关节正常的活动范围以免造成伤害。

2.作业疗法

作业疗法是应用有目的的经过选择的作业活动,对于身体上、精神上、发育上有功能障碍或残疾,以致不同程度地丧失生活自理和过去职业能力的患者进行治疗和训练,使其恢复、改善和增强生活、学习和劳动能力的一门学科。作业治疗着重于帮助患者恢复或取得正常、健康、有意义的生活方式和能力,为老年性痴呆患者制订的作业疗法应具备以下几个特点。①用于治疗的作业是经过选择的、有目的的活动,是与患者所处的环境有关的活动,进行这些活动可改善患者与其所处环境之间的关系。②完成一项作业活动,常需协调地、综合地发挥躯体、心理和情绪及认知等因素的作用,故可根据患者的实际情况选择以躯体运动为主,或以情绪调节为主,或以认知训练为主的作业。③作业治疗着眼于帮助患者恢复或取得正常的、健康的、有意义的生活方式和生活能力,可能的话还要恢复或取得一定的工作能力,而不一定恢复原来的职业,而正常的、健康的生活方式有赖于以下各基本因素之间的相互协调和平衡,即生活自理能力、对外界环境的适应力和影响力、工作、娱乐、社会活动。因此作业治疗的目标是使患者提高日常生活技能,能适应其家居条件下的生活,以及适应在新的环境和条件下工作,换句话说,作业治疗是桥梁,把患者个人和他的家庭环境及社会联结起来,从患者的个人功能的潜力和需要出发,经过作业的训练和治疗,逐步适应成家庭和社会环境,通向接近正常生活方式的彼岸。对老年性痴呆患者实施作业疗法除用于训练老年人功能活动,还用于开发潜在认知能力储备上,通过恢复决断能力和管理日常活动来改善患者脑力活动。

训练是多种多样的,要根据患者的状况决定训练内容的难易程度,具体情况具体对待。第一,训练中依据痴呆的严重程度不同采取不同的训练方法,对轻度痴呆患者,鼓励其自己完成日常生活,同时督促经常参加各种活动,多思考接受新鲜事物和信息;对中重度痴呆患者,训练过程中强调扬长避短,补偿缺陷的原则。患者自己能进行的活动,尽量让其自己完成,护理人员在其不能完成时给予协助和训练,尤其注意不能催促患者,以避免伤害患者自信心,最大限度地发挥患者的主观能动性,以积极、鼓励的态度对待患者的一点点进步。第二,训练时遵循循序渐进、由简单到复杂的原则。首先训练最简单的动作,且一个动作持续训练3～5天,训练时先示范,再让患者模仿,配合口头提示,最后让其单独完成。第三,训练时注意调整患者的情绪,保持最佳状态,从而使其很好地配合完成各种训练。

3.治疗老年性痴呆患者常用的作业疗法

(1)日常生活活动(ADL)训练:如洗脸、刷牙、吃饭、穿脱衣服、个人生活。

（2）认知训练：包括注意力、记忆力、理解力、操作能力、解题能力等方面的训练。①记忆力训练：a.瞬时记忆（超短时记忆）。方法是可以念一小串顺序的数字，从三位数起，每次增加一位数，念完后立即让患者复述，直至不能复述为止。b.短时记忆。给患者看几件物品，令患者记忆，然后请他回忆刚才看过的东西。c.长时记忆。让患者回忆最近到家来过的亲戚朋友的姓名，前几天看过的电视内容。d.平时日常生活中随时注意患者记忆锻炼，效果更好，可以指导患者制订生活作息时间表等。②智力训练：智力活动内容很丰富，如常识、社会适应能力、分析和逻辑联想能力等。③定向力训练：定向力训练包括对时间的定向、对人物的定向及对地点的定向三个方面。具体如下：在患者的病房内设置易懂、醒目的标志，设置患者熟悉的物品，反复训练，使其认识病房、厕所的位置；与患者接触时反复宣讲一些生活的基本知识及护士的姓名，并要求患者能够记忆；利用小黑板和日常生活护理时反复向患者讲述日期时间、上下午、地点、天气等，使患者逐渐形成时间概念。④注意力训练：提供简易的棋牌游戏，指导患者阅读各种有趣的画报、图书、报纸，根据患者的爱好选择相应的手操作，如搭积木、拼七巧板等。⑤苏醒疗法：向患者家属了解患者年轻时最喜爱、最熟悉的东西，根据患者的情况准备一些旧照片、一张历史图片、一段怀旧的音乐、一件多年未穿的衣服，利用上述物品帮助患者回忆过去，勾起患者对从前生活的点滴回忆，激发患者的情绪和远期记忆。

（3）家务活动训练：如烹调、备餐、洗熨衣服、家具布置、居室清洁装饰、家用电器使用、幼儿抚育等作业的训练，并指导患者如何省力，减少家务活动的能量消耗及改装家用设备以适应患者的功能水平。

（4）工艺疗法：应用手工艺进行治疗。泥塑、陶器、工艺编织（藤器、竹器、绳器等），具有身心治疗价值，既能改善手的细致功能活动，训练创造性技巧，又可转移对疾病的注意力，改善情绪。

（5）文娱疗法：组织患者参加有选择的文娱活动，改善身心功能，促进健康恢复，常用的文娱项目包括旅行、钓鱼、下棋，或欣赏音乐舞蹈、戏剧表演。

（6）游戏疗法：通过有选择的游戏，对痴呆老人进行教育和训练，促进其运动智能和社会心理能力的发展。

（7）工作疗法：简称工疗，组织患者在专人指导下参加适当的工作和生产劳动，以转移患者注意力，调整精神和心理状态及进行社会能力的训练。

（8）书画疗法：中国传统作业疗法，通过书法练习和绘画改善精神和心理状态，抒发情感，可用以预防和帮助缓解痴呆老人的抑郁、焦虑情绪。

（9）感知训练：对周围及中枢神经系统损害的痴呆患者进行触觉、实体觉、运动觉等的训练。

（10）园艺疗法：通过种植花草等进行治疗，对身体和精神的训练均有好处。

（11）职业技巧训练：包括基本劳动和工作的技巧，如木工作业、车缝作业、机械装配、纺织作业、办公室作业（打字、资料分类归档）等，是恢复工作前或就业前的训练。此项用于年纪较轻、病情较轻的患者。

（刘金华）

第七节 脊髓损伤

一、概述

脊髓损伤是由于各种原因引起的脊髓结构、功能损害，导致损伤部位以下运动、感觉、自主神经功能障碍或丧失，大小便失禁，生活不能自理，造成患者终身残疾。发病原因主要是交通事故占45.4%，高处坠落占16.8%，暴力占14.8%，运动损伤占16.3%，刀枪伤占1.62%，其他占1.16%。脊髓损伤的发病率因各国情况不同而有差别。在发达国家，发病率为每年20～60个/百万人口。在我国因无脊髓损伤的登记制度，无法进行发病率的准确统计。北京的调查资料显示，年患病率为6.7/百万人口，明显低于发达国家，但近年来有增加的趋势。从发病年龄上看，脊髓损伤多以青壮年为主，男性发病人数是女性的4倍。

二、康复评定

(一)神经损伤平面的评定

神经平面是指脊髓具有身体双侧正常感觉、运动功能的最低脊髓节段。用右侧感觉节段、左侧感觉节段、左侧运动节段、右侧运动节段来判断神经平面。脊髓损伤后感觉和运动平面可以不一致，左右两侧也可能不同。神经平面的综合判定以运动平面为主要依据。但胸口至腰(T_2～L_1)损伤无法评定运动平面，所以主要依赖感觉平面来确定神经平面。对第4颈椎(C_4)损伤可以采用膈肌作为运动平面的主要参考依据。

根据关键肌和关键点的检查，可迅速确定神经平面(表5-2)。所谓关键肌是指其肌力达到3级，而上一节段的另一肌肉的肌力必须达到4级以上。感觉检查时应以痛觉和轻触觉为准。

表 5-2 脊髓损伤神经平面的确定

损伤平面	关键肌	关键点
C_2		枕骨粗隆
C_3		锁骨上窝
C_4	膈肌	肩锁关节的顶部
C_5	屈肘肌(肱二头肌、旋前圆肌)	肘前窝外侧面
C_6	伸腕肌(桡侧伸腕长肌及短肌)	拇指
C_7	伸肘肌(肱三头肌)	中指
C_8	中指屈指肌(中指末节指屈肌)	小指
T_1	小指外展肌	肘前窝尺侧面
T_2		腋窝
T_3		第3肋间
T_4		第4肋间
T_5		第5肋间

续表

损伤平面	关键肌	关键点
T_6		剑突水平
T_7		第 7 肋间
T_8		第 8 肋间
T_9		第 9 肋间
T_{10}		脐水平
T_{11}		第 10 肋间($T_{10\sim12}$)
T_{12}		腹股沟韧带中点
L_1		T_{12} 与 L_2 之间的上 1/3 处
L_2	屈髋肌(髂腰肌)	大腿前中部
L_3	伸膝肌(股四头肌)	股骨内上髁
L_4	踝背伸肌(胫前肌)	内踝
L_5	长伸趾肌(趾长伸肌)	足背第 3 跖趾关节
S_1	踝跖屈肌(腓肠肌)	足跟外侧
S_2		腘窝中点
S_3		坐骨结节
$S_{4\sim5}$		肛门周围

(二)感觉功能的评定

脊髓损伤患者的感觉功能可以用感觉指数评分进行评定。方法是分别检查肢体两侧各 28 个关键点的轻触觉和针刺觉,并按 3 个等级分别评定打分。0 分为缺失,1 分为障碍(部分障碍或感觉改变,包括感觉过敏),2 分为正常,NT 为无法检查,满分为 $28\times2\times2\times2=224$ 分,分数越高感觉越接近正常。

(三)运动功能的评定

脊髓损伤后运动功能的评定采用运动指数评分(表 5-3),评定时在左右侧肢体分别进行,肌力 $0\sim5$ 级分别评 $0\sim5$ 分,满分 100 分。患者评分越高,表明肌肉力量越强。

表 5-3 脊髓损伤患者运动指数评分

左侧评分	损伤平面	代表肌肉	右侧评分
5	C_5	肱二头肌	5
5	C_6	桡侧伸腕肌	5
5	C_7	肱三头肌	5
5	C_8	食指固有肌	5
5	T_1	对掌拇肌	5
5	L_2	髂腰肌	5
5	L_3	股四头肌	5
5	L_4	胫前肌	5
5	L_5	拇长肌	5
5	S_1	腓肠肌	5

(四)损伤严重程度评定

损伤严重程度指的是脊髓完全或不完全性,评定的方法是通过损伤平面以下包括最低位的骶段是否存在部分保留区来确定。部分保留区指的是在损伤水平以下仍有感觉或运动功能残留的节段,或感觉和运动功能均保留但弱于正常区域。骶部感觉包括肛门黏膜与皮肤交界处和肛门深部的感觉;运动功能检查是用手指肛诊确定肛门外括约肌的自主收缩。部分保留区的判断必须在脊髓休克消失之后才能做出。球海绵体肌反射(捏阴茎龟头或阴蒂引起肛门括约肌收缩)或损伤平面以下肌肉痉挛的出现可以作为脊髓休克消失的指征。

不完全性损伤:部分保留区超过 3 个脊髓节段。

完全性损伤:部分保留区不超过 3 个脊髓节段。损伤程度目前常用修改的 Frankel 标准(表 5-4)进行分类。

表 5-4　脊髓损伤程度分类

损伤分级	感觉运动功能
Ⅰ 完全性损害	无感觉、运动功能,也无骶段残留
Ⅱ 不完全性损害	损伤水平以下存在感觉功能,肛门黏膜反射存在
Ⅲ 不完全性损害	损伤水平以下存在运动功能,肛诊反射存在,但关键肌的肌力<3 级
Ⅳ 不完全性损害	损伤水平以下存在运动功能,肛诊反射存在,但关键肌的肌力≥3 级
Ⅴ 正常	运动及感觉功能正常

(五)日常生活活动能力(ADL)的评定

评定脊髓损伤患者的 ADL 应根据瘫痪的情况,分别用不同的方法评定。

1.截瘫患者 ADL 的评定

可用改良的 Barthel 指数进行评定,即对患者的大便、小便、修饰、用厕、吃饭、转移、活动、穿衣、上楼梯及洗澡10 项日常生活能力进行评定,依赖别人为 0 分,需要帮助为 5 分,完全自理为10 分,满分为100 分。根据评定的总分确定残疾程度。0～20 分为极度缺陷;25～45 分为严重缺陷;50～70 分为重度缺陷;75～90 分为轻度缺陷;100 分为生活自理。

2.四肢瘫患者的 ADL 评定

对于四肢瘫患者,一般用四肢瘫功能指数(QIF)来进行 ADL 评定。其方法是对患者达到日常生活自理必须完成的 10 大项内容(如转移、修饰、沐浴、进食、更衣、轮椅活动、床上活动、膀胱功能、直肠功能、护理知识)的各项具体动作进行评分。

(六)不同损伤水平患者的功能预后评定

脊髓损伤平面和功能预后有密切关系。理想的预后目标的实现还需要适当的临床和康复治疗。

三、康复治疗

脊髓损伤后,因为在不同的时期存在的主要问题不同,需要达到的目的不同,所采取的康复治疗措施也会不同。

(一)急性不稳定期(卧床期)康复

此期为脊髓损伤后 2～4 周,临床治疗与康复治疗是同时进行的,也是互相配合的。如脊髓损伤患者易发生肺部感染等呼吸系统并发症,而在治疗肺部感染的同时进行呼吸功能训练是十分有益的。在急性不稳定期,康复训练每天 1～2 次,训练强度不宜过量。早期康复的主要内容包括以下几种。

1.体位和体位变换

脊髓损伤后,为了预防压疮、肢体挛缩及畸形等并发症的发生,应对患者采取正确的体位和体位变换。

(1)正确的体位。①上肢体位:仰卧时,肩外展 90°,肘关节伸展,前臂旋后;侧卧位时,下侧肩关节前屈 90°,肘关节屈 90°,上侧肢体的肩、肘关节伸直位,手及前臂中立;俯卧时,肩外展 90°,屈肘 90°,前臂旋前。②下肢体位:仰卧时,髋关节伸展并可轻度外展,膝关节伸展,踝背伸(应用垫枕)及足趾伸展;侧卧时,屈髋 20°,屈膝 60°,踝关节背伸和足趾伸展。

(2)体位变换:变换体位时应遵守以下原则。①定时变换:急性期应每 2 小时按顺序更换一次体位,恢复期可以每 3～4 小时更换一次体位。②轴向翻身:脊柱不稳定或刚刚稳定时,变换体位时必须注意维持脊柱的稳定。要 2～3 人进行轴向翻身,不要将患者在床上拖动,以防止皮肤擦伤。

2.肌力训练

在保持脊柱稳定的原则下,所有能主动运动的肌肉都应当运动,使在急性期不发生肌肉萎缩或肌力下降。

3.关节活动度训练

瘫痪肢体的被动运动,即被动关节活动度训练应在入院后首日进行,每天 2 次,每次 10 分钟以上。每个关节在各轴向活动 20 次,每个肢体从近端到远端关节方向进行。进行 ROM 时应注意:在脊柱仍不稳定时,对影响脊柱稳定的肩、髋关节应限制活动;颈椎不稳定者,肩关节外展不超过 90°;对胸腰椎不稳定者,屈髋不宜超过 90°;由于患者没有感觉,应避免过度过猛的活动,以防关节软组织的过度牵张损伤;$C_{6\sim7}$ 损伤的患者,在腕关节背伸时应保持手指屈曲,在手指伸直时必须同时屈腕。

4.呼吸训练和协助咳嗽

颈髓损伤的患者,由于损伤部位以下的呼吸肌麻痹,明显降低了胸廓的活动能力,导致肺活量降低,痰不能咳出,易发生坠积性肺炎。因此每个患者都应进行呼吸训练。

(1)吸气:T_1 以上损伤时,膈肌是唯一有神经支配的呼吸肌,应协助患者充分利用膈肌吸气,治疗师可用手掌轻压胸骨下面,使患者全部用膈肌进行吸气。

(2)呼气:患者在呼气期间,治疗师将两手放在患者胸壁上施加压力,并在每次呼吸之后变换位置。

(3)辅助咳嗽:腹肌麻痹者,患者不能完成咳嗽动作,治疗师可以用双手在其膈肌下面施加压力,协助患者咳嗽。

5.膀胱功能训练

脊髓损伤后,直接的膀胱功能障碍有尿失禁和尿潴留。损伤后早期主要为尿潴留,一般采用留置导尿管的方式,以后过渡到间歇导尿和自主排尿或反射排尿训练。

(1)留置导尿管:在留置导尿管时,要注意卧位时男性导尿管的方向必须朝向腹部。由于膀胱贮尿量在 300～400 mL 时有利于膀胱自主功能的恢复,因此要记录出入量,以便掌握夹放导尿管的时机。留置导尿期每天摄水量必须达到 2 500～3 000 mL,以预防尿路感染的发生。当患者发生尿路感染时,应拔除导尿管,必要时使用抗生素。

(2)间断清洁导尿:与留置导尿管相比感染率低,操作方便,特别适用于手功能尚存患者。方法是用较细的导尿管,每次排尿时用生理盐水冲洗后即可使用,用后再用生理盐水冲洗,然后放入生理盐水或消毒液中保存。采用此法导尿患者每天的摄入液体量可减至 1 800 mL,尿量保持在 1 400 mL,每次排尿量300~400 mL。

6.预防直立性低血压的适应性训练

为防止直立性低血压,应使患者逐步从卧位转向半卧位或坐位,倾斜的高度逐渐增加,以无头晕等低血压症状为度。除此之外,还可以用弹性绷带捆扎下肢或用腹带以增加回心血量。适应性训练的时间取决于损伤的平面,平面低则适应时间短,平面高则适应时间长。

(二)急性稳定期(轮椅期)康复

急性不稳定期结束后的 4~8 周为急性稳定期。此期患者经过内固定或外固定支架的应用,重建了脊柱的稳定性。危及生命的复合伤得到了处理或控制,脊髓损伤引起的病理生理改变进入相对稳定阶段。脊髓休克多已结束,脊髓损伤水平和程度基本确定,康复成为首要任务。在强化急性不稳定期的有关训练的基础上增加垫上支撑训练、站立和平衡训练、床或平台上转移训练、轮椅训练和 ADL 训练。每天康复训练的时间总量应在 2 小时左右。在训练过程中应注意监护心肺功能改变。在 PT、OT 室训练完成后,患者可在病房护士的指导下自行训练。在从急性不稳定期过渡到急性稳定期,训练时应注意脊柱稳定性的确定和直立性低血压的防治。

(三)恢复期康复

在早期康复治疗的基础上,进一步强化有关训练,如肌力训练、平衡训练等体能性训练。其康复目标通常是患者能够生活自理、在轮椅上独立和步行。根据损伤平面的不同分别采用不同康复方法。

1.C_4 损伤的患者

此类患者四肢肌、呼吸肌及躯干肌完全瘫痪,离开呼吸机不能维持生命,因此生活完全不能自理。应做以下训练。

由于患者头、口仍有功能,因此可以训练他们用口棍或头棍来操纵一些仪器和做其他活动,如写字、翻书页、打字、拨电话号码或触动一些仪器的键来操纵仪器等。

由于呼吸肌大部分受损,故呼吸功能差,应加强呼吸功能的训练。其方法是做深呼吸,大声唱歌和说话。

另外,为预防四肢关节僵硬,每天应进行关节被动活动,每个关节每次活动 10~15 次,每天至少 1 次。为减缓骨质疏松的发生和有利于大、小便排泄,应每天让患者有一定的站立时间,如采用倾斜床站立。

2.C_5 损伤的患者

这类患者的特点:肩关节能活动,肘关节能主动屈曲,但伸肘和腕、手所有功能均缺乏;呼吸功能差,躯干和下肢全瘫;不能独立翻身和坐起;自己不能穿戴辅助具;生活不能自理,需要大量帮助。对患者的康复训练内容有以下几点。

(1)学会使用矮靠背轮椅,并在平地上自己驱动。

(2)学会使用轮椅。

(3)学会使用固定于轮椅靠背扶手上的套索前倾减压。

(4)学会使用各种支具,如把勺子固定于患者手上,练习自己进食。

(5)残留肌肉肌力训练:训练肱二头肌、三角肌可以用套袖套在前臂或上臂,通过滑车重锤进行训练,或用 Cybex 等速运动训练仪。

(6)倾斜床站立一般从 30°开始,每天 2 次,每次持续半小时以上。每 3 天增加 15°,直至能直立为止。

(7)关节活动训练同 C_4 损伤患者。

3. C_6 损伤的患者

这类患者缺乏伸肘、屈腕能力,手功能丧失,其余上肢功能基本正常;躯干和下肢完全瘫痪;肋间肌受累,呼吸储备下降。但这些患者已经可以完成身体的转移,通过训练有可能学会独立生活所需的多种技巧。因此这些患者可以部分自理生活,需要中等量的帮助。以下训练适合此类患者。

(1)驱动轮椅的训练。

(2)单侧交替地给臀部减压(用肘钩住轮椅扶手,身体向同侧倾斜,使对侧减压),每半小时进行 1 次,每次 15 秒钟。

(3)利用床头或床脚的绳梯从床上坐起。

(4)站立、呼吸、关节活动训练同 C_4 损伤的患者。

(5)增强二头肌(屈肘)和桡侧伸腕肌(伸腕)的肌力。

4. C_7 损伤的患者

此类患者上肢功能基本正常,但由于手的内在肌神经支配不完整,抓握、释放和灵巧度有一定障碍,不能捏;下肢完全瘫痪;呼吸功能较差。一般情况下患者在轮椅上基本能完全独立;平地上能独立操作轮椅;在床上能自己翻身、坐起和在床上移动;能自己进食,穿、脱衣服和做个人卫生;能独立进行各种转移。应进行以下训练。

(1)上肢残存肌力增强训练。

(2)坐在轮椅上可用双手撑在扶手上进行减压,30 分钟 1 次,每次 15 秒钟。

(3)用滑板进行转换:在轮椅与床沿或浴盆之间架一滑板,使臀部沿滑板移至床上或浴盆内。

(4)关节活动练习、呼吸功能训练、站立训练同 C_4 损伤患者。

5. $C_8 \sim T_2$ 损伤的患者

此类患者上肢功能完全正常,但不能控制躯干,双下肢完全瘫痪,呼吸功能较差。他们能独立完成床上活动、转移,能驱动标准轮椅,上肢肌力好者可用轮椅上下马路镶边石,可用后轮保持平衡;能独立处理大小便,能独立使用通讯工具、写字、更衣;能进行轻家务劳动,日常生活完全自理;可从事坐位工作,可借助长下肢支具在平行棒内站立。对患者应进行下列的训练。

(1)使用哑铃、拉力器等加强上肢肌肉强度和耐力的训练。

(2)坐位注意练习撑起减压动作。

(3)进行各种轮椅技巧练习,以提高患者的适应能力。包括向前驱动、向后驱动,左右转训练,前轮翘起行走及旋转训练,上斜坡训练和跨越障碍训练,上楼梯训练以及下楼梯训练,抬起轮椅前轮,用后轮保持平衡的训练和独立越过马路镶边石训练,过狭窄门廊的训练及安全跌倒和重新坐直的训练。

(4)转移训练仍然必要,可以不使用滑板进行练习。其方法是用两上肢支撑于轮椅与床沿或浴盆之间,通过身体旋转,将臀部移向床沿或浴盆沿。

6. $T_3 \sim L_2$ 损伤的患者

这些患者上肢完全正常,肋间肌也正常,呼吸因而改善,耐力增加,但下肢完全麻痹,躯干部

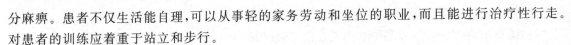

分麻痹。患者不仅生活能自理,可以从事轻的家务劳动和坐位的职业,而且能进行治疗性行走。对患者的训练应着重于站立和步行。

(1)在平衡杠内进行站立平衡训练和迈步训练。①站立:应首先在治疗师的辅助下练习包括头、躯干和骨盆稳定在内的平衡。②迈步:$T_{6\sim8}$损伤的患者进行迈至步练习;$T_{9\sim12}$损伤的患者可进行迈至步和迈越步练习。

(2)用双拐和支具训练:在平衡杠中训练完成后,可利用双拐和矫形器在杠外进行同样的练习。

(3)轮椅地面转移的训练:可使患者移到地上或从地上移回轮椅,这个能力可丰富患者的生活。如能使患者在海滩上下水,在地板上与孩子玩耍,这项技术也是一个重要的自救措施。有些患者开始未能预见到这个问题的重要性,但在将来某个时候肯定会发现它是非常有用的。当患者从轮椅上摔下来后,他就能应用此项技术从地面上回到轮椅中。

7.$L_{1\sim2}$损伤的患者

此类患者上肢完全正常,躯干稳定,呼吸功能完全正常,身体耐力好,下肢大部分肌肉瘫痪,能进行 $T_{3\sim12}$损伤患者的一切活动,能在家中用长或短下肢支具行走(距离短,速度慢),能上下楼梯,日常生活完全自理。在户外长时间活动或为了节省体力和方便能使用轮椅。应进行下列训练。

(1)训练患者用四点步态行走。

(2)练习从轮椅上独自站起。

(3)使用双拐上下楼梯的训练。

(4)使用双拐安全跌倒和重新站起的训练:步行就有摔倒的危险,特别是运动和感觉功能受损的患者更易摔倒。患者在练习用辅助具和支具行走前应先学安全的跌倒,以减少损伤的危险。当用拐杖步行者摔倒时,有两件事可做,以减少损伤的危险。第一,撒开拐杖,以免摔在拐杖上或拐杖产生过大的力量于上肢上。第二,当患者摔倒时,应用手掌着地,上肢收于胸前,用肘和肩缓冲一下,应避免摔倒时上肢僵硬,造成摔伤。

(5)其他训练同 $T_{3\sim12}$损伤的患者。

8.L_3 及 L_3 以下损伤的患者

这种患者上肢和躯干完全正常,下肢仍有部分肌肉麻痹,但可以用手杖或不用任何辅助用品,也可以做社区功能步行。

对患者的训练仍以步行训练为主,早期训练方法同前,只是迈步练习使用肘拐即可。步行练习采用双拐迈四点步。为了提高患者的步行能力,还应注意对下肢的残存肌力进行训练,如可用沙袋等各种方法来提高肌力。

(四)其他康复治疗

1.心理治疗

脊髓损伤后,患者由于在外表、体力、能力、日常生活、工作、经济地位、人际关系等方面处于尴尬的境地,患者往往有着巨大的心理反应,如抑郁、悲观失望、丧失生活的信心等,因此,对患者进行心理康复是必不可少的。医护人员在进行肢体训练时,应针对患者心理过程的不同阶段,采取不同的措施,帮助患者解决心理问题。愤怒期时多予患者以谅解;悲痛期耐心规劝并防止其自杀,并为他们提供必需的社会支持;承受期积极帮助患者重塑自我形象,重新认识世界,重新设计未来,帮助患者在社会中找到自己应有的位置。

2.文体治疗

文体活动可以提高患者的自信心和自尊心,增加患者运动系统的活动,使他们能以健全人的方式生活。适合于脊髓损伤患者的文体活动很多,如轮椅篮球、网球、保龄球等。

3.中医治疗

中医认为,脊髓损伤的主要病机在于督脉损伤,经脉不通,肾阳虚衰,兼有淤血阻滞。在治疗时,可采用针刺、药物、患肢按摩等措施。

(金延贞)

第六章 循环系统疾病的康复

第一节 高 血 压

高血压是以体循环动脉收缩压和(或)舒张压的持续增高为主要表现的临床综合征。可分为原发性与继发性两大类。

高血压患病率因地区、种族、性别、年龄及社会经济状况不同而不同。卫健委的统计资料显示,我国现在有高血压患者 1.6 亿,而且以每年新增 300 万人以上的速度增长。

一、康复评定

在系统询问病史及查体的基础上,根据患者的临床症状、体征及影像学检查结果,重点对高血压患者血压的状态、各个脏器的功能、运动功能及生活质量相关内容进行康复评定。

(一)功能评定

1.感觉功能评定

长期高血压可导致脑血管病,引起肢体感觉功能障碍。

2.运动功能评定

高血压可产生多种症状,如头晕、头痛等。病情发展,患者出现靶器官损害时,还可出现相应症状。如高血压性心脏病左心衰竭时可出现呼吸困难;发生急性脑血管病时可出现肢体瘫痪,对这类患者进行运动功能的评定是必要的。

3.平衡功能评定

长期高血压可导致脑血管病,引起肢体运动功能障碍。评定方法可以采用专业的平衡评定设备。

4.心理功能评定

高血压患者心理障碍主要表现为急躁、抑郁、焦虑等。

(二)结构评定

高血压患者不仅常出现脂代谢、糖代谢及尿酸等的改变,在疾病的后期还可导致重要靶器官如心、脑、肾的损伤,所以要根据病情选择血压测量与动态血压监测、血常规、尿常规、肾功能、血尿酸、血脂、血糖、电解质、心电图、超声心动图、胸部 X 线、X 线计算机断层摄影术、磁共振成像、数字减影血管造影、核医学检查、眼底检查等。

（三）活动评定

主要评定患者的日常生活活动情况。

（四）参与评定

长期高血压可引起重要靶器官心、脑、肾的损伤，导致这些组织器官的结构异常、功能障碍及活动受限可影响其职业、社会交往及休闲娱乐，因而必然降低患者生活质量。

二、康复诊断

本病临床主要功能障碍/康复问题表现为以下 4 个方面。

（一）功能障碍

1.感觉功能障碍

高血压可导致脑血管病，引起肢体感觉功能障碍，表现为肢体感觉障碍。

2.运动功能障碍

高血压患者可出现活动能力下降、工作效率低下等。病情发展，患者出现靶器官损害时，还可出现相应症状。如高血压性心脏病左心衰竭时可出现呼吸困难；发生脑血管病时可出现肢体的运动功能障碍。

3.平衡功能障碍

高血压可导致脑血管病患者还常常表现有平衡协调功能障碍。

4.心理功能障碍

心理功能障碍主要表现为焦虑情绪。

（二）结构异常

早期表现为心排血量增加及全身小动脉的痉挛，随高血压持续与进展可引起全身小动脉病变，表现为小动脉玻璃样变、中层平滑肌细胞增殖、管壁增厚、管腔狭窄，进而导致重要靶器官如心、脑、肾的损伤。同时，它可促进动脉粥样硬化的形成与发展。

（三）活动受限

1.基础性日常生活能力受限

出现心、脑、肾损伤时，可出现活动能力不同程度下降。

2.工具性日常生活能力受限

出现心、脑、肾损伤时，可出现准备食物、家居卫生、家居维修、购物、交通工具使用等能力不同程度下降。

（四）参与受限

高血压导致心、脑、肾损伤时，患者可出现职业受限、社会交往能力下降、休闲娱乐受限及生存质量下降。

三、康复治疗

高血压的处理不仅要控制血压水平，而且还应改善诸多紊乱因素，以预防或逆转脏器的损害。康复治疗应坚持以药物治疗为基础、运动治疗、物理因子治疗和健康教育并举的综合康复治疗原则；以有效控制血压，降低高血压的病死率、致残率，以及提高高血压患者体力活动和生活质量为目标。

(一)物理治疗

1.物理因子治疗

1 级高血压如无糖尿病、靶器官损害可以此为主要治疗方式。2 级、3 级高血压患者需先将血压控制达标。

(1)超短波疗法:患者取坐位或卧位,用小功率超短波治疗仪,选取 2 个圆形中号电极,置于颈动脉窦的部位,斜对置,间歇 2~3 cm,剂量 Ⅰ0~Ⅱ0,时间 10~12 分钟,每天治疗 1 次,15~20 次为 1 个疗程。

(2)直流电离子导入疗法:患者取卧位,用直流电疗仪,选取 $1 \times (300 \sim 400) cm^2$ 电极,置于颈肩部,导入镁离子;2 个 150 cm^2 电极,置于双小腿腓肠肌部位,导入碘离子,电量 15~25 mA,时间 20~30 分钟,每天 1 次,15~20 次为 1 个疗程。

(3)超声波疗法:患者取坐位,应用超声波治疗仪,于颈区($C_2 \sim T_4$ 椎旁及肩上部)涂抹接触剂,声头与皮肤紧密接触,连续输出,移动法,剂量 0.2~0.4 W/cm^2,时间 6~12 分钟,每天 1 次,12~20 次为 1 个疗程。

(4)生物反馈疗法(BFT):患者取舒适体位,应用生物反馈治疗仪治疗。每天训练 1 次,时间 20~60 分钟,15~20 次为 1 个疗程。

2.运动疗法

高血压患者在节律性运动后,血管顺应性增加,休息时血压通常下降。建议缓慢增加体育锻炼。虽然等长运动升高收缩压及舒张压,但反复的负重训练也降低血压。

(1)运动处方。①运动类型:可以采取走步、慢跑、踏车、划船器运动、游泳、登梯运动等运动形式。运动类型的选择取决于病情、体力、运动习惯、环境、监护条件及康复目标。②运动强度:运动强度应维持在中等程度以下,以运动后不出现过度疲劳或明显不适为宜。高血压患者运动中应注意的是运动的目标是达到靶心率,即 220-年龄=最大心率。最大心率乘以 70% 为靶心率。若合并其他疾病,难以达到靶心率,不应强求。运动强度指标也可采用自感劳累程度(RPE),通常 RPE 12~14 级为宜。③运动持续时间:热身时间 5~10 分钟。达到处方运动强度的锻炼期应持续 30~40 分钟,最多可逐渐增至 60 分钟。恢复期时间为 10 分钟。④运动频率:运动训练应 3~4 天/周。

(2)适应证:包括目前血压正常高值者、临界性高血压、Ⅰ~Ⅱ期高血压患者及部分病情稳定的Ⅲ期高血压患者。

(3)禁忌证:在安静状态下血压大于 24.0/14.7 kPa(180/110 mmHg)或 26.7/13.3 kPa(200/100 mmHg);有靶器官损害,特别是视网膜、肾脏改变,或左心室明显肥厚,合并不稳定型心绞痛、脑缺血或未控制的充血性心力衰竭;在运动状态及恢复期血压大于 30.0/13.3 kPa(225/100 mmHg)或 29.3/14.7 kPa(220/110 mmHg),运动引起心绞痛或脑缺血,出现降压药的不良反应、低血压、心动过缓、肌肉无力、痉挛及支气管哮喘。

(4)运动锻炼的监护:高血压患者运动锻炼应在监护及指导下进行,应当进行运动的安全教育,特别对于有冠心病、脑梗死并发症的患者。

(二)中医治疗

根据中医辨证施治的原则,选择合适的方剂或单方、验方治疗。

(三)康复护理

指导患者学会改善行为方式,避免过分的情绪激动,戒烟、限酒,控制体重,减少钠盐、胆固醇和饱和脂肪酸的摄入。

(四)心理治疗

对有焦虑抑郁情绪的患者,要进行心理疏导与心理支持,对已经形成心理疾病的患者要及时请心理卫生中心会诊。

(五)西药治疗

西药治疗主要包括利尿药、β受体阻滞剂、钙通道阻滞剂、血管紧张素转换酶抑制剂、血管紧张素Ⅱ受体阻滞剂、醛固酮受体阻滞剂及α受体阻滞剂等,可以酌情选择。

(张家源)

第二节 心 肌 病

一、概 述

(一)定义

心肌病即原发性心肌病,是指除心脏瓣膜病、高血压心脏病、肺源性心脏病、先天性心脏病和甲状腺功能亢进性心脏病等以外的"原因不明"的伴有心肌功能障碍的心肌疾病。世界卫生组织和国际心脏病学会(WHO/ISFC)根据病理生理学将心肌病分为四型,即扩张型心肌病、肥厚型心肌病、限制型心肌病及致心律失常型右心室心肌病。

(二)病因

1.扩张型心肌病(DCM)

左心室或双心室扩张,有收缩功能障碍。病因不明,除特发性、家族性遗传外,近年来认为持续性病毒感染是其重要原因。此外围产期、酒精中毒、抗癌药物、心肌能量代谢紊乱和神经激素受体异常等也可引起本病。

2.肥厚型心肌病(HCM)

左心室或双心室肥厚,通常伴有非对称性室间隔肥厚。有明显家族史(约1/3),系常染色体显性遗传疾病。此外,儿茶酚胺代谢异常、细胞内钙调节异常、高血压、高强度运动等均可作为本病发病因子。

3.限制型心肌病(RCM)

收缩正常,心壁不厚,单或双心室舒张功能低下及扩张容积减小。多见于热带和温带地区,我国仅有散发病例。

4.致心律失常型右心室心肌病(ARVC)

右心室进行性纤维脂肪变。常为家族性发病,系常染色体显性遗传,不完全外显、隐性型也有报道。

(三)流行病学

心肌病的流行病学调查研究较少,欧美资料显示,心肌病年发病率在(3~6)/10万,其中扩张型心肌病占40%~90%。肥厚型心肌病可呈家族性发病,也可有散发性发病,根据流行病学调查结果,散发者占2/3,有家族史者占1/3。家族性发病的患者中,50%的肥厚型心肌病病因不明确,50％的家系中发现有基因突变。遗传方式以常染色体显性遗传最为常见,约占76％。

扩张型心肌病是所有心肌病中对心功能影响最大的疾病之一,预后不佳,约有50％的患者2～5年死亡。虽然22％的患者可存活10年,但由于心功能低下严重影响了患者的生活质量、工作能力和寿命,再加上患者需要长期药物治疗,心理和经济负担更加严重,加速了疾病的发展过程。年轻扩张型心肌病患者病程较凶险,20岁以下患者平均存活期较短,主要死因是致命性室性心律失常,而年龄大于40岁的扩张型心肌病患者主要死于顽固性心力衰竭。如何改善他们的生活质量、适当提高体能、降低活动所致的风险、延缓疾病的发展过程,是康复治疗面临的挑战与难题。

二、临床表现及临床处理

(一)临床表现

1.症状与体征

(1)扩张型心肌病:起病缓慢,首发症状通常是活动后气促及易于疲乏,可突然发热和类流感样症状。患者的心率增快,同时伴有血压下降或正常。多在临床症状明显(如气急,甚至端坐呼吸、水肿和肝大等充血性心力衰竭的症状和体征)时才被诊断,部分患者可发生栓塞或猝死。

(2)肥厚型心肌病:部分患者无自觉症状,而因猝死或在体检中被发现,许多患者有心悸、胸痛、劳力性呼吸困难。

(3)限制型心肌病:以发热、全身倦怠为初始症状。白细胞增多,特别是嗜酸性粒细胞增多较为特殊。以后逐渐出现心悸、呼吸困难、水肿、肝大、颈静脉曲张、腹水等心力衰竭症状,其表现酷似缩窄性心包炎,有人称为缩窄性心内膜炎。

(4)致心律失常型右心室心肌病:临床表现为心律失常、右心扩大和猝死,尤其在年轻患者。

2.辅助检查

(1)胸部X线检查:扩张型心肌病表现为心影扩大,心胸比＞50％,左心室或双室扩大但无室间隔肥厚。两肺淤血与心力衰竭严重程度呈正相关。肥厚型心肌病心脏正常或轻度增大。限制型心肌病以两心房增大或右心房、右心室增大为主。

(2)心电图:扩张型心肌病以异位搏动和异位心律最常见,其次为传导阻滞和ST-T改变。肥厚型心肌病表现为左心室肥厚和ST-T改变,房室传导阻滞和束支传导阻滞也较常见。限制型心肌病表现为心房肥大、T波低平或倒置、右心室肥大、ST段压低、右束支传导阻滞等改变。心房颤动较多见。致心律失常型右心室心肌病特点为75％低电压,频发室早或左束支传导阻滞型室性心动过速,心脏不增大且无症状的患者,运动试验常可诱发室性心动过速;严重者可发生心室颤动或猝死。

(3)超声心动图和经食管超声心动图:扩张型心肌病表现为左心室球形扩大,室壁运动减弱,主动脉偏窄,主肺动脉增宽,心腔内血栓,室壁可轻度增厚,但增厚程度与心腔扩大不成比例。肥厚型心肌病的典型表现为室间隔非对称肥厚,活动度差,心腔变小,左心室收缩期内径缩小,心功能改变以舒张功能障碍为主。限制型心肌病以心腔狭小为特征,严重者心尖呈闭塞状,室间隔和左心室后壁厚度对称性增加,运动幅度明显减小。致心律失常型右心室心肌病表现为右心室呈弥漫性或区域性扩大,局部可呈瘤样膨出。右心室收缩功能降低,左心室正常。

(4)心导管检查和心血管造影:扩张型心肌病表现为左心室舒张末压、左心房压力及肺毛细血管楔压升高,心排血量减少,射血分数降低。左心室造影可见左心室腔扩大,左心室壁运动减弱。冠状动脉造影多正常。肥厚型心肌病左心室造影示心腔缩小变形,主动脉瓣下呈S形狭窄,心室壁增厚,室间隔不规则增厚突入心腔,心尖部肥厚型心肌病患者造影示"黑桃样"改变。限制型心肌病出现舒张功能严重受损的压力曲线改变。左心室造影心内膜肥厚及心室腔缩小,多呈闭塞状,二尖瓣反流。流入道狭小,流出道扩张。

(5)心内膜活检:扩张型心肌病无特异性病理学特征,可见心肌纤维化,心肌细胞排列紊乱。肥厚型心肌病诊断率80%。荧光免疫法发现肥厚心肌内儿茶酚胺含量增高。限制型心肌病确诊率为90%,心内膜增厚和心内膜下心肌纤维化。致心律失常型右心室心肌病心肌缺如或减少,被纤维组织、脂肪和瘢痕组织所代替,但由于其室壁菲薄,不宜做心内膜活检。

(二)临床处理

心肌病,尤其是扩张型心肌病病因及发病机制尚不清楚,目前无特效治疗措施,更不能建立该病的一级预防。须强调早期发现、早期诊断及早期治疗。

1.药物治疗原则

(1)预防和控制感染:上呼吸道感染可诱发或加重扩张型心肌病心力衰竭,在易感及高危扩张型心肌病患者中酌情使用丙种球蛋白或转移因子等,以增强机体免疫力,预防呼吸道感染。

(2)抗自身免疫治疗:应用对全身免疫系统具有抑制作用的糖皮质激素、环孢素或环磷腺苷。

(3)心力衰竭的药物治疗:包括血管紧张素转化酶抑制剂、β受体阻滞剂、利尿药、钙通道阻滞剂、抗心律失常药、洋地黄及非洋地黄类正性肌力药物、环磷酰胺等。但对是否应用肾上腺皮质激素仍有争议。

(4)溶栓药物治疗:有附壁血栓者可使用抗凝药物。

2.手术治疗原则

(1)心脏手术:扩张型心肌病可采用心脏移植术、动力心肌成形术、二尖瓣重建术、左心室缩(减)容术等术式。肥厚型心肌病脉压>6.7 kPa(50 mmHg)应予以手术切除心肌,疗效优于起搏器治疗。

(2)起搏器治疗:适用于限制型心肌病伴有严重症状,经内科正规药物治疗无效或出现不良反应者,或限制型心肌病合并房室传导阻滞、交界区性心律,伴或不伴有心功能不全者等。

三、康复评定

对临床确诊为心肌病患者的康复功能评估,除临床表现评定外,应根据国际功能、残疾和健康分类(ICF)从患者受累脏器的生理功能、个人自理生活能力及社会活动参与能力3个层次全面评价患者的整体功能,具体评估方法如下。

(一)身体结构与身体功能

1.身体结构

无论哪种类型的心肌病,均可导致心肌细胞结构、组织学的改变:不同程度的心肌纤维化,心肌纤维肥大、心肌纤维排列紊乱和心内膜的不规则肥厚,甚至心肌缺如、减少,被纤维组织、脂肪和瘢痕组织所代替。这些结构的改变,将导致心脏扩大、肥厚及收缩力的减退,从而导致心脏功能的下降。

2.心功能分级

纽约心脏病学会心功能分级(NYHA)是目前临床最常用的分级方法。其缺点是依赖主观

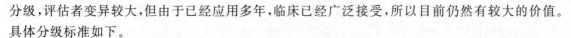

分级,评估者变异较大,但由于已经应用多年,临床已经广泛接受,所以目前仍然有较大的价值。具体分级标准如下。

(1)Ⅰ级:患有心脏病,体力活动不受限。一般的体力活动不引起疲劳、心悸、呼吸困难或心绞痛。

(2)Ⅱ级:患有心脏病,体力活动稍受限。休息时正常,但一般的体力活动可引起疲劳、心悸、呼吸困难或心绞痛。

(3)Ⅲ级:患有心脏病,体力活动明显受限。休息时尚正常,但轻度体力活动可引起疲劳、心悸、呼吸困难或心绞痛。

(4)Ⅳ级:患有心脏病,体力活动完全丧失。休息时仍有心力衰竭症状或心绞痛。任何体力活动均可使症状加重。

(二)活动能力

1.日常生活活动能力评定

临床上常用改良 Barthel 指数评定患者的日常生活活动能力(ADL)。该评定量表大多应用于中枢神经损伤所致的功能障碍,对无肢体运动障碍和认知功能障碍的脏器功能障碍者同样也可以使用。

2.自我活动能力的评定

Goldman 将 NYHA 心功能分级与代谢当量对应,可以作为指导日常活动与运动的参考。心功能Ⅰ级可从事代谢当量≥7 的活动;心功能Ⅱ级可从事代谢当量≥5 或<7 的活动;心功能Ⅲ级可从事代谢当量≥2 或<5 的活动;心功能Ⅳ级可从事代谢当量<2 的活动。

3.运动危险分层评定

心肌病,尤其是肥厚型和限制型心肌病,过量运动往往是本病的诱发因素,严重者还会导致室性心动过速和心室颤动的发生,危及生命,因此,要充分了解个体的运动危险分层。美国心脏病学会心脏运动美国运动医学会(ACSM)推荐的心血管疾病危险分层类别与标准如下。

(1)低危:指没有心血管、肺脏和(或)代谢疾病的症状/体征或已经诊断的疾病,以及不多于1 个心血管疾病的危险因素。急性心血管事件在此人群中的危险性很低,体力活动/运动项目可在不进行医学检查和许可的情况下安全进行。

(2)中危:指没有心血管、肺脏和(或)代谢疾病的症状/体征或已经诊断的疾病,但具有 2 个或以上心血管疾病的危险因素。急性心血管事件在此人群中的危险性增加,尽管如此,多数中危人群在没有必要的医学检查和许可的情况下安全地参与低至中等强度的体力活动。但参与较大强度的体力活动之前,有必要进行医学检查和运动测试。

(3)高危:指有 1 个或多个心血管、肺脏和(或)代谢疾病的症状/体征或已经诊断的疾病。急性心血管事件在此人群中的危险性已增加到较高程度,在参加任何强度的体力活动或运动前均应进行全面的医学检查并且获得许可。

显然,心肌病属于高危人群,任何体力活动必须进行医学检查,在医学监督下进行适当的体力活动。

4.心电运动试验

对于心肌病患者,即使是进行心电运动试验,急性心血管事件的发生率还是相对较高,尤其是肥厚型、限制型和致心律失常型右心室心肌病,运动往往是诱发的原因,被列为心电运动试验的相对禁忌证,因此在进行心电运动试验时应格外谨慎,并做好应急处理措施。心电运动试验,应采用低水平症状限制性心电运动试验或采用额定时间(6 分钟)自由节奏步行,同时给予监护

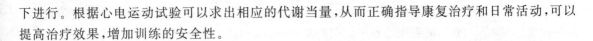

下进行。根据心电运动试验可以求出相应的代谢当量,从而正确指导康复治疗和日常活动,可以提高治疗效果,增加训练的安全性。

四、康复治疗

扩张型心肌病的最终归宿多为心力衰竭,康复训练目标为维持心肺功能、运动及日常生活自理能力,延缓心功能不全的出现及进展。而肥厚型、限制型及致右心室心律失常型心肌病由于易诱发心律失常及心血管急性血流动力学障碍,尚缺乏运动治疗方面的证据,有的还被列为运动治疗的禁忌。同时,康复治疗应该是全面治疗,包括运动、心理、饮食或营养、教育,以及针对原发疾病的治疗。

(一)运动治疗

根据心电运动试验结果,制订运动处方、了解运动危险分层和运动中的监护,了解患者是否理解运动处方的内容,并能执行。

1.运动方式

运动方式主要为医疗步行、踏车、腹式呼吸、抗阻运动、太极拳、放松疗法、医疗体操等。

2.运动训练

(1)运动强度:一般采用症状限制性运动试验中峰值吸氧量的 50% 以下。在训练开始时可采用较小强度的运动方案以尽可能防止高估运动能力而造成训练过度。

(2)自感劳累分级(RPE):衡量运动强度十分有效的指标,RPE 15~16 时往往是达到通气阈和发生呼吸困难的强度。患者一般可以耐受 RPE 11~13 的强度。运动训练中不应该有任何症状和循环不良的体征。

(3)训练节奏:运动训练开始时应该为 5~10 分钟,每运动 2~4 分钟,间隔休息 1 分钟。运动时间可以按 1~2 分钟的节奏逐渐增加,直到 30~40 分钟。运动采用小强度,负荷的增加应该小量、缓慢。过快地增加负荷可明显降低患者对运动的耐受性。开始训练时运动时间过长往往产生过度疲劳。

准备活动与结束活动必须充分,最好不少于 10 分钟,以防止发生心血管意外。有些患者的活动量很小,持续活动的总时间只有数分钟,运动中心率增加不超过 20 次/分,可以不要专门的准备和放松活动。

3.呼吸肌训练

选择性的呼吸肌训练有助于改善由于呼吸限制运动能力的心脏病患者的运动功能。进行抗阻呼吸训练可以提高膈肌耐力,增加氧化酶和脂肪分解酶活性。呼吸肌训练和力量训练后,呼吸肌耐力增加,最大持续肺通气能力提高,肺活量提高,呼吸肌肌力明显提高,亚极量和极量运动能力明显提高,日常生活中的呼吸困难改善。

呼吸肌训练的方法包括主动过度呼吸、吸气阻力负荷和吸气阈负荷。吸气阻力负荷是最常用的方法,即采用小口径呼吸管或可调式活瓣的方式增加呼吸阻力。

4.抗阻训练

一定肌肉力量和肌肉耐力是个体完成动作所必备的基本条件。虽然肌肉力量是指施加在某块特殊肌肉或肌群的外力,但通常用"抗阻"这一术语表示。力量可以是静态的或动态的。肌肉耐力是表示某肌肉在一定时间完成重复收缩以引起肌肉充分疲劳的能力,或保持最大收缩能力在特定百分比的持续时间。

肌肉力量训练方式:上肢力量、下肢力量、腿部力量、躯干力量等。肌肉耐力训练有俯卧撑、仰卧起坐、卧推等。由于抗阻训练有可能引起患者异常心血管"升压反应",对于中度至高危的心脏病患者,尤其是伴有左心室功能异常的患者,进行安全的肌肉适能训练还需要更多的研究。目前运动指南建议的肌肉力量和耐力测试与训练的禁忌证,包括严重狭窄或反流性瓣膜病和肥厚型心肌病。因为有心肌缺血或较差左心室功能的患者在进行抗阻运动时,可能会出现室壁运动异常或严重的室性心律失常,建议以中度或较好的左心室功能和心肺适能(>5 METs 或6 METs)不伴有心绞痛症状或缺血性 ST 段改变为前提的患者可参加传统的抗阻训练计划和参加肌肉力量及肌肉耐力的测试。

(二)作业治疗

根据心功能分级所对应运动水平和代谢当量,进行适当的生活自理能力训练和工作能力训练。

心功能分级、活动水平和活动项目(包括家务劳动、职业活动等)。

1.Ⅰ级

平时无自觉症状,可适应一般体力活动,仅在剧烈运动或过度疲劳时才有心悸和呼吸困难。最大活动水平为 6.5 METs,自觉劳累分级在 13~15。可采用上述所有活动方法。

2.Ⅱ级

轻度活动无不适,中度活动时出现心悸、疲劳和呼吸困难。心脏常有轻度扩大。最大持续活动水平为 4.5 METs,自感劳累分级为 9~11。可采用上述各种方法,但活动强度应明显较小,活动时间不宜过长,活动时的心率增加一般不超过 20 次/分。

3.Ⅲ级

轻度活动时迅速出现心悸、疲劳和呼吸困难,心脏中度增大,下肢水肿。最大持续活动水平为3.0 METs,自感劳累分级为 7。以静气功、腹式呼吸、放松疗法为宜,可做不抗阻的简单四肢活动,活动时间一般为数分钟。活动时心率增加不超过 10~15 次/分。每次运动的时间可以达到 30 分钟,至少每周活动 3 次。

4.Ⅳ级

静息时有呼吸困难和心悸,心脏明显扩大,水肿明显。最大持续活动水平为 1.5 METs。只做静气功、腹式呼吸和放松疗法之类不增加心脏负荷的活动。可做四肢被动活动。活动时心率和血压一般应无明显增加,甚至有所下降。世界卫生组织提出可以进行缓慢的步行,每次 10~15 分钟,每天 1~2 次,但必须无症状。

(三)训练注意事项

1.运动处方的制订

强调个体化原则,要充分意识到心力衰竭患者心力储备能力已经十分有限,避免造成心肌失代偿。在考虑采用运动训练之前应该进行详尽的心肺功能和药物治疗的评定。

2.运动中

活动时应强调动静结合、量力而行,不可引起不适或症状加重,禁忌剧烈运动,并要有恰当的准备和结束活动。活动必须循序渐进,并要考虑环境因素对活动量的影响,包括气温、温度、场地、衣着等。避免在过热(>27 ℃)或过冷(<−18 ℃)时训练。避免情绪性高的活动,如有一定竞赛性质的娱乐活动。

3.监督

治疗时应有恰当的医学监护,出现疲劳、心悸、呼吸困难及其他症状时应暂停活动,查明原

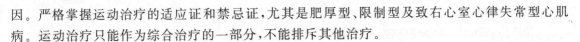

因。严格掌握运动治疗的适应证和禁忌证,尤其是肥厚型、限制型及致右心室心律失常型心肌病。运动治疗只能作为综合治疗的一部分,不能排斥其他治疗。

(四)传统治疗

中药治疗对机体调理、缓解症状有一定的疗效。功能补益心气,安神定悸。主治心气不足型心肌病;症见心悸易惊,气短乏力,心神不安,少寐多梦,舌质淡苔薄,脉沉细无力或结代。可服用人参龙眼汤丸:红参片 6 g 单独煎 3 次,取煎液 50 mL。龙眼肉 12 g 与红糖 10 g 剁成汤圆心子;糯米粉 100 g 水调做成汤圆面,将心子放入其中,煮熟后冲入人参液。早、晚当点心,1 剂分数次食完,可连食 1 周以上。

中医治疗对本病有一定的效果,具体用药应在有资质的中医师指导下,按照个体化原则,辨证实施。

五、预后及健康教育

(一)预后

1.扩张型心肌病

病程长短不等,充血性心力衰竭的出现频度较高,预后不良。死亡原因多为心力衰竭和严重心律失常,不少患者猝死。近年来由于上述治疗手段的采用患者的存活率已经明显提高。

2.肥厚型心肌病

预后因人而异,可从无症状到心力衰竭、猝死。心房颤动可促使心力衰竭的发生。少数患者可并发感染性心内膜炎或栓塞等。成人死亡多为猝死,而小儿多为心力衰竭,其次为猝死。猝死在有阳性家族史的青少年中尤其多发。猝死原因多为室性心律失常,特别是心室颤动。

3.限制型心肌病

预后不良,按病程发展快慢不同,心力衰竭为最常见死因。年龄越小,出现症状越早,预后则越差。

4.致右心室心律失常型心肌病

自然衍变尚不清楚。预后主要取决于室性心律失常发作及对抗心律失常药物的反应。抗心律失常药和外科手术治疗可以防止致命性心律失常的发生,尤其对伴有晕厥者。

(二)健康教育

1.预防

心肌病病因未明,尚无特殊的防治方法。在病毒感染时密切注意心脏情况并及时治疗,有一定的实际意义。与遗传基因有关,应对患者进行生活指导。

2.饮食

扩张型心肌病心力衰竭患者应限钠并适当控制水分及食量,避免发胖,以减轻心脏负荷。饮食要求高蛋白高维生素并富含营养易消化,避免刺激性食物。应戒烟酒。

3.休息

保证充足睡眠,避免重体力劳动及疲劳过度。症状出现后,卧床休息较为重要,可使心脏负荷减轻,心率减慢,舒张期延长,静脉回流增加,结果是冠状动脉供血增加,心肌收缩力增强,心排血量增多,心功能改善。提醒患者避免激烈运动、持重或屏气等,减少猝死的发生。

4.心理护理

扩张型心肌病患者多较年轻,病程长,病情复杂,预后差,故常产生紧张、焦虑和恐惧心理,甚至对治疗悲观失望,导致心肌耗氧量增加,加重病情。鼓励和安慰可帮助其消除悲观情绪,增强治疗信心。

(张家源)

第三节　慢性充血性心力衰竭

慢性充血性心力衰竭是心脏疾病的终末阶段,是各种心脏结构和功能疾病导致心室舒张和(或)收缩能力明显受损的一种复杂的临床综合征,常表现为劳力性呼吸困难、运动耐受能力下降、肢体水肿等。一般根据其发病机制分为左侧心力衰竭、右侧心力衰竭和舒张性心力衰竭。而随着人口老龄化及代谢性疾病发病率的持续升高,慢性充血性心力衰竭的发病率仍持续上升。

一、康复评定

(一)功能评定

1.呼吸困难评定

慢性充血性心力衰竭患者呼吸困难症状与心脏前后负荷相关,常常在体力活动或夜间平卧位时出现。与肺源性呼吸困难患者所采用的测量工具不同的是,心源性呼吸困难患者测量时一般采用 6～20 制式的伯格呼吸困难量表,该量表在患者运动中监测心率变化上更具优势。

2.心电运动试验评定

心电运动试验或心肺运动测试是目前无创性心肺功能测试的金标准。通过这项测试,可以了解患者的运动耐受程度,并观察其在运动过程中可能出现的不适反应,是运动处方制订的客观依据。

3.呼吸方式评定

慢性充血性心力衰竭尤其是左侧和部分舒张性心力衰竭患者,由于肺血管淤血水肿、气道阻力增加、肺泡弹性下降等因素,常合并呼吸方式异常,严重患者可出现潮式呼吸(CSR)。后者是呼吸由浅慢逐渐加快加深,达顶峰后又逐渐变浅变慢,暂停数秒之后,再重复上述周期的病态呼吸方式。有学者等发现严重心力衰竭患者出现日间和夜间潮式呼吸的比例约为 16％和 62％,且其患者死亡率出现明显升高。因此,还需特别注意患者的呼吸节律情况。

(二)结构评定

慢性充血性心力衰竭患者心脏结构改变主要包括:①心脏本身基础病变,如风湿性心脏瓣膜病变、心肌梗死后室壁瘤等;②心脏代偿性改变,如心肌肥厚、心腔扩大等;③心脏继发性病变,如附壁血栓等。此外,慢性心力衰竭必将引起心外继发性改变,如肺血管淤血水肿、肺门静脉增宽、下肢静脉扩张及静脉瓣功能不全等。

(三)日常生活活动能力评定

在日常生活活动能力评定时,可以记录患者在完成日常生活活动项目中的呼吸困难程度,如本田厚瑞提出的日常生活能力-呼吸困难感觉评价表。

(四)参与评定

慢性充血性心力衰竭患者均合并不同程度的体能下降,这必将限制其职业活动、社交生活和休闲娱乐功能的受限,也造成生存质量下降。

二、康复诊断

(一)功能障碍

1.运动功能障碍

运动功能障碍表现为运动耐受性降低、劳力性呼吸困难、下肢肿胀。

2.心理功能障碍

心理功能障碍表现为与疾病相伴随的焦虑、抑郁。

(二)结构异常

结构异常主要表现为心腔增大,肺组织淤血水肿,肺静脉增宽,部分患者还合并心脏瓣膜狭窄或关闭不全、心肌室壁瘤形成及下肢凹陷性水肿。

(三)活动受限

慢性充血性心力衰竭导致日常生活活动不同程度受限,涉及患者的基础和工具性日常生活能力。

(四)参与受限

1.职业受限

职业受限程度与疾病严重程度、劳动强度有关,轻症患者可以完成部分简单工作。

2.社会交往受限

症状的反复发作对患者的社交活动造成困扰。

3.休闲娱乐受限

以上肢活动为主的娱乐项目对患者心脏负荷较低,影响相对较小。

4.生存质量下降

由于症状的反复出现、渐行加重,对患者生理与心理造成不良影响,其生存质量下降显著。

三、康复治疗

近期目标:缓解患者劳力性呼吸困难症状,减轻下肢水肿,提高其运动耐受性。

远期目标:纠正其不良生活方式及营养状态,减少诱发加重因素,提高社会活动参与度,改善异常心理情绪,延长寿命,提高生存质量。

(一)物理治疗

1.低频神经肌肉电刺激疗法

慢性充血性心力衰竭患者容易出现肢体肌肉失用性萎缩和静脉血流减缓、淤积。通过神经肌肉电刺激疗法,一方面可在不增加心脏负荷的情况下诱导骨骼肌收缩,避免肌肉萎缩,另一方面,肌肉的周期性收缩有助于增加对静脉系统的挤压,模拟肌泵活动,避免下肢深静脉血栓形成,减少制动并发症。治疗时一般根据目标肌群的形态大小选择合适的电极片,固定于肌肉的运动点处,以患者可耐受的刺激强度,给予通电 1～2 秒,休息 1.5～2 秒,以 20～30 次收缩为 1 个周期,循环进行 3 个周期,每天 1～2 次,直至病情好转。

2.有氧运动疗法

运动训练提高心力衰竭患者的运动耐量和生存质量,不会给左心室重塑带来不利影响,并且可能降低轻至中度心力衰竭患者的死亡率及住院率。训练时宜根据患者的个人喜好、体能水平与环境条件等因素,选择合适的运动项目,如慢走、快走等,采用中低强度(如运动时心率较平静时增加不超过 20 次/分,或伯格呼吸困难指数低于 13),持续 30 分钟,每周间断进行 3～4 次。

3.肌力训练

以往认为力量训练增加心脏负荷,加重心力衰竭症状,但目前研究认为科学的力量训练可提高患者肌肉力量,改善运动耐力,并增强心肺功能。在实施时可采用一次最大抗阻重量的40%～50%作为训练强度,重复 8～10 次为 1 个循环,每天重复 2 个循环,每周训练 3 天。

4.呼吸训练

慢性充血性心力衰竭患者存在一定程度的呼吸肌萎缩和疲劳耐受性下降,而对其进行呼吸肌肌力训练则可以改善其呼吸困难症状,并提高运动耐受性,特别适合在病情严重患者中实施。训练时可采用激励式肺量计或阻力可调型呼吸肌训练器,阻力阈值应不低于最大吸气压或呼气压 30%,连续进行 5～10 次,间隔休息 5～10 分钟,重复 2～3 周期,每天 1 次。

(二)作业治疗

在各种运动训练中加入文娱因素,有利于增加运动的趣味性和娱乐性,提高患者的参与积极性,同时通过音乐等调节因素调节负性情绪,改善心理情绪状况,有利于患者的全面康复。患者可根据自身情况选择一些慢节奏娱乐活动,如棋类、慢舞等。

(三)康复辅具

患者可根据个人体能水平的高低与家庭、社区环境情况,选择助行器、助行车或轮椅等作为步行辅助工具,减少能量消耗,减轻呼吸困难症状。

(四)中医康复

气功是中医文化中的瑰宝,其糅合了呼吸功能、柔韧性及耐力训练等多种元素,非常适合老年人,也同样适合慢性充血性心力衰竭患者。

(五)康复护理

慢性充血性心力衰竭患者的康复护理重点在于健康宣教,内容包括疾病的危险因素与诱导因素、戒烟、营养膳食指导、居家保健基本知识等。

(六)药物治疗

药物治疗主要为交感神经系统受体阻滞剂、利尿药等。

(张家源)

第四节 冠状动脉粥样硬化性心脏病

一、概述

(一)定义

冠状动脉粥样硬化性心脏病(简称冠心病)是由于血脂增高致使冠状动脉壁脂质沉积形成粥样硬化斑块,逐步发展为血管狭窄乃至闭塞。粥样斑块脱落可以造成突然血管闭塞和心肌梗死。病理生理核心是心肌耗氧和供氧失平衡。冠心病是最常见的心血管疾病之一,目前我国年发病率为 120/10 万人口,年平均死亡率男性为 90.1/10 万,女性为 53.9/10 万。随着人民生活水平提高,期望寿命延长和膳食结构改变,我国冠心病发病率和死亡率正在继续升高。冠心病康复医疗是临床治疗的基本组成部分。

(二)临床诊断

1.心绞痛

以发生于胸痛、颌部、肩部、背部或手臂的不适感为特征的临床综合征,常发生于冠心病患者,但也可发生于瓣膜性心脏病、肥厚性心肌病和控制不良的高血压患者。心绞痛分为稳定性心绞痛(劳力性心绞痛),和不稳定型心绞痛。后者分为以下亚型。

(1)静息性心绞痛:心绞痛发作于休息时,新近一周持续时间≥20 分钟。

(2)新近发作性心绞痛:首发症状两个月内出现心绞痛,严重度>CCSCⅢ级。

(3)恶化性心绞痛:原心绞痛发作次数频繁,持续时间延长,或发作阈值降低,例如在首发症状后两个月内心绞痛的严重度至少增加了一个 CCSC 等级。

2.急性心肌梗死(AMI)

诊断必须具备下列 3 条中的 2 条:①缺血性胸痛病史;②心电图动态演变;③血清心肌坏死标志物浓度的动态改变。

3.急性冠脉综合征(ACS)

ACS 包括不稳定性心绞痛、非 Q 波心肌梗死和 Q 波心肌梗死,可分为 ST 段抬高的和 ST 段不抬高两类。诊断标准如下。

(1)ST 段抬高的 ACS:缺血性胸痛≥30 分钟,服硝酸甘油不缓解,心电图至少 2 个肢体导联或相邻 2 个以上的胸前导联,ST 段抬高≥0.1 mV。

(2)ST 段不抬高的 ACS。不稳定性心绞痛的诊断:初发劳力性心绞痛或者恶化劳力性心绞痛,可有心肌缺血的客观证据。①胸痛伴 ST 段压低≥0.05 mV,或出现与胸痛相关的 T 波变化,或倒置 T 波伪改善;②既往患急性心肌梗死、行 PTCA 或冠状动脉旁路移植手术;③既往冠状动脉造影明确了冠心病的诊断;④TnT 或者 TnI 增高。ST 段不抬高的心肌梗死于不稳定性心绞痛的区别在于 CK-MB 增高是否大于或等于正常上限的 2 倍。

(三)冠心病康复的定义

冠心病康复是指综合采用主动积极的身体、心理、行为和社会活动的训练与再训练,帮助患者缓解症状,改善心血管功能,在生理、心理、社会、职业和娱乐等方面达到理想状态,提高生活质量。同时强调积极干预冠心病危险因素,阻止或延缓疾病的发展过程,减轻残疾和减少再次发作的危险。冠心病康复涵盖心肌梗死、心绞痛、隐性冠心病、冠状动脉分流术(CABG)后和冠状动脉腔内成型术(PTCA)后等。冠心病康复治疗措施会影响其周围人群对冠心病风险因素的认识,从而有利于尚未患冠心病的人改变不良的生活方式,达到防止疾病发生的目的。所以从实质上,冠心病康复的措施可扩展到尚未发病的人群。

(四)主要功能障碍

1.循环功能障碍

冠心病患者心血管系统适应性下降,循环功能障碍。

2.呼吸功能障碍

长期心血管功能障碍可导致肺循环功能障碍,肺血管和肺泡气体交换效率降低,吸氧能力下降,诱发或加重缺氧症状。

3.全身运动耐力减退

机体吸氧能力减退和肌肉萎缩,限制全身运动耐力。

4.代谢功能障碍

脂质代谢和糖代谢障碍,表现为血胆固醇和甘油三酯增高,高密度脂蛋白胆固醇降低。脂肪和能量物质摄入过多而缺乏运动是基本原因。缺乏运动还可导致胰岛素抵抗,除了引起糖代谢障碍外,还可促使形成高胰岛素血症和血脂升高。

5.行为障碍

冠心病患者往往伴有不良生活习惯、心理障碍等,也是影响患者日常生活和治疗的重要因素。

(五)康复治疗分期

1.Ⅰ期

Ⅰ期指急性心肌梗死或急性冠脉综合征住院期康复。CABG 或 PCI 术后早期康复也属于此列。发达国家此期已经缩短到 3～7 天。

2.Ⅱ期

Ⅱ期指患者出院开始,至病情稳定性完全建立为止,时间 5～6 周。由于急性阶段缩短,Ⅱ期的时间也趋向于逐渐缩短。

3.Ⅲ期

Ⅲ期指病情处于较长期稳定状态,或Ⅱ期过程结束的冠心病患者,包括陈旧性心肌梗死、稳定性心绞痛及隐性冠心病。PCI 或 CABG 后的康复也属于此期。康复程序一般为 2～3 个月,自我锻炼应该持续终身。有人将终身维持的锻炼列为第Ⅳ期。

(六)适应证

1.Ⅰ期

患者生命体征稳定,无明显心绞痛,安静心率(110 次/分),无心力衰竭、严重心律失常和心源性休克,血压基本正常,体温正常。

2.Ⅱ期

与Ⅰ期相似,患者病情稳定,运动能力达到 3 代谢当量(METS)以上,家庭活动时无显著症状和体征。

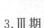

3.Ⅲ期

临床病情稳定者,包括陈旧性心肌梗死、稳定型劳力性心绞痛、隐性冠心病、冠状动脉分流术和腔内成型术后,心脏移植术后;安装起搏器后。过去被列为禁忌证的一些情况如装起搏器后,病情稳定的心功能减退、室壁瘤等现正在被逐步列入适应证的范畴。

(七)禁忌证

凡是康复训练过程中可诱发临床病情恶化的情况都列为禁忌证,包括原发病临床病情不稳定或合并新临床病症。稳定与不稳定是相对概念,与康复医疗人员的技术水平、训练监护条件、治疗理念都有关系。此外不理解或不合作者不宜进行康复治疗。

(八)康复治疗原理

1.Ⅰ期康复

通过适当活动,减少或消除绝对卧床休息所带来的不利影响。过分卧床休息可导致:①血容量减少(心血管反馈调节机制),导致每搏量和心排血量降低,代偿性心率加快;②回心血量增加,心脏前负荷增大,心脏射血阻力相对增高,心肌耗氧量相对增加;③血流较缓慢,血液黏滞性相对增加,血栓和栓塞的概率增加;④膈活动降低,通气及换气功能障碍,排痰困难,合并肺炎和肺栓塞的概率增加;⑤运动耐力降低;⑥胰岛素受体敏感性降低,葡萄糖耐量降低;⑦患者恐惧和焦虑情绪增加,肾上腺皮质激素分泌增高。

2.Ⅱ期康复

设立Ⅱ期康复是基于心肌梗死瘢痕形成需要6周左右的时间,而在心肌瘢痕形成之前,患者病情仍然有恶化的可能性,进行较大强度的运动的危险性较大。因此患者在此期主要是要保持适当的体力活动,逐步适应家庭活动,等待病情完全稳定,准备参加Ⅲ期康复锻炼。有的康复中心在Ⅱ期开始进行心电监护下的运动锻炼,其实际效益尚有待论证。

3.Ⅲ期康复

(1)外周效应:指心脏之外的组织和器官发生的适应性改变,是公认的冠心病和各类心血管疾病康复治疗机制。①肌肉适应性改善:长期运动训练后肌肉毛细血管密度和数量增加,运动时毛细血管开放的数量和口径增加,肌肉运动时血液-细胞气体交换的面积和效率相对增加,外周骨骼肌氧摄取能力提高,动静脉氧差增大。②运动肌氧利用能力和代谢能力改善:肌细胞线粒体数量、质量和氧化酶活性提高,骨骼肌氧利用率增强。肌细胞胰岛素受体开放数量增加,葡萄糖进入细胞的速率和数量增加,从而运动能量代谢效率改善,血流需求相对减少。③交感神经兴奋性降低,血液儿茶酚胺含量降低。④肌肉收缩机械效率提高,定量运动时能量消耗相对减少。⑤最大运动能力提高。由于定量运动时心脏负荷减轻,心肌耗氧量降低,最大运动能力相应提高。外周效应需要数周时间才能形成,停止训练则丧失,因此训练必须持之以恒。

(2)中心效应:指训练对心脏的直接作用,主要为心脏侧支循环形成,冠状动脉储备提高,心肌内在收缩性相应提高。冠状动脉狭窄或完全闭塞后所累及的部位形成侧支循环,这一现象已在临床和基础研究中得到了证实。反复心绞痛患者进展为心肌梗死的比率低于初发心绞痛者;冠状动脉狭窄程度越重,心绞痛持续时间越长,侧支循环形成量越多,发展为冠脉栓塞越少或心肌坏死的程度越轻,提示侧支循环有一定程度的心肌保护作用。慢性冠状动脉狭窄的猪模型经过运动训练后,心肌侧支循环的生成显著超过不运动对照组,与运动刺激的血管内皮生长因子(VEGF)、成纤维细胞生长因子(FGF)等的表达增加有关。长期运动训练与形成充分的侧支循环血流量直接相关。此外长期运动后,心脏舒张期延长有利于血供的进一步恢复;血液流速偏高,有助于侧支循环的扩张,而 β 受体阻滞剂可抑制这一效应。当然由于人体研究的局限,运动与侧支循环形成之间的确切关系及临床价值仍需更深入的研究。

(3)危险因素控制:康复治疗的重要方面,主要包括以下几方面。①改善脂质代谢异常;②改善高血糖及糖耐量异常;③控制高血压;④改善血液高凝状态;⑤帮助戒烟。

(九)康复疗效

有效的康复治疗可使死亡率降低,积极参加康复锻炼者比不运动者的死亡率可以降低29%。同时致死性心肌梗死发生率也可降低。

二、康复评定

(一)心电运动试验

制订运动处方一般采用分级症状限制型心电运动试验。出院前评估则采用 6 分钟步行,或低水平运动试验。

(二)超声心动图运动试验

超声心动图可以直接反映心肌活动的情况,从而揭示心肌收缩和舒张功能,还可以反映心脏内血流变化情况,所以有利于提供运动心电图所不能显示的重要信息。运动超声心动图比安静时检查更加有利于揭示潜在的异常,从而提高试验的敏感性。检查一般采用卧位踏车的方式,以保持在运动时超声探头可以稳定地固定在胸壁,减少检测干扰。较少采用坐位踏车或活动平板方式。运动方案可以参照心电运动试验。

(三)行为类型评定

Friedman 和 Rosenman 提出行为类型,其特征如下。

1.A 类型

工作主动、有进取心和雄心、有强烈的时间紧迫感(同一时间总是想做两件以上的事),但是往往缺乏耐心、易激惹、情绪易波动。此行为类型的应激反应较强烈,因此需要将应激处理作为康复的基本内容。

2.B 类型

平易近人、耐心、充分利用业余时间放松自己、不受时间驱使、无过度的竞争性。

三、康复治疗

(一)Ⅰ期康复

1.康复目标

低水平运动试验阴性,可以按正常节奏连续行走 100～200 m 或上下 1～2 层楼而无症状和体征。运动能力达到 2～3 METs,能够适应家庭生活,患者理解冠心病的危险因素及注意事项,在心理上适应疾病的发作和处理生活中的相关问题。

2.康复方案

以循序渐进地增加活动量为原则,生命体征一旦稳定,无并发症时即可开始。要根据患者的自我感觉,尽量进行可以耐受的日常活动(表 6-1)。此期康复一般在心脏科进行,因此,医师应该掌握。

表 6-1 冠心病Ⅰ期康复参考方案

活动	步骤						
	1	2	3	4	5	6	7
冠心病知识宣教	+	+	+	+	+	+	+
腹式呼吸	10分	20分	30分	30分×2	—	—	—
腕踝动(不抗阻)	10次	20次	30次	30次×2	—	—	—
腕踝动(抗阻)	—	10次	20次	30次	30次×2	—	—
膝肘动(不抗阻)	—	—	10次	20次	30次	30次×2	—
膝肘动(抗阻)	—	—	—	10次	20次	30次	30次×2
自己进食	—	—	帮助	独立	独立	独立	独立
自己洗漱	—	—	帮助	帮助	独立	独立	独立
坐厕	—	—	帮助	帮助	独立	独立	独立
床上靠坐	5分	10分	20分	30分	30分×2	—	—
床上不靠坐	—	5分	10分	20分	30分	30分×2	—
床边坐(有依托)	—	—	5分	10分	20分	30分	30分×2
床边坐(无依托)	—	—	—	5分	10分	20分	30分
站(有依托)	—	—	5分	10分	20分	30分	—
站(无依托)	—	—	—	5分	10分	20分	30分
床边行走	—	—	—	5分	10分	20分	30分
走廊行走	—	—	—	—	5分	10分	20分
下一层楼	—	—	—	—	—	1次	2次
上一层楼	—	—	—	—	—	—	1~2次

帮助:指在他人帮助下完成。独立:指患者独立完成。

(1)床上活动:从床上的肢体活动开始,包括呼吸训练。肢体活动一般从远端肢体活动开始,从不抗地心引力的活动开始,强调活动时呼吸自然、平稳。没有任何憋气和用力的现象。然后逐步开始抗阻活动,例如,捏气球、皮球,或拉皮筋等,一般不需要专用器械。吃饭、洗脸、刷牙、穿衣等日常生活活动可以早期进行。

(2)呼吸训练:呼吸训练主要指腹式呼吸,要点是吸气时腹部浮起,膈肌尽量下降;呼气时腹部收缩,把肺的气体尽量排出。呼气与吸气之间要均匀、连贯、缓慢,但不可憋气。

(3)坐位训练:坐位是重要的康复起始点。开始坐时可以有靠背或将床头抬高。有依托坐的能量消耗与卧位相同,直立的心脏负荷低于卧位。

(4)步行训练:步行训练从床边站立开始,然后床边步行。开始时最好进行若干次心电监护活动。要特别注意避免上肢高于心脏水平的活动。此类活动的心脏负荷增加很大,常是诱发意外的原因。

(5)排便:患者排便务必保持通畅。最关键的要素是调整饮食结构,多吃高纤维素的食物和足够的水分。在床边放置简易坐便器,让患者坐位大便,其心脏负荷和能量消耗均小于卧床,也比较容易排便。

(6)上楼:上楼的运动负荷主要取决于上楼的速度。一般每上一级台阶可以稍事休息,以保证没有任何症状。

(7)心理康复与常识宣教:患者急性发病后,往往有显著的焦虑和恐惧感。护士和康复治疗师必须安排对于患者的医学常识教育,使其理解冠心病的发病特点,注意事项和预防再次发作的方法。特别强调戒烟、低脂低盐饮食、规律的生活、个性修养等。

(8)康复方案调整与监护:如果患者在训练过程中没有不良反应,运动或活动时心率增加<10次/分,次日训练可以进入下一阶段。运动中心率增加在20次/分左右,则需要继续同一级别的运动。心率增加超过20次/分,或出现任何不良反应,则应该退回到前一阶段运动,甚至暂时停止运动训练。为了保证活动的安全性,可以在医学或心电监护下开始所有的新活动。在无任何异常的情况下,重复性的活动不一定要连续监护。

(9)出院前评估及治疗策略:患者达到训练目标后可以安排出院。患者出现并发症或运动试验异常者则需要进一步检查,并适当延长住院时间。

(10)发展趋势:由于患者住院时间日益缩短,国际上主张3～5天出院。早期康复治疗不要遵循固定的模式。

(二)Ⅱ期康复

1.康复目标

逐步恢复一般日常生活活动能力,包括轻度家务劳动、娱乐活动等。运动能力达到4～6 METs,提高生活质量。对体力活动没有更高要求的患者可停留在此期。此期在患者家庭完成。

2.康复方案

散步、医疗体操、气功、家庭卫生、厨房活动、园艺活动或在邻近区域购物,活动强度为40%～50%HR_{max},RPE不超过13～15。一般活动无须医务监测;较大强度活动时可用远程心电图监护系统监测。无并发症的患者可在家属帮助下逐步过渡到无监护活动。可以参考Ⅱ期康复方案(表6-2)。所有上肢超过心脏平面的活动均为高强度运动,应该避免或减少。日常生活和工作时应采用能量节约策略,比如制订合理的工作或日常活动程序,减少不必要的动作和体力消耗等,以尽可能提高工作和体能效率。每周需要门诊随访1次。任何不适均应暂停运动,及时就诊。

表6-2　冠心病Ⅱ期康复参考方案

活动内容	第一周	第二周	第三周	第四周
门诊宣教	1次	1次	1次	1次
散步	15分钟	20分钟	30分钟	30分钟×2次
厨房工作	5分钟	10分钟	10分钟×2次	10分钟×3次
看书或电视	15分钟×2次	20分钟×2次	30分钟×2次	30分钟×3次
降压舒心操	保健按摩学习	保健按摩×1次	保健按摩×2次	保健按摩×2次
缓慢上下楼	1层×2次	2层×2次	3层×1次	3层×2次

(三)Ⅲ期康复

1.康复目标

巩固Ⅱ期康复成果,控制危险因素,改善或提高体力活动能力和心血管功能,恢复发病前的生活和工作。此期可以在康复中心完成,也可以在社区进行。

2.基本原则

(1)个体化:因人而异地制订康复方案。

(2)循序渐进:遵循学习适应和训练适应机制。学习适应指掌握某一运动技能时由不熟悉至熟悉的过程,是一个由兴奋、扩散、泛化,至抑制、集中、分化的过程,是任何技能的学习和掌握都必须经历的规律。训练适应是指人体运动效应提高由小到大、由不明显到明显、由低级到高级的积累发展过程。

(3)持之以恒:训练效应是量变到质变的过程,训练效果的维持同样需要长期锻炼。运动训练没有一劳永逸的效果,训练效应在停止训练后消失。

(4)趣味性:兴趣可以提高患者参与并坚持康复治疗的主动性和顺应性。采取群体形式,穿插活动性游戏等是常用的方法。

(5)全面性:冠心病患者往往合并其他脏器疾病和功能障碍,同时患者也常有心理障碍和工作/娱乐、家庭/社会等诸方面的问题,因此冠心病的康复绝不仅仅是心血管系统的问题。对患者要从整体看待,进行全面康复。

3.治疗方案

全面康复方案包括有氧训练、循环抗阻训练、柔韧性训练、医疗体操、作业训练、放松性训练、行为治疗、心理治疗等。在整体方案中,有氧训练是最重要的核心。本节主要介绍有氧训练的基本方法。

(1)运动方式:步行、登山、游泳、骑车、中国传统形式的拳操等。慢跑曾经是推荐的运动,但是其运动强度较大,运动损伤较常见,近年来已经不主张使用。

(2)训练形式:可以分为间断性和连续性运动。间断性运动指基本训练期有若干次高峰靶强度,高峰强度之间强度降低。优点是可以获得较强的运动刺激,同时时间较短,不至于引起不可逆的病理性改变。缺点是需要不断调节运动强度,操作比较麻烦。连续性运动指训练的靶强度持续不变,这是传统的操作方式,主要优点是简便,患者相对比较容易适应。

(3)运动量:运动量是康复治疗的核心,要达到一定阈值才能产生训练效应。合理的每周总运动量为 2.9～8 kJ(相当于步行 10～32 公里)。每周运动量＜2.9 kJ 只能维持身体活动水平,而不能提高运动能力。运动量＞8 kJ 则不增加训练效应。运动总量无明显性别差异。

运动量的基本要素为强度、时间和频率。①运动强度。运动训练所必须达到的基本训练强度称为靶强度,可用心率(HR_{max})、心率储备、最大吸氧量($VO_{2\,max}$)、METs、RPE 等方式表达。靶强度与最大强度的差值是训练的安全系数。靶强度一般为 40％～85％$VO_{2\,max}$ 或 METs,或 60％～80％HR 储备,或 70％～85％HR_{max}。靶强度越高,产生心脏中心训练效应的可能性就越大。②运动时间,指每次运动锻炼的时间。靶强度运动一般持续 10～60 分钟。在额定运动总量的前提下,训练时间与强度成反比。准备活动和结束活动的时间另外计算。③训练频率,指每周训练的次数。国际上多数采用每周 3～5 天的频率。④合适运动量的主要标志:运动时稍出汗,轻度呼吸加快但不影响对话,早晨起床时感舒适,无持续的疲劳感和其他不适感。

(4)训练实施:每次训练都必须包括准备、训练和结束活动。①准备活动:目的是预热,即让肌肉、关节、韧带和心血管系统逐步适应训练期的运动应激。运动强度较小,运动方式包括牵伸运动及大肌群活动,要确保全身主要关节和肌肉都有所活动,一般采用医疗体操、太极拳等,也可附加小强度步行。②训练活动:指达到靶训练强度的活动,中低强度训练的主要机制是外周适应作用,高强度训练的机制是中心训练效应。③结束活动:主要目的是冷却,即让高度兴奋的心血

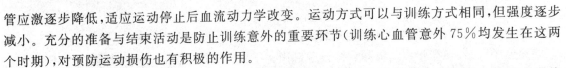

管应激逐步降低,适应运动停止后血流动力学改变。运动方式可以与训练方式相同,但强度逐步减小。充分的准备与结束活动是防止训练意外的重要环节(训练心血管意外75%均发生在这两个时期),对预防运动损伤也有积极的作用。

(5)注意事项:①选择适当的运动,避免竞技性运动。②只在感觉良好时运动。感冒或发热症状和体征消失2天以上再恢复运动。③注意周围环境因素对运动反应的影响,包括寒冷和炎热气候要相对降低运动量和运动强度,避免在阳光下和炎热气温时剧烈运动(理想环境:温度4~28℃,风速<7 m/s);穿戴宽松、舒适、透气的衣服和鞋;上坡时要减慢速度。饭后不做剧烈运动。④患者需要理解个人能力的限制,应定期检查和修正运动处方,避免过度训练。药物治疗发生变化时,要注意相应调整运动方案。参加训练前应该进行尽可能充分的身体检查。对于参加剧烈运动者尽可能要先进行心电运动试验。⑤警惕症状。运动时如发现心绞痛或其他症状,应停止运动,及时就医。⑥训练必须持之以恒,如间隔7天以上,再开始运动时宜稍降低强度。

4.性功能障碍及康复

Ⅲ期康复应该将恢复性生活作为目标(除非患者没有需求)。判断患者是否可以进行性生活的简易试验:①上二层楼试验(同时作心电监测)。通常性生活心脏射血量约比安静时高50%,这和快速上二层楼的心血管反应相似。②观察患者能否完成5~6 METs的活动,因为采用放松体位的性生活最高能耗为4~5 METs。日常生活中看精彩球赛时的心率可能会超过性生活。在恢复性生活前应该经过充分的康复训练,并得到经治医师的认可。应该教育患者采用放松姿势和方式,避免大量进食后进行。必要时在开始恢复性生活时采用心电检测。

5.康复锻炼与药物治疗的关系

运动训练和药物治疗在心脏病康复中相辅相成。适当药物治疗可相对增强患者运动能力,提高训练水平和效果。运动训练效应有助于逐步减少用药量,甚至基本停止用药。药物可对患者运动时的心血管反应产生影响,因此运动训练时必须要关注药物的作用。

(1)硝酸甘油:代表药品为硝酸甘油和异山梨酯,有较强的扩血管作用,通过降低心脏前后负荷,降低心肌耗氧量,从而提高运动能力。少数患者可产生过分血管扩张,导致直立性低血压。

(2)β受体阻滞剂:可减慢心率和降低心肌收缩力,降低心肌耗氧量,从而提高运动能力。运动训练患者的心率增加受限,通常采用METs或RPE作为靶强度。

(3)钙通道阻滞剂:可降低外周血管阻力和心肌收缩性,从而降低心肌耗氧量,增强运动能力。不同钙通道阻滞剂可减慢或加快心率,应注意患者的心率反应。

(4)肾素-血管紧张素转换酶抑制剂:药物作用是抑制血管紧张度,降低血压和外周血管阻力。运动时要密切注意患者的血压反应,强调适当和充分的准备和结束活动。

(张家源)

第七章 呼吸系统疾病的康复

第一节 慢性支气管炎

一、概述

(一)定义

慢性支气管炎是气管、支气管黏膜及其周围组织的慢性非特异性炎症。临床上以咳嗽、咳痰为主要症状，每年发病持续3个月，连续2年或2年以上，并排除具有咳、痰、喘症状的其他疾病。

(二)病因

本病的病因尚不完全清楚，可能是多种因素长期互相作用的结果。如有害气体和颗粒的吸入(香烟、刺激性烟雾、粉尘等)，病毒、支原体、细菌等感染，免疫、年龄和气候等也是重要致病因素。

(三)流行病学

本病为我国常见多发病之一，在我国患病率北方高于南方，农村较城市发病率稍高。发病年龄多在40岁以上，吸烟患者明显高于不吸烟患者。本病的患病率因地区、年龄、职业、环境卫生与吸烟习惯等不同而有较大差异：中国北方高寒地区较南方湿热地区患病率高，农村比城镇高，大气污染严重的大城市较郊区农村为高，接触粉尘及有毒化工气体的工人较一般工人为高，老年人较年轻人为高。

二、临床表现和临床处理

(一)临床表现

1.症状

慢起病，病程长，反复发作而病情加重，主要症状表现为咳嗽、咳痰，或伴有喘息。急性加重期症状加重，主要原因为病原体感染。

2.体征

多无异常，急性发作在背部或双肺底闻及干湿啰音，咳嗽后可减少或消失，合并哮喘可闻及广泛哮鸣音及呼气相延长。

3.实验室及其他检查

X线早期可无异常,反复发作可表现为肺纹理增粗、紊乱,呈网状和斑点状阴影,以双下肺明显。呼吸功能检查早期无异常,如有小气道阻塞,可出现呼气流量降低。细菌感染时,可出现白细胞总数和(或)中性粒细胞增高。痰液检查可培养出致病菌,涂片可发现大量破坏的白细胞和已破坏的杯状细胞。

(二)临床处理

1.急性加重期

(1)控制感染:抗生素可选用喹诺酮类、大环内酯类、β-内酰胺类或磺胺类。如培养出致病菌,可按药敏试验结果选用抗生素。

(2)镇咳祛痰:复方甘草合剂、溴己新等;干咳为主者可用镇咳药物,如右美沙芬等。

(3)平喘:有气喘者可加用解痉平喘药,如氨茶碱。

2.缓解期

(1)戒烟,避免有害气体和颗粒的吸入。

(2)增强体质,预防感冒。

(3)反复呼吸道感染者,可试用免疫调节剂或中医中药。

三、康复评估

(一)身体结构与功能

1.身体结构

早期可无异常,反复发作可引起支气管壁增厚,肺泡细支气管或肺泡间质炎性浸润或纤维化,胸部X片可表现为肺纹理增粗、紊乱,呈网状和斑点状阴影以双下肺明显。

2.呼吸系统功能评定

肺功能测定,主要检测指标为肺总量、功能残气量、残气量、肺活量、第一秒用力呼气容积占用力肺活量百分比(FEV_1/FVC)、第一秒用力呼气容积占预计值百分比(FEV_1预计值)、吸入支气管舒张药后 FEV_1/FVC。慢性支气管炎早期患者肺功能检查无异常,当有小气道阻塞时,最大呼气流速-容量曲线在 $50\%\sim75\%$ 肺容量时,流量明显降低,闭合容积增大,当病情进展,累及大气道时,功能残气量、残气量及残气量占肺总量的百分比增加。定期的肺功能检查可及时了解病情进展。

(二)活动与参与

1.基本日常生活活动能力评定

采用 Barthel 指数和功能独立性评定的方法。

2.生存质量评定

普适性量表有功能活动问卷(FAQ)、疾病影响程度量表(SIP)、健康调查问卷(SF-36)、诺丁汉健康量表(NHP)、生存质量指数(Q WB)、WHO QOL100 和 WHO QOLBREF、健康状况问卷(CHQ);呼吸系统疾病生存质量症状特异性(呼吸困难)量表:呼吸障碍问卷(BPQ)、基线期和变化期的呼吸困难指数(BDI/TDI)、医学协会问卷(MRC)、功能状态和呼吸困难问卷(PFSDQ)等。

(1)功能活动问卷(FAQ):与基础性日常生活活动比,反映较精细的功能,结果≥5 分为异常,表示该患者在家庭和社区中不能独立,该问卷在工具性日常生活活动(IDAL)评定工具中效度较高。

(2)疾病影响程度量表(SIP):是基于疾病对日常生活行为影响的评估,分为 12 个方面 136 个问题,包括活动能力、独立能力、情绪行为、警觉行为、饮食、睡眠、休息、家务、文娱活动、灵活性、社会交往、交流、工作等,用以判断疾病对躯体、心理、社会参与造成的影响。

(3)呼吸障碍问卷(BPQ):最初专用于慢性支气管炎患者。分 2 个部分 33 个问题。简略版本仅含 10 个问题,对肺康复患者治疗前、后的变化十分敏感。

(4)基线期/变化期的呼吸困难指数(BDI/TDI):根据三方面——任务、努力及功能损害测量呼吸困难的多维量表。BDI 在单一状态下评估呼吸困难的严重程度,而 TDI 显示基线的变化,两者均有赖于前述方面。BDI 是最重要的生存质量测量量表之一。TDI 的效度和反应度均好。

(5)肺功能状态和呼吸困难问卷(PFSDQ):测量呼吸系统疾病活动后及 79 项日常活动功能改变后的呼吸困难程度,评分从 0~10 分。PFSDQ 的信度、效度和反应度均得到验证。PFSDQ 的修订版本同样具有良好的信度、效度和反应度。

(三)环境因素

环境因素评估主要包括居住环境、空气质量、气候等;家人、朋友、社会及卫生专业人员的态度;个人消费的用品或物质的获得,如药品的获得;能够获得的照顾与护理;卫生服务、体制和政策;劳动就业服务、体制和政策;个人对疾病的认识,受教育程度等。

四、康复治疗

(一)运动治疗

运动训练能增加慢性支气管炎患者的活动耐量,减轻呼吸困难症状,改善精神状态。此外,呼吸训练可减少呼吸频率,提高呼吸效率,增加潮气量和肺泡通气量,改善气促症状。

(二)物理因子治疗

急性期可采用超短波、短波、直流电药物导入紫外线、超声雾化等促进炎症的吸收和消散,缓解期可通过自然因子疗法如日光浴、海水浴、沙浴调节机体免疫功能,增强体质。

(三)传统康复方法

1.药物

使用中药以扶正为主,增强身体抵抗力,防止病情复发。可采用中药敷贴疗法,进行冬病夏治。

吴茱白芥粉:吴茱萸、白芥子、细辛、甘遂、苍术、青木香、川芎、丁香、肉桂、皂角各等量,均研细末,密封保存。用时以鲜姜汁调成糊状,做成直径 1 cm 的圆饼。贴于肺俞、心俞、膈俞、肝俞、脾俞、大椎、定喘等穴。药饼用胶布固定,6~10 小时取下,个别皮肤不适者 3 小时取下。于每年夏天起头伏的任选一天开始贴穴,以后每隔 10 天贴 1 次,共 3 次,连治 3 年。

白芥细辛粉:白芥子、细辛、白芷各等分,研细末,用蜂蜜做成蚕豆大药饼。贴于天突、神阙、膻中、命门、灵台、足三里、丰隆、肾俞、膏肓。药饼用胶布固定,每次贴 6~10 小时,个别皮肤不适者 3 小时取下。3~4 天贴敷 1 次,10 次为 1 个疗程。疗程间隔 7~10 天。

2.按摩

擦鼻、按迎香穴、浴面拉耳、揉风池穴等,如伴头痛不适,加按合谷穴,有哮鸣音者加按天突穴。

五、预后及健康教育

(一)预后

部分患者病情可控制,不影响工作和学习;部分患者可发展为阻塞性肺病,甚至肺心病,预后不良;应监测慢性支气管炎的肺功能变化,以便及时选择有效的治疗方法,控制病情的发展。

(二)健康教育

健康教育包括运动保暖、耐寒训练、避免危险因素、营养支持等。

1.运动保暖

慢性支气管炎患者,在缓解期要适当运动训练,以提高机体免疫力和心肺贮备能力。同时注意保暖,做好个人防护,气候变化时注意衣物增减,避免受凉。

2.耐寒训练

帮助患者加强身体的耐寒训练,从夏季开始,先用手按摩面部,后用冷水浸毛巾拧干后擦头面部,渐及四肢。体质好、耐受力强者,可全身大面积冷水摩擦,持续到 9 月份,以后继用冷水按摩面颈部或冷水洗鼻,以提高耐寒能力,预防和减少本病的发作。

3.避免危险因素

吸烟是引起慢性支气管炎的主要原因,烟雾对周围人群也会带来危害,故强调戒烟,并避免被动吸烟及尘埃和煤烟对呼吸道的刺激。

4.保证充足营养

长期咳嗽、咳痰者,蛋白质消耗较多,病变组织和创伤的修复能力降低,机体免疫力下降。故宜给予高蛋白、高热量、高维生素、易消化的饮食。维生素 C 缺乏,机体对感染的抵抗力降低,血管通透性增加;维生素 A 缺乏,可使支气管黏膜的柱状上皮细胞及黏膜修复功能减弱,溶菌酶活力降低,所以补充维生素 A 和维生素 C 很重要。饮食宜偏温,忌食生冷、油腻、辛辣、海腥之物。

5.强调"三早"

早发现、早诊断、早治疗及康复措施的早期介入。鼓励患者饮水,慢性支气管炎患者急性期均伴有不同程度的咳嗽、喘息,易引起呼吸道黏膜干燥,增加痰的黏稠度,故应保证足量饮水使痰液黏稠度降低、易咳出。每天开窗通风,维持室温在 18~20 ℃,相对湿度在 50%~60%,温度过低可使呼吸道局部小血管痉挛,纤毛运动障碍,防御功能降低,湿度过低可使患者呼吸道黏膜干燥,痰液易黏附在气道上,不利咳出。注意防寒保暖及防止过劳,可多聆听音乐来调节情绪,消除疲劳,愉悦身心。坚持心理疏导与健康教育,减少复发次数,延缓病程进展。

6.关注高危期的信号

将有咳嗽、咳痰症状的慢性支气管炎视为慢性阻塞性肺疾病高危期。对于已出现不完全可逆的气流受限的慢性支气管炎患者,应及早实施综合性康复,力求病而不残,最大限度提高生活质量,帮助患者回归社会。

(刘金华)

第二节 慢性阻塞性肺疾病

慢性阻塞性肺疾病(慢阻肺)是一种具有气流受限特征的可以预防和治疗的疾病,气流受限不完全可逆、呈进行性发展,与肺部对香烟烟雾等有害气体或有害颗粒的异常炎症反应有关。患者主要以慢性反复出现的咳嗽、咳痰及气促为主要症状,同时伴有不同程度的体重下降、食欲减退、外周肌肉萎缩、精神抑郁或焦虑,合并感染时可出现咯血。临床上一般根据其肺功能结果等指标将患者分为轻、中、重与极重度,也可根据患者的症状体征将其分为稳定期与急性加重期。慢阻肺是我国主要的慢性呼吸系统疾病,部分研究显示 40 岁以上人群的发病率在 8.2%,且有资料显示其发病率还在逐年升高。

一、康复评定

(一)功能评定

1.呼吸困难评定

呼吸困难是慢阻肺患者的主要症状,也是促使患者就诊的主要因素。患者症状出现或加重大多与活动有关,但同时也受心理认知因素影响,在进行测量评定时应根据评定目的选取一维性(单纯呼吸困难程度评定)或多维性(同时评定呼吸困难自身严重程度及其对患者心理、情绪、生存质量等多方面的影响)量表。

一维性测量工具常应用于运动测试中以确定呼吸困难的程度,或在干预治疗中监测呼吸困难的变化情况。常用的工具有改良伯格呼吸困难量表(modified Borg scale,MBS)和改良医学研究委员会气短测量量表(modified medical research council breathlessness scale,MMRC)。两者都是由患者本人根据呼吸困难感受对症状的严重程度进行半定量评价,其中 MBS 采用"0、0.5、1～10"表示症状本身的严重程度,数值越大越严重,而 MMRC 则采用"0～4"共 5 个等级来表示患者出现呼吸困难时的活动强度,数值越大,诱导出患者症状的活动强度就越低。

多维性测量工具一般用于回顾性调查问卷中,由患者回忆某一时间段内其症状的严重程度及其影响。常用工具有基线与变化的呼吸困难指数(baseline/transitional dyspnea index,BDI/TDI)。该量表分别对个体的功能受损程度(日常活动量减少)、工作的大小(个体所能完成的体力活动水平)、用力的大小(可诱发出呼吸困难症状的用力程度)三个维度的基线水平与变化情况进行测量,得分范围分别为"0～12"及"−9～+9",分值越低说明患者基础情况越差或病情加重越显著。除此之外,多维性测量工具还包括一些生存质量评定工具,如圣乔治医院呼吸问卷(St.George's respiratory questionnaire,SGRQ),量表由受试者自行完成,包括 53 道问题,涵盖个体的症状、活动、影响及整体评价四个维度。

2.运动功能评定

运动功能评定主要通过心肺运动试验(CPET)、6 分钟步行试验(6 MWT)、运动平板试验、自感劳累分级(RPE)等来评定患者的运动功能。

3.营养状态的评价

临床常用指标:①理想体重百分比(%),理想体重百分比(%)=(实测体重/理想体重)×100%。

②三头肌皮肤皱褶厚度（TSF），反映人体脂肪储备情况。实测值/群体理想值（男 125 mm，女 165 mm）的百分比，为评估营养不良程度的参考指标之一。③臂肌围，可大体反映人体主要肌肉组织情况。臂肌围＝臂围－[0.314×三头肌皮肤皱褶厚度]。④肌酐身高指数，人体 24 小时肌酐排泄量与肌肉组织相关。肌酐指数＝实测 24 小时尿肌酐（mg）/理想值（mg）×100。⑤内脏蛋白与血浆蛋白，血清蛋白：低于 35 g/L 提示内脏蛋白空虚。半衰期长，不能及时反映营养变化。血清转铁蛋白：正常 2～4 g/L，半衰期 4～5 天，能较敏感反应内脏蛋白动态。血清前清蛋白及视黄醇结合蛋白：均能快速反应营养动态变化。⑥免疫功能低下，常见淋巴细胞计数减少、迟发型皮肤过敏试验减弱甚至阴性。

（二）结构评定

在根据病情选择 X 线、CT、MRI、骨密度或者超声检查等不同方法检查病变关节的结构异常具体情况。

（三）活动评定

慢阻肺患者的活动受限主要与心肺通气及换气功能异常、呼吸氧耗增加、外周肌肉氧利用障碍等多种因素有关，主要表现为活动耐受能力降低。在活动评定时，除参见本书相关内容的方法外，还可同时记录患者在日常生活活动中的呼吸困难程度，如本田厚瑞提出的日常生活能力-呼吸困难感觉评价表。

（四）参与评定

慢阻肺结构异常、功能障碍及活动受限可限制其职业、社会交往及休闲娱乐等社交活动，并降低患者生存质量。

二、康复诊断

（一）功能障碍

(1)运动功能障碍。

(2)心理功能障碍。

（二）结构异常

桶状胸、辅助呼吸肌募集增加、肺含气量增加、四肢肌肉萎缩等。

（三）活动受限

慢阻肺导致日常生活活动不同程度受限，涉及患者的基础和工具性日常生活能力。

（四）参与受限

1.职业受限

患者多为中老年人，且起病年龄有年轻化趋势，对其职业活动造成一定困扰。

2.社会交往受限

运动受限与需在公共场合使用药物等因素都可能影响其社会交往，如朋友聚会。

3.休闲娱乐受限

上肢活动更容易引起患者呼吸困难症状加重，因此其休闲娱乐活动受限更明显。

4.生存质量下降

由于症状的反复出现、渐行加重，对患者生理与心理造成不良影响，其生存质量下降显著。

三、康复治疗

近期目标：缓解呼吸困难，提高运动耐受性，纠正异常呼吸方式，提高呼吸道廓清能力。

远期目标:延缓疾病进展,减少急性发作次数,纠正患者不良生活方式及异常心理状态,提高生存质量。

(一)物理治疗

1.物理因子治疗

物理因子具有促进肺部渗出吸收、改善局部循环、减轻局部炎症反应、增强免疫力等作用。常用疗法包括胸部超短波治疗,采用无热量或低热量,电极胸部前后对置,治疗时间为 10～15 分钟,每天 1 次,连续 7～10 天。也可采用紫外线穴位照射疗法,选取天突、膻中穴等,予以红斑量照射,每周 2 次,10～20 次为 1 个疗程。

2.运动疗法

有氧运动能提高患者体能,增强呼吸困难的耐受性,并改善患者心理障碍,增强对抗疾病信心。肢体抗阻运动还能改善肢体肌肉萎缩、肌力下降等病理改变。

3.呼吸训练

吸气肌抗阻训练可提高呼吸肌力量与耐力,减少呼吸肌疲劳,降低呼吸衰竭发生率。另外,呼吸反馈训练可有效地引导患者重建生理性呼吸方式,减少呼吸相关耗氧量与做功,有效地缓解其症状。

4.呼吸道廓清指导

无效咳嗽不仅不利于呼吸道分泌物廓清,还可能加重患者呼吸困难症状。治疗师可采取体位引流、胸部叩拍与震颤、辅助咳嗽等多种方式改善患者廓清能力。

(二)作业治疗

在对慢阻肺患者实施作业治疗时,应重视能量节约技术的指导,让患者分次完成日常生活、工作,避免症状的急性加重。

(三)心理治疗

对有焦虑抑郁情绪的患者,要进行心理疏导与心理支持。

(四)药物治疗

在稳定期内,一般采用 β 受体阻滞剂、M 受体阻滞剂、茶碱类药物及吸入性激素等控制症状,合并低氧血症者应予长期家庭氧疗。如出现急性加重症状或合并感染,应根据感染源联合使用抗菌药物。

(刘金华)

第三节 呼吸衰竭

呼吸衰竭是指各种原因引起的肺通气和(或)换气功能严重障碍,以致在静息状态下也不能维持足够的气体交换,导致低氧血症伴(或不伴)二氧化碳潴留,从而引起一系列生理功能和代谢紊乱的临床综合征。通常呼吸衰竭的诊断有赖于动脉血气分析:在海平面正常大气压、静息状态、呼吸空气条件下,动脉血氧分压(PaO_2)<8.0 kPa(60 mmHg),伴或不伴有二氧化碳分压($PaCO_2$)>6.7 kPa(50 mmHg),并排除心内解剖分流和原发性心排血量降低等因素,可诊断为呼吸衰竭。

一、康复评定

(一)身体结构与身体功能

1.呼吸困难分级

呼吸困难是 COPD 患者呼吸功能障碍最主要的表现,也是影响患者工作、学习、生活的最重要的因素。这里介绍南京医科大学学者根据 Borg 量表计分法改进的呼吸困难评分法,该方法根据患者完成一般性活动后,主观劳累程度,即呼吸时气短、气急症状的程度进行评定,共分 5 级。①Ⅰ级:无气短、气急。②Ⅱ级:稍感气短、气急。③Ⅲ级:轻度气短、气急。④Ⅳ级:明显气短、气急。⑤Ⅴ级:气短、气急严重,不能耐受。

2.运动功能评定

(1)平板或功率车运动试验:运动试验有助于了解慢性呼吸衰竭患者的心肺功能和活动能力,通过平板或功率车运动试验获得最大吸氧量、最大心率、最大 MET 值、运动时间等相关量化指标来评定患者的运动能力,也可通过平板或功率车运动试验中患者的主观劳累程度分级等半定量指标来评定患者运动能力,为制订安全、合适、个体化的运动训练计划提供理论依据。

(2)6 分钟或 12 分钟行走距离测定:对于没有条件或不能进行平板或功率车运动试验的患者,可以进行 6 分钟或 12 分钟步行距离测定(中途可休息),即让患者以最快的速度,最大能力步行 6 分钟或 12 分钟,然后记录其在规定时间内所能行走的最长距离。同时可监测心电图、血氧饱和度,以判断患者的运动能力及运动中发生低氧血症的可能性。进行此项测定时,现场必须具备抢救设备,同时必须在医护人员的监护下进行。

3.呼吸肌功能评定

呼吸肌功能评定包括呼吸肌力量(最大吸气压及最大呼气压)、呼吸肌耐力及呼吸肌疲劳的测定。呼吸肌功能测定在呼吸衰竭诊治中具有重要作用,可作为评价康复治疗对呼吸功能影响的客观指标。

(1)呼吸肌力量:指呼吸肌最大收缩能力,可用最大吸气压及最大呼气压来反映。最大吸气压是指在功能残气位或残气位气流阻断时,通过口器与其相连管道做最大用力吸气所产生的最大吸口腔压,反映全部吸气肌的收缩强度。最大呼气压是指在肺总量位,气流阻断时,用最大努力呼气所产生的最大口腔压,反映全部呼气肌的收缩能力。

(2)呼吸肌耐力:指呼吸肌维持一定力量或做功时对疲劳的耐受性,对呼吸肌而言,耐力比力量更重要。可用最大自主通气和最大维持通气量来反映。前者的测定方法为让受试者最大限度深呼吸 12 秒或 15 秒所计算出的每分通气量。正常人最大自主通气动作可以维持 15～30 秒。最大维持通气量是达到 60% 最大通气量时维持 15 分钟的通气量。

(3)呼吸肌疲劳:指在呼吸过程中,呼吸肌不能维持或产生需要的或预定的力量。临床可采用膈肌肌电图或膈神经电刺激等方法来评估患者的膈肌疲劳状况。

4.肺通气功能测定

(1)每分通气量(VE):指每分钟出入肺的气量,等于潮气容积×呼吸频率(次/分)。正常男性每分钟静息通气量为(6 663±200)mL,女性为(4 217±160)mL。

(2)最大通气量(MVV):指以最快呼吸频率和最大呼吸幅度呼吸 1 分钟的通气量。实际测定时,测定时间一般取 15 秒,将测得通气量乘 4 即为 MVV。正常男性为(104±2.71)L,女性为(82.5±2.17)L。判定通气功能储备能力多以通气储量百分比表示,正常值应大于 95%,低于

86%提示通气功能储备不佳。

(3)用力肺活量(FVC):又称时间肺活量,是深吸气后以最大用力、最快速度所能呼出的气量,正常人 FVC 约等于 VC,有通气阻塞时 FVC>VC。

(4)功能残气量(FRC)及残气量(RV)测定:功能残气量及残气量分别是平静呼气后和最大深呼气后残留于肺内的气量。正常 FRC 在男性(2 270±809)mL,女性(1 858±552)mL。RV 在男性(1 380±631)mL,女性(1 301±486)mL。

5.心理功能评定

慢性呼吸衰竭患者大多伴有烦躁、焦虑、紧张、恐惧等心理问题。

6.其他评定

慢性呼吸衰竭的其他功能评定还包括第 1 秒用力呼气量(FEV_1)、肺总量(TLC)等肺功能评定,以及血气分析、四肢肌肉力量评估、营养状态评估、认知功能评估等。

(二)活动能力

慢性呼吸衰竭患者日常活动能力部分明显降低,其评定可参照美国胸科协会呼吸困难评分法,根据各种日常生活活动时的气短情况,将日常生活活动能力分为 6 级。

0 级:如常人,无症状,活动不受限。

1 级:一般劳动时气短。

2 级:平地慢步无气短,较快行走或上坡、上下楼时气短。

3 级:行走百米气短。

4 级:讲话、穿衣及稍微活动即气短。

5 级:休息状态下也气短,不能平卧。

(三)社会参与

WHO 制定的社会功能缺陷量表(SDSS)可较全面地反映慢性呼吸衰竭患者社会功能活动能力,评定能力主要有个人生活自理能力、家庭生活职能能力、职业劳动能力和社交能力等。

二、康复治疗

(一)运动治疗

慢性呼吸衰竭患者常因体力活动时出现呼吸困难而回避运动,通过运动能力训练,改善心肺功能,恢复活动能力,从而改善日常生活活动和生活质量,是呼吸功能康复的重要组成部分。需注意的是,慢性呼吸衰竭患者的有氧运动处方应采取个体化原则,主要进行大肌肉群的运动耐力训练,包括上下肢肌肉的运动训练。运动前确保呼吸道通畅,运动时注意监护,必要时可吸氧。

1.步行为主的有氧训练

可以帮助阻塞性肺疾病患者增强心功能,增加活动耐量,减轻呼吸困难症状,改善精神状态。有氧训练方法有快步、骑车、登山等,通常可做最简单的 12 分钟行走距离测定,了解患者的活动能力,然后采用亚极量行走和登梯训练改善耐力。

2.下肢肌力训练

以循环抗阻训练为主,主要采用中等负荷抗阻、持续、缓慢、大肌群多次重复的运动锻炼,以增加肌力和耐力,增强心血管素质。此方法运动强度为 40%～50%最大一次收缩,每节在 10～30 秒重复 8～15 次收缩,各节运动间休息 15～30 秒,10～15 节为一循环。每次训练 2～3 个循

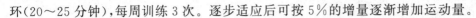

环(20～25分钟),每周训练3次。逐步适应后可按5％的增量逐渐增加运动量。

3.提高上肢的活动能力

由于上肢肩带部很多肌群既为上肢活动肌,又为辅助呼吸肌群。慢性呼吸衰竭在上肢活动时,这些肌群减少了对胸廓的辅助活动而易于产生气短气促,从而对上肢活动不能耐受。为了加强患者对上肢活动的耐受性,上肢运动方法通常有以下几种。

(1)抗重力训练:即在无支持下做上肢高于肩水平的各种活动,可以用体操棒做高度超过肩部水平的各个方向的训练或高过头的上肢套圈训练。

(2)有氧训练:游泳、划船等对抗部分阻力的有氧训练,还可手持重物(0.5～3 kg)做高于肩部的活动,以后渐增至2～3 kg,每活动1～2分钟,休息2～3分钟,一天2次。以运动时出现轻度气急、气促为宜。

(二)物理因子治疗

1.超短波治疗

采用大功率超短波治疗仪,电极胸部对置,无热量至微热量,每天1次,每次10～20分钟,15～20次为1个疗程。可控制肺部炎症,减少痰液分泌。

2.超声雾化

常用4％碳酸氢钠20 mL,糜蛋白酶5 mg,加生理盐水20 mL,每天1～2次,每次20～30分钟,7～10天为1个疗程。雾化吸入时,做膈肌呼吸,可使药物微粒更广泛地分布在肺底部,可湿化气道,稀释痰液。吸入数分钟后鼓励患者咳嗽,有助于排痰。如配合体位引流,效果更好。

3.膈肌起搏/电刺激呼吸

使用低频通电装置,非刺激电极放在胸壁,刺激电极放在胸锁乳突肌外侧,锁骨上2～3 cm处(膈神经部位),先用短时间低强度刺激,当长到可产生强力吸气的位置后,即可用脉冲波进行刺激治疗。适用于经过呼吸训练后,膈肌运动仍不满意的患者或由于粘连限制膈肌活动时。由于电极靠近臂丛神经,操作时必须小心。开始时每天6～15次,逐渐增加到每天100次左右。

4.呼吸反馈训练

为了提高患者学习和掌握有效的呼吸方法,近年来有学者设计了视听反馈呼吸训练装置,是为了帮助患者进行腹式呼吸或较慢频率的胸式呼吸。它是利用一种闪光调控系统,患者只要努力保持呼吸与其闪光同步,按顺序进行吸气-暂停-呼气-暂停的规律进行,就可逐步学会和达到较正常的呼吸方式。

(三)呼吸肌训练

导致慢性呼吸衰竭的重要原因之一就是呼吸肌力量减弱、耐力降低。呼吸肌力量锻炼主要是增加最大呼气肌和吸气肌的力量。因此恢复呼吸肌的功能是慢性呼吸衰竭康复治疗的重要内容。常用的方法以下两种。

1.腹式呼吸

慢性肺疾病的胸式呼吸较差,应以锻炼腹式呼吸为主,它是一种最省力、最有效的呼吸模式,能协调吸气膈肌与呼气腹肌的活动,增加膈肌活动的幅度,因此也称膈呼吸。膈分割胸腔和腹腔,膈肌每下降1 cm,肺通气量可增加250～300 mL,从而增加潮气量,减少功能残气量,降低呼吸功。

2.缩唇呼吸

缩唇呼吸主要是在患者呼气过程中通过缩嘴,限制呼气气流,保持气道一定压力,防止肺泡、气管迅速塌陷,促使更多残留气体的排出,改善通气量,强调嘬嘴呼气(kiss 或 O 形嘴)。

(四)排痰训练

通畅的气道是慢性呼吸衰竭所有康复治疗的基础,有效的排痰则是建立通畅气道的关键方法之一,其主要技术包括有效咳嗽训练、体位引流排痰等。

1.有效咳嗽

具体步骤:①深呼气暂停;②放松缩唇呼气;③重复以上程序;④深吸气;⑤腹肌收缩,两次连续咳嗽;⑥结束。可以重复进行多次,直到将痰排除。

2.体位引流排痰

体位的摆放以支气管解剖为基础,病变肺部处于高位,引导支气管开口向下,痰液可顺体位引流排出。体位引流期间配合饮温水、支气管湿化、雾化吸入、化痰和解除支气管痉挛药物、胸部扩张训练等,呼吸的控制、有效的咳嗽及在呼气时进行局部的叩击和震颤都可以增加疗效。体位引流时间一般在饭后 2 小时或饭前 1 小时进行为宜。

(五)机械通气

肺泡有效通气量不足及呼吸肌疲劳无力是慢性呼吸衰竭的重要原因。对于严重呼吸衰竭患者,机械通气是抢救其生命的重要措施,其作用包括:①维持合适的通气量;②改善肺的氧合功能;③减轻呼吸做功;④缓解呼吸肌疲劳。根据病情选用无创机械通气或有创机械通气。在 COPD 急性加重早期给予无创机械通气可以防止呼吸功能不全加重,缓解呼吸肌疲劳,减少后期气管插管率,改善预后。

(六)放松训练

放松训练是指通过一定的肌肉放松训练程序,有意识地控制自身的活动,降低唤醒水平,改善躯体及心理上紊乱状态,达到治疗疾病的作用。慢性呼吸衰竭患者常因缺氧导致精神紧张,精神紧张所致的辅助呼吸肌紧张将进一步加重缺氧,因此,放松训练在慢性呼吸衰竭患者的治疗中占有重要地位。放松训练有助于阻断气短、气急所致的精神紧张和肌肉紧张,减少体内能量消耗,提高通气效率。一般要求患者取舒适体位,以坐位为例,身体和头前倾依靠在前面桌上的被子或枕垫上,两手置于被子或枕垫下,以肩背部肌肉充分放松;患者还可以选择一个安静的环境进行静气功训练或借助肌电反馈技术进行前额肌、肩带肌的放松。放松训练主要是在治疗师或患者自己(默念)的指导语下进行,分以下 3 个步骤:①练习与体验呼-吸与紧张-放松的感觉;②各部肌肉放松训练,如头部、颈部、肩部等;③放松训练结束语。

(七)作业治疗

慢性呼吸衰竭的作业治疗主要是通过操作性活动,着重训练患者上肢肌肉的力量和耐力,同时运用能量节省技术及适应性训练,减轻活动时呼吸困难的状况,改善患者躯体和心理状况,帮助其重返社会。治疗内容包括常规的日常生活活动能力训练,编织毛衣、计算机操作、园艺等功能训练,以及琴、棋、书、画等娱乐消遣性训练。训练时注意运用能量节省技术,其原则为活动安排恰当、工作节奏适中、物品摆放有序、工作程序合理、操作动作简化,利用工具省力及呼吸与动作协调。日常生活中的能量节约技术主要目的是为了减少日常生活时的氧耗,使体能更有效,从而增加患者生活的独立性,减少对他人的依赖。如移动物体时用双手,搬动笨重物体时用推车,工作中尽量只左右活动,避免不必要的前后活动。然后通过适应性训练,让患者就每一项活动中的内容制订相应措施的训练,掌握体力节省的技巧。

(八)营养支持

慢性呼吸衰竭患者常伴有不同程度的营养不良,加强营养尤为重要。主要原因为呼吸负荷重,能量消耗增加,且久病影响胃肠道摄入,体重下降,这些都使机体免疫力下降。故应该在日常饮食中加强营养支持,鼓励患者进食高蛋白、高维生素、易消化饮食,以及适量多种维生素和微量元素的饮食,适当控制碳水化合物的进食量,以降低 CO_2 的产生及潴留,减轻呼吸负荷。必要时做静脉高营养治疗,营养支持应达到基础能量的耗值。

(九)心理治疗

慢性呼吸衰竭患者大多伴有烦躁、焦虑、紧张、恐惧等心理问题,心理治疗可有效改善或消除慢性呼吸衰竭患者的这些心理问题,帮助患者正确认识疾病,积极配合治疗。因此心理及行为干预是非常必要的,指导患者学会放松肌肉、减压及控制惊慌,有助于减轻呼吸困难及焦虑,给予患者战胜疾病的信心。并动员患者家属、朋友一起做工作。具体治疗方法包括心理咨询、心理支持等。

(刘金华)

第八章 儿科疾病的康复

第一节 儿童语言障碍

一、语言的定义

语言是以语音为物质外壳,以词汇为建筑材料,以语法为结构规律的一种音义结合的符号系统。语言符号系统因其自身的社会性、复杂性和生成性特征而区别于其他符号系统。

二、语言的解剖与生理基础

(一)语言中枢

人类大脑皮质某一特定区域受到损伤时,可引发特有的语言功能障碍。经典的大脑语言中枢定位区域如下(图 8-1)。

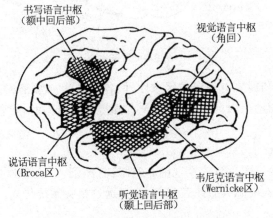

图 8-1 大脑皮质语言功能区示意图

1.语言运动中枢

语言运动中枢为布罗卡区(Broca 区),位于 Brodmann 分区的 44 区及 45 区,紧靠中央前回下部,额下回后 1/3 处。能分析综合与语言有关的肌肉性刺激,为面、舌、唇、腭、咽等器官和呼吸系统的运动皮层。语言运动中枢如果受损,患者与发音有关的肌肉虽未瘫痪,却丧失了说话的能力,临床上称为运动性失语症。

2.语言听觉中枢

语言听觉中枢为韦尼克区(Wernicke 区)的一部分,颞上回后部,位于 Brodmann 分区的22 区,分析从初级听皮层来的输入信号,将这些信号与储存的信息匹配,并翻译意义。该区对复述和理解都很重要。听觉中枢受损,患者能讲话,但内容混乱且缺乏联系;能听到别人讲话,但不能理解讲话的意思(听觉上的失认),对别人的问话常答非所问,临床上称为感觉性失语症。

3.书写性语言中枢

书写性语言中枢又称书写中枢,位于额中回的后部。若此处受损,虽然其他的运动功能仍然保存,但写字、绘画等精细运动出现障碍,临床上称为失写症。

4.视觉性语言中枢

视觉性语言中枢又称阅读中枢,位于 Wernicke 区的一部分及其上方的角回,在 Brodmann 分区的 39 区和 37 区,靠近视中枢。此中枢受损时,患者视觉无障碍,但角回受损使得视觉意象与听觉意象失去联系(大脑长期记忆的信息编码以听觉形式为主),导致原来识字的人变为不能阅读,失去对文字符号的理解,称为失读症。

5.弓形束

联系 Wernicke 区和 Broca 区的神经纤维,其将信息从 Wernicke 区传向 Broca 区,然后信号传递到脑岛的说话区,启动唇、舌、喉的运动而发声(图 8-2)。

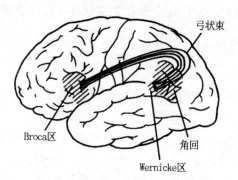

图 8-2　弓形束

总之,大脑皮质语言功能具有一定的区域性,但各区的活动紧密相关,语言功能的完整有赖于广大皮层区域的共同活动。因此,当大脑皮质的相应区域受损时,常常多种语言障碍症状合并存在。

(二)语言的传入系统

语言的传入主要是通过两种方式实现的:一种是有声语言,主要通过听觉系统传入;另一种是图像语言,如文字、符号、标志、图形、色彩等,主要通过视觉系统传入。

(三)语言的传出系统

语言运动信息转变为运动冲动,经锥体束至运动神经核团支配构音器官,同时锥体外系也有纤维支配这些核团,影响控制发音肌肉的肌张力和共济运动,以保证声音的音调和音色。有声语言产生过程涉及三大系统:呼吸系统、发声系统及共鸣系统。参与发声及构音的器官和组织包括肺、横膈膜、声带、舌、软腭、齿、唇及喉腔、咽腔、口腔、鼻腔等。

三、吞咽和进食技能的发育

吞咽和进食技巧是婴幼儿期获得的关键性技巧。吞咽和进食障碍不仅会影响能量和营养素摄入,导致体格生长指标下降和营养障碍,而且会影响言语清晰度,限制语言学习和社交参与,影响心理发展。

(一)婴幼儿吞咽的生理解剖学特点

与大龄儿童和成人相比,婴幼儿具有以下吞咽相关的生理解剖学特点。

(1)下颌相对较小。

(2)舌相对于口腔的占比较大。

(3)存在特有的吮吸垫。

(4)面颊肌肉主动活动少。

(5)软腭接近会厌。

(6)喉位置较高,在舌根下方。

(7)后咽壁向前位移更大。

(8)使用鼻呼吸。

(9)耳咽管更接近水平位。

(二)与吞咽和进食相关的原始反射

1.觅食反射

(1)检查方法:检查者用手指轻触小儿一侧口周的皮肤,小儿出现头转向刺激侧并张口寻找乳头的动作。该反射出生后即出现,3~4个月消失。

(2)临床价值:早产儿及脑损伤、小儿脑瘫患者该反射减弱或消失;4~5个月后持续存在提示脑损伤。

2.吸吮反射

(1)检查方法:检查者用手指轻轻碰触小儿的嘴角或上下唇,或将手指放入小儿口中,小儿会出现口唇及舌的吸吮、蠕动动作。该反射出生后即出现,2个月后消失。

(2)临床价值:脑损伤、小儿脑瘫患者和早产儿此反射会减弱、消失或持续存在或重新出现;正常儿饱餐后该反射也不易引出,而饥饿时会呈亢奋状态。

3.紧张性咬合反射

(1)检查方法:检查者将手指放入小儿口内并触摸其牙床的咬合面,小儿会做出上下牙床咬合的动作。此反射出生后即出现,6个月后随咀嚼运动的出现而消失。

(2)临床价值:脑损伤、小儿脑瘫患者和早产儿此反射会减弱、亢进、持续存在或重新出现。

4.呕吐反射

(1)检查方法:检查者用棉棒刺激舌根部(舌体后 1/3 部位),小儿会出现软腭、悬雍垂和咽壁同时提起并出现呕吐反应。

(2)临床价值:呕吐反射是基本保护性反射,目的是不让异物进入声门或肺部。反应过度表现为棉棒只触碰口腔前部就引发呕吐动作,提示口腔高度敏感;无反应或反应低落表现为小儿对棉棒的刺激毫无反应或反应不明显,提示口腔低敏或舌咽神经麻痹。

5.吞咽反射

口腔受刺激(食物、咀嚼),产生一系列反射性的吞咽动作。

(三)正常吞咽和进食技能的发育

婴幼儿吞咽和进食技能的发育是一个由整体到分化、由不稳定到稳定、由单一到全面的顺序性和连续性的过程。吞咽能力的发育始于胎儿期,大约怀孕 14 周之后,胎儿会出现吞咽羊水的动作。出生后的宝宝便展开一连串与吞咽密切相关的行为,尤其在出生后第 1 年,口腔动作迅速发展,使得进食能力和效率不断提高。

(四)吞咽的分期

吞咽是食团通过咽、食管和贲门进入胃内的过程。吞咽动作看似简单,可随意开始,但此动作的完成过程是复杂的反射活动。正常吞咽分为 4 个时相。

1.口腔准备期

此期需要运用牙齿、舌头、嘴唇、脸颊等相关部位,执行咀嚼、磨碎的动作,将食物形成食团。

2.口腔期

承接准备期,舌头会执行"后送"的动作,首先在舌的后面形成食团,然后舌尖上举,接触硬腭,下颌舌骨肌收缩,将食团推向软腭后方而至咽部。婴儿吸吮奶水后,会直接由舌后送到咽部。

3.咽期

食团刺激软腭的感受器,引发咽反射,软腭上升,咽后壁前突,鼻咽通路封闭,会厌软骨向后弯曲,声门关闭,喉头上举并向前紧贴会厌,封闭了咽与气管的通路,呼吸暂停。此时食管上口张开,食团从咽挤入食管,此期需要良好的呼吸-吞咽协调。

4.食管期

这是一项自主的动作,当食团进入食管后,就会借着食管的蠕动与收缩,慢慢往下送至胃里,进行消化作用。

(五)不同年龄段需要关注的吞咽相关行为

1.0～1 岁

应关注宝宝吸吮的力量、每次用餐的时间、呼吸与吞咽的协调性、呛咳、呕吐、进奶时口腔的声音、体重的变化、情绪反应等。

2.2～3 岁

应关注是否存在下颌和口唇控制不良、流涎、不喜欢坚硬或长纤维食物、戒不掉奶嘴、舌头不灵活、口腔超敏(拒绝某些特定的食物、不喜欢刷牙、不喜欢他人触碰口腔)或低敏等。

四、语音系统的发展

1 岁半到 4 岁半是儿童语音迅速发展的时期,在此期间,儿童按照一定速度和顺序不断习得语音知识。总体而言,儿童最先习得调位,随后习得元音音位,而辅音音位习得相对较晚。

研究发现,对说普通话的正常儿童而言,汉语声调的习得在 2 岁左右就已经全部完成。但学者们对儿童调位的习得年龄和习得顺序并无定论。受语言环境影响,不同地区的儿童在声调习得年龄上有所不同,有的儿童在 3 岁 5 个月时仍未完全习得声调,儿童即使到了五六岁,其声调使用正确率仍不能达到成人水平。

五、儿童语言障碍

(一)定义

1.语言和言语

(1)语言是指人们为了达到交流的目的,而在人类社会中产生的约定俗成的符号系统,该符号系统包含语音、词汇、语法、语用等,形式包括口语、书面语、手语等。简单来说,一切能让人们相互沟通的方式均属于语言的范畴。

(2)言语是有声语言(口语)形成的机械过程,是参与口语表达相关的神经、肌肉等的活动,包括呼吸、发声、共鸣三大系统的协同作用。言语属于语言的一部分。

2.语言的异常发育

语言的异常发育可以被划分为语言障碍和语言发育迟缓。语言发育迟缓是指能够按照正常的语言发育顺序发展,但发育速度较正常为慢,暗示其最终仍会追上。而语言障碍是患儿某些语言结构可能脱离标准的语言发育形式而出现。

(1)语言障碍:指在口语和非口语的应用中出现障碍。美国言语语言听力协会将其定义为在理解和(或)使用口语、书面语或其他符号时有困难。该障碍可能涉及语言形式(音韵、构词、语法系统)、语言内容(语义)、沟通功能(语用)。儿童语言障碍是指儿童在语言的发展上,或是语言理解、表达、使用等能力表现上,与其生理年龄应有的期望相比有显著偏差或缺陷。国外对儿童语言障碍统称为"发展性语言障碍"。有学者建议,对处于语言发展关键期内的儿童,无其他明确病因时,称为"语言发育迟缓"或"特定性语言障碍"。对于病因明确,语言发展明显落后的儿童建议使用"因××障碍导致的发展性语言障碍"。

(2)言语障碍:指言语发音困难、嗓音产生困难、气流中断或者言语韵律出现困难。广义上是指言语偏离正常,言语清晰度和可懂度受到的影响,超出可接受范围。狭义上讲,言语障碍主要指构音语音障碍,也有人将构音障碍和语音障碍分开。近年来,言语声障碍一词越来越被人们接受,其主要描述既有构音运动又有语音意识问题导致的儿童言语清晰度下降。

3.语言障碍的发病率

国内 2 岁儿童语言障碍的出现率约为 17%,3 岁儿童为 4%～7.5%,6 岁儿童为 3%～6%。在美国,10%～15% 的儿童出现语言障碍。在英国,约 26% 的儿童出现言语-语言障碍。

(二)常见类型

1.主障碍类别分类法

依据患儿的主障碍类别分别介绍其附带的语言问题。主障碍是指影响患儿整体性发展的缺陷,如脑性瘫痪、智力障碍、听力障碍、学习障碍、孤独症、唐氏综合征、多动症等。这种分类方法在儿童语言障碍的分型中最为常用,可了解不同障碍儿童的共同语言问题,但应避免惯性思维,而忽略个体差异。

2.语言要素分类法

如音韵障碍、语义障碍、语法障碍、语用障碍、音韵-语法缺陷、语义-语法缺陷、词汇-语法缺陷等,该分类法在特殊教育领域中较为常用。

3.Nelson 分类法

Nelson 将语言障碍分成 3 类,具体如下。

(1)中枢处理问题造成的语言障碍:主要是与大脑处理认知、语言学习活动的缺失有关,包括特定型语言障碍、智能障碍、孤独症、注意力不足过动缺陷症(ADHD)、后天性脑创伤等。

(2)周边系统问题造成的语言障碍:主要是与感官、动作系统接收与传达语言信息的问题有关,如听觉障碍、视觉障碍、盲聋障碍、肢体障碍等。

(3)环境与情绪因素所间接造成的语言障碍:主要是指不利于语言发展的成长环境及社会互动的状况,如忽视、虐待等造成的语言发育迟缓、缄默症、口吃等。该分类法在临床上也较为常用。

4.病因学分类法

由于神经生理的损伤,导致患儿某些功能或能力的缺失,如失语症、失读症、言语失用症、失写症、轻微脑功能障碍等。

5.临床表现分类法

根据临床表现可分为口语理解障碍(接受性语言障碍)、口语表达障碍(表达性语言障碍)、阅读障碍、书写障碍等,这种分类法多见于成人的语言障碍。

(三)常见儿童语言障碍的临床表现

根据上述分类,现分别介绍儿童常见语言障碍的临床表现。

1.因脑性瘫痪导致的发展性语言障碍

由于脑部发育障碍,患儿常伴有不同程度的言语障碍和语言障碍,表现为语言的接受(理解)和输出(表达)均有缺陷,同时伴有阅读和书写障碍。

2.因孤独症导致的发展性语言障碍

以交流障碍、语言障碍和刻板行为为主要症状。具体语言特点如下。

(1)鹦鹉学舌:词汇理解落后,常表现出回响式语言。

(2)刻板语言:因缺乏交流欲望,故缺乏学习新词的动力,口语表达以理解无关的高频词为主。

(3)语言形式:语音清晰,但音调异常,发出无意义单词、新词,代词异常、语法异常。

(4)语义:不能根据具体语境调整说话内容,做出符合交际情景的语言表达。

(5)语用:缺乏语言交流和目光对视、手势、姿势、表情、语调等辅助交流的非语言因素,即使部分患儿在语言形式和语义方面做得好,其仍会存在语用困难。

3.因失语症导致的发展性语言障碍

失语症是指由于大脑损伤造成已获得的语言能力受损或缺失。儿童在语言习得的任何阶段患上失语症,其语言能力的发展都会马上中断。儿童失语症与成人失语症既有相似之处也有不同之处,由于幼儿的大脑功能侧化尚未完成,语言功能在大脑中的定位尚不确定,因此,患儿Wernicke区和Broca区还没具有明确的语言功能分工。患儿Wernicke区受损后,不会呈现流利性语言,却表现出与Broca失语相似的语言障碍,如发音与节奏受到影响,说话费力,且具有严重的语法缺失现象。预后方面,儿童失语症患者的语言恢复能力要远远高于成人患者。

4.因听力障碍导致的发展性语言障碍

一般先天性的听力障碍会造成语言障碍,学龄后获得的听力障碍一般不影响语言。语音特征表现为词汇不足、掌握程度浅、组词能力不足、阅读困难、口语表达和书面表达难以正确表现其意图。由于听觉输入通道的中断,患儿语意学习迟缓、语法掌握较慢,语言交流主动性较差,一般存在不同程度的构音障碍和音韵障碍,可能会产生听觉延迟反馈,连续说话时有极大的中断现象产生,造成交流障碍的同时,影响患儿的人际关系和心智成熟。

5.特定性语言障碍

特定性语言障碍(SLI)是指智力正常、听力正常,没有精神疾病,在正常环境中成长,但语言发展迟缓或异常的儿童。具体语言特点如下。

(1)语音:大部分存在不同程度的构音障碍,主要是声母发音困难,语畅异常,但音调正确,有意义发音多出现在2岁以后,正常应出现在10～15个月。

(2)语义技能:由于词汇提取和记忆方面存在困难,患儿词汇获得较晚,词汇运用困难,尤其是动词。

(3)语法技能:对语法形态错误不敏感,反应较慢。如代词、介词短语、形容词结果的运用上存在一定的问题,对被动态句子的掌握尤其困难。

(4)语言技能:会话时SLI儿童开启话题困难,回应他人的能力较差,且回答的连贯性、完整性和逻辑性较差。

6.选择性缄默症

选择性缄默症多在3～5岁起病,发病前有正常的语言功能,发病时可用动作表达所需,主要表现为在某些场合不讲话,而在另一些场合讲话流利,属于心因性语言障碍。

六、儿童语言障碍常见病因

(一)先天因素

1.传入通道异常

感官(听觉、视觉、触觉、味觉、嗅觉)能力受损,最常见的是先天性听力障碍,反复或习惯性中耳炎也是影响因素之一。听力障碍导致口语的输入障碍,语言信息的接受(理解)通道和信息发出(表达)通道等受到影响。

2.中枢神经控制障碍

由于脑部发育异常,导致语言的输入、整合、输出功能障碍,常见的病因是脑性瘫痪、脑肿瘤、先天性的21-三体综合征(唐氏综合征)、孤独症、智力障碍,同时也包括一些遗传性疾病,如皮埃尔·罗班综合征、天使综合征、普拉德·威利综合征等。

3.传出通道异常

构音器官异常,如脑性瘫痪伴有口部运动障碍或腭裂影响的口语表达障碍。

(二)后天因素

1.后天疾病或创伤

脑外伤、脑肿瘤,以及感染性疾病如手足口病等导致的脑炎、脑膜炎。

2.环境因素

语言环境剥夺,如照顾者在儿童成长中没有给予足够的语言刺激;脱离语言环境,如囚禁或在动物中成长而脱离人类社会的"狼孩"或刺激不足的语言环境。

3.心理因素

儿童成长过程中遭受虐待、忽略或不良的家庭环境等。

七、儿童语言障碍相关的检查

(一)CT检查

CT检查对中枢神经系统疾病的诊断价值较高。对颅内肿瘤、外伤性血肿与脑损伤、脑梗死与脑出血等病诊断效果好,诊断较为可靠。

(二)颅脑 MRI 检查

颅脑 MRI 检查对脑肿瘤、脑炎性病变、脑白质病变、脑梗死、脑先天性异常等的诊断比 CT 更为敏感。对颅底、脑干和脑神经的病变显示得更清楚。

(三)DTI 检查

DTI 是一种描述大脑结构的新方法,是 MRI 的特殊形式,依据水分子移动方向制图,可以更加清晰地显示神经纤维的走向。目前主要用于脑部尤其对白质束的观察与追踪、脑发育和脑认知功能的研究、脑疾病的病理变化及脑部手术的术前计划和术后评估。

(四)磁共振波谱分析检查

磁共振波谱分析是测定活体内某一特定组织区域化学成分的唯一的无损伤技术,是磁共振成像和磁共振波谱技术完美结合的产物,是在磁共振成像的基础上又一新型的功能分析诊断方法。

(五)功能磁共振成像检查

功能磁共振成像是一种新兴的神经影像学方式,其原理是将正电子发射断层成像扫描技术和 MRI 两项技术优势结合起来,通过检验血流进入脑细胞的磁场变化而实现脑功能成像,利用磁共振造影来测量神经元活动所引发的血流动力的改变。目前主要运用在人及动物的脑或脊髓的研究,能给出更精确的结构与功能关系。

(六)单光子发射计算机断层成像术检查

单光子发射计算机断层成像术最主要优势是能较好地显示脏器或病变的血流、功能和代谢的改变,有利于疾病的早期诊断及特异性诊断,例如骨显像能同时显示全身各个骨骼的形态及各个局部骨骼的血供和代谢情况,可早于 X 线 3～6 个月诊断肿瘤骨转移;无创性的心肌灌注显像是目前诊断心肌缺血和心肌细胞活力分析准确性最高的检查方法。可以预见,单光子发射计算机断层成像术可能会对帕金森病、强迫性障碍、精神分裂症、儿童孤独症、老年人脑梗死、老年人短暂性脑缺血发作、老年人腔隙性脑梗死、帕金森病性痴呆、婴儿痉挛症等疾病的诊断提供依据,但目前还缺少各种原因导致言语语言功能障碍的影像学研究依据。

(七)PET 检查

目前 PET 检查主要用于肿瘤的检查、癫痫灶定位、阿尔茨海默病(老年性痴呆)早期诊断与鉴别、帕金森病病情评价及脑梗死后组织受损和存活情况的判断。

八、影像学检查对儿童语言障碍的诊断价值

颅脑影像学检查有助于语言中枢结构性损伤的定位和定性诊断。

(一)获得性脑损伤

(1)优势半球语言中枢的炎症性、出血性、缺血性或外伤性损伤可以引起各种不同性质的失语症。

(2)基底节区损伤可导致构音器官肌张力障碍,影响构音。

(3)单纯疱疹病毒性脑炎所致双侧颞叶和岛盖受损时可引起吞咽障碍和构音困难。

(4)围产期脑损伤所致的脑性瘫痪患儿中,不同部位的脑损伤累及语言中枢时则导致语言发育迟缓和运动性构音障碍。

(二)先天性脑畸形

先天性大脑外侧裂周围综合征临床包括 3 个表型,即前岛盖综合征、先天性双侧外侧裂周围多小脑回和先天性单侧外侧裂周围多小脑回、外侧裂周围神经元移行障碍。

(三)发育障碍性疾病

有学者通过 DTI 发现轻度发育性外国口音综合征患者的言语与情感区域的脑白质有所改变;孤独症儿童语言功能区(Broca 区、Wernicke 区)与默认网络(颞顶连接、后扣带回)功能存在异常偏侧化,额叶区域相关性增加,额叶与颞叶、额叶与顶叶、额叶与边缘叶的相关性降低。

九、语言评估的常用方法

(一)观察法

1.定义

观察法就是在一段时间内,在现实情境中有目的的、有计划地考察和描述儿童语言沟通行为的方法。主要用于对某些特定的语言行为是否发生,以及发生的频率、背景或与之相关的因素等方面的取样。观察法往往能收集到观察对象在日常生活中真实、典型的行为表现,且无须将儿童的表现与参照标准做对比,只需要客观描述其在特定方面的表现。因此,可以用于一些不适合用测验法或其他方法进行语言评估的儿童。

儿童语言能力评估所采用的观察法通常为自然状态下的观察。即可以是评估者在诊疗室中的直接的参与观察,也可以通过影音设备,如录音机、录像机对儿童生活环境中的沟通行为进行间接的非参与观察,因此,在语言评估中,观察法常常与语言样本分析法联合使用。

2.具体内容

观察法中最重要的是要界定所要观察的行为,可以通过对家长的访谈或是前期的测验来确定行为观察的目标,制订观察方案。观察方案包括观察清单或评定表格,一般由评估人员根据实际需要进行设计,以便检查和计数特定的行为。所要观察的行为必须是外显的、可观察和可测量的,能够对行为的出现频率、持续时间、强度或其他维度给出数量化的评定,在评定时要注意使用与设计目标相符的记录系统,常用 3 点或 5 点计分的方法。行为观察适合于那些缺少常模数据的行为,因此评估往往带有某种程度的主观性。例如,如果想了解一个儿童用口语或非口语的方式对问题给出不当的反应的频率是多少时,就可以在自然情境下问儿童一些问题,然后计算恰当回答和不恰当回答的数量。这些观察结果可以作为基线期的数据,用于评估干预效果。行为观察还可提供以下 3 个方面的信息。

(1)儿童是如何处理任务的,其错误的模式和自我监控能力如何。

(2)在进行干预后,儿童行为的改变程度如何。

(3)能够促使儿童改变的最具可能的干预风格及方法是什么。

(二)访谈法

1.定义

通过对儿童有深入了解的家长、教师及其他成人进行访谈,也能收集到一些儿童健康方面的有效信息,作为对直接临床评估的补充。按照有无结构来分,访谈可以分为非结构性访谈、结构性访谈及半结构性访谈。非结构性访谈是指访谈人员只按照一个粗线条的访谈提纲进行的非正式、非标准化的访谈,这种访谈法对具体的提问方式、提问顺序、回答方式、记录方式等没有统一的要求,访谈人员可以根据具体情况对这些内容做灵活调整。结构性访谈是根据统一的设计要

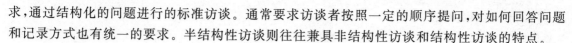

求,通过结构化的问题进行的标准访谈。通常要求访谈者按照一定的顺序提问,对如何回答问题和记录方式也有统一的要求。半结构性访谈则往往兼具非结构性访谈和结构性访谈的特点。

2.注意事项

临床工作人员在制订访谈提纲或是访谈问卷时应注意以下几个方面的问题。

(1)一个问题只能聚焦在儿童语言发展的某一个具体的方面,不要同时涉及若干个不同的方面。

(2)不要在提问时流露出自己的偏见或是价值导向。

(3)问题表达要清晰明确、通俗易懂,尽量避免使用专业术语,必要时可以制订统一的指导语,说明对问题回答的范围、内容及回答方式等。

(4)问题排列上,访谈开始时可以提一些简单、易于回答的问题,敏感或涉及隐私的问题一般放在最后即访谈结束之前提出,以免因这些问题引起访谈对象的消极情绪反应。

3.访谈问卷

目前,国外已发展出一些与标准化测验一样具有信度、效度等心理测量学指标的访谈问卷,如语言发展调查问卷、社会沟通问卷等。这些访谈问卷能够使我们能在有限的时间内掌握更多关于儿童基线期功能水平的详细情况。

在儿童语言评估中,有时也会将观察法和访谈法联合使用,如发展量表。发展量表是具有某一特定发展阶段的样本典型行为的访谈或观察工具。通常情况下,这些工具没有提供常模分数,因此不适用于在初期判断儿童是否具有明显交流缺陷。但是,一旦确定儿童存在某些方面的语言障碍,发展量表可以帮助进一步了解在某一方面该儿童所具备的基线功能的年龄等价水平。常用的发展量表如语言行为里程碑评估及安置程序、Gesell发育量表等。

(三)测验法

儿童语言能力测验通常包括标准化测验和目标参照测验2种。

1.标准化测验

标准化测验也称常模参照测验,是语言能力评估中最主要的正式评估方式,是一种脱离语境的测验形式。用设计出来的一套题目给一群语言发展正常的儿童施测,分年龄组计算出可接受范围的变异的得分即为常模。以常模为参照标准编制的测验即为常模参照测验。标准化测验的优点在于可以将儿童个体的行为与同年龄正常儿童群体进行比较,因此标准化语言能力测验是目前鉴别儿童的语言发展是正常的最重要的依据。标准化测验必须具备以下一些心理测量学指标。

(1)信度:信度是测量结果的稳定程度。如果一个测验多次的测量值一致程度较高,或者说接近真值,我们认为这个工具具有较高的信度,是可靠的。

(2)效度:效度是指一个测验是否测得了它想要测得的能力。

(3)集中程度及离散程度:在测量样本足够大的情况下,标准化测验中儿童语言能力常模得分应该呈正态分布。平均分就表示测量的集中趋势,多数人的得分会在算数平均数上下波动。标准差说明一个得分落在了距离平均数多远的地方,表示被试得分的离散程度。

(4)诊断准确性:诊断准确性是测验能够准确区分当事人诊断类型的程度。测量工具中最常用的诊断准确性的指标是特异度和敏感度。特异度是指测验正确诊断为无病的人数占实际无病的人数的百分比;灵敏度是指测验正确诊断为有病的人数占实际有病的人数的百分比。特异度和灵敏感度越高说明测验诊断准确性越高。

（5）测量标准误：一个建构良好的测验通常会报告测验标准误。标准误使我们可以根据观测值来确定置信区间，用置信区间估计真值。公式如下。

$$真值的置信区间＝观测值±标准误$$

标准误和置信区间说明当事人的测试分数代表的是一个范围，而非一个点。对于跨时间的得分比较（如康复训练前和康复训练后的测验分数比较）也具有重要意义。

（6）导出分数：标准化测验中，测验所得到的原始分通常不能用于解释被试的情况，只有将被试的原始分与标准样本中其他被试的得分相比较，即转换成导出分数，测验得分才有意义。常用的导出分数有标准分、百分等级、当量分数等。

标准分：是以标准差为单位度量原始分数距离该群体平均分数多少个标准差的一种量数。标准分数的主要优点在于范围内的得分具有同等的单位，即具有等距性的特点。常用的标准分数有 Z 分数、T 分数及离差智商。

百分等级：百分等级说明在常模群体中得分低于某一被试得分的人数比例。一个得分为第 10 个百分等级的当事人说明只有 10% 的常模人数低于其得分。百分等级不是等距量表，不能像标准分数一样假设其等级之间的距离是相等的。

当量分数：当量分数是按照年龄（年龄当量）、年级（年级当量）等一定的水平将原始分进行分级。当量分数代表原始分所对应的特定年龄或年级组常模的中间值。如一个 7 岁儿童在 PPVT-Ⅳ 上原始分为 55 分，其年龄当量为 4 岁。即该儿童的得分相当于 4 岁儿童 PPVT-Ⅳ 常模得分的中间值。当量分数不适合用于确定儿童发展是否有显著缺陷，而是用于向家长和老师解释语言存在明显障碍的儿童的语言能力的发展情况。

2.目标参照测验

目标参照测验主要关注个体在所测量内容上表现出的绝对水平，而不是个体间水平的差异。目标参照测验既可以用于非语境情况下的正式评估，也可以用于语境情况下的非正式评估。相比于标准参照测验，目标参照测验更适合考查儿童在语境化情况下的语言表现。

（1）语言理解目标参照测验：语言理解目标参照测验的评估难点在于避免猜测和无关因素的干扰，因此，评估者在编制和应用语言理解用目标参照测验时应注意以下几个方面。

避免过度提示：不要提供过多的线索，避免让儿童根据常识进行猜测。例如"把勺子放进碗里"是儿童在日常生活中常会遇到的情境，因此，这样的指令更容易被儿童猜测，而"把勺子放进口袋里"与儿童的生活经验相去甚远，因此，这样的指令也更难以被猜测。

选择合适的语言刺激：在进行语言理解测验时，要明确测验的目标词，除目标词外，其他词汇应当都是儿童熟悉的词汇。例如，对于多数 3 岁儿童而言，当目标词为"红色"时，用"把红色的苹果给我"要比用"把红色的樱桃给我"更合适，因为如果用"把红色的樱桃给我"作为测试句儿童没有做出反应，可能是由于儿童不熟悉"樱桃"一词的含义所致。

明确正确的反应方式：语言理解目标参照测验可以使用自然反应或结构化反应。自然反应包括行为依从和问题回答。行为依从适用于观察低龄的儿童，包括触摸、移动、拿起、指出或是给出物品及完成某些动作等。儿童语言发展水平达到 24 个月时，才能够采用问题回答的反应方式。通常儿童在语义完全正确之前会出现语法正确而语义错误的现象。因此，对儿童的回答可以从语义和语法两方面计分。语法准确性仅考察回答类型是否恰当。例如，问一个儿童苹果是什么颜色，如果他回答"蓝色"，可以说在语法上是正确的，但在语义上是错误的。

结构化反应：包括指图、物品操作、最适反应等。最常见的结构化反应方式是指图片，发展水

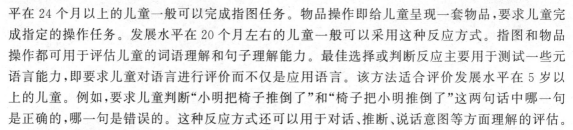

平在 24 个月以上的儿童一般可以完成指图任务。物品操作即给儿童呈现一套物品,要求儿童完成指定的操作任务。发展水平在 20 个月左右的儿童一般可以采用这种反应方式。指图和物品操作都可用于评估儿童的词语理解和句子理解能力。最佳选择或判断反应主要用于测试一些元语言能力,即要求儿童对语言进行评价而不仅是应用语言。该方法适合评价发展水平在 5 岁以上的儿童。例如,要求儿童判断"小明把椅子推倒了"和"椅子把小明推倒了"这两句话中哪一句是正确的,哪一句是错误的。这种反应方式还可以用于对话、推断、说话意图等方面理解的评估。

反应次数要足够多:无论采用哪种反应方式,都需要有足够的反应次数,即对应的题项数量要够多,才能降低猜测反应的影响,得到更准确的结果。在使用目标参照测验时,通常要求每个测试内容应包括 4 个以上的条目,且要求儿童至少做对 3 个才算通过。

(2)语言产生目标参照测验:语言产生目标参照测验的评估难点在于获得反映儿童语言表达能力的代表性样本。常用于语言产生目标参照测验的方法有引发模仿、引发产生和结构分析 3 种。

引发模仿:要求儿童"跟我说一样的"是引发语言产生的最简单方式。但在实际生活中,儿童很少通过重复别人的话来学习语言,因此引发模仿通常是语言产生评估中最后使用的方式。

引发产生:通过设置情境,引发儿童产生特定的语言。主要有模式引发、角色扮演、游戏引发及叙述引发 4 种方式。①模式引发:向儿童示范一组模式相似的语言,然后要求儿童产生新的类似的语言,例如"我用勺子吃饭,用刀切菜,用笔写字"。②角色扮演:要求儿童扮演一定的角色,如让儿童扮演布娃娃的妈妈,让她问"布娃娃是不是饿了,要不要吃东西?"从而评估儿童产生疑问句的能力。③游戏引发:通过游戏引发儿童语言产生,例如,评估人员示范游戏形式,描述图中的一个元素,如让儿童"找一找戴红色帽子的男孩",然后进行轮流游戏,看儿童能否产生类似的句子。④叙述引发:是评估儿童产生连续讲述能力的一种较为有效的方法。给儿童图画书并给他讲一个简单的故事,然后要求其进行再述。也可以给儿童一些故事图片材料,让儿童根据图片建构故事。

结构分析:结构分析是借助语言样本分析法了解儿童自发交流语言样本的特征,找出其结构、形式、功能及什么情境影响了这些沟通的使用。具体操作见下文语言样本分析法。结构分析的任务是考察儿童语言样本中是否存在评估者认为应该出现但未出现过的语言结构和功能,然后评估者可以尝试通过诱导让儿童产生这些语言结构或功能,如果诱导仍不成功,就试着让儿童直接模仿。

总之,目标参照测验的优势在于其灵活性比较大,必要时可以将几种方法联合起来使用以得到更多的语言信息。

(四)语言样本分析法

语言样本分析是先将儿童口语述说的语料一字不漏地转写成文本,再通过量化或性质分析儿童的语言能力。语言样本分析可以很好地反映儿童所表现出来的语言形式、语言内容、语言运用、说话速度、序列组织等方面的能力,并且是唯一可以了解自然情境下儿童语用技能的方法。该方法是对标准化测验的重要补充。

1.语言样本的收集

语言样本应一般包括 50～100 句话语,如果能达到 200 句以上的语言样本则更能体现语料的代表性。收集语言样本时,最好能够通过录音或是录像的方式将语言样本记录下来。

(1)语言样本收集的注意事项:为获取真实可靠的语言样本,评估人员应注意以下几点:①收集语言样本前应与儿童建立良好的合作关系;②尽可能减少无关的干扰;③在采集样本时尽可能等待儿童说话,评估人员不需要用说话填充沉默的时间;④在通过活动来获得儿童语言样本时,尽量挑选儿童感兴趣的主题或材料,且能够根据不同的儿童改变评估主题和材料;⑤要收集主题内容多样的语言样本;⑥收集不同环境背景下儿童的语言样本(如治疗室、游乐场、家、学校或幼儿园等);⑦收集不同诱导方式下产生的语言样本(如会话、叙事、对图片的回应);⑧如果评估人员无法收集某些场合的语言样本,可以要求其他人(如父母或教师等)协助收集;⑨在收集过程中,尽量避免使用是否问题及其他会引发儿童作出简短回答的问题,必要时可以限定主题或回应方式,例如"请给我介绍一下你在幼儿园里最要好的 3 个朋友,说一说你为什么喜欢他们"。

(2)语言样本的诱发方式:可以采用谈话法、图片法或叙事的方式诱发儿童的语言样本。①谈话法:即通过与儿童对话的方式诱发儿童语言样本。如,问儿童"这是什么?"让儿童介绍环境中或生活中的活动、物品、玩具来诱发儿童的语言或词汇等。②图片法:即给儿童提供一些图片,让儿童根据图片内容进行讲述。但需要注意的是,图片一定是能够说明许多活动性质的图片,如果图片只显示很少的活动情形,没有什么可描述的内容,甚至只能诱发出命名,那就无法评估出儿童综合运用语言的能力了。③叙事:即由儿童来说故事。故事的产生需要儿童组织语言,按照事件发生的时间顺序描述开始、中间与结尾等过程。采用叙事法收集语言样本时,可以就某一测试材料,如一篇小故事,评估人员先读一遍,接着再请儿童尽可能详细地重述一遍。有时也可与图片法相结合,给儿童提供一系列有前后逻辑顺序和故事情节的图片诱发儿童说故事。

2.语言样本的整理

有学者认为在对语言样本进行整理时除了要逐字转录当事人的整个语言样本外,还要注意以下一些方面。

(1)要包括语言背景中其他说话者的谈话,要注明所有句子的说话者是谁。

(2)转录到不清晰或部分不清楚的语句时,可以使用破折号(——),但要注明有几个字是不清楚的。

(3)尽可能少用标点符号。

(4)在句子结束时用"/"标注。

(5)转录时应连续记录每一个句子,但可以省略正式开始前的热身阶段的语句。

(6)语用分析除了需要记录相关的非语言背景信息外,还需要记录一些伴随言语产生的副语言线索(如语调和重音等)。

3.语言样本分析的内容

语言样本分析不仅要分析儿童语言中的错误,还要找出可以判定儿童交流水平的模式或规则方面的证据,以及影响语言产生的背景因素。具体可从以下几个方面进行分析。

(1)语言的形式:儿童主要使用的单字、词汇还是句子。这些句子是否全部都是"主语-谓语-宾语"的形式,能否正确使用否定句、问句或是被动句,能否使用复杂句等。

(2)语义的理解:儿童是否能够恰当地回答不同类型的问句(如什么、哪里、谁、怎样等),是否会对来自不同语义类别的词汇产生混淆等。

(3)语言的运用:儿童是否表现出不同的语用能力,如要求提供信息、要求协助、回应、陈述等,能否进行会话轮替,能否表示会话的状态和对会话做出修补等。

(4)说话的速率:儿童说话的速率是否过快或过慢,儿童与对话者之间的对话轮替是否有过长的停顿,儿童是否经常使用插入语,或者在说特定的字词前会先停顿,是否时常有词语的替换等。

(5)顺序性:儿童是否能够有序地描述一件事情,是否能讨论最近发生的事情或重述一个故事等。

4.语言样本分析指标

(1)平均句子长度:平均句子长度(MLU)是反映儿童语法和词汇发育情况的指标。计算方法是以词素为单位对自然语言进行统计。普通话中词语没有形态的变化,其计算方法有 2 种,即以字为单位计算每句话中字的数量和以词为单位计算每句话中词的数量。计算公式如下。

$$MLU = \frac{字或词的数量}{句子数量}$$

在计算平均句子长度时,以下内容不计算在语言样本内:①模仿;②简略回答或是答非所问的语言样本;③不完整的句子;④不清晰的句子;⑤背诵的语句;⑥句子中做过自我更正,即改变原来的说法或是由于表达不连贯而重复(如口吃)的部分;⑦噪声;⑧口头禅或是语气助词;⑨相同的句子;⑩数数字或列举。

(2)相异词出现率:形符比(TTR)即儿童语言样本中所使用的不同词汇在总词汇中所占的比例,是计算功能性词汇能力的一种指标,反映儿童使用词汇的多样性。计算公式如下。

$$TTR = \frac{样本中不同词汇数}{样本词汇总数}$$

如在一段语言样本中"我"出现了 10 次,在计算样本中不同词汇数时只算 1 次。国外研究发现,3～8 岁儿童的相异词比率为 1:2。

(3)会话能力评估指标:会话能力的评估主要就是对话轮进行评估。评估的指标:①话轮的发起,包括口语发起、非口语发起及口语伴随非口语发起;②话轮维持,包括言语维持、非言语维持及言语伴随非言语维持;③话轮转换,包括话轮数、平均话轮句子数、平均话轮词汇数;④话轮中断,包括无回应、不能解释的回答、无意义重复;⑤话轮修补,包括会话修补的回应、会话修补无回应、会话修补不适宜回应;⑥会话的总体情况,包括会话发起数、会话维持数、会话修补数、会话中断数等。

十、语言能力的相关评估——发育测试

(一)格塞尔发育量表

格塞尔发育量表(GDS)是国际公认的经典发育诊断量表,适用于 4 周～6 岁的儿童。该量表由美国儿童心理学家 A.Gesell 设计,他在研究婴幼儿行为发育模式的基础上提出了发育商(DQ)的概念,即以测得的年龄和实际年龄之比来表示,即以正常的行为模式为标准来鉴定观察到的行为。此量表用来判断小儿神经系统的完善和功能的成熟,因此不是测量其智商,而是发育商。

测试内容分为 5 个能区:适应性行为、粗大运动、精细动作、语言功能和个人-社会性行为。各能区的测试水平是各种生物因素与社会环境因素共同作用的反映。

(1)适应性行为能区是最重要的能区,是儿童对物体(玩具)的组织、相互关系的理解、知觉、解决问题能力的反映,是未来"智力"的先驱。

(2)粗大运动能区测试姿势反应,包括头的稳定,坐、站、爬、走等粗大运动能力。

(3)精细运动能区测试手和手指抓握,操纵物体,手眼协调等能力。

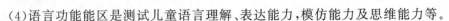

(4)语言功能能区是测试儿童语言理解、表达能力,模仿能力及思维能力等。

(5)个人-社会性行为能区是测试儿童应人及自理能力。

Gesell 发育量表以 DQ 来表示测试结果,如果适应性行为 DQ 在 85 以下,提示可能有某些器质性损伤,DQ 在 75 以下,表明有发育落后。一次测验约需 60 分钟。

(二)0～6 岁小儿神经心理发育量表

该量表是我国北京市儿科研究所专家自主研发的发育量表。评定内容分为 5 大能区,包括大运动、精细动作、适应能力、语言、社交行为。5 个能区评估后都可以得出相应的发育年龄、发育商,最后得出总的发育年龄、发育商。该评估量表不仅用发育商来评估儿童的智能发育速率,也可用智龄来表明其发育水平,便于康复专业人员为其制订相应的康复计划。

新修订的《儿童神经心理发育量表》具有良好的鉴别力,信度较高,内容效度良好,且有较高的结构效度,与经典的 Gesell 发育量表相比具有本土文化背景优势,且评分简便、易于操作,可作为临床及儿童发展促进工作使用的诊断评估工具。并且,《儿童神经心理发育量表》新增加了社交互动警示行为指征,进一步拓展了该量表筛查和诊断的范围。

(三)贝利婴儿发展量表

贝利婴儿发展量表(BSID)是由心理学家 Bayley 设计的用于评定婴幼儿发育水平的量表,由心理量表、运动量表和婴儿行为及记录 3 个部分组成。其中心理量表 163 项,内容包括知觉、记忆、学习、问题解决、发音、初步的语言交流、初步的抽象思维等活动;运动量表 81 项,内容包括坐、站、走、爬等粗大动作能力及用双手操作技能。使用年龄范围是 2～42 个月婴幼儿,每次评估约 45 分钟。可以计算出心理发育指数和运动发育指数。

(四)韦氏智力测验

韦氏智力测验是世界上应用最广泛的智力测验诊断量表,目前最新版本为第四版,我国已对其进行了修订。根据使用年龄韦氏智力测验分为韦氏学前儿童智力量表(WPPSI),适用年龄为 2 岁 6 个月～6 岁 11 个月(中文版);韦氏儿童智力量表(WISC),适用年龄为 6～16 岁;韦氏成人智力量表(WAIS),适用年龄为 16 岁及以上。下面以 WPPSI 为例介绍该测试的内容。

1.2 岁 6 个月～3 岁 11 个月

该年龄段幼儿的测试材料主要是图片及需要动手操作的图形和积木为主。施测结果包括总智商、3 个主要指数和 3 个辅助指数。总智商由 5 个核心分测验的分数合成,反映幼儿的语言接收和表达的基本能力,配合动手操作对看到的视觉图形进行分析和组织的能力,以及反映幼儿记忆当前看到的形象材料的能力。其结果包括 6 个指数。3 个主要指数是指言语理解指数、视觉空间指数和工作记忆指数,分别反映幼儿对语言信息的接收、理解、准确表达能力,对图案材料的分析组织能力,以及对图案材料的短时记忆能力。3 个辅助指数是指语言接收指数、非言语指数和一般能力指数,分别反映幼儿能否听懂别人的讲话或说出常见物品名称的能力、对图片材料反应和思考的能力,以及反映幼儿在不考虑工作记忆的作用时所能达到的认知能力水平。

2.4 岁～6 岁 11 个月

该年龄段的幼儿认知能力发展水平已逐渐提高,抽象思考的能力开始出现,因此施测材料除了包括 4 岁前幼儿的测试内容外,还包括了测量抽象思考能力的语言类分测验及考察反应速度和视觉-动作协调能力的用笔回答的答题册。施测结果包括总智商、5 个主要指数和 4 个辅助指数。①总智商由 6 个核心分测验的分数合成,反映了幼儿以语言获得的常识性知识和运用语言进行概括、推理和表达的能力,配合动手操作对看到的视觉图形进行分析和组织的能力,根据看到的图片材料寻找其中规律的抽象思考能力,记忆当前看到的形象材料的能力,以及用笔完成指定的涂画任务的能力。②5个主要指数:言语理解指数、视觉空间指数、流体推理指数、工作记忆指数和加工速度指数,分别反映幼儿对语言信息的概括、理解、准确表达能力,对图案材料的分析组织能力,根据图片材料进行抽象概括、推理等高级思考能力,对图案材料的短时记忆能力,以及快速扫描并辨别视觉图案并动手划记的能力。③4个辅助指数:语言接收指数,非言语指数,一般能力指数和认知效率指数,分别反映幼儿能否听懂别人讲话或说出常见物品的名称的能力,对图片材料反应和思考的能力,对具体事物进行抽象思考的能力,幼儿的认知能力在不考虑工作记忆的作用时所能达到的水平,以及快速做出反应和视觉-动作协调的能力。

需要说明的是,在应用韦氏量表对语言障碍儿童进行评定时,有以下一些特殊问题应予以注意。

(1)语言障碍者中部分儿童如孤独症一般操作分数高于语言分数,因此,取得儿童在韦氏量表中具体部分的分数往往比取得其一般智商分数更有用。

(2)在使用标准量表对语言障碍儿童进行评定时,有时须对测试程序做适当调整以获得符合实际的结果,如可用实物奖励的方法取得被评定儿童的配合等。

(五)丹佛发育筛查测验

丹佛发育筛查测验(DDST)目的是进行智力筛选,以便对可疑者做进一步诊断性的检查,适用于0~6岁婴幼儿。量表有105项,根据婴幼儿智能发育的次序先后不同,各项目与0~6岁的某个年龄段相对应。这些项目在测验表分别安排于4个能区,包括粗大动作、精细动作、语言、身边处理及社会适应能力4大项。结果分为正常、可疑、异常及无法解释4种。该量表操作简便,花费时间少,约15分钟,工具简单,能从多个维度(能区)评价儿童的心理行为发育。

十一、语言能力的相关评估——口部运动与吞咽测试

(一)口部运动

口部运动主要是指下颌、唇、舌的运动。口部运动是参与进食、吞咽和构音运动的基础,评估口部运动能力对于评价儿童语言能力有重要意义。口部运动功能的发育遵循由粗到细、由大到小、由近到远、从中间到侧向、从侧向到旋转的顺序,逐步发展出快速、精确、连续的口部运动模式。婴儿啼哭,已经开始无意识地使用口部的大肌群进行整体运动,然后下颌、唇、舌依次逐渐进行分离运动,由大运动转变为精细控制运动。

目前国内有不同的量表对口部运动进行评价,包括口部运动功能评估、吞咽障碍临床检查的吞咽器官功能评估部分、中国康复研究中心构音障碍检查法和Frenchay构音障碍评定,尽管评估侧重点不同,但其目的均是评估下颌、唇、舌的感知觉和运动情况,用以了解患儿是否具备发音的能力,本节分别介绍有模仿能力和不能配合患儿的口部评估方法。

1.能配合的患儿的口部运动评估

对有模仿能力能配合的患儿可根据口部运动功能评估进行评估。主要内容如下:

(1)唇部运动:观察患儿唇在自然状态时的形态结构及位置、有无流涎、唇面部肌力、展唇、圆唇、唇闭合、圆唇交替、唇齿接触运动情况。唇部运动存在障碍将可能影响双唇音(b、p、m)、圆唇音(w)和唇齿音(f)的发音。

(2)下颌运动:观察患儿下颌在自然放松状态下的形态及位置、咬肌肌力、下颌向下、向上、向左、向右、前伸、上下连续运动、左右连续运动情况。下颌的维持和运动控制能力,是发音清晰、音

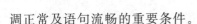

调正常及语句流畅的重要条件。

（3）舌运动：观察患儿舌的形状和位置、舌尖前伸、下舔下颌、上舔上唇、上舔齿龈、上舔硬腭、左舔嘴角、右舔嘴角、舌尖前后、左右、上下交替运动、马蹄形上抬模式、舌两侧缘上抬模式、舌前部上抬模式、舌后部上抬模式、舌肌肌力检测情况。由于舌的灵活性较大，其障碍将大大影响语音清晰度，可造成齿龈音/舌尖中音(d、t、n)、舌根音(g、k、h)、边音(l)、舌面音(j、q、x)、舌尖前音(z、c、s)、舌尖后音(zh、ch、sh、r)的构音障碍。

2.不能配合患儿的口部运动评估

对不能执行命令或者没有模仿能力的患儿，临床上主要以观察和询问为主。周惠嫦等通过食物来观察患儿，由此判断其是否具备所需音节的发音能力、对语句长度和流畅性的控制及对食物的认知程度，现介绍如下。

（1）静态观察：用于考察患儿的感知觉和静止状态时的口部肌肉控制。在接诊和评估语言水平的时候，观察患儿唇闭合、下颌闭合、舌头是否外露、是否流涎等情况。经过提醒或触觉提示，观察患儿能否自动调整。

（2）通过患儿吃紫菜的表现观察其唇和下颌的运动功能：治疗师把紫菜给患儿，观察患儿能否自主张口-闭合吃紫菜，以此判断他对食物的认知能力，以及唇和下颌的自主控制能力；如果不能，撕一点紫菜蘸在患儿上唇，观察患儿能否用下唇抿或者用舌尖舔。

（3）通过患儿吃软糖的表现观察其舌运动和下颌控制能力：将软糖分别放置于唇部上下左右4个方位，引导患儿舌运动，观察舌的活动范围和协调性，随后让患儿吃软糖，观察咀嚼力量和协调性、舌左右环转运送食物的能力、唇部闭合等。

（4）通过患儿吃饼干的表现考察其整个口腔运动的协调性：观察内容和软糖相近，但是观察点侧重于患儿对较多食物的处理能力，包括咬肌力量、舌运转食物、下颌运动运转、唇颊包裹能力及是否出现呕吐反射等高度敏感反应。

（5）通过喝饮料的表现考察患儿吮吸吞咽协调和唇颊力量：如果患儿不能连续吮吸和吞咽，其说话时的换气功能将受到影响；如果牛奶一边吮吸一边从嘴角流出，考虑圆唇动作范围不足；如果患儿更多地咬住吸管而不是吮吸，或者吮吸时下颌前后活动过多，考虑患儿下颌控制能力和唇颊力量不足。

（二）吞咽测试

吞咽测试包括喉功能检查、吞咽反射检查、饮水试验和进食情况观察等方面。

1.喉功能评估

喉的评估包括在持续发元音和讲话时聆听音质、音调及音量，如声音震颤和沙哑等情况，吞咽时的吞咽动作(喉上抬的幅度)。评估具体内容如下。

（1）嗓音的听感知分析：通过聆听患儿的声音变化推测儿童的音质、音量等的控制能力。如声音沙哑且音量低，声带闭合差，在吞咽时气道保护欠佳，容易误吸。如声音震颤，说话时节奏失控，为喉部肌群协调欠佳，吞咽的协调性会受到影响。如声音带有痰音，可能吞咽肌群力量减弱，环咽肌开放不完全。

（2）喉上抬幅度：临床上有一指法、二指法和四指法用于检查喉上抬的幅度。①对于1岁以下的婴儿一般采用一指法：治疗师的示指放在患儿的舌骨位置，在患儿吞咽时感受甲状软骨上缘能否触及示指，正常吞咽时，示指能触及上抬的甲状软骨。②二指法一般用于1岁以上12岁以下儿童：治疗师的示指和中指分别放在患儿的舌骨和甲状软骨的位置，判断标准与一指法相同。

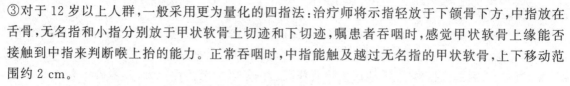

③对于 12 岁以上人群,一般采用更为量化的四指法:治疗师将示指轻放于下颌骨下方,中指放在舌骨,无名指和小指分别放于甲状软骨上切迹和下切迹,嘱患者吞咽时,感觉甲状软骨上缘能否接触到中指来判断喉上抬的能力。正常吞咽时,中指能触及越过无名指的甲状软骨,上下移动范围约 2 cm。

2.吞咽反射检查

吞咽反射包括咽反射、呕吐反射、咳嗽反射等。

(1)咽反射:用冰棉签触碰硬腭与软腭的交界处或软腭和悬雍垂的下缘,能引起软腭的向上向后动作,但咽壁不会有反应,也不会造成呕吐。对患儿进行检查时,可用棉签依次触碰上下唇、牙床、硬腭、硬腭与软腭交界,如果在触碰硬腭与软腭交界之前出现呕吐反射,考虑患儿口腔高度敏感,因此某些发音点的音素或词汇可能无法发出,如舌根音等。

(2)呕吐反射:正常呕吐反射是由有害物质刺激所启动,目的是清除咽部的有害物质。检查方法是用棉签触碰舌面或舌根或咽后壁,在触碰后,观察此触碰是否能引起整个咽后壁和软腭强劲而对称的收缩。若咽后壁收缩不对称,可怀疑有单侧咽无力现象,但呕吐反射的缺失不一定导致吞咽能力下降。

(3)咳嗽反射:咳嗽反射是由于气管、咽黏膜受刺激而作出的一种应激性咳嗽反应。观察患者自主咳嗽及受刺激后咳嗽的反应。如果咳嗽反射减弱或消失,导致咽及气管内的有害刺激物误吸,容易产生误吸及误吸性肺炎,同时患儿的呼气功能下降,将影响发声时长和响度。

以上反射检查主要涉及舌咽神经、迷走神经所支配的反射活动。由于该项检查常引起患儿不适,且患儿配合程度低,故一般用于检查非经口进食儿童的反射功能。

3.饮水试验

(1)能配合的儿童的饮水试验:包括反复唾液吞咽测试、吞咽诱发测试、试验性吞咽、分级饮水试验及洼田饮水试验,具体内容如下。①反复唾液吞咽测试:一般的测试方法是让患儿取舒适体位,让其尽量快速反复吞咽,如患儿口干或不能跟从指令,可在舌面上注入约 1 mL 水或用棉签在舌面上划 3~5 下,嘱其快速多次吞咽,观察 30 秒内吞咽次数及是否存在吞咽延迟,舌骨、喉部运动情况,超过 3 次为测试通过。②吞咽诱发测试:用冰冻的棉棒依次润湿口唇、舌、口腔内黏膜、轻刺激腭弓、舌根、软腭,以引发吞咽反射,观察吞咽发生所需时间,3 秒以内为通过,3~5 秒需进行临床跟踪,5 秒以上为吞咽延迟。③试验性吞咽:让患者喝 3~4 mL 水,观察其吞咽、舌骨、喉部运动、有无呛咳等情况。④分级饮水试验:分 2 个阶段进行:第 1 阶段:每次给予患者 5 mL 水,嘱患者喝下。吞咽 3 次共 15 mL,如果 3 次中出现 2 次呛咳或吞咽后声音嘶哑可判断为吞咽障碍。如果没有达到上述指标就进入第 2 阶段。第 2 阶段:给予患者 60 mL 水,限定于 2 分钟内饮完。如果出现了呛咳或吞咽后声音嘶哑也可判断存在吞咽障碍。临床上,对于怀疑存在误吸的患儿可以在 2 个阶段之间(即第 2 阶段前)先行洼田饮水试验。⑤洼田饮水试验:让患者像平常一样喝下 30 mL 水,然后观察和记录饮水时间、有无呛咳、饮水状况等。饮水状况的观察包括啜饮、含饮、水从嘴唇流出、边饮边呛、小心翼翼地喝等表现,饮后声音变化、患者反应、听诊情况等。试验结果按 5 级分级进行记录:Ⅰ级:可一次喝完,无呛咳(按是否在 5 秒内喝完分为 2 个水平);Ⅱ级:分 2 次以上喝完,无呛咳;Ⅲ级:能一次喝完,但有呛咳;Ⅳ级:分 2 次以上喝完,且有呛咳;Ⅴ级:常常呛住,难以全部喝完。结果的诊断标准为:正常,分级在Ⅰ级且在 5 秒内喝完;可疑,分级在Ⅱ级或Ⅰ级中饮水喝完时间超过 5 秒;异常,分级在Ⅲ、Ⅳ、Ⅴ。

若有些患者或者小孩需用茶匙喝水,时间肯定超过 5 秒,因而即便全部喝完无呛咳,但情况

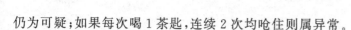

仍为可疑;如果每次喝 1 茶匙,连续 2 次均呛住则属异常。

(2)对于不配合的儿童的检查:对不能主动配合的幼儿,可通过观察、询问家长及自然的饮食活动如牛奶或儿童喜欢的饮料进行考察。①观察:患儿安静状态和活动状态下口水的处理能力。②询问:询问家长平日患儿是否有喝水呛咳,含而不吞或喝水时从嘴角流出的情况。③吞咽诱发测试:具体方法同能配合儿童的吞咽诱发测试。④试验性吞咽:取 3～4 根蘸有水或牛奶的棉签,让患儿吮吸,观察其吞咽、舌骨、喉部运动、有无呛咳等情况。⑤连续饮水情况观察:对于询问无呛咳的患儿,给予 30 mL 的水或者牛奶,分别让患儿用杯子喝或用吸管吮吸,观察其吮吸-吞咽的协调性。

十二、语言能力的相关评估——构音能力测试

语音质量一般包含 3 方面:清晰度、可懂度和自然度。清晰度是指语音中音节以下的语言单元(如音素、声母、韵母等)的清晰程度;可懂度是指语音中音节以上的语言单位(如字、单词和句等)的可懂程度;自然度则是指对讲话人的辨识水平。言语可懂度表明说话者的语言有多少能被他人理解,是能够直接反映语言交流能力的量化的主观评价指标。在言语障碍范畴,可懂度基本与清晰度等同,因为影响儿童可懂度的最大因素是发音的清晰情况,但在语言障碍的范畴,可懂度有别于清晰度,因为除了发音清晰的情况,儿童语用语义等方面因素,同样对其语言可懂度产生重要影响。

(一)言语可懂度测评

1.诺丁汉大学研发的言语可懂度分级标准(SIR)

SIR 是评价儿童日常生活中言语能力的问卷,是评估听力障碍儿童言语功能的常用方法之一(表 8-1),在国外已广泛用于小龄听障儿童人工耳蜗植入术后康复效果的评估。其特点如下。

表 8-1 言语可懂度分级标准

分级	判定标准
5	连贯的言语可被所有人听懂,在日常语境下儿童(的言语)容易被听懂
4	连贯的言语可被少有聆听聋人言语经验的人听懂
3	连贯的言语需要听者集中注意力并结合唇读方可被听懂
2	连贯的言语不可懂,但(儿童口语中的)单个词语在语境和唇读提示下可被听懂
1	连贯的言语不可懂,口语中的词语不能完全被辨认,主要交流方式为手势

(1)适用范围广,可用于任何言语发育水平的儿童,基本不受年龄的限制,从 9 个月的小儿到成年患者均可使用。

(2)不需要复杂的言语测试材料和条件,也不需要患者具有配合检查的能力,简单易行。

(3)采用分级的形式反映患儿日常生活中的自发言语表现,简明直观,便于理解,有利于家长建立合理的期望值。

(4)能够显示人工耳蜗植入术后长期康复训练过程中言语水平的进展,可于术前、术后评估。SIR 是由评估者对被观察者评定等级,其可靠性主要取决于评估者评分的一致性和稳定性,由此必须遵循:①评估者必须是与儿童朝夕相处的人;②保证评估者充分理解问卷,由熟悉问卷的专业人员对评估者进行访问,以随时解答和反馈关于评分标准的问题;③按照 SIR 的指南,如果评估者对儿童言语水平的评价介于 2 个等级之间,则评为较低的等级(如当介于 2 级与 3 级时,评

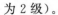

为2级)。

2.言语可懂度指数(SII)

SII是指聆听者可以听到多少长时平均言语信号,代表在一个典型听觉环境中可听到的言语量,可用于估算言语可听度。SII通常用数字0至1表示,0表示言语声中的声学能量不可听到,1表示全部言语信号都可听到。也有用0至100的整数表示,意义是相同的,数值越高代表言语可懂度越高。测量方法:说话者在聆听者前方距离约1 m,聆听者估算SII值。魏宏权等采用以下方法进行言语可懂度的评价:令患者在距检查者1 m远处随意说出20个包括名词、动词和形容词在内的2~4个音节的词汇,由听者重复并由说者确定后,以听懂的词汇数目除以20所得百分比即为言语可懂度。言语可懂度指数的优点在于方便易操作,不足在于该方法与聆听者和说话者的场所、位置及距离十分相关,不同聆听环境中言语声学的变化很大,SII值可能会高估或低估可听度。

3.构音清晰度

在言语-语言病理学(特别是在构音障碍)领域,言语可懂度一般与构音清晰度的概念等同,即听众可以准确获得说话者语音信号表达信息的程度。参照《构音语音能力评估》的构音清晰度评估表。

4.简易量化评估

原理和上述黄昭鸣等的构音清晰度相似,计算公式如下。

$$字清晰度=(单字目标音正确个数/目标音总个数)×100\%$$

$$句清晰度=(句中目标音正确的个数/目标音的总个数)×100\%$$

(二)构音障碍评估

目前,构音障碍的评估方法主要有描记法、音标法、测验法和声学分析法。

1.描记法

描记法是指对语音进行录音,由专业人员聆听分析。随着视频技术的普及,描记法也可以对患儿进行录像录音,有利于治疗进行听觉和视觉分析,该方法用于构音障碍的筛查。

2.音标法

音标法是治疗师面对患者,对其语音进行分析,并用国际音标标注其发音情况,分析更为详尽,但是治疗师的音标标记技术不同可能造成诊断误差。此法一般不单独使用。

3.测验法

测验法一般以量表的形式进行,国外包括筛查量表和正式评估量表。而国内应用的构音障碍评估主要以量表为主,以中国康复研究中心构音障碍检查法、Frenchay构音障碍评定和构音语音能力评估词表应用最为广泛。中国康复研究中心构音障碍检查法侧重于构音语音错误的检查,而Frenchay构音障碍评定侧重于构音器官运动的检查。黄昭鸣等设计的构音语音能力评估词表主要根据普通话音位习得规律,评测患儿声母音位习得的能力、声母音位对比及构音清晰度的能力,因此对构音错误的分析更为详尽。

4.声学分析法

随着语音信号数字处理技术的发展,构音障碍的定量测量成为可能,它能够结合上述3种评估方法的优点,同时增加了语谱图等声学分析技术,让治疗师用更为多维的指标进行记录,如嗓音起始时间等,但其评估结果的分析仍然需要专业人员的知识和经验。使用程序自动判别构音情况是构音障碍测量的趋势。

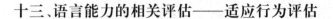

十三、语言能力的相关评估——适应行为评估

适应性行为评估标准包括个人独立的程度和满足个人和社会要求的程度。以下介绍几个临床常用的适应性行为评估测试。

(一)文兰适应行为量表

文兰适应行为量表包括交流沟通、生活能力、社会交往、动作能力及问题行为 5 个分测验。评定时可根据特定的目的选择全部或其中数个分测验。

(1)交流沟通分测验由 133 个问题组成,涉及儿童的理解能力、表达能力、书写能力等。

(2)生活能力分测验包括 201 个问题,评定儿童在个人卫生、料理家务、社区活动等方面的实际问题。

(3)社会交往分测验包括 134 个问题,儿童在人际关系、闲暇娱乐、处理问题等方面的能力是评定的重点。

(4)动作能力分测验由 73 个问题组成,目的是了解儿童在肢体动作、手指动作方面的能力水平。

(5)问题行为分测验包括 36 个问题,以了解儿童在负面行为方面有无障碍。其优点是确定孤独症儿童在特定领域的长处与问题,从而为干预方案的制订提供客观依据。适用年龄 2～18 岁。

(二)儿童适应行为评定量表

儿童适应行为评定量表分为城市和农村 2 个版本,包括感觉运动、生活自理、语言发展、个人取向、社会责任、时空定向、劳动技能和经济活动 8 个分量表,共 59 个项目,适用于 3～12 岁儿童。量表主要是用来评定儿童适应性行为发展水平,诊断或筛查智力低下儿童及帮助制订智力低下儿童教育和训练计划。评估结果用适应能力商数(ADQ)表示。

(三)婴儿－初中生社会生活能力量表

婴儿－初中生社会生活能力量表由北京大学第一医院专家团队开发,适用于 6 个月～14 岁的儿童,包括独立生活、运动、作业操作、交往、参加集体活动、自我管理能力等几部分的 132 个项目,分为 7 个年龄阶段,由家长或照料人每天根据相应年龄逐项填写,≥10 分为正常。

十四、语言障碍的评估流程

儿童语言障碍评估应包括病史采集、体格检查、语言能力及相关能力评估、评估数据分析及临床报告撰写 5 个环节。

获得完整、准确的病史是语言障碍诊疗工作的重要环节,治疗(医)师良好的仪表和询问时和蔼的态度有助于取得家长和患儿者的信任,帮助病史采集。儿童语言障碍的病史要进行完整的系统回顾,包括对症状及前期治疗的评估。

(一)基本信息

基本信息主要包括患者姓名、性别、年龄、民族、家庭住址、病史提供者与患者关系、病史可靠程度。

(二)病史信息

1.主诉

就诊的主要语言学症状及其持续的时间,一般不超过 20 个字。

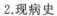

2.现病史

围绕主诉重点询问语言学症状开始的时间、具体表现,是否存在与语言生理学或解剖学相关的其他系统症状,如听觉、视觉、认知、运动、社交等方面的伴随表现,及有鉴别意义的阴性症状;既往诊疗情况,加重和缓解的因素等。问诊时针对不同病因有侧重。

3.个人史

个人史包括出生史、喂养史、生长发育史、教育史、预防接种史。其中出生史要详细记录胎龄、分娩方式及过程、出生体重、母孕期情况、有无围产期损伤等。应重点询问与语言相关的发育史,包括早期进食和吞咽情况,有无喂养困难及其具体表现;粗大和精细运动、认知及语言发育里程碑获得史;早期语言环境、父母文化水平和带养情况,入托入园和教育史等。

4.既往史

一般不需要对各系统疾病进行回顾,只需要询问一般健康情况,注意相关疾病史。

5.家族史

父母年龄、职业、健康状况、生育年龄及胎次、不良妊娠记录,是否近亲结婚、家族中有无类似疾病、有无家族遗传病史。

(三)体格检查及辅助检查

体格检查是诊断儿童语言障碍的必要手段,也为制订康复方案和评价康复效果提供重要信息。儿童语言障碍体格检查包括以下方面。

1.一般状态

一般状态包括体重、身高(身长)、头围、血压等。在平静状态下,观察自发语言中的气流情况、口鼻呼吸能力、呼吸频率、最长发声时间等。

2.头部、颈部、胸部

头颅大小、形状、头围;前囟大小及紧张度、有无凹陷或隆起;枕秃和颅骨软化、血肿或颅骨缺损等。面部注意有无特殊面容。口面部构音器官:包括安静状态及随意运动时的检查,注意观察患儿颜面、双唇、舌头、腭咽、喉头静态时两侧是否结构完整、对称、是否有无力下垂、麻痹等情况;咽反射强弱。做咧嘴笑、噘嘴、鼓腮、伸舌、抬舌、卷舌、露齿、张嘴、前后左右移动下颌等动作表现和发"ah"音时软腭运动,观察吞咽动作有无流涎、呛咳等。颈部有无斜颈、短颈或颈蹼等畸形,甲状腺有无肿大、气管位置,颈静脉充盈及搏动情况,有无颈肌张力增高或低下。胸廓注意有无鸡胸、漏斗胸、肋骨串珠、肋缘外翻等佝偻病体征,胸廓两侧对称性,有无桶状胸等。肺部注意呼吸频率、呼吸深浅改变。心脏心前区有无隆起、心尖冲动强弱和范围等,心律、有无心脏杂音。腹部有无包块及肝脾有无肿大等。

3.脊柱和四肢

有无畸形、躯干与四肢的比例,手、足指(趾)有无杵状(趾)、多指(趾)畸形等,脊柱完整性,四肢肌张力有无增高或低下及肌张力波动等。

4.神经反射

观察儿童神志、精神状态、面部表情、肢体语言及主动表达、有无异常行为等。神经系统反射检查包括原始反射的残存、生理反射有无减弱或消失、病理反射等,需根据年龄有选择地进行。

辅助检查是指语言障碍儿童原发病相关检查。听障儿童需进行听觉传导通路的结构及功能检查;听障及孤独症儿童可能进行相关基因检测;孤独症及脑瘫儿童会有头颅影像学及脑电图等相关检查记录;脑瘫儿童评估粗大运动功能分级及手功能分级;孤独症儿童的筛查、诊断量表得分等。

十五、语言能力及相关能力评估

语言能力的评估往往需要了解与儿童沟通交流能力密切相关的其他相关功能的情况。言语-语言治疗师通常无法独立完成这些相关功能资料的收集,因此需要多学科团队的合作,从其他相关专业人员那里得到所需要的评估资料。语言能力的评估主要包括前语言沟通技能及语音、语义、语法、语用和读写等方面能力的评估语言相关功能的评估主要包括听力评估、口部运动评估、非语言认知能力评估、社会功能评估及情绪行为的评估。

(一)听力评估

在对儿童进行语言评估前必须先对儿童的听力情况进行评估,以明确儿童是否存在听力问题。言语-语言治疗师可以使用便携式听力计对儿童进行听力评估,如果怀疑儿童存在听力问题,应将儿童转诊到听力门诊。

(二)言语产生系统的评估

对于存在语言障碍的儿童,要对其言语产生系统的生理结构及功能做系统评估,包括与言语紧密相关的头部、颈部、胸部及腭咽等与呼吸、发声、共鸣相关的生理结构和功能。对于一些存在严重口部运动障碍的儿童,如严重的脑瘫、构音障碍儿童等,由于其口部运动功能严重影响了其口语的发展,可以考虑使用辅助沟通设备,如图片交流系统、计算机辅助沟通系统等。对于口部运动障碍程度较轻的儿童,言语运动功能评估可以帮助确定其口部运动的状况,从而更好地制订干预方案。

(三)非语言认知能力评估

非语言认知能力也是语言障碍儿童的必查项目。如果无法采用标准化的认知测验,评估人员也可以使用一些非标准化的认知筛查工具来进行判断,只需要评估儿童是否具备或是接近其年龄段所应具备的非语言认知能力即可。如果儿童在认知能力测试上接近其年龄水平,就无须再进一步了解更多关于认知方面的信息。如果儿童未达到这一水平,评估人员则应将其转诊给相关的专业人员接受正式的发展性认知能力测试。

(四)社会功能的评估

沟通是人与人之间的事情,因此了解儿童的社会功能及与儿童语言需求相关的社会环境就显得十分重要。社会功能的评估可以通过对父母的访谈,也可以通过对父母与儿童之间互动的观察获得。目前已有一些较为成熟的评价儿童社会功能的工具,如文兰适应行为量表Ⅱ,可以提供了从婴儿到青少年及从正常人群和特殊人群的参照标准。

社会功能评估需要了解的主要信息:①儿童怎样运用沟通技能,以及沟通问题是如何影响儿童日常生活技能的发展的;②儿童对情绪及行为的调节;③家庭对儿童需要的认识,以及对儿童需要的满足情况;④家庭的优势和需求,包括来自同伴的支持和来自专业人员的支持;⑤家庭中存在的文化与语言差异,并且这些差异可能会影响到儿童的沟通技能或是家庭对沟通技能的认识。

但需要注意的是,当评估人员发现语言障碍儿童的家庭亲子互动模式异于正常家庭时,不要急于得出结论,认为儿童的问题是由于家庭中的亲子互动模式所导致的。因为有时家庭亲子互动模式可能是结果,而非原因。也就是说,当前的家庭亲子互动模式可能是父母为了适应儿童的交流需要而形成的。通常情况下,除去一些极端忽视和虐待的情况,父母的沟通方式很少会成为儿童语言障碍的主要原因。

评估人员还可以与家庭成员简单谈一谈关于他们对孩子的看法、担忧、需要和期望。收集这些资料的主要目的是让家庭成员知道他们是帮助孩子最大限度习得这些能力的关键性成员。不仅是专业人员决定了孩子需要学什么和怎样学,家庭所提供的信息在制订康复计划时也同样起着至关重要的作用。家庭也有权根据他们及儿童本人的需要决定干预的目标和方法,为了让儿童更好地发展其功能,家庭也需要更有效地参与到评估和干预中来。如果家庭积极地参与了干预过程,治疗目标就会在日常环境中进行更大范围的泛化。因此,言语-语言治疗师应让家庭感受到家长是儿童进步的最重要的伙伴。

(五)情绪行为的评估

在进行观察时要记录儿童在无法与他人沟通时是否感到沮丧等情绪表现。有时儿童不良情绪或行为的出现是由于不能表达自己的需求所造成的,有时儿童的语言障碍也有可能是情绪困扰的结果。选择性缄默症的儿童可能在某些情境下会拒绝说话,而在另外一些情境下则又会说话。评估过程中如果发现儿童的情绪和行为调节是问题的原因或是交流的障碍,言语-语言治疗师可以将其转诊给心理学或精神医学方面的专业人员。

评估是一个持续不断的过程,所有这些评估信息需要评估人员在早期评估及干预方案的实施过程中不断加以完善。

十六、评估数据的分析

当访谈、测验及观察都已经完成,接下来应根据评估数据对儿童的语言能力作出判断和提出干预建议,并在此基础上撰写评估报告。评估报告主要有 4 个方面的内容,即做出语言学诊断、确定障碍的严重程度、做出预后说明及提出干预建议。

(一)语言学诊断

根据语言能力及相关能力的评估结果,结合观察及对儿童背景资料的掌握进行综合分析,做出该儿童是否存在语言障碍的诊断。

(二)严重程度评估

基于评估数据,评估人员要作出关于儿童沟通障碍的严重程度的判断。通常严重程度分为轻、中、重或极重度。世界卫生组织为各种儿童沟通障碍严重程度的界定做出了描述。具体见表8-2 所示。

表 8-2　儿童沟通障碍严重程度及其描述

分级	描述
轻度	对行为表现有一些影响,但可以在学校和社区中参与与其年龄相适应的活动;能够在最少的协助下独立工作
中度	损伤程度明显,在主流环境中需要辅助才能实现其功能,能够在监护情况下活动
重度	在主流环境中需要各方面的辅助;在监护情况下能够完成部分活动
极重度	具有很少的功能。完成一些最基本的活动都需要最大化的辅助

严重程度评级的重要性表现在以下 2 个方面。首先,它们有助于确定干预的优先顺序。如果发现儿童的语言障碍并非是由于其他方面的障碍所造成的,则优先对语言障碍进行干预;如果发现是由于其他方面的功能问题严重影响到了语言交流,如社会情绪发展或行为调节,则需要对这些领域的功能优先干预。严重性评级的第 2 个目的是为评估干预的有效性制订一个基准。如果语言沟通技能在干预后较干预前障碍程度有所减轻,即使功能尚未实现完全正常,也可以说明

干预取得了一定的效果。

(三)预后说明

预后说明是指临床工作者根据儿童当前的功能水平,对未来某一时间内儿童交流能力的合理预测。预后说明有助于节省干预资源和明确干预责任,同时也可以作为衡量干预进展的标准。在做出预后说明时,评估人员应充分利用来自访谈和观察资料的信息,尽可能考虑到所有影响因素。如儿童的年龄、家庭社会经济状况、儿童的个性及儿童其他方面的功能等因素都会影响语言障碍的预后。此外,在做预后说明时还应注意以下内容。

(1)做短期的预后说明,不做长期的预后说明。

(2)以积极的方式进行陈述,不用消极的方式陈述。例如,说明儿童在特定时期内可以做什么,而不是他(她)不能做什么。

(3)预后说明最好是能进行评估的;例如,"通过干预,患儿可在 1 年内实现从仅能发出单字句到发出双字和 3 字句。"该预后陈述了特定的时间段和可测量的结果,因此是可以被评估的。

此外,临床工作者还应特别注意提醒儿童家长,帮助孩子在未来几个月乃至几年中努力做到最好才是最重要的。

(四)干预建议

在临床报告或与家长面谈中提出的干预建议应包含以下具体内容。

1.说明言语语言干预是否必要

这项建议是基于儿童是否存在明显的沟通障碍,以及根据障碍的严重程度和预后说明而得出的结论,其目的是要说明进行语言干预是否会有所帮助。

2.说明干预的重点

这项建议是基于儿童语言障碍的内容、语言能力发展的优势和劣势而给出的,其目的是要提出最有效的干预功能领域、干预优先顺序和干预内容。

3.说明干预模式

在直接干预模式和间接干预模式中应以哪种干预模式为主或应综合采用哪几种干预模式。

4.随访建议

间隔多长时间后需进行复查。

十七、临床报告的撰写

将当事人一般情况、评估结果、严重程度评估、预后说明及提出的干预建议等几个方面的概要整合在一起即形成了临床报告的主体。

临床报告中的语言应该客观、清晰、简洁、专业。其目的是尽可能清晰传达从评估中收集的信息,并以家长和其他专业人员都容易理解的方式进行表述。因此,在表述过程中尽可能不要使用难懂的术语,也不要表达对当事人的期望。避免使用"相当""非常"等词汇,应区分评估者收集到或观察到的信息与父母或其他相关人员所提供的信息,表述其他人提供的信息时,可以说"根据父母报告"或"据其母亲回忆"。在描述儿童的表现时,最好避免使用诸如"好""差""很好"等判断词。Jerger 建议言语-语言治疗师:"用你说的方式去写。我们可以将报告视为与非专业人士的对话,告诉他们我们所看到的该患儿的语言表现。这样有助于我们选择最恰当的词和句子来表达我们的意思。"

评估报告是制订干预计划的依据,明确当事人是否需要干预,干预的重点是什么,以及干预

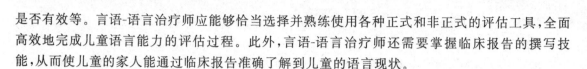

是否有效等。言语-语言治疗师应能够恰当选择并熟练使用各种正式和非正式的评估工具,全面高效地完成儿童语言能力的评估过程。此外,言语-语言治疗师还需要掌握临床报告的撰写技能,从而使儿童的家人能通过临床报告准确了解到儿童的语言现状。

十八、儿童语言康复的目的和原则

为更好地实现语言障碍康复目标,在康复过程中应遵循如下原则。

(一)早发现、早干预原则

0~6岁是儿童语言发展的关键期,也是语言障碍儿童康复的关键期。对于特殊儿童进行有效的早期语言康复教育将获得事半功倍的效果。依据生物学用进废退的理论,进行早期语言康复教育能刺激并促进儿童大脑语言中枢的成熟,为大脑潜能的后续开发提供物质基础,而大脑语言中枢的成熟,又能促进儿童语言能力的发展。因此,主要照料者应给予儿童充分的语言刺激,注意观察儿童的语言表现,如发现明显低于同龄儿童,应咨询儿保科医师或语言康复专家。此外,在儿保定期检查中,也应及时咨询医师儿童是否存在该类问题。对于已经在学校就读的儿童,语言治疗师应及时观察并转介给专业机构。尤其警惕"贵人语迟"的说法,千万不要错过语言康复的最佳时机。

(二)多通道强化康复原则

多通道:多数儿童能从听觉、视觉、触觉等感官通道中获益,在语言康复时应充分调用这些通道,建立立体的语言形象,有利于儿童对该内容形成充分的认识,建立语言与形象的稳定联系。在给每个通道刺激时,应遵循强化原则。例如,给儿童讲词语"猫"时,最好能给儿童看到猫的样子、听到猫的叫声、摸到猫的皮毛。在看时,除了给儿童看真实的猫,也要给其看系列的图片,让儿童充分暴露在猫的环境中。此时可借助计算机辅助进行语言康复,但不要过分依赖软件,以免影响效果。

(三)多组织形式结合原则

由于语言是一种社会交际的工具,语言最终的目标是最大限度地提升儿童与社会进行沟通的能力,因此,在设定康复目标时就需要考虑儿童沟通的对象及内容,这涉及训练组织形式。常用的组织形式为"1+X+Y"。"1"为集体康复,即在班级团体中进行康复训练;X为个别化康复,既可以是一对一,也可以是小组康复;Y是家庭和社区康复。在康复过程中,应根据儿童语言掌握情况选择合适的组织形式。在集体康复中发现问题,在个别化康复中集中解决问题,在家庭和社区康复中巩固已习得内容并进行适当拓展。其中特别要注意的是,在语言康复中,父母是最重要的参与者,应指导家长学习语言康复方法,并将方法统整到儿童的日常沟通交流中。

(四)小步子、多反复原则

语言障碍者学习语言速度慢、容易遗忘,且语言学习内容繁杂,为更好地提高效率,巩固成果,在语言康复中应注意小步子和多反复原则。小步子原则强调分阶段设定目标,并对目标予以明确规定和表述。每一个目标还可分解成小的目标,完成每个小目标都及时给予强化。设定每个小目标的内容都是儿童能够轻松掌握的,儿童的学习积极性就会很高,而且,得到表扬的机会也会增加。多反复是指应在不同场景、不同对象、合适的时间间隔中不断地尝试应用,以达到巩固的目的。

(五)全语言康复教学原则

全语言教学主张语言历程应该回归到真实世界中,透过儿童在日常生活中实际使用语言的机会,要求儿童提问题、聆听对方的回答、对回答内容进行响应等,从听说读写中全方位学习语言。因此,在特殊儿童语言康复教育中,应尽量创设反复运用语言的情景与环境,将儿童已有的生活经验与学习内容结合起来,将语言学习与生活情景结合起来。如尽量以儿童日常生活中经常出现且必须掌握的内容为学习材料,鼓励并要求儿童在生活情景中反复运用,不断巩固,将初始习得的语言逐渐迁移到其他情景中去。3岁前,父母等家人是陪伴儿童时间最多的人,在3岁后的语言康复与学习中同样不可或缺,应积极调动儿童身边所有人与儿童进行语言沟通。值得注意的是,电视虽然对儿童有语言输入,但由于缺乏互动,且会减少儿童与成人交流的机会,因此在实践中应把握好看电视的时间。

十九、语言训练的常用模式

语言训练的模式以语言治疗师是否直接介入语言训练为依据,划分为直接干预和间接干预两种模式。

(一)直接干预模式

1.个别干预模式

以语言治疗师为主要责任者,每周对儿童实施30～60分钟的个别化康复训练,训练的重点放在儿童的语言结构、沟通能力上。语言治疗师首先评估儿童语言、沟通能力的发展水平,找出其迟缓的方面,再以相应的训练方式进行干预。该模式的优点是具有针对性,对儿童存在的语言问题进行集中式的训练,有利于短期内儿童语言的提升,但该模式的缺点是儿童缺乏学习语言的相关背景,儿童习得的语言行为很难泛化到实际生活中。

2.集体干预模式

集体干预模式是在语言发展的基础上对社交基础的认识及语言学习背景支持的需要而形成的,在该模式中,语言治疗师担任语言障碍儿童的课堂语言治疗师,利用嵌入日常活动中的连续干预形式对儿童进行语言干预。该模式弥补了个别干预模式的缺点,最大限度地提高儿童参加和练习口头语言的机会,但该模式下,语言治疗师是给课堂中所有的儿童进行训练,对每一个儿童的训练针对性没有那么强。

3.小组干预模式

该模式将语言障碍程度相近的儿童抽取出来形成小组进行语言训练,在该模式中,语言治疗师对儿童既开展针对性训练,又提供给儿童将习得的语言行为与同伴相互练习的机会,弥补了上述两种干预模式的不足。

(二)间接干预模式

1.以家庭为中心的干预模式

以家庭为中心的干预模式是指语言治疗师在干预过程中主要承担咨询、协助的角色,指导父母或主要照料者,使其成为改变儿童语言行为的主要责任者。提供间接干预时,语言治疗师与父母合作设计康复计划并依据儿童进展情况进行修订,但主要训练工作由父母或主要照料者完成。语言治疗师提供知识、示范、鼓励等策略增强父母或主要照料者了解儿童和帮助儿童的技能。一般情况下,由于幼儿与父母或主要照料者相处时间长,而其他人难以做到像父母给予自己孩子一样的时间和关爱,因此父母自身才是儿童语言发展的最佳促进者。在实际生活中,父母或主要照料者应该提供大量的口语活动,并在日常生活中随时根据情况给予新的词汇,根据生活经验不断运用并扩展已学得的词汇。当儿童有任何口语行为时,应立刻把握机会给予适当的反应。

2.协作模式

协作模式是指语言治疗师、教师和家长合作,共同为具有语言障碍的儿童制订康复目标、干预计划、训练方案等,要求语言治疗师、家长能够将针对语言障碍儿童的干预目标融合在日常的教学过程中,且在常规的课堂教学、日常生活中完成。协作模式比较适合于融合教育和随班就读的儿童。

一般而言,当儿童需建立新行为时,多采用直接干预,而在儿童需要反复练习、扩展或类化一行为使其更自动化时,可采用间接干预,让父母们了解如何利用环境活学活用。无论利用哪种模式,语言治疗师、教师和父母等均需仔细组织情境,提升儿童的语言沟通能力,并促进其社会性互动技巧,才能达到最佳的训练效果。

二十、语言训练的常用方法与技巧

儿童语言训练的主要方法有三类,分别是以语言治疗师为主导的训练方法、以儿童为中心的训练方法、综合训练法。以下内容是对这三类方法进行详细的论述。

(一)以语言治疗师为主导的训练方法

以语言治疗师为主导的训练方法也称为练习法,是结构化程度最高的干预方法。使用该种方法时,语言治疗师严格把控训练环境,减少或消除不相关的刺激,使相关的语言刺激高度突出,同时提供明确的强化以增加目标语言行为出现的频率,使得干预在改变语言行为方面发挥最大的作用。Roth 和 Worthington 对该方法的训练思路进行了很好的阐述,如表 8-3 所示。

表 8-3　以语言治疗师为导向方法的训练步骤

步骤	举例
语言治疗师说出要求或者指令	"说说你看到了什么"
语言治疗师出示干预刺激或者是前因事件	语言治疗师将一个大球放在桌面上
语言治疗师提供足够的时间等待儿童回应	等待儿童命名
语言治疗师提供强化物,可以是物质性的奖励,也可以是社会性的口头表扬	给儿童喜欢的食物如棒棒糖或口头表扬——儿童"你真棒"
语言治疗师对儿童的反应给出反馈	"你说的 5 个里面有 4 个是正确的"

由以语言治疗师为主导的训练方法延伸出两种训练技巧,分别是游戏化练习和建模。

游戏化练习与传统的练习技巧唯一的不同之处是增加了一些激发动机的成分。在干预中,语言治疗师不仅在目标回应出现之后对儿童的语言行为加以强化而且在其被引发之前就给予动机刺激。因此,在这种方法中存在两个激励事件,一个与最初训练刺激一起呈现(先行激励事件),另一个是目标回应出现之后的强化(结果激励事件)。

建模以社会学习理论为依据,引入第三人——示范者,进行示范。示范法在高度结构化的形式下,结合恰当的语境,同时使用强化的手段对儿童进行干预。在使用这种方法时,需要注意的是,该方法不要求儿童在示范者示范之后立即进行模仿,而是要求儿童先聆听,在聆听的过程中找到示范者所呈现的所有刺激之间蕴含的相同语言方法,然后再要求儿童能够使用这种语言方法。建模一般可应用于固定句式的学习,以被动句为例,具体操作流程如下。

(1)父母或者同伴作为"示范者",语言治疗师首先呈现一组图片,要求"示范者"用被动句的形式说出目标图片,如"西瓜被姐姐吃掉了""牛奶被妈妈喝掉了""玩具被爸爸藏起来了"。

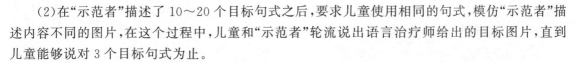

（2）在"示范者"描述了 10～20 个目标句式之后，要求儿童使用相同的句式，模仿"示范者"描述内容不同的图片，在这个过程中，儿童和"示范者"轮流说出语言治疗师给出的目标图片，直到儿童能够说对 3 个目标句式为止。

（3）撤除"示范者"，让儿童自己进行目标内容的描述，直到连续 8 个目标句全对为止。

（4）此外，也可以使用录音玩偶作为"示范者"，以此来增强儿童的兴趣。

以语言治疗师为主导的训练方法的优点在于语言治疗师可以最大化的增加儿童学习新的语言行为的机会，增加了儿童在单位时间内产生更多的回应的可能性，为儿童更多地练习新的语言形式或功能提供了极好的机会。虽然以语言治疗师为主导的训练方法可以高效率地让儿童习得新的语言形式，但是该方法不够自然情境化，不能有效地使儿童将这些语言行为迁移到结构化干预环境之外的日常交流中。

（二）以儿童为中心的训练方法

俗话说，"牵马到河易，强马饮水难。"这就是以语言治疗师为主导的训练方法存在的主要问题。在康复训练的实践中，一部分儿童拒绝按照语言治疗师设计的形式学习。此时，以儿童为中心的训练方法可以很好地弥补以语言治疗师为主导的训练方法的不足，使语言治疗师赢得儿童的信任，与儿童建立起良好的沟通交往的关系。

以儿童为中心的训练方法又可以称为间接语言刺激法、游戏促进法、语用学习法、语用能力发展法等。该训练方法将儿童放在中心位置，语言治疗师安排活动，提供机会让儿童在自然的游戏或者沟通中学习目标语言行为，除了选择儿童会玩的材料外，治疗师不直接控制活动的进程。从儿童的角度来看，训练"仅仅"是一种游戏。该训练方法的目的并不是试图引出儿童特定的语言结构，而是使儿童在活动中学会如何将语言与行动或相应的物品进行匹配，关键在于帮助儿童建立起行动或相应物品与语言之间的对应关系。语言治疗师在教学的过程中，以一种特定的方式回应或维持与儿童的沟通，没有具体的强化刺激，不要求儿童对语言治疗师的语言做出回应，但必须注意的一点是语言治疗师要学会等待，等待儿童的表现，然后对儿童的表现做出回应。

在以儿童为中心的训练方法中，具体有以下几种技巧。

1.自我谈话和平行谈话

自我谈话是指自己对自己大声说话，说出沟通对象或教学对象正在看的物品与事件、正在听的刺激或事件、正在做的事情或是在即刻情境中的感受，让沟通对象可以在即时的沟通情境中获得相对应的语言刺激，借此抽取出意义，发展语言。语言治疗师通过模仿儿童的行为，并匹配相应的语言，向儿童示范如何用语言表达我们的行为。比如，当儿童正在开玩具汽车时，语言治疗师可以和儿童做一样的动作，同时口头进行描述，"我在开汽车，我在开红色的汽车。你看见我正在开汽车吗？我正在开汽车。我在开红色的汽车。"

自我谈话是在沟通情境中提供口语刺激，让儿童有机会将听到的语言与情境中的意义联结，而经过累积多次聆听的经验，自然习得相应的语义、语法和语用。该技巧使用的关键在于和儿童形成共同注意，对儿童输入语言的内容和形式，而不刻意要求儿童回应。

平行谈话在某种意义上是语言治疗师为儿童提供了自我谈话的示范。在平行谈话中，语言治疗师不是谈论自己的行为，而是谈论儿童的行为，描述儿童正在注意的物品与事件或是正在进行的活动。以儿童为中心描述其正在做的事情或是注意的事物，让其听到正确的语言输入，向儿童提供一个动态的解说。以上述的活动为例，语言治疗师应根据儿童的动作进行口头描述，"你正在开汽车。你开了一辆汽车。你又开了一辆汽车。哇！你开了两辆汽车。你开了两辆红色的汽车。"平行谈话也可以帮助我们与障碍程度严重、行为异常的儿童建立起沟通关系,其中最典型的是孤独症儿童,比如我们给孤独症儿童一辆玩具汽车,他们可能不会去开汽车,而是以非常规的方式玩汽车,比如去闻一闻汽车,或者是把注意力集中在玩具汽车的轮胎上,这时语言治疗师便可以使用平行谈话与孤独症儿童建立联系,讨论他注意力所集中的点,"你看这是轮胎。圆圆的轮胎。轮胎是黑色的。这是黑色的轮胎。汽车有轮胎,有圆圆的轮胎,有黑色的圆圆的轮胎。"

自我谈话和平行谈话适用于缺乏沟通意识的儿童,语言治疗师使用自我谈话与平行谈话可以给儿童提供最大的机会让其去尝试与人沟通,一旦儿童开始建立与人沟通的意识,就可以介入其他的训练方法,帮助儿童更好地使用语言进行沟通。

2.仿说

在干预的过程中,很多时候语言治疗师往往都要求儿童模仿我们说话,同样的,针对缺乏与他人沟通意识的儿童,我们可以通过模仿儿童的话语与其建立起沟通关系。研究表明,当成年人常常重复正常幼儿说的话时,儿童有很大可能模仿成人的这种模仿,且这种模仿可以促进儿童语言的发展。儿童说得越多,他们越有机会练习语音、词汇、语法结构等,也会获得更多的沟通互动与回馈。而当这种模仿形式一旦建立,语言治疗师就可以使用特定的目标刺激,让儿童在模仿的过程中习得相应的语言形式。

3.扩展

当儿童所能讲述的话语有限时,扩展这种方式就可以很好地介入。当儿童说出某些话语之后,语言治疗师根据其所说的内容,重新整合词序,以更完整的语句形式叙述。比如,当儿童把鞋放在妈妈面前时,儿童会说"妈妈穿鞋",此时,语言治疗师就可以将儿童的话语进行扩展为"是的,妈妈穿鞋,妈妈穿了一双红色的皮鞋。"扩展的使用可以增加儿童模仿的机会,同时也可以帮助儿童更好更快地学会语法结构。

4.延伸

延伸指的是对儿童的话语加以释义,即对儿童话语添加一些表示语义关系网络的信息。当儿童能够复述语言治疗师所说的完整话语后,语言治疗师可顺势再将该话题延伸,说出上下文语意相关的句子,让儿童有更多的机会接收相关的语言讯息。以上述的"妈妈穿鞋"为例,语言治疗师可以在儿童说出"妈妈穿鞋"后加以评论,"是的,妈妈要穿鞋,因为妈妈要去外面工作了"。研究表明,成人对儿童语句的延伸与提高儿童的平均句长呈显著相关。

仿说、扩展、延伸这三种方法利用儿童已习得的表达形式和语义,将儿童的语言能力向前推进一小步。在儿童的最近发展区内进行练习,将认知、情感等信息用恰当的语言符号进行表征。同时,这三种行为都增加了儿童模仿语言治疗师话语的可能性,提高了儿童与人沟通的频率。更重要的是,语言治疗师运用这三种方式对儿童语言的形式重新编码,为儿童提供了更好的语言样本。

5.组合与分解

Weir研究了一个正常2岁儿童的睡前独白。她发现,在独白中儿童常把自己的语言分解成更小的片段,然后再构建成句子。受此启发,她认为语言治疗师可以采用组合和分解的技巧对儿童进行语言训练。仍以上述"妈妈穿鞋"为例,当儿童说出"妈妈穿鞋"后,语言治疗师可以对儿童的语言进行组合和分解,"是的,妈妈要穿鞋。鞋、穿鞋、妈妈要穿鞋、妈妈、妈妈要穿鞋"。

6.改编

改编是指改编句型,但保留儿童话语中的意义,即将孩子的话语扩展成不同的类型或者是更为复杂的句子,如把陈述句改编为疑问句、否定句或是反问句,比如当儿童说出"妈妈、鞋"时,语言治疗师可以将它改写为疑问句"妈妈要穿鞋吗?"或者是"妈妈不穿鞋",甚至是一个反问句"难道妈妈不穿鞋吗?"改编的目标不在于改变儿童当前的语言形式,而只是向儿童示范如何正确使用目标形式。需要注意的是,用改编的方式教授儿童目标的语法形式被证实是有效的,但是目标句式要在单位时间内不断地呈现。

以儿童为中心的训练方法的优点是更容易被儿童接受,语言治疗师更能与儿童建立起沟通关系。同时,以儿童为中心的训练方法更接近自然的语境,更容易使儿童有机会将目标语言用于真正的沟通,并促进儿童自发使用。对于平均句长低于 3 个字的儿童,以儿童为中心的训练方法更为有效。但以儿童为中心的训练方法的缺点是以儿童主导,语言治疗师对整个活动的控制较差,对康复师的技能要求较高。

(三)综合训练法

综合训练法结合了以语言治疗师为主导的训练方法和以儿童为中心的训练方法的优点,比以语言治疗师为主导的训练方法更加自然化,同时比以儿童为中心的训练方法更加结构化和可控化。它的主要特征有:一是该方法针对的是特定的一个或者一组目标;二是语言治疗师对训练活动和训练材料进行了控制,但在操作的过程中,语言治疗师最大程度去诱导儿童自发地使用目标语言行为;三是语言治疗师使用的语言刺激并不是仅仅为了回应儿童的需要,更主要的是为了示范和强化目标语言行为。综合训练法主要包括了 4 种训练技巧,分别是集中刺激、垂直结构、自然情景教学和脚本治疗。

二十一、语言康复治疗方案的制订

语言障碍的治疗是一个完整的系统过程,具体包括 5 个部分:个人信息的搜集(查阅评估报告及相关病史)、语言能力的治疗评估(标准化、非标准化评估或访谈)、治疗方案的制订、治疗方案的实施与治疗效果的监控。

(一)语言康复方案的类型及要点

根据适用时间的长短不同,语言康复方案可分为年度方案、季度方案、月方案、周方案和日方案等。由于工作性质的不同,在医院工作的语言治疗师通常主要制订月方案和周方案,而在学校工作的语言治疗师制订的方案根据学校要求,可能除月方案和周方案外,还有年度方案、学期方案、季度方案和日方案等。由于儿童语言障碍治疗是一个漫长的过程,很难实现日新月异的突破,同时又受多方面因素的影响,一般建议围绕诊断性评估报告,以阶段方案(季度或月方案)为引领、以周方案为主体、以日方案为辅助进行方案的制订。

具体来说,阶段方案主要包括 1~3 个月的治疗目标、语言评估摘要、治疗模式及强度、注意事项等。

周方案设定了一周的具体干预目标、康复内容、康复资源、康复方法等。

日方案则设定了一日的干预目标、具体内容、主要过程、提示层级、反馈方式等更为详细的内容。语言治疗师可设计既符合儿童语言康复要求,又具有单位或个人特色的模板。

在语言康复训练实践中,各医院、学校、康复机构制订语言康复治疗方案的周期差别很大,所制订的康复治疗方案的样式也各有不同。有的治疗师喜欢用表格格式,有的喜欢用文字描述。本书中主要采用表格的形式供大家参考。用文字描述时,表格中所有的要点应该包含于其中。

日方案中的提示层级是指在儿童可能无法主动完成目标所要求的反应时,治疗师给予的不同提示。提示层级从高到低依次为"语音＋口型＋手势""手势＋口型""手势(语音)""无提示"。强化物是促进儿童保持训练兴趣的一个重要事物,治疗师可通过询问家长、观察等来选择有效的强化物,强化物可能是糖果、玩具等实物,也可能是口头表扬、小贴纸等社会强化物,还可能是儿童喜欢的活动,如儿童喜欢跳,当他出现目标行为后,治疗师可以允许他去跳5分钟的蹦蹦床。康复效果的记录与分析可以为制订下一次的康复目标服务。

一般情况下,阶段方案应由非常有经验的语言治疗师制订,而周方案和日方案则在阶段方案制订者的指导下,由语言治疗的具体实施者完成。新手语言治疗师尤其需要加强日方案的撰写,通过撰写日方案做好充分的准备工作,保障康复目标的实现。在学校中工作的语言治疗师根据教育工作的要求,语言治疗方案主要采用教案格式,在教案中除上述内容外,还会增加教材分析和学情分析等内容。

(二)语言康复目标的撰写

无论是阶段方案、周方案还是日方案,其中最重要的内容都会涉及目标的撰写问题。其余部分内容治疗师均容易理解。语言康复目标指引着康复内容的选择和康复资源的准备,是康复训练方案中最重要的部分。如果目标的设定不符合儿童的情况,则康复将会事倍而功半。科学地制订康复目标可依据 SMART 原则。SMART 是特定性(specific)、可测量性(measurable)、可实现性(achievable)、相关性(relevant)和时效性(timely)的缩写。具体含义如以下。

1.特定性(S)

S 是指治疗目标的特定性,目标需要具体明确,而且目标要选择相对重要的目标。泛泛地提"提高语言能力,增加沟通交往"之类的目标对儿童来说是无法实现的。目标越具体,实现的可能性越大。具体目标可从以下几个方面考虑。

(1)谁(儿童、儿童与父母、儿童与治疗师)?

(2)什么(具体内容)?

(3)什么时候(星期几/天)?

(4)在哪里(在言语治疗师的办公室、在家里、在路上、学校等)?

(5)怎样(需要准备的工具/用品)?

例如,某儿童的6个月的目标为在熟悉的环境中面对熟悉的听众,儿童能从不足25个表达性词汇发展到在最少提示下能使用100个词语,且在5个连续的会话中,在4个会话中能有效地使用已习得的词语。

2.可测量性(M)

M 是指治疗目标应为可测量的目标。可测量目标的基本结构为细化的目标语言行为＋特定的量化指标。量化指标可从正确率、正确频次、时限要求、距离要求、时间周期等方面进行。举例如下。

(1)正确率:小明将能理解他生活中常见的生活用品类词语,正确率达80%(一般用的正确率范围是75%、80%、90%、100%,慎用100%)。

(2)正确频次:小明将能理解他生活中常见的生活用品类词语,5次中4次正确(根据行为的性质选择次数,常用4/5、8/10、10/12、15/20)。

(3)时限要求:小明能在1分钟内说出20个常见生活用品的名称(根据行为确定时限,常用1~10分钟、15分钟、20分钟、30分钟等)。

(4)距离要求:小明能在2 m处回答治疗师的简单问题(常用0.5 m、1 m等)。

（5）时间周期：小明在每个半天内能提问 3 次（每半天、每天、每周、每月等）。

当某类行为描述难以使用以上量化目标时可采用行为描述。例如，小明的共同注意能力能有所提升，错误有所降低、维持原有水平等。

3.可实现性（A）

A 是指治疗目标应为可实现的目标。同为语言障碍，某些儿童的语言障碍的治疗可能会更困难，因此儿童的治疗目标必须基于其面临的具体问题，不能超越儿童的发展阶段，同时也应确保人员、工具等资源都能及时到位，有效保障儿童康复目标的实现。在此过程中还应保障儿童克服其他阻碍目标实现的障碍。例如，某儿童尚处于前语言阶段，6 个月的目标为可以产生完整的句子，则是不可实现的目标。目标可降低为掌握 20～30 个新词语。但如果儿童在这 6 个月中没有丰富的语言环境，在家仅由只保障吃穿的看护者陪同，该目标也不具有可行性。

4.相关性（R）

R 是指治疗目标应优先考虑与儿童生活密切相关的目标，如吃、玩、穿、行等内容。唐诗、宋词与儿童后面的语言学习也有关，可以作为语言治疗后期的目标。在儿童尚无法表达"我想要××"的句子时，不宜将"熟练地背诵 5 首唐诗，正确率为 100%"作为治疗目标。

5.时效性（T）

T 是指治疗目标应在一定时间期限内完成。例如，每周 4 天，每天 15 分钟的语言治疗。

二十二、语言康复治疗计划的实施

语言康复治疗计划的实施在日方案中即可看到具体的过程。在实施过程充分考虑以下几点，会更有效地帮助目标的实现。

（一）治疗前的准备应充分

熟悉计划、准备材料、安排治疗环境等工作都应事先准备好。对新手治疗师来讲，还应该将治疗活动进行演练，确保治疗过程的顺利进行。在物理环境的准备上应注意排除视觉和听觉方面的无关干扰，相关工具取用方便。

（二）与儿童建立良好的信任关系

儿童的年龄和经历在很大程度上影响着治疗师取得其信任的时间和方式。学龄期的儿童可能通过简短的对话、猜谜游戏等就会放松下来，而学前儿童需要符合他们水平的好玩的游戏使他们放松。只有在儿童放松及合作状态下的语言治疗才有价值和意义。

（三）采用简单易行的 A-B-C 三步曲治疗范式

（1）A 即前事，指的是诱发行为发生的事件，如指导语、手势、图片、实物等。

（2）B 即目标行为，指的是儿童的反应，如对实物的命名等。

（3）C 即行为的结果，这里指的是强化。强化物层级分为原级强化物（如食物）和次级强化物（如活动、鼓励、微笑）。对强化物的使用应充分掌握好，不宜形成强化物依赖和强化物失效。

（四）尽量泛化目标语言的使用

语言干预之所以进行，是因为儿童在实际的沟通交流中需要相关的语言，因此仅在治疗环境中达到了语言的目标还不能算完成任务，真正完成治疗的目标是儿童在生活中能使用这些语言，因此，拟定如何实现目标迁移的方案也非常重要。具体策略包括尽可能多地在真实场景中使用儿童能理解的语言描述，充分调动起儿童在日常环境中使用目标语言的积极性。

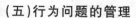

(五)行为问题的管理

儿童在语言治疗过程中,如果出现异常行为问题,需要有效地采取行为管理方式加以应对。

(六)小组或集体干预中儿童之间互动关系问题的处理

在目前治疗师稀缺的情况下,一对一的治疗无法实现。在公立学校中,多数的语言治疗是以2人以上的小组模式完成的。小组干预首先应选择短期目标相近、认知水平相近的儿童组成小组,这是小组干预的重要前提和基础。其次,在小组干预中要保障管理好儿童不相互干扰。此外,在小组干预中还需考虑到每一个儿童的情况。

二十三、语言康复治疗后的记录与方案调整

语言治疗结束后,一般需要在方案中记录本次治疗过程中儿童对目标的掌握情况,以及治疗过程中的相关过程、儿童的配合情况等。在教育机构,目前主要以教学反思的方式呈现,而在医疗机构,则更多采用 SOAP 格式报告个案完成就诊记录。SOAP 是主观(subjective)、客观(objective)、评估(assessment)和计划(plan)的缩写,其目的在于促进与个案相关的专业人员之间的沟通,例如医师、护士、营养师和其他治疗师。具体内容如下。

(一)主观(S)

该部分记录难以测量的信息及病史信息等。概括陈述该个案或照料者的观点。包括现病史及既往史、个案的关心程度、合作程度及整体的情绪状态。

(二)客观(O)

该部分记录可测量的结果。如首次诊断、检查结果的记录。在治疗过程中,文档记录干预任务的客观表现。

(三)评估(A)

该部分综合分析主、客观部分的信息。在诊断环节,写评估总结和建议。在治疗环节,记录个案与目标相关的症状。以其他专业人士能理解的方式撰写。

(四)计划(P)

撰写行动计划,是维持原计划,还是需要调整计划。如果儿童在过程中出现特殊情况,使得原有目标无法实现或者超越了原计划的进度,则应根据儿童的当前情况调整目标。例如,儿童因为生病,半个月未能参与治疗,影响了治疗进度,则需降低原有的目标。而如果儿童语言累积到一定程度,刚好在儿童的语言爆发期,原有的目标过低,则应提高目标。总之,目标应始终处于儿童的最近发展区内。

二十四、语言康复治疗的终止

由于语言治疗师数量不足,目前仍不能充分满足实际的康复需求。有些儿童终身伴随语言障碍,但语言康复治疗往往难以持续终身。此外,在少部分儿童的康复治疗中也存在过度治疗的现象。何时终止语言治疗服务是值得思考的问题。目前该问题并没有明确的政策规定,仅有一些机构对此做了一些说明。

例如,密西根言语语言治疗纲要中关于语言治疗的终止标准如下。

(1)语言障碍问题已不存在。

(2)所有的语言治疗目标都已经达到。

(3)语言障碍不再影响个案的教育成就,包括学业和职业的发展。

（4）鉴于目前的医学、神经生理、认知、情感因素、发展水平等,学生的语言水平已达到预期目标。

（5）在1～2年的连续治疗中,尝试了各种方法,成效甚微,甚至看不到任何进步。

（6）由于缺乏足够的生理、心理和情感因素的支持,儿童无法在一个及以上的环境中形成泛化的能力。

（7）个案出席率过低阻碍了治疗进度。

（8）家长或监护人要求终止语言治疗服务。

（9）儿童已毕业。只要满足上述9个方面的任何一点,治疗就可以结束了。

在考虑终止语言治疗时,需征得家长或监护人的同意。与此同时,应给予家长充分支持,指导其在家庭中能有效地利用相关资源进行交流,最大限度维持并发展儿童的语言沟通能力。

（王　平）

第二节　儿童情绪障碍

儿童情绪障碍是发生于儿童期,以焦虑、恐惧、抑郁和强迫等症状为主要表现的一组疾病,过去称其为儿童神经症,是儿童少年期常见的心理疾病之一。近年来,国外研究资料显示儿童情绪障碍发生率有逐渐升高的趋势,有3％儿童患有各种情绪障碍,其发生率在儿童认知障碍中占第二位。

一、评估

(一)病因学评估

1.致病因素评估

（1）诱因:已有研究发现儿童情绪障碍的发生多有诱因,如学习压力过重家长老师批评指责、与同伴相处不融洽、亲人去世等应激事件。

（2）生物学因素:儿童情绪障碍的发生有一定的生物学基础,主要为遗传因素和生化因素。研究发现染色体片段的复制可导致分离焦虑,焦虑症状的稳定性68％是由于基因的作用。有学者等发现情绪障碍与背外侧前额皮质5-羟色胺转运体结合低下有关。

2.社会心理学因素评估

（1）家庭方面:已有研究发现儿童情绪障碍的发生与不良家庭环境密切相关,包括亲子依恋、父母婚姻质量、养育方式等。

（2）亲子依恋:依恋最早由英国精神学家JohnBowlby提出,是指婴儿与主要照顾者通常是母亲之间的一种持续性情感联系。已有研究表明不安全依恋与儿童焦虑、抑郁等不良情绪的产生有着密切的关系;母子依恋、父子依恋安全性均与儿童焦虑负相关。母子矛盾型依恋与分离焦虑障碍呈正相关,特别是对于男童,母子回避型依恋与分离焦虑呈负相关,母子混乱型依恋与社交恐惧症、学校恐惧症呈正相关,而母子安全型依恋与广泛性焦虑障碍、社交恐惧症、学校恐惧症呈负相关。

（3）婚姻质量:婚姻质量是衡量家庭环境的重要因素,婚姻关系不良的家庭,儿童缺乏安全稳定的生长环境,是产生儿童情绪障碍的危险因素。研究发现婚姻冲突是儿童抑郁的独立危险因素。父母婚姻质量与幼儿焦虑状况关系密切,父母婚姻质量越好,幼儿产生焦虑问题的可能性越小。父母婚姻关系的恶劣会使儿童产生不确定感,从而产生焦虑。

(4)养育方式:大量研究表明情绪障碍儿童的家庭存在父母惩罚严厉,过分干涉、拒绝否认、过度保护、关心和理解支持不够等不良养育方式。有学者等发现高达76.1%的情绪障碍儿童家庭存在至少两种以上不良教育方法。

(5)学校方面:学校与儿童情绪障碍的发生也有密切关系。已有研究发现儿童情绪障碍的发生与儿童学习成绩差、不正确的教育方法、不良校风等相关。

3.个性特征评估

学校、家庭都是外因,外因多通过儿童个性特征这个内因发病。大量研究表明情绪障碍儿童有特定的人格特征,即极端内向,情绪不稳定,情感压抑,表现为安静、敏感、多疑、易怒、悲观等,这些特征使得这群儿童更易受到外界环境的影响,他们的人际交往受到限制,社会支持度低,再加上本身应对应激事件的能力不足,自我和谐能力差,因此易患情绪障碍。

总之,儿童情绪障碍是多因素共同作用的结果。在生物学因素易感下,社会心理因素的不良刺激诱发儿童产生情绪障碍,它们之间相互作用影响儿童情绪障碍的发生、发展与转归。

(二)临床症状评估

根据儿童情绪障碍分型及临床特点,以下主要介绍儿童焦虑症、儿童抑郁症、儿童强迫症、儿童恐怖症、选择性缄默症。

1.儿童焦虑症

儿童焦虑障碍主要表现为在不明原因的情况下出现的紧张、恐惧和不安,常伴有自主神经系统功能的异常。根据发病原因和症状特征可分为3种类型。①广泛性焦虑:表现为对未来过分担心、忧虑、不切实际的烦恼,常为一点小事影响情绪而惴惴不安,焦虑烦恼。②分离性焦虑:多见于学龄前儿童,当与亲人分离时而产生明显的焦虑情绪。③社交焦虑:每当儿童与人接触或谈话时会紧张、害怕、局促不安,尤其是当接触陌生人或在新环境时表现为持久而过分的紧张不安、烦躁焦虑并企图回避。

(1)儿童广泛性焦虑障碍:表现为主观的焦虑体验、外显的不安行为和生理反应,不同患儿这三方面的表现程度不一样,或以其中的一种为主要的临床形式。①焦虑体验:患儿表现为过分地、广泛地担心自己的社交、学业,最常见的是担心考试成绩不好。②不安行为:年幼的患儿由于语言发育尚未完善而难以很好地表达他们的不安或恐慌,表现为爱哭闹、不安、易烦躁、不愉快、不易安抚。③生理反应:儿童焦虑的躯体症状包括不安、疲劳、注意力不集中、激惹、肌肉紧张、食欲下降、睡眠障碍和排泄习惯紊乱。

(2)儿童分离性焦虑障碍:指儿童与主要依恋对象离别时产生的严重焦虑反应,表现为恐惧不安、害怕、对亲人的怀念、怕亲人一去不返、怕亲人离开后会出现什么可怕的事情。

(3)儿童社交焦虑障碍:指儿童持久地害怕一个或多个社交场合,在这些场合中儿童被暴露在陌生人面前,或者被其他人过多地关注时出现焦虑反应。

2.儿童抑郁症

儿童抑郁症是情绪低落、没有兴趣等抑郁情绪与负性思维模式、兴趣丧失、躯体症状如动力缺乏、睡眠减少的共同存在状态。与表现在成人的三低症状"情绪低落、思维迟缓和意志行为减少"不完全一样,更不典型。由于儿童抑郁症在很多方面不同于成人抑郁症,其本身的特征和界限也不清楚,因此,要用发展的观点来看待儿童抑郁症。①发作形式多样,抑郁情绪不典型,常表现出悲伤和愤怒的混合情绪。②儿童的认知发展尚不成熟,负性思维特征不突出,例如抑郁症常见的罪恶感在儿童就不突出。③如果采用成人的诊断标准去诊断的话,则要求儿童不仅要有抑郁的体验,还要能用语言准确地把情绪体验表达出来,这些在儿童均做不到。儿童抑郁症的具体特征如下。

(1)情感障碍:表现为情绪低沉、不愉快、悲伤、哭泣、自我评价过低、不愿上学、对日常活动丧失兴趣、什么都不想玩、想死或企图自杀,也有表现为易激惹、好发脾气、违拗、无故离家出走等。

(2)精神运动迟滞:表现为行为迟缓、活动减少、行为退缩,严重者可表现为类木僵状态。儿童抑郁症可能以行为障碍为突出症状,如不听从管教、对抗、冲动、攻击行为或其他不良行为。ICD-10 将这种既有抑郁症又有品行问题的现象称为抑郁性品行障碍。

(3)思维言语障碍:表现为思维迟钝、低声细语、言语减少、语流缓慢、自责自卑,年龄大的儿童可有罪恶妄想。

(4)躯体症状:常诉各种各样的躯体不适,如头昏、头痛、疲乏无力、胸闷气促、食欲减退、睡眠障碍等。

3.儿童强迫症

儿童强迫症主要表现为强迫观念和强迫行为两个方面。强迫观念是指持续反复的想法、冲动或者画面,它们往往是闯入性的,不合时宜的并且是使人痛苦的。强迫行为是不断重复的行为,可以是一个简单的动作,也可以是一个繁琐、复杂的过程。儿童强迫症的特点:鲜明的年龄特点,症状与儿童的生理心理发展阶段相一致。症状的局限性,受神经系统发育不成熟和认知水平的限制,年幼儿童习惯用具体形象思维来表达自己的想法。抽象思维和言语表达能力薄弱,对自己疾病没有认识能力,缺乏反强迫意识者,主动求治或寻求帮助的愿望就不强烈。症状没有特异性,强迫症状把家庭成员牵涉在内的发生率更高,共病较多,主要是焦虑障碍、抑郁障碍、ADHD和品行障碍。

4.儿童恐怖症

儿童恐怖症是指儿童对某些物体或情境出现过分的恐惧,伴有焦虑不安与回避行为。当面临恐惧的对象时,患儿表现为恐惧、害怕、焦虑,并伴有呼吸急促、胸闷、心悸、血压升高、肢体震颤、出汗、面色苍白等,离开恐惧对象后症状消失。因此,当遇到恐惧对象时,儿童为了摆脱痛苦而表现出逃离回避行为。

(1)特殊恐怖:特殊恐怖是指面对特殊物体或情境而发生过度的恐惧害怕。根据恐惧的对象不同具体分为下列几种类型。①动物恐怖:如害怕猫、狗、昆虫等。②自然环境恐怖:如对暴风雨、登高、水的恐怖。③注射与血液恐怖。④特殊情境恐怖:如对黑暗、隧道、电梯、桥梁、飞机、公共汽车或其他封闭场所等的恐惧,也称为广场恐怖。⑤特殊物体恐怖:如对尖锐物体的恐惧。⑥疾病恐怖:如害怕癌症、肝炎、心脏病,害怕死亡。

(2)社交恐怖:儿童在与陌生人交往时,存在持久的焦虑和回避行为,对此,儿童本身有自我意识,并且表现出尴尬或过分关注,这种行为明显地影响社交关系,导致交往受限,每当面对新环境时就感到痛苦、不适、哭闹、不语或退出。因此,儿童害怕当众说话或表演,拒绝参加集会,不敢面对学校领导或权威人物,回避需要面对陌生人讲话或交流的社会交往。年幼儿童在陌生环境下,可能表现为哭闹、缠人或躲在母亲后面、不愿上学。学龄儿童回避班级活动,回避上体育课,学习成绩表现不佳。少年期与异性约会或建立关系很难,由于社交困难与学习适应下降可能出

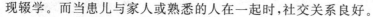

现辍学。而当患儿与家人或熟悉的人在一起时,社交关系良好。

5.选择性缄默症

选择性缄默症主要表现为在某些场合(如学校)拒绝讲话,而在另外一些场合则能进行正常的言语交流。症状通常持续数月,甚至数年。有些患儿在家庭以外不与成人进行言语交流,但可与其他儿童进行言语交流。有的患儿与熟悉者交流自如,但不能与陌生人进行交流。少数患儿相反,在幼儿园里能与同伴或老师交流,但回到家中则一言不发。有的患儿可以用手势、点头、微笑等躯体言语或书写来代替言语进行交流,有的表现为声音常低微,如同"耳语",或发出呢喃或单音。周围的人越是鼓励患儿讲话,患儿越是紧张、害怕,越是默默不语,此症状影响正常的学习、人际交往等社会功能。多数患儿还有其他情绪和行为问题,如过分害羞、社会退缩、易怒、违抗、攻击性行为。少数患儿共病 ADHD、抽动障碍、非器质性遗尿等精神障碍。

(三)测量评估

1.评估幼儿情绪的方法

评估幼儿情绪的方法包括伊扎德的最大限度辨别面部肌肉运动编码系统和表情辨别整体判断系统;艾克的母婴依恋检测技术,主要采用"陌生情境"实验程序进行;其他的情绪测量方法还包括实验室结构访谈法、J.Campos 等制订的婴儿社会情绪行为编码系统;从美国耶鲁大学引进的幼儿社会性和情绪状态评价量表、情绪能力及同伴接纳测量、儿童情绪调节策略问卷等。儿童行为量表有 113 个条目,0~2 三级评分的自评量表,用于评定儿童的行为问题。由 Achenbach 编制的儿童行为量表(CBCL)中的内向性量表和退缩、躯体主诉、焦虑抑郁等分量表,也可评定幼儿的情绪问题,此量表是专门评定 1.5~5 岁幼儿的量表,对幼儿更合适。

2.评估 9~18 岁儿童的方法

由 Birmaher 制订的儿童焦虑性情绪障碍筛查表,由 38 个条目组成,后来修订为 41 个条目(其中 5 个条目为简明条目)。分为躯体化/惊恐、广泛性焦虑、分离性焦虑、社交恐怖、学校恐怖 5 个因子。按 0~2 三级计分。0:没有此问题;1:有时有;2:经常有。由澳大利亚昆士兰大学的 Spence 和 Mcdonal 编制的学前儿童焦虑量表,是专门用于测查学前儿童一般焦虑症状的评估工具,包括分离焦虑、躯体伤害、恐惧、社交恐惧、强迫-冲动障碍、广泛性焦虑和创伤后应激障碍 6 个分量表,测查的内容与临床诊断的焦虑性障碍条目一致。焦虑自评量表(SAS)有 20 个条目,1~4 四级评分的自评量表,主要用于评估儿童及青少年的焦虑情绪。

3.针对选择性缄默症的评估方法

针对选择性缄默症的评估方法包括语言发育迟缓评价法(S-S)法、韦氏幼儿智力量表、韦氏儿童智力量表、格塞尔发展测验、皮博迪图片词汇测验(PPTV)、语言行为量表、计算机辅助下语言能力评定等。在使用上述量表时,不仅要考虑每个量表的适用年龄,还应注意每个量表在评定儿童时的优势。如在使用 S-S 法时,要注意儿童在交流态度方面的表现,评定儿童是否存在交流态度不良,注意患儿在符号形式-指示内容项目中语言理解能力和表达能力分测验表现上的不对称性。在进行格塞尔发展测验时,要注意儿童在粗大运动、精细运动、认知能力、社交能力和语言理解能力表现上与语言表达能力表现的不对称性。患儿在接受 PPTV 检测时,由于 PPTV 主要测试患儿的语言理解能力,所以选择性缄默症儿童在语言理解能力上表现正常。

二、康复治疗

儿童情绪障碍以综合康复为原则,以心理康复治疗为主。通过治疗性语言(解释、安慰、支持、保证、启发、积极暗示、引导、明确、劝解等)、认知手段,重新正确全面评价心理事件,以消除儿童心理刺激。通过行为矫正(正性强化法、负性强化法、脱敏法等)纠正处理问题的行为模式。必要时可辅以药物治疗。

(一)心理治疗

心理治疗目标主要是激发儿童的潜能,引导儿童克服情绪障碍,改变家庭的互动模式和整体氛围。采用积极的教养方式,帮助患儿养成坚强、独立的个性,更好地适应环境。年幼儿童受语言表达和沟通技巧的限制,认知能力与成人相比不足,心理治疗多选择游戏治疗、绘画治疗等。年龄稍长者可灵活选用家庭治疗认知行为等治疗。这些方法可有效地降低情绪障碍患儿的焦虑和抑郁水平,改变其认知模式,改善亲子关系,减轻厌学情绪。

1.儿童焦虑症的心理治疗方法

(1)增加自信:自信是治疗焦虑障碍的前提,增加自信,焦虑程度就会降低。

(2)学会放松:放松自己,通过轻松的活动或情景从紧张情绪中解脱出来。

(3)认知行为治疗:改变儿童固有的认知习惯,重新构建合适的认知方法。

(4)父母训练小组:随机对照的研究结果显示,经过小组训练的父母,57%的焦虑障碍儿童的症状明显减轻,32%的焦虑症状消失。

(5)父母不能对儿童要求过多,期望过高,应根据每个儿童心理发育特点,提出合理要求,并予指引和帮助。但不能放任不管、事事包办代替。

(6)学校老师也应改进教育方法,不能使学生负担过重,让他们能够轻松愉快地完成学习任务。

(7)专业的心理治疗可以考虑支持性心理治疗和认知治疗相结合,与患儿建立良好的信任关系,耐心听取患儿主诉及家长的病情介绍,告知患儿如果能积极配合就能够治愈。

2.儿童抑郁症的心理治疗方法

急性抑郁情绪发作时,首先要查明原因,设法去除,并积极引导,使其淡化所受的心理打击。对有自杀念头或行为、冲动伤人行为或破坏行为者,应予密切监护,必要时住院治疗。慢性的抑郁情绪起因较复杂,除了改善环境,心理疗法也十分重要。目前常用的心理治疗方法如下。

(1)支持心理治疗:通过倾听、理解、解释、保证的方法,使患儿获得心理支持。

(2)认知行为治疗:通过认知归因策略帮助儿童重塑战胜悲观信念的认知,通过帮助患儿意识到自己处理问题是的认知错误,纠正其错误行为,根据患儿不同的病情和行为表现,可以采用放松技术、阳性强化、消退法等进行行为矫正。并使患儿在治疗中体会成功的喜悦,增进积极乐观的信念。

(3)系统家庭治疗:帮助家庭成员建立正确及愉悦的家庭人际关系,设法提高患儿自尊,创造一个安全性高、支持性好的家庭环境,减少儿童的抑郁情绪。

(4)心理动力学理论:找到患儿情绪抑郁的潜意识,通过解释、保证、暗示等心理动力学的方法,纠正患儿情绪低落症状。

3.儿童强迫症的心理治疗方法

(1)合理情绪治疗:帮助患儿消除导致强迫行为的不合理认知,治疗时运用"Beck认知行为转换治疗法"。采用与不合理信念辩论的方法帮助,使之放弃对自己、别人的不合理的要求,如"走路的姿势没有任何其他的意义,与成功失败、吉祥灾祸等没有任何关联"。进一步的治疗还可包括用新的合理的行为替代原来的强迫行为。

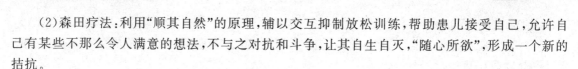

（2）森田疗法：利用"顺其自然"的原理，辅以交互抑制放松训练，帮助患儿接受自己，允许自己有某些不那么令人满意的想法，不与之对抗和斗争，让其自生自灭，"随心所欲"，形成一个新的拮抗。

（3）催眠疗法和暗示疗法：咨询师使患儿进入一种意识特殊状态，其受暗示性极大提高，甚至到达无抵抗状态，咨询师用积极的暗示语巩固意识中新建立的合理认知，"你的强迫行为已经去除了""你的病已经完全好了"，触及其内心深处的童年障碍。

4.儿童恐怖症的心理治疗方法

通过心理辅导与健康教育，用科学讲道理的方法教导儿童，培养其乐观开朗勇敢的品行，保持快乐镇定的情绪，遇事不惊慌，思维敏捷，勇于探索。发现儿童对某些事物出现恐惧情绪时，要及时加以关注，查明原因，采用谈心疏导，解除其思想负担，逐渐淡化对某些事物的恐惧情绪，但不要强迫。如小孩害怕独自进黑屋子，可以先陪同一起进去，或者让他先走家长随后，慢慢让孩子确信黑屋子里面没有什么可怕的，解除其恐惧心理，增强他独自进黑房间的勇气。对于怕小虫子、怕血等也可以讲清道理后，试着让儿童接近它们，逐渐减轻恐惧心理。

5.儿童选择性缄默症的心理治疗方法

（1）心理治疗：以缓解患儿的内心冲突为主要目的，强调个体化治疗，具体方法有心理暗示、心理辅导、精神分析法、认知治疗等。

（2）家庭治疗：包括家庭教育和家庭游戏。家庭教育的目的是改善不健康的家庭环境和家庭关系，加强家长对儿童缄默症的认识，给患儿创造一个适宜的家庭环境，减少粗暴的呵斥，增加善意的鼓励，如患儿主动与客人交流（包括眼神、手势、躯体姿势、言语等）时给以适度的鼓励，不强迫患儿说话；家庭游戏，邀请患儿的朋友、同学和老师来家中做客，同患儿一起做游戏，让患儿在熟悉的环境中，同他们进行交流。诱导鼓励患儿交谈，不鼓励患儿使用其他的方式交流，但不能反对，以避免增加患儿的焦虑。来客由陌生到熟悉，由少到多，最终，患儿在学校接触到的人都是自己熟悉的人，而忽略学校是一个陌生的环境。

（3）学校和社会环境的参与和支持：给患儿创造一个良好的环境，多鼓励患儿讲话，不取笑其言语障碍，不恐吓、捉弄等。在学校组成以老师和部分同学为主的帮助小组，告诉他们配合医师治疗的重要性，了解患儿情况及治疗特点，多与患儿交流，不强求患儿言语应答，早期鼓励患儿各种形式的回应，等患儿交流增多后减少、停止鼓励，甚至反对，有计划地诱导患儿使用言语交流。课堂上，最初鼓励患儿参与集体回答，回答人数逐渐减少；鼓励患儿单独和老师交流，提前准备要回答问题，然后小范围内由患儿单独回答，老师或同学们用言语诱导、提示、配合患儿回答问题，逐渐将范围扩大。

（二）行为治疗

儿童情绪障碍常伴有行为异常。通过正性强化、负性强化、脱敏疗法等行为治疗可以矫正患儿的异常行为。如针对缄默症的儿童，可采用正性强化法，当其在陌生人面前讲出一个单字词，比如打招呼"您好！"就立即给以物质奖励（儿童喜欢吃的糖果），或者精神奖励（给予表扬或者听一首他喜欢的歌谣）。如针对强迫症的患儿采用负性强化法，在其停下咬手指头时，立即给予玩具或者好吃的糖果奖励，增强其良好行为的发生率。如针对恐怖症的患儿采用脱敏疗法，如果其惧怕蜘蛛，可以先让其看蜘蛛的图片，当他不感到害怕时，可以将蜘蛛的玩具放在其手心上玩，使恐惧的心理逐渐减少后，可以让患儿试着接近蜘蛛，慢慢消除恐惧心理。

(三)计算机辅助康复治疗

C-QXY-01型情绪与行为障碍干预系统包括情绪调节、行为干预等多种情绪干预的游戏模块。可针对行为与情绪障碍儿童全方位、多角度的实施干预,减轻儿童行为及情绪障碍的相关症状,使患儿在学习和游戏中得到有效的康复治疗。

(四)物理治疗

重复经颅磁刺激是通过重复不同频率的经颅磁刺激,对大脑皮层神经细胞兴奋阈值的改变而产生作用。目前重复经颅磁刺激多用于成人抑郁症的治疗,重复经颅磁刺激对儿童的研究相对较少。研究发现,重复经颅磁刺激联合放松训练疗法治疗儿童广泛性焦虑障碍的效果优于药物治疗联合放松训练的疗法。

(毕素香)

第三节 儿童精神障碍

儿童精神障碍是指发病年龄<18岁的精神疾病,除了与成年人共有的精神分裂症、情感障碍、精神发育迟滞、器质性精神障碍外,儿童精神障碍还包括广泛性发育障碍、注意力缺陷多动障碍、学习障碍、品行障碍、儿童情绪障碍、抽动障碍等一些特发于儿童和青少年的精神障碍。本文主要论述学习障碍、品行障碍、抽动障碍。

儿童精神障碍致病原因复杂,多数疾病的具体病因不明,为生物因素与环境因素交互作用所致。儿童随着年龄的增长,环境因素影响逐渐增大,环境因素包括家庭教养环境、学校环境和社会环境。提供良好的环境可以预防或减少儿童精神障碍的发生。儿童随着年龄增长,神经系统及心理发育逐渐成熟,加上干预及康复治疗,症状可逐渐缓解,部分可能持续到成年。

一、评估

(一)学习障碍

学习障碍是指儿童在语言、说话、阅读和社会交往技能方面的发育障碍,不包括视、听觉障碍和智力障碍。

1.致病因素评估

(1)生物学因素。①气质特点:儿童的学习成绩与气质特点密切相关,气质对儿童的学业可以通过活动量、注意力、适应性情绪状态而影响学习过程及效果,比如学习成绩好的儿童的气质特点表现为积极性高,与周围环境调适良好。②遗传:学习障碍有家族遗传倾向。Richardson研究发现,在学习障碍的儿童一级家属中,学习障碍的发病率高达45%以上。③脑损伤:头部外伤、高热、脑瘤、脑炎等一些致病因素导致的脑损伤,能够改变脑部的某些功能,继而可能影响儿童的学习及行为。④神经系统结构和功能异常:学习障碍的患儿有轻度的脑结构异常、脑局部血流灌注不足、脑电图轻度异常等。⑤早产、低体重儿及躯体疾病:早产、低体重儿无论在注意能力、语言能力及运动能力方面都比正常儿童差。有躯体疾病不健康的儿童会使所学功课连续性中断,导致学习困难。

(2)智力与非智力因素。①智力:许多研究表明学习障碍的儿童智力水平较低,有明显的记

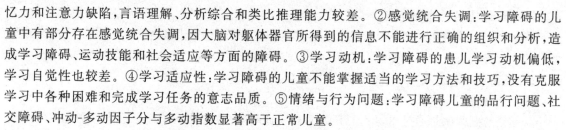

忆力和注意力缺陷,言语理解、分析综合和类比推理能力较差。②感觉统合失调:学习障碍的儿童中有部分存在感觉统合失调,因大脑对躯体器官所得到的信息不能进行正确的组织和分析,造成学习障碍、运动技能和社会适应等方面的障碍。③学习动机:学习障碍的患儿学习动机偏低,学习自觉性也较差。④学习适应性:学习障碍的儿童不能掌握适当的学习方法和技巧,没有克服学习中各种困难和完成学习任务的意志品质。⑤情绪与行为问题:学习障碍儿童的品行问题、社交障碍、冲动-多动因子分与多动指数显著高于正常儿童。

(3)环境因素。①家庭环境:家庭环境对儿童具有深远而广泛的影响,父母的自身素质、对子女的教育、关心和期望,从物质经济水平到情感支持精神水平,都会对儿童的身心健康产生影响。学习障碍儿童的父母文化素质较低,提供给儿童的生活、学习条件较差,给予爱护、关心、和情感支持较少。②学校环境:学校的教师和同学对儿童的身心发展都有重要作用。教师对学生的态度和期望直接影响了学生的学习态度和兴趣。对学生的管教方式不同会出现不同的行为特征。

2.临床症状评估

(1)特定学习障碍。①阅读障碍:有视觉-空间障碍,如不能区别笔画的长短及多少,如"刀"与"刃","甲"与"由"等;对词序理解困难,如不能区分"猫追老鼠"和"老鼠追猫"的不同。②书写障碍:书写笨拙、幼稚,跟儿童手的精细功能障碍有关。能听但不能书写,可正确抄写。不能造句、写文章,是由于构思组织和句法应用障碍引起。③算术学习障碍:不能理解数字和符号的意义,能做加法和乘法,不能做减法和除法,无法心算,缺乏数量守恒原则等。④发育性推理障碍:思维过度幼稚或过分僵化,注意力难以集中,不能协调局部与整体的关系,概念幼稚、不稳定,思维和概括能力不足。学习障碍学生往往不能完成一些图形或数字推理题目。

(2)一般学习困难表现:①注意力不集中,缺乏时间观念及任务感,学习懒惰,社会适应技能缺陷,凡事都要依赖别人。②动作迟缓、身体协调能力不良,书写笨拙、幼稚、缺少笔画。③缺乏学习兴趣及好奇心,对人及事缺乏兴趣,或兴趣范围狭窄,兴趣不能稳定维持。④缺乏学习动机,或学习动机多停留在短暂、肤浅的消极水平上,学习动机水平低,目标不明确,动机只表现在口头上,很少去行动落实。⑤学习态度不端正,表现为漫无目的的学习倾向,缺乏学习热情和自觉性。⑥活动过度、问题行为、违纪行为、自我控制力差,不能与同龄儿童建立良好的人际关系。⑦自我评价差,容易受挫折,焦虑,抑郁,容易形成自卑及自我封闭。

(二)品行障碍

品行障碍是指儿童期反复、持续出现的攻击性和反社会性行为。这些行为违反了与年龄相适应的社会行为规范和道德准则,影响儿童本身的学习和社会化功能,损害他人或公共利益。品行障碍发展至青少年时期,可转化为青少年违法。

1.致病因素评估

(1)生物学因素。①遗传:父母有反社会性行为的儿童将更多地出现反社会性行为。②气质:儿童气质受遗传和环境双方面的影响。研究发现那些早期养育中表现为困难气质型的儿童,后期出现行为问题的可能性高。③激素作用:高睾酮水平的男性儿童表现为不耐烦和易激惹,出现攻击性和破坏性行为的倾向增加。④神经递质:中枢神经系统的5-羟色胺功能降低与冲动性行为和攻击性行为有关。⑤右脑功能失调:非言语的学习障碍易发展为品行障碍,主要特征是明显的视觉空间障碍和社会认知障碍,这类儿童有注意力集中困难、面孔识别障碍、手指触觉失认、易出现攻击行为和违纪问题等表现。

(2)环境因素。①家庭环境:不良的家庭环境是品行障碍的重要危险因素。包括父母患精神

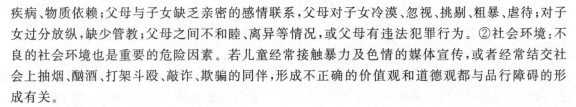

疾病、物质依赖；父母与子女缺乏亲密的感情联系，父母对子女冷漠、忽视、挑剔、粗暴、虐待；对子女过分放纵，缺少管教；父母之间不和睦、离异等情况，或父母有违法犯罪行为。②社会环境：不良的社会环境也是重要的危险因素。若儿童经常接触暴力及色情的媒体宣传，或者经常结交社会上抽烟、酗酒、打架斗殴、敲诈、欺骗的同伴，形成不正确的价值观和道德观都与品行障碍的形成有关。

2.临床症状评估

(1)反社会性行为：表现为不符合社会道德规范及行为规则的行为。例如：偷窃他人财物，勒索或抢劫他人钱财，强迫他人与自己发生性关系或猥亵他人行为；有虐待他人行为(如捆绑、刀割、针刺、烫伤等)，持刀棍等凶器故意伤害他人；故意纵火，经常逃学、夜不归家、擅自离家出走，参与社会的犯罪团伙进行违法犯罪活动等。

(2)攻击性行为：表现为对他人的人身或财产的攻击。如挑起或参与斗殴，采用打骂、折磨或威胁的手段欺负他人，虐待弱小、残疾人或动物，故意破坏他人或公共财物等。男性患儿多表现为躯体性攻击，女性则以语言攻击为多。

(3)对立为抗性行为：儿童少年对成人，尤其是对家长的拒不服从、违抗或挑衅行为，多见于10岁以下患儿。表现为经常撒谎、暴怒、发脾气；怨恨、报复别人；不服从、不理睬、拒绝别人的要求或规定；将自己的过失或不当行为推卸给别人；对抗父母或老师；故意干扰别人，违反校规或纪律，不接受批评教育。

(三)抽动障碍

抽动障碍是指一组主要起病于儿童期，表现为不自主、反复、快速、无目的的一个部位或多个部位肌肉运动性抽动和发声性抽动的神经精神障碍。

1.致病因素评估

(1)遗传：研究表明遗传与 Tourette 综合征病因有关，单卵双生子的同病率(75%~90%)明显高于双卵双生子(20%)，研究还发现 Tourette 综合征患儿家属中慢性抽动障碍、强迫障碍、ADHD 患病率显著增高。

(2)神经生物化学：Tourette 综合征与多巴胺过度释放或突触后多巴胺 D_2 的超敏、中枢去甲肾上腺素能系统功能亢进、内源性阿片肽、5-HT 等有关。

(3)心理因素：各种心理因素，或者儿童紧张、焦虑等原因都可能诱发抽动障碍，或使抽动症状加重或复发。

2.临床症状评估

抽动障碍主要表现为运动抽动或发声抽动，包括简单或复杂性抽动两种形式。抽动症状的特征是不随意、突发、快速、重复或非节律性。

(1)简单的运动抽动表现为眨眼、耸肩、张口、歪嘴、转肩、摇头或斜颈。复杂的运动抽动包括蹦跳、跑跳和拍打自己等动作。

(2)简单的发声抽动表现为类似咳嗽、清嗓或犬叫等声音，或"啊""呀"等单调的声音。复杂的发声抽动表现为重复语言、模仿语言、秽语(骂脏话)等。

(四)儿童精神障碍量表评估

儿童精神障碍量表评估主要包括两大类：筛查工具及诊断工具。

1.筛查工具

(1)儿童行为量表(CBCL)：由美国心理学博士 Achenbach 等编制并修改。包括三套量表，分别由父母、教师填写和青少年自评。父母用量表是使用最广泛的儿童行为评估方法,适用于4~16岁儿童和青少年。其评定内容分三部分,包括一般项目、社会能力和行为问题。其中社会能力包括七大项,涉及活动情况、社交情况和学习情况3个分量表。社会能力评分按0、1、2、3四级评分进行,以标准化常模的第2个百分位作为分量表正常值下限(相当于T分30)定出划界分,凡低于该划界分则认为可能在这个方面有缺陷。行为问题包括113项,是量表的主要部分,要求父母根据儿童最近半年内的表现填写。行为问题评分按0、1、2三级评分进行,以标准化常模的98百分位作为分量表划界分(相当于T分70分),凡得分高于划界分则认为该项行为可能有问题。评估大约需要15分钟完成。该量表内容较全面,信度、效度较高,可以作为儿童行为问题的筛查工具。

(2)长处与困难问卷:用于评估儿童的行为和情绪问题,由3~16岁孩子的父母或教师作答,或者11~16岁的儿童自己完成,可以在5分钟内完成。该量表包括25个题项,分为品行问题、注意缺陷多动、情绪症状、同伴关系问题及亲社会化因子5个维度,每个维度包括5个题项。

2.诊断工具

(1)儿童精神病评估(CAPA):评估儿童精神疾病的各种危险因素、临床表现和预后完整的访谈工具之一,是针对儿童或其父母的诊断性晤谈,9~18岁的青少年可独自完成此晤谈,年龄小于9岁的孩子则需要其父母完成,整个晤谈需耗时1.5小时。儿童精神病评估除了常规评估症状和损害程度以外,还可以评估更广泛的范围,即家庭环境和人际关系、家庭心理社会问题及生活事件(包括创伤性事件、躯体及性虐待)。儿童影响因素评估是其独立的一个访谈工具,主要测量家庭对儿童问题的影响,而儿童服务性评估则覆盖了多方位、多环境下对精神卫生问题的服务情况,从症状学水平和总体水平评估儿童在17个功能区域的心理社会损害情况,与儿童访谈时,还有62个项目是反映儿童行为的。

(2)发育和健康状况评定量表:①对5~17岁儿童的父母进行详细精神晤谈;②11~17岁儿童的补充晤谈;③一个简短的教师问卷。其中,父母晤谈和青少年晤谈需分别耗时50分钟和30分钟。发育和健康状况评定量表在大规模的儿童精神障碍流行病学研究中使用较多,但耗时偏长。

(3)DSM-Ⅳ障碍临床定式检查儿童版:在成人SCID的基础上改编而成,面谈问题调整为适用于儿童群体的问题,并把大多数儿童精神障碍都包含进来,如破坏性行为障碍(ADHD、品行障碍、对立违抗障碍等)和分离性焦虑障碍,每次访谈耗时约2小时。DSM-Ⅳ障碍临床定式检查儿童版的有效性在多项研究中得到证实,被认为是儿童精神障碍诊断的金标准,故有大范围普及的趋向,但因其耗时长,在大规模流行病学研究应用时收到限制。MINI是DSM-Ⅳ和ICD-10精神障碍的简短结构化诊断访谈,目的是为多中心临床试验和流行病学研究提供一种简明而精确的结构化诊断访谈工具,每次耗时约15分钟,可识别出在较长时间访谈中遗漏的精神障碍。

二、康复治疗

(一)学习障碍的康复治疗

学习障碍涉及脑功能发育、情绪、行为及各种心理问题的影响,一般需要采取综合性治疗措施才能改善。

1.心理支持治疗

引起学习障碍的因素很多,研究发现,父母家教不当和家庭环境是学习障碍的重要因素。不良的环境能引发儿童心理卫生问题、继发学习障碍。因此,在对学习障碍儿童进行干预训练时,对其家庭应给予具体的支持与援助,帮助患儿父母以正确的方式对待自己的孩子,并进行家庭指导与训练,开展学习障碍儿童父母心理咨询,提供患儿父母与专业人员进行对话和讨论的机会。对家长进行心理知识的宣传和辅导,帮助其树立正确对待学习障碍儿童的教养态度,改善家庭学习氛围,消除孩子的不安和恐惧心理,使之有一个适合自己发展的良好的生活空间。儿童入学后学校对其影响会在某种程度上取代一部分家庭的影响并逐渐增强。教师对学生的不同管教方式使学生出现不同的行为特征,教师对学生的态度和期望直接影响了学生的学习态度从而影响他们的学习成绩。因此,需结合家长及老师的访谈信息,充分了解患儿存在的核心问题,并说明解决问题的必要性和方法,及时给予必要的关注及理解,取得家长、老师、孩子的信任及配合,并能维持长期治疗。

2.个别化教育训练

儿童表现多种多样,应制订个别化教育指导方案,采取多种形式的教育和训练,给以他们切实有效的援助,使其内在的潜能得到充分发挥。需针对每个个体学习技能上的问题和特殊困难制订教育指导内容,明确教育指导要点,考虑教育指导的顺序性和阶段性。在每一个单元学习结束后,要根据单元学习所要求达到的目标,对其进行客观公正的评价,以达到最佳教育指导效果,并进行效果评估与调整。

3.神经心理功能矫治

神经心理功能矫治包括感知觉功能训练、认知功能缺陷治疗等。感觉统合是神经系统的关键功能,以前庭系统失常为核心的感觉统合障碍可造成患儿对肌肉运动的控制不良、对空间认知不足及身体感觉信息的输入与处理受损,因而发生听、读、写、算及交往的障碍,并且使之难于从一般性的干预训练中受益。只有通过感觉训练,改善对感觉信息的组织,才能克服学习障碍的问题。

认知心理学为研究学习障碍定义中内隐的、难于量化的"心理过程"提供了一种全新的思维方式和研究手段,对学习障碍的研究成果颇多。学习障碍儿童在挑选本应引起他们注意的重要信息方面存在困难,注意力极易分散,很少能坚持把一件事做得有始有终;在记忆中存在缺陷,主要发生在信息获取、信息储存、信息提取以及监控等方面;存在着解决问题和推理能力失调,包括抽象能力的受损、解决问题行为冲动、按次序排列信息有困难。

4.药物治疗

奥拉西坦、吡拉西坦等能促进脑代谢,透过血-脑屏障对特异性中枢神经道路有刺激作用,改善智力与记忆。一些生物类制剂对脑损伤修复也有一定疗效。

针对合并症用药,如伴有 ADHD、情绪、行为障碍等,可进行相关症状的对症治疗。

(二)品行障碍的康复治疗

品行障碍是幼儿问题行为中常见的问题,如果不能及时纠正,则可能使儿童出现持续性的心理障碍,这对幼儿的成长有很大的影响,甚至可能会发展为青少年犯罪。康复干预的方法包括心理行为治疗、药物治疗等。

1.心理行为治疗

(1)多系统治疗:品行障碍是在一个较大的网络系统中形成的,包括家庭因素、个体、同龄人关系、学校环境和社区环境。为了了解儿童或青少年目前问题的严重性,以及这些问题的系统环境,多系统治疗首先要进行全面的评估,然后根据评估所获信息,基于孩子及其家庭的特殊需求,

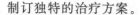

制订独特的治疗方案。

培训父母,改变他们常用的施压措施,逐渐与患儿建立规则,与孩子协商谈判,及时奖励孩子的亲社会行为。与老师建立良好的沟通,避免建立不良的伙伴关系及歧视这些儿童,并需在沟通技巧及生活技能方面起引导作用。此方法的干预需要家庭成员每天的努力,干预的有效性应该是通过多方面的观察得出的,并且这种效果是持续的。

(2)认知行为治疗:重点在于改善患儿的社会认知缺陷,如沟通技巧、解决问题的方式技巧、冲动行为控制及情绪管理等。具体可采取模仿、角色扮演及自我评估的方式。

2.药物治疗

(1)抗精神病药:抗精神病药用于治疗急性、慢性攻击行为者,如氟哌啶醇可有效缓解攻击行为、发脾气和情感暴发。但这些经典的抗精神药的不良反应限制了这类药物的使用;非经典抗精神病药如利培酮,其耐受性、锥体外系反应和迟发性运动障碍的发生率低,临床应用更广泛。

(2)心境稳定剂:锂盐对冲动攻击行为有效;氟哌啶醇和锂盐可有效减少难治性品行障碍患儿的行为障碍;丙戊酸钠对暴怒和情绪不稳的青少年有效。

用中枢神经兴奋药、抗抑郁药、可乐定等治疗本病均有报道,但目前尚无确定的结论。

(三)抽动障碍的康复治疗

1.心理行为支持治疗

心理治疗对抽动障碍患儿及其家属都是非常有益的,是防止疾病复发和减少并发症的主要手段。要帮助患儿和家长正确认识抽动障碍,正确看待和处理所遇到的问题(如同学的耻笑等),消除环境中对患儿症状产生不利影响的各种因素,改善患儿情绪,增强患儿自信,不要认为出现的症状是患儿调皮所致而予以斥责和惩罚。指导家长正确地观察患儿的症状和临床经过,去除刺激因素和诱发因素,防止发展为慢性。同时对待患儿要热情、耐心,并给予暗示,告诉他这并不是什么病,不要担心,使其不对此症产生过度的担心和忧虑,给予心理教育和支持疗法。有些轻症患儿可能只通过暗示就可以停止抽动,对于重症的患儿则要积极地进行治疗。当慢性抽动障碍的患儿和家属均有孤立感时,可以将患儿与其家属组织成为一个小组,在小组中进行必要的治疗。

2.药物治疗

药物治疗适用于重症病例;对于非重症的病例,如果家长和患儿本人表现出极度的不安时也可以应用。

(1)神经阻断药:是具有抗多巴胺作用的神经阻断药,主要有氟哌啶醇、硫必利(泰必利)等。氟哌啶醇治疗效果较好,有效率为 $70\%\sim80\%$,起始剂量为 0.5 mg,睡前顿服。如疗效不显,无明显不良反应,可每周增加 0.5 mg,一般剂量为 $0.5\sim6.0$ mg/d。其不良反应是可引起锥体外系症状和影响欲望及认知,当出现不良反应时要减量。硫必利疗效虽不如氟哌啶醇,但不良反应小,临床应用也比较多。有报道,此类药物对一过性抽动和慢性抽动均有效。

(2)利培酮:具有多巴胺和 5-羟色胺的双重作用,比神经阻断药有效,且不易引起锥体外系症状,是一种"非定型"的神经阻断药,目前在美国被广泛应用。

(3)可乐定:是一种 α_2 去甲肾上腺素动力药,比神经阻断药的有效性差,但不良反应轻,常用于抽动伴有 ADHD 的患儿。

(毕素香)

第四节　注意缺陷多动障碍

　　注意缺陷多动障碍又称儿童多动障碍,是儿童较为常见的一种脑功能发育障碍,也是学龄儿童患病率最高的公共卫生问题之一。主要表现为与年龄不相称的注意力集中困难、注意持续时间短、活动过度及冲动为典型特征的综合征,同时还伴有多种心理障碍,如品行障碍、对立违抗性障碍、情绪障碍及学习困难等。其症状和功能损害可持续到青春期甚至成人期,严重影响儿童的学习、人际关系,社会参与能力,给儿童家庭、学校和社会都造成沉重的负担,因此越来越受到社会各界的广泛关注。

一、评估

　　美国儿科学会(AAP)发布了新的注意缺陷多动障碍(attention deficit and hyperactive disorder,ADHD)指南——《儿童青少年 ADHD 诊断、评估和治疗临床实用指南》。这是在总结《ADHD 儿童诊断与评估指南》及《ADHD 儿童治疗指南》的基础上,发布的又一新的指南规范。

　　美国精神病学会的《精神障碍诊断和统计手册》第 5 版(DSM-Ⅴ)正式出版,DSM-Ⅴ指出 ADHD 是一种神经发育障碍,起病于儿童期,可持续至成年。因此将 ADHD 的起病年龄定为 12 岁以前,诊断标准与 DSM-Ⅳ 相似,每条症状标准同时都有成人表现的描述,扩展了对成人 ADHD 的诊断。目前我国大多数发育行为专业医师采用 DSM-Ⅳ 中的 ADHD 诊断标准,应用 Conners 父母症状问卷、Conners 教师评定量表进行评估诊断,并进行临床分型,必要时再行智力测试或其他心理行为评估以了解合并症情况,这些操作与新指南基本一致。

　　ADHD 的患病率评估范围为 2%～18%,范围较宽的原因一是在不同时期的诊断标准不同,二是因为调查或研究的环境有差异,三是存在将疑似样本也归为 ADHD 患儿的因素。不同的医生(包括儿科和精神科以及其他相关专业)在应用诊断标准时存在着明显的差异。ADHD 与其他大多数精神障碍类疾病一样,缺乏特异的病因学或病理学改变,可以辅助诊断的客观体征或实验室资料又甚少,因此诊断主要依据病史和对特殊行为症状的观察和描述,一般可从以下几个方面进行全面评估。

(一)智力评估

　　ADHD 儿童的智力一般正常或基本正常,但同正常儿童相比依然在一些方面存在不足。智力评估有助于临床排除智力障碍,了解各智力因子发育水平及智力发展是否平衡,目前应用较多的是韦氏儿童智力量表(WISC-CR),其注意/不分心因子(译码、背数、算术)、工作记忆因子(译码、背数)和加工速度因子(图形匹配、算术)等基本能反映出患儿的整体智力水平。从大量的分析结果来看,ADHD 患儿常表现为总智商、言语智商及操作智商均低于正常儿童,且言语智商和操作智商的发展不平衡。言语智商较低是造成这类儿童学习较差的原因之一;操作智商优于言语智商,说明其言语智商受损更明显。除智商较正常儿童低之外,这类儿童的智力结构也发展地较不平衡,特别是多动的行为表现以及注意力方面的缺陷使得教师容易产生较低的评价,对学生的学业发展有消极的作用。智力结构发展的不平衡也将进一步导致情绪和行为问题,这容易形成儿童在情绪、行为、学业上的恶性循环。

(二)行为评估

1.Conners 量表

Conners 量表是目前临床应用于 ADHD 评估最广泛的量表,是从大量具有代表性的人群样本中获得的症状统计标准资料,能反映包括注意缺陷多动障碍的 7 个方面的障碍,即认知障碍、反抗心理、焦虑害羞、完美心理、多动和冲动、解决社会问题及社会适应能力障碍和身心失调。通过问卷并进行评分,获得其多动分值来诊断儿童 ADHD。主要包括如下内容。

(1)Conners 教师评定量表:Conners 教师评定量表(TRS)是一个教师用行为量表,由美国学者 Conners 最先编制,后由由 Goytle、Conners 和 Ulrich 共同修订,近年来随着儿童康复的发展,被引入国内临床使用,为临床评估儿童行为问题,特别是儿童 ADHD 提供了有用的工具。该量表有 28 个条目,包含品行问题、多动、注意力不集中、被动和多动指数 4 个因子,但因评估标准是参照国外的常模资料,与我国儿童的发展有较大的差别。国内学者等组织全国 14 个城市进行 TRS 中国标准化,并制订了中国城市常模,修改条目为 18 个,包含注意力不集中、多动冲动及对立违抗 3 个被动因子。计分标记仍按原有标准,分为 0~3 组的四级计分。0 级:没有此问题;1 级:偶尔有或表现轻微;2 级:常出现或较严重;3 级:很常见或十分严重。如在 9 项注意力问题和 9 项多动冲动症状中均有至少 6 项达到 2 分或 3 分即可诊断为 ADHD。Conners 教师评定量表在临床应用较广,信度、效度均较好。

(2)Conners 父母症状问卷:Conners 父母症状问卷(PSQ)为父母用行为评定量表,主要用来筛选儿童行为问题(特别是注意缺陷多动障碍),是临床上应用最广泛的量表。它采用全国常模的判断标准,有 48 个条目,包含品行问题、学习问题、身心问题、冲动-多动、焦虑和多动指数 6 个因子,同样以 0~3 四级评分。目前该问卷在儿童医院、儿童精神科门诊及儿童咨询门诊中使用广泛。

综合 Conners 教师及父母问卷,内容涉及面广,基本能全面反映 ADHD 的核心症状和相关的伴随障碍,对早期诊断、筛查 ADHD 及评价、监测 ADHD 治疗过程中症状改善情况都具有重要价值。但是在实际运用中,因受父母和老师认识等因素影响,容易造成量表得分的偏差,因此在用于临床诊断时仍需慎重。

(3)Conners 简明症状问卷:Conners 简明症状问卷(ASQ)的优点是内容简单,操作简便,通过分值可判断症状的严重程度,尤其可作为治疗前后疗效评价的依据。ASQ 由医生问卷,评分与 PSQ 的相同,总分>15 分为异常,即有 ADHD 的可能。但是它在设计时,过于着重了多动,结果容易遗漏以注意缺陷为主要症状的 ADHD 患儿,也不便于临床的分型。此量表特异性较高,敏感性较低。

(4)新版 Conners 评估量表:目前美国正在研制最新版的 Conners 评估量表,他们计划制订新的成人 ADHD 评估量,同时包含自评和他评问卷。还为青少年提供一个自评量表,作为老师及家长评定的补充。对于可以比较准确描述病情的年龄较大的患儿来说,自评表显得尤为重要,因为它可以发现一些老师和家长所不了解的症状。

2.Achenbach 儿童行为量表

Achenbach 儿童行为量表(CBCL)自发表以来,研究证实其信度和效度较好,是内容较全面的一种行为量表,用于测查 4~16 岁儿童的社会能力和行为问题,由家长根据孩子半年内的情况作出分级评定。该量表所测查的社会能力主要包含儿童的体育运动能力、社会交往情况和在校学习状况;行为问题包括的因子范围较广,有抑郁、交往不良、强迫倾向、社会交往退缩、多动等。

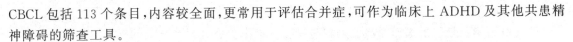

CBCL 包括 113 个条目,内容较全面,更常用于评估合并症,可作为临床上 ADHD 及其他共患精神障碍的筛查工具。

3.Rutter 儿童行为问卷

Rutter 儿童行为问卷分为父母问卷及教师问卷,具体内容如下。

(1)父母问卷:对儿童在家中的行为进行评估,从一般健康问题和行为问题两个方面进行评估。该问卷具有较好的信度和效度,适用于学龄期儿童,可判断其有无精神病、所出现的问题是情绪问题还是行为问题。可用于行为问题流行学调查。

(2)教师问卷:从一般健康问题和行为问题两个方面对儿童在学校中的行为进行评估。问卷简单、明确、易于掌握,适用于儿童行为问题的流行学调查,能区别情绪和行为问题。

4.儿童感觉统合检核表

感觉综合理论认为,人体器官各部分感觉信息输入组合起来,经大脑整合作用,完成对身体内外的知觉并作出反应,当感觉系统无法正常运转时就出现了感觉综合失调。该量表从前庭功能、触觉防御、身体协调性等方面对 6～12 岁的学龄期儿童的感觉综合能力进行评估。该量表在国内外临床和研究的使用过程中收到了较满意的效果。

5.儿童气质量表

儿童气质量表是由 WenderConners 简式教师评定量表修订而成,包括 10 个项目,每个项目分 3 个等级,由患儿的父母或祖父母回顾性评定患儿 6～10 岁情况,问卷总分 95％为 12 分。气质是个性心理特征之一,是构成一个人个性的主要生物学因素,不同气质的儿童可能会出现不同的心理卫生问题。该量表从活动水平、节律性、趋避性、适应度、反应强度、情绪本质、坚持度、注意分散度、反应阈 9 个方面(维度)考察儿童的气质特点,并根据其中 5 个维度(节律度、趋避性、适应度、反应强度、情绪本质)将儿童分为难养型气质、启动缓慢型气质、易养型气质和中间型气质四种。量表信度、效度较好,主要用于评估 3～7 岁儿童的气质特征。

6.其他共病评估

常用学龄情感性障碍和精神分裂症访谈问卷(K-SADS)、焦虑障碍、睡眠障碍及抽动-秽语评估(耶鲁综合抽动严重程度量表)等,这些量表特异性高,但敏感性不够。

(三)功能研究评估

1.持续性操作测验(CPT)

CPT 由 Rosvold 等首创,是专门反映受检者持续性注意功能的检查方法。近 20 年来有十多个版本的 CPT 用于注意稳定性障碍的评定。CPT 是一系列的刺激(数字或字符)在计算机监视器或音响上快速呈现,并要求受试者对预先指定的刺激所进行的反应,可较直观、准确地测试患儿的注意力集中的维持能力、冲动性和警觉性。该测试由受试者自己操作,不受语言、文化水平影响。CPT 有视觉和听觉测试两种模式,测试参数包括 OE、CE 及 RT。CE 反映受试者注意力不集中,OE 反映受试者的冲动性及反映冲动的抑制能力,RT 反映受试者的警觉性水平及认知加工速度。目前,国外多采用持续性操作测验(CPT)作为评价儿童注意障碍的客观标准。

我国学者多采用罗学荣编制的 CPT 测试软件 3.0 版,包括视觉持续性注意测试(VCPT)和听觉持续性注意测试(ACPT)。由专业人员统一指导讲解,并进行练习 1 分钟,确认受试者理解后,再进行正式测试。测试结果包括虚报错误(OE)(次)、漏报错误(CE)(次)、平均反应时间(RT)(ms)的实际值和转换后的标准值(T 值)及其总测试结论。T 值愈高,注意障碍的可能性愈大。总测试结论包括 5 个等级:无障碍、可疑障碍、轻度障碍、中度障碍及重度障碍。

2.d2 注意力测验

d2 注意力测验是关于选择性注意的限时测验。该测验是对划销测验的标准化改进,可测量个体对视觉上相似的刺激进行辨别时的加工速度、规则的遵守以及操作成绩,因此可以用来评估个体的选择性注意和注意集中能力。该测验在德国和美国广泛应用于临床研究,并发现有较好的临床应用价值。与其他选择性注意的神经心理学测试不同之处在于,该测验中目标物较多(比率为 294/658),要求被试必须快速完成,而且每一行的测试时间只有 20 秒。

3.作业测试法

作业测试法包括写字、迷津、译码、配对共 4 项分测试。

(1)写字:在规定了大小的方格内按已示的 26 个英文字母的大小写填写,要求不出格、不写错、字迹端正。

(2)迷津:按规定路线走出宽狭不等的迷津,要求画线直,画线不能与迷津相交。

(3)译码:10 个符号标以数字 0~9,将 10 个符号任意排列 100 个,让儿童于 5 分钟内译出。

(4)配对:有 2 排方块图,每排 10 个,任意排列,要求上下配对。根据错漏情况给予评级,分为 A、B、C、D、E 五个级别,分别评给 1~5 分。4 项得分相加,总分 4~6 分为正常,7~10 分为轻度注意缺陷障碍,11~14 分为中度注意缺陷障碍,15 分以上为重度注意缺陷障碍。

4.心理行为实验

ADHD 患儿注意的启动、抑制、保持和(或)转移能力都有异常。常用的实验范式有 Stroop 测验、Go/NoGo、Stoptask、Oddball 任务、眼动任务、双作业任务、威斯康星卡片分类任务(WCST)、N-back 测验范式及 Jacoby 记忆的范式等,研究视知觉、视觉记忆、视空间结构能力、执行功能、注意力、认知水平、抑制功能等。其中 Stroop 色字测验可以反映患儿注意力及反应抑制能力,对信息接收、加工能力及大脑执行功能。威斯康星卡片分类测验可以敏感反映额叶执行功能,其中完成分类数、错误应答数、概念化水平可以反映认知和认知转移能力,持续性应答数和持续性错误数则可以较好评价患儿是否存在额叶损伤,概念化水平反映抽象概括和概念形成的洞察力。

5.脑功能成像

研究发现:ADHD 儿童前额叶体积减小、右侧尾状核增大或左侧尾状核缩小,将影响执行功能和注意调节。在有认知活动时,ADHD 儿童在额叶、颞叶、枕叶、尾状核的血流灌注减少,说明这些部位的代谢活动降低。前额叶、扣带回功能低下、颞叶、辅助运动区等与注意力控制和信息维持有关的结构功能也有减弱。脑功能成像的应用开辟了一条崭新的 ADHD 研究脑结构与功能关系的途径,相信对于脑科学的基础及临床应用研究都将产生深远的影响,在神经认知领域具有广阔的发展前景。

6.事件相关电位

当前的研究焦点主要集中在揭示事件相关电位成分差异性与认知缺陷之间的关系上。研究发现,ADHD 儿童在 N1、P2、N2 和 P3 成分上均与健康儿童存在较大的差异,意味着其在注意定向、抑制监控能量调节和错误加工等方面存在认知缺陷。

目前 ADHD 越来越受到人们的关注,但寻找出更全面的客观评估方法应用于 ADHD 还需要进一步探索。今后的研究不仅要检验已有的诊断方法的效用,使其更具权威性,还应完善现有的诊断工具,制订信度、效度更高的评估量表或问卷,以提高诊断的灵敏度和特异度。

二、康复治疗

(一)药物治疗

药物治疗是 ADHD 治疗中最常用的一种康复方法,若治疗得当,能显著减轻患儿的核心症状,但往往因药物的治疗时机、治疗周期、药物不良反应、患儿并发症及依从性等问题而影响治疗效果。国外曾进行一项大型的多中心研究,将 579 例 ADHD 患儿随机分为 4 组,分别采用药物治疗、行为治疗、社区治疗和药物联合行为治疗,经 14 个月的观察,发现药物治疗和药物联合行为治疗的效果显著优于其他 2 种治疗方法(非药物治疗),证实了药物治疗的良好作用。目前认为,如果 ADHD 的诊断成立,并已影响了患儿的各种功能,就应尽早采用药物治疗,延迟或放弃药物治疗会影响治疗的总体效果。

近年来,根据各专家的临床经验,参考国外 ADHD 防治指南,以循证医学为基础,结合中国儿童发育的特点,国内学者制订出较规范、系统和科学的《儿童注意缺陷多动障碍防治指南》。该指南推荐治疗 ADHD 的药物主要包括中枢兴奋剂(盐酸哌甲酯和 Concerta)和选择性去甲肾上腺素再摄取抑制剂,其他药物包括中枢去甲肾上腺素调节剂和抗抑郁剂等,并介绍了各种药物的基本使用方法。指出在进行药物治疗的同时,应考虑到 ADHD 是一个慢性疾病,需制订一个相应的治疗计划,并明确恰当的治疗目标。如果治疗方案未达到治疗目标,应评价诊断是否正确、治疗方法是否恰当、依从性如何、是否有合并症等。要对药物治疗的 ADHD 患儿定期进行随访,监控预后和不良反应。

1.中枢兴奋剂

哌甲酯为美国食品和药品监督管理局推荐的第一个用于治疗 ADHD 的药物,迄今已有 50 多年历史,目前仍是临床治疗 ADHD 的一线药物。哌甲酯结构与脑内儿茶酚氨类神经递质相似,因此能结合相应的配体,调整大脑额叶皮质及纹状体的儿茶酚胺神经递质转运,抑制多巴胺再摄取进入神经元突触前膜,促进多巴胺释放到神经元外,而较少影响去甲肾上腺素。能使某些神经细胞兴奋,增强大脑控制能力,从而克制无目的性的活动,提高注意力和学习能力。哌甲酯有短效、长效及透皮贴剂 3 种剂型。目前,国内有短效、长效两种剂型可使用。

常见不良反应有食欲抑制、睡眠障碍(入睡困难)、心率升高、血压升高、心境不稳、头痛、腹部不适、疲倦等。应避免出现药物过量。长期服药者需多关注药物对生长发育的影响。中枢兴奋剂对抽动的影响目前还不确定,临床观察有加重抽动障碍的症状反应,也有病例在服用哌甲酯后抽动有所好转。此外,也有研究提出有抽动家族史或个人史的患儿用药后抽动发生的风险增高。目前,关于停药的时间并没有一致的意见,应用较多的是在服药一段时间症状缓解后,可在开学时或学期中间停药观察。

2.非中枢兴奋剂

虽然中枢兴奋剂有明确的疗效,但是仍有 30% 以上的患儿疗效不佳或不能耐受不良反应。短效药物需 1 天内服用多次,患儿可能依从性欠佳;长效药物对睡眠的影响较大;对于共患焦虑、抑郁、抽动等的患儿,服用中枢兴奋剂治疗存在一定的风险,且疗效欠佳。因此,在临床治疗中,需要其他非中枢兴奋剂。

(1)托莫西汀:托莫西汀是第一个被美国食品和药品管理局批准批准的用于治疗 ADHD 的非中枢兴奋性药物,主要用于中枢兴奋剂无效或不能耐受的 ADHD 病例,并可改善 ADHD 的合并症(抽动或多种运动联合抽动障碍)。托莫西汀治疗 ADHD 的确切机制尚不明确,目前认为其能高度选择性与神经突触前膜上的去甲肾上腺素(NE)再摄取转运体结合,能提高去甲肾上腺素的突触间隙浓度,同时能提高前额叶皮质的细胞外多巴胺浓度,与其他神经递质转运体或受体亲和力极低,从而改善 ADHD 症状,并能提高反应抑制等认知功能、改善注意力和执行功能,影像学数据表明托莫西汀通过增强右侧额下回的活动改善抑制控制能力,血药浓度与右侧额下回的激活程度关联。托莫西汀初始每天剂量 0.5 mg/kg,至少 3 天后增加至每天 1.2 mg/kg,可每天早晨单次服用或分早晨和傍晚 2 次。资料报告托莫西汀治疗 ADHD 的疗效明显,核心症状能显著改善,且不良反应小,不引起抽动,无滥用的风险。据有关报道,一项长达 13 个月的双盲对照研究,结果托莫西汀治疗组儿童比安慰剂组儿童显示了更好的社会功能。另外,托莫西汀对 ADHD 共患疾病,包括焦虑、抑郁、对立违抗性障碍等也有较好的疗效,服药后症状改善,生活质量也有明显提高,但治疗共患疾病时所需的药物剂量要略高些。托莫西汀常见的不良反应为消化道反应(食欲下降、恶心和呕吐)、嗜睡和心境不稳等,经过一段时间的适应后,不良反应会逐渐减轻或消失。

(2)三环类抗抑郁药:包括丙米嗪、去丙咪嗪、地昔帕明等。当临床使用兴奋剂无效,或兴奋剂治疗伴发失眠、抽动时,可尝试三环类抗抑郁剂。丙咪嗪可以提高 ADHD 儿童注意力,减少冲动,改善萎靡孩子的情绪,所以对伴有焦虑、抑郁的 ADHD 患儿比较适宜。不良反应有轻度激动、口干、嗜睡、头晕、便秘、震颤及肌肉抽动等。去丙咪嗪对改善注意力不集中、多动过度及增强自控力有效,但不良反应较多,且有猝死的报道,故需密切监测。建议使用三环类抗抑郁药治疗中需密切进行心电图机临床监测,并需妥善保管,应放到儿童接触不到的地方。

(3)α-肾上腺素能药物:包括可乐定和胍法辛。可乐定是中枢性去甲肾上腺素 α_2 受体激动剂,为一种抗高血压药,常作为哌甲酯的辅助用药,用来治疗 ADHD 及其共病,可以减少 ADHD 儿童攻击性行为和突发性行为,但没有中枢兴奋剂效果明显,尤其适用于同时合并抽动-秽语综合征的 ADHD 儿童,有片剂和贴片两种剂型。研究发现,单独给予或联用可乐定的患儿镇静、嗜睡、倦怠等不良发生率高,有抑郁症、抑郁症史或情绪异常家族史的儿童不应使用,不能与 β 受体阻滞剂合用,与哌甲酯合用时有猝死的报道。胍法辛是高选择性 α_2 受体激动剂,镇静作用较小,能有效改善多动行为和注意力,每天剂量为 42~86 μg/kg,分 2~3 次服用。药物不良反应包括嗜睡、镇静、疲劳和血压、脉搏的轻至中度改变。

(4)其他药物。①安非他酮:作用机制是间接促进多巴胺和去甲肾上腺素神经传递,治疗 ADHD 有效,其不良反应为易激惹、食欲下降、失眠,少见水肿、皮疹、夜尿、抽动加重、药物惊厥等。②氟哌啶醇:早期有氟哌啶醇治疗 ADHD 报道,但疗效不如中枢神经兴奋剂,且不良反应大,故不推荐治疗 ADHD,仅用于合并症或其他治疗无效时的备选药物。③利培酮:有报道应用利培酮治疗 ADHD,对伴有抽动障碍者取得了一定疗效,但缺乏有力的循证医学证据。

(二)心理行为康复干预

心理行为康复干预不仅可改善儿童的视听觉注意水平,增加注意的稳定性和持久性,还可减少多动冲动行为,提高学习成绩。但与精神兴奋剂治疗相比,心理行为干预的短期效果不明显,且不易实施。一般情况下,先通过合理选择药物治疗 ADHD 儿童的核心缺陷,再根据患儿的病情和具体需要实施心理行为干预,以改善 ADHD 儿童与情绪及学习等相关的附属症状,对患儿进行综合全面的干预,从而最大程度地改善患儿的症状及社会功能。专科医师提供 ADHD 儿童、家长和教师有关 ADHD 的信息,包括发病机制、症状、治疗方法、预后、行为管理的基本原则等。心理行为干预是所有其他治疗方法的基础,应贯穿在整个治疗方案的始终。

1.认知行为训练

认知行为训练是认知情绪疗法和行为矫正疗法相结合的心理干预方法。在实际操作中,通过问题解决策略、自我指导、自我监督、自我强化、自我评估、认知重建和合理情绪疗法等方法,纠正 ADHD 儿童的不合理信念,并教之以改善行为的技能和策略;可使用情绪与行为障碍干预系统 ZM38.1 的情景模拟游戏进行认知行为训练,利用多媒体 3D 技术,模拟现实场景,让儿童找出场景中的不正确行为并加以改正,使其形成正确的社交行为。

行为的改变就是运用操作性条件反射原理,通过强化及惩罚等相关技术,控制行为事件发生的环境因素,以增加或减少目标行为出现的频率。训练的目的在于使患儿养成"三思而后行"及在活动时养成"停停、看看、停停"的习惯,以达到自我调节。研究结果显示,通过团体的认知行为疗法对混合型 ADHD 儿童进行干预,其核心症状和伴随症状都可以得到显著改善,而且预后效果较好。

2.感觉统合训练

感觉统合训练是对感觉统合失调(前庭觉、触觉、本体觉等器官对适度输入刺激不能有效反应,使个体与环境适应不良,出现脑执行功能的失调)的儿童,借助一定的活动和材料进行干预和矫治的心理治疗方法,一般在开放式的游戏场景中进行。调查显示,84.3%的 ADHD 患儿伴有感觉统合失调。感觉统合训练可增加大脑感觉信息的输入,尤其是前庭刺激的输入,打开通往神经系统部分通路,从而改善脑功能。国内学者对 ADHD 儿童进行的感觉统合训练的结果表明:ADHD 儿童在感觉统合能力发展评定量表(ASQ)中的前庭平衡失调、触觉过分防御、本体感失调、学习能力发展不足均达到统计学意义水平;在 Rutter 儿童行为评定量表评分上,违纪行为或反社会行为均较训练前有所下降;不仅能改善 ADHD 核心症状,还能在一定程度上提高患儿的语言、记忆、思维能力和学习成绩。可见感觉统合训练对儿童 ADHD 问题的治疗是有效的。

3.计算机辅助训练

计算机辅助技术可以针对 ADHD 儿童的核心症状及行为缺陷进行系统化训练,应用范围广泛,能够提供多种刺激方式,使 ADHD 儿童更能集中注意力,在训练做出反应时,同时给予各种强化训练。国外研究发现,基于计算机的认知训练能有效改善 ADHD 儿童的言语工作记忆、非言语工作记忆、反应抑制和非言语能力,在随后的跟踪测量中,干预效果依旧显著,且该方法能够迁移到其他的学习环境中,提高 ADHD 儿童的学习成绩,且能获得长期效果。国内学者等先后研发语言障碍诊治仪、认知障碍诊治仪及各种行为纠正系统。这些治疗仪器可进行多种认知加工能力训练:多感官互动训练、视听音乐统合训练,可训练儿童的视觉分辨能力、视动统合能力和培养 ADHD 儿童的耐性;译码训练,可训练儿童的工作记忆和认知加工速度;情绪行为训练及共同注意力训练等,对 ADHD 儿童执行能力、工作记忆能力和抑制冲动反应能力等行为纠正方面均有良好疗效。

4.脑电生物反馈治疗

脑电生物反馈治疗是多年来应用于 ADHD 治疗的重要干预方法之一。ADHD 涉及大脑部分功能的失调,包括情绪控制、工作记忆、执行功能和信息加工过程等。脑电生物反馈治疗可以调整失调的大脑功能,使其达到最佳状态。国内已有多篇报道应用脑电生物反馈治疗 ADHD 儿童,结果均提示在训练后,患儿在注意力方面得到不同程度的提高。

5.疏泄疗法

疏泄疗法是让患儿将不满情绪或对事物、父母的不满全讲出来,然后与家长共同分析,对的

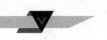

加以肯定,错的加以指导矫正,使患儿心情舒畅,能与家长融洽相处和相互合作;并可利用机会,让患儿多做户外活动,使部分旺盛的精力得以疏泄,再回到课堂会相对安静许多。

6.饮食治疗

饮食治疗包括饮食中适当补充维生素、氨基酸和脂肪酸,多食含铁、锌丰富的食物,限制摄入含有大量酪氨酸、味素的食物,减少含铅、含铝的食物以及碳酸饮料的摄入。

7.家庭干预

家庭干预疗法来自早期的家庭治疗,是运用多种心理和行为治疗手段对家庭主要成员或家庭整体实施系统干预的心理治疗方法。家庭环境因素和父母教养方式对儿童 ADHD 的发生、发展和预后有非常大的影响作用,ADHD 儿童的问题症状往往也与不良的家庭教养方式交互出现。ADHD 儿童家庭较正常儿童家庭存在更多问题,患儿存在诸多方面的教养不良;不良的家庭环境容易使儿童出现多动症状或加重已有的症状。由此可见,对 ADHD 儿童的家庭实施干预疗法就显得非常重要,其干预效果有可能更易达到且持久。因此,营造一个温馨、和睦、民主的家庭,家庭成员在教育的指导思想方面要统一认识,家庭气氛要轻松愉快。总之,家长必须清楚地知道 ADHD 的治疗需要医生、学校及家庭互相配合,进行药物、教育、环境的综合性治疗,才能收到满意疗效。其中,药物治疗虽然占重要地位,但不是唯一的治疗方法,必须克服单纯依靠药物治疗的观点,以免忽略心理教育和提供适当环境的有效帮助。目前,基于家庭系统的心理干预出发点有如下方面。

(1)行为父母训练:通过训练 ADHD 儿童的父母掌握行为矫正的基本技术。

(2)ADHD 知识传授:通过向家长传授 ADHD 的基本知识,改变家长的一些不合理信念。

(3)家庭治疗:在心理咨询室通过咨询师与家庭成员间的心理咨询面谈用以改变 ADHD 家庭的基本治疗技术。

8.学校干预

在学校内,教师观察和接触儿童的机会较多,如果教师具备儿童 ADHD 的相关知识,通过其教育方法和理念的改变,对 ADHD 儿童的康复可以起到他人无法替代的作用。教师对 ADHD 儿童加强关注和鼓励可促进患儿更好地完成作业。教师的干预措施如下。

(1)教师讲课生动、充分利用现代的教学手段,如多媒体教学法,更好地吸引学生注意力和增加学习兴趣,使轻度的多动症儿童坐得住,延长注意时间。

(2)将多动症儿童安排在普通学校与同等智力水平的儿童同班学习,同时还要进行特殊心理辅导。

(3)对儿童课堂内的良好行为及时强化,如当他们上课认真听讲、自觉遵守游戏规则时,应当场进行口头奖励;还可以通过代币的形式进行奖励。

(4)课下多组织患儿参加各种体育活动,通过有组织的活动,使他们过多的精力得以疏泄,注意力集中,运动协调性和视觉空间定向能力也能得到发展与提高。

(5)教师还可以通过家庭联系卡片与儿童父母沟通,配合父母进行行为矫正,使行为干预具有连续性,取得心理教育的一致性,共同争取最佳疗效。

(毕素香)

第五节 孤独症谱系障碍

美国精神医学会颁布的《精神障碍诊断与统计手册》中将孤独症谱系障碍（ASD）定义为以交互性社交交流和社交活动的持续性损害和受限的、重复的行为、兴趣或活动模式为基本特征。这些症状发生于儿童早期，并限制和损害其日常功能。

ASD发病率位居儿童精神类疾病致残的前列，且患病率呈上升趋势，给家庭及社会带来了沉重负担。目前，ASD儿童多强调医院、家庭、社会、学校的有机结合，运用多种方式进行综合护理。

一、宗旨

ASD儿童常合并精神心理、神经发育、躯体或遗传等疾病，本文内容旨在进一步规范ASD儿童康复行为，提高康复技术水平及康复管理质量，为ASD康复工作提供参考与指导意见。

在ICF-CY框架下进行儿童全面的康复评估，根据儿童恢复的不同阶段组织实施康复策略，其目标是帮助ASD儿童缓解症状，改善预后，逐步引导儿童重回快乐生活，从而提高生活质量。

二、基础知识

(一)病因

到目前为止，ASD的病因仍是世界医学的未解难题。学界形成的基本共识是该疾病为多种因素导致，并具有生物学基础的心理发育性障碍，与遗传、母孕期及围产期生物学因素和免疫、脑部结构或功能异常、神经内分泌和神经递质异常等因素具有较高相关性。发病机制当前比较成熟的理论假说是中央统合功能减弱学说。

(二)临床主要症状

社会交往障碍、交流障碍、行为方式异常是ASD最主要的三项临床表现，部分儿童存在感知觉异常、智力和认知缺陷。

1. 社会交往障碍

社会交往障碍是最典型、最核心的临床表现，表现为生长发育各阶段均存在回避目光接触，对他人的呼唤及逗弄缺少兴趣和反应，没有期待拥抱的姿势或拥抱时身体僵硬，不愿与人贴近，缺少社交性微笑，不观察和模仿他人的简单动作。进入学龄期后随着年龄增长和病情的改善，部分ASD儿童对父母、同胞变得友好而有感情，但仍然不同程度地缺乏与他人主动交往的兴趣和行为或交往方式和技巧依然存在问题。

2. 交流障碍

交流障碍表现为言语发育迟缓或不发育，言语理解能力受损，言语形式及内容异常，语调、语速、节律、重音等异常。言语运用能力受损为ASD儿童言语交流障碍的主要方面。同时，ASD儿童还存在点头、摇头及各种手势动作表达想法行为缺失，与人交往时表情缺乏变化等非言语交流障碍。

3.行为方式异常

行为方式异常表现为兴趣范围狭窄,感兴趣的事物常与众不同,部分患儿可能专注于文字、数字、日期、时间表的推算、地图、绘画、乐器演奏等,并可表现出独特的能力。

4.行为方式刻板重复

常坚持用同一种方式做事,拒绝日常生活规律或环境的变化。对非生命物的非正常依恋,如瓶、盒、绳等都有可能让患儿爱不释手,随时携带。

5.感知觉异常

感知觉异常表现为感知觉强度过弱、过强或异常,有的儿童对疼痛刺激反应迟钝,对注射或自残没有反应或反应迟钝。有的对声音、光线特别敏感或迟钝。

6.智力和认知缺陷

大部分的 ASD 儿童智力落后。部分孤独症患儿在普遍智力低下的同时可具有某方面的特殊能力。

(三)常见共患病

ASD 儿童常合并精神心理、神经发育、躯体或遗传等疾病,其发生率约为正常儿童的数倍。其中,注意缺陷多动障碍和智力障碍不仅是 ASD 儿童的共患病,还是 ASD 儿童的患病高危因素;睡眠方面,年幼儿更易出现睡眠阻力增大、睡前焦虑、夜间易醒及异态睡眠问题,年长儿则易表现为失眠症状;胃肠道问题、进食/喂养问题在 ASD 儿童中高发,易造成儿童营养问题;癫痫发作在 ASD 儿童中较常见,其高峰年龄段为婴幼儿期和青春期。

三、诊断与鉴别诊断

由于 ASD 的发病原因和发病机制不清楚,所以缺乏特异性实验室诊断手段,主要是通过行为症状标准和经验判断来诊断。

(一)诊断标准

诊断可根据《中国精神障碍分类与诊断标准(第 3 版)》、美国《精神疾病诊断与统计手册》(DSM-Ⅴ)或《国际疾病分类标准》为标准。最新发布的 DSM-Ⅴ诊断标准如下。

DSM-Ⅴ将广泛性发育障碍改称为 ASD,将孤独症、阿斯伯格综合征、儿童瓦解症及未分类的广泛性发育障碍统称为 ASD,不再做细分。患者必须符合以下标准。

(1)在跨越多场景的社会沟通和社会交往上存在持续性缺陷,现时或历史地表现出下列几项(举例仅为解释性的,并不详尽)。①社会情感互动存在缺陷:如异常的社交方式和不能进行正常一来一往方式的对话,缺乏兴趣、情绪、或感情的分享,不能发起或响应社会互动。②用于社会交往的非语言沟通行为存在缺陷:包括拙劣整合的言语和非言语沟通,异常的眼神接触、身体语言或理解手势和使用手势的缺陷,完全缺乏面部表情和非语言沟通。③发展、维持和理解关系存在缺陷:包括难以调整行为去适应不同的社会环境、共享想象性游戏或交友困难、对同伴缺乏兴趣。

(2)受限制、重复性模式的行为、兴趣或活动,现时或历史地表现出以下至少两项(例子仅为解释性的,并不详尽)。①刻板或重复运动的动作,使用物品或讲话(如简单运动刻板、排列玩具或翻转物品、模仿特定的话语)。②坚持千篇一律、僵化固守常规惯例,或仪式化的语言、行为模式(如对微小的变化极端痛苦难忍,过渡困难,僵化的思维模式、问候礼仪,坚持走同样的路线或每天吃同样的食物)。③高度限制、依恋的兴趣,且异常强烈或集中(如强烈的依恋或着迷于不寻常之物,过度受限或固执的兴趣)。④对感官输入有过高或过低的反应或对环境中的感官因素有异常的兴趣(如对疼痛、温度的明显感知低下,对特定的声音或质地有异常反应,过度嗅闻或触摸物体,对灯光或运动的视觉迷恋)。

(3)症状必须存在于早期发展时期(但缺陷可能并没有充分表现出来,直到社会沟通的需要超出其受限制的能力时,或可能被后来在生活中习得的策略所掩盖)。

(4)症状导致现时的功能运作在社交、职业或其他重要领域上严重受损。

(5)这些失调都不能用智力残疾(智力发展障碍)或全面性发展迟缓更好地解释。

(二)诊断方法

ASD 主要通过询问病史、精神检查、体格检查、心理评估和其他辅助检查,并依据诊断标准作出诊断。

1.诊断注意事项

合理运用筛查和诊断量表,单纯量表不能确诊 ASD;全面认真聆听和了解病史;认真仔细地观察行为和情绪表达,争取机会与孩子互动;自然情景观察和行为录像分析很有意义;综合了解相关养育者的表述。

2.病史询问要点

要详细了解患儿的生长发育过程,包括运动、言语、认知能力等的发育,针对发育落后的领域和让家长感到异常的行为进行询问,注意异常行为出现的年龄、持续时间、频率及对日常生活的影响程度。此外,要收集孕产史、家族史、既往疾病史和就诊史等资料。

3.精神检查

精神检查主要采用观察法,有言语能力的患儿应结合交谈。检查要点如下。

(1)患儿对陌生环境、陌生人和父母离开时是什么反应?

(2)患儿的言语理解及表达的发育水平是否与年龄相当?有无刻板重复言语、即时或延迟模仿性言语及自我刺激式言语?是否能围绕一个话题进行交谈及遵从指令情况?

(3)患儿是否回避与人目光对视?是否会利用手势动作、点摇头或其他动作、姿势及面部表情进行交流?

(4)患儿是否有同理心?如父母或检查者假装受伤痛苦时患儿是否有反应?是什么反应?

(5)患儿是否对玩具及周围物品感兴趣?玩具使用的方式及游戏能力如何?

(6)患儿是否有刻板动作、强迫性仪式性行为及自伤行为?

(7)患儿智能发育的水平是否与年龄相当?是否有相对较好或特殊的能力?

4.体格检查

体格检查主要是躯体发育情况,如头围、面部特征、身高、体重、有无先天畸形、视听觉有无障碍、神经系统是否有阳性体征等。

5.心理评估

(1)常用筛查量表。①孤独症行为量表:共 57 个项目,每个项目 4 级评分,总分≥31 分提示存在可疑孤独症样症状,总分≥67 分提示存在孤独症样症状,适用于 8 个月至 28 岁的人群。②克氏孤独症行为量表:共 14 个项目,每个项目采用 2 级或 3 级评分。2 级评分总分≥7 分或 3 级评分总分≥14 分,提示存在可疑孤独症问题。该量表是针对 2～15 岁的人群,适用于儿保门诊、幼儿园、学校等对儿童进行快速筛查。

当上述筛查量表结果异常时,应及时将儿童转诊到专业机构进一步确诊。

(2)常用诊断量表:儿童孤独症评定量表是常用的诊断工具。该量表共 15 个项目,每个项目

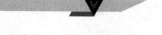

4级评分。总分＜30分为非孤独症,总分30～36分为轻至中度孤独症,总分≥36分为重度孤独症。该量表适用于2岁以上的人群。

此外,孤独症诊断观察量表和孤独症诊断访谈量表修订版目前国外广泛使用的诊断量表,但我国尚未正式引进和修订。

在使用筛查量表时,要充分考虑到可能出现的假阳性或假阴性结果。诊断量表的评定结果也仅作为儿童孤独症诊断的参考依据,不能替代临床医师综合病史、精神检查并依据诊断标准作出的诊断。

(3)发育评估及智力测验量表:可用于发育评估的量表有丹佛发育筛查测验、盖泽尔发展诊断量表、波特奇早期发育核查表和心理教育量表。常用的智力测验量表有韦氏儿童智力量表、韦氏学前儿童智力量表、斯坦福-比内智力量表、Peabody图片词汇测验、瑞文渐进模型测验等。

6.辅助检查

可根据临床表现有针对性地选择实验室检查,包括电生理检查(如脑电图、诱发电位)、影像学检查(如头颅CT、磁共振)、遗传学检查(如染色体核型分析、脆性X染色体检查)、代谢病筛查等。

(三)鉴别诊断

诊断孤独症需要排除脆性X染色体综合征、结节性硬化、Rett综合征等疾病鉴别;阿斯伯格综合征、高功能孤独症需要与多动症、学习障碍、天才儿童、精神分裂等进行鉴别。

1.Rett综合征

Rett综合征几乎仅见于女孩,出生后第1年发育正常,随后出现进行性脑病、孤独症样行为特征,丧失手的目的性和精细操作技能,特征性搓手样动作并发出特殊的响声,共济失调,痉挛性下身瘫痪。相关并发症有获得性小头畸形、惊厥。遗传方式:X染色体$Mecp$-2基因突变,男性患者突变为致死性。女性患病率为1/15 000～1/10 000。

2.脆性X染色体综合征

下巴突出、大睾丸、耳大、孤独症样行为特征。男性患者(完全突变)常常有精神发育迟滞,需要间断或强化训练。部分儿童表现为ASD。

3.结节性硬化

皮肤色泽变浅,痤疮样皮肤肿块(脂肪腺瘤),婴儿痉挛,大脑钙沉积。相关并发症:惊厥、精神发育迟滞而需要间断性或强化训练、心脏肿瘤、牙釉质发育不良、视网膜囊肿、高血压。患病率为1/50 000～1/10 000。

4.儿童瓦解性精神障碍

儿童瓦解性精神障碍又称Heller综合征、婴儿痴呆。患儿2岁以前发育完全正常,起病后已有技能迅速丧失,并出现和儿童孤独症相似的交往、交流障碍及刻板、重复的动作行为。该障碍与正常发育一段时期后才起病的儿童孤独症较难鉴别。主要鉴别点在于Heller综合征患儿起病后所有已有的技能全面倒退和丧失,难以恢复。

5.言语和语言发育障碍

该障碍主要表现为言语理解或表达能力显著低于应有水平。患儿非言语交流无明显障碍,社会交往良好,无兴趣狭窄和刻板重复的行为方式。

6.注意缺陷多动障碍

注意缺陷多动障碍的主要临床特征是活动过度、注意缺陷和冲动行为,但智能正常。孤独症患儿,特别是智力正常的孤独症患儿也常有注意力不集中、活动多等行为表现,容易与注意缺陷多动障碍的患儿混淆。鉴别要点在于注意缺陷多动障碍患儿没有社会交往能力质的损害、刻板行为及兴趣狭窄。

四、康复治疗

孤独症仍无根治的疗法,目前主要是依据学习原理和儿童发育原则,建立教育矫治的策略,在家长积极参与下,教育患儿学习适当的行为及消除不适当的行为。一般而言,药物治疗仅担任辅助性的角色。

(一)特殊教育和强化训练

特殊教育治疗是目前世界各国公认的孤独症的主要治疗方法之一。教育的目标重点以生活技能训练、语言训练、交往能力训练为主,使患儿掌握基本生活技能、语言技能、学习技能和有用的社交技能,其中注视和注意力的训练是最基本和最重要的,要尽早进行。特殊教育和强化训练由家长、儿科医师、心理医师、特殊教育老师、行为治疗师和言语治疗师共同完成,但应该以家庭为中心开展训练。

(二)行为治疗

治疗重点应放在促进孤独症儿童的社会化和语言发育上,尽量减少那些干扰儿童功能和与学习不协调的病态行为,如刻板、自伤、侵犯性行为。一般采用在高度结构化的环境中进行特殊行为矫正。动画交流训练的方法,主要通过各种变换的图片与儿童交流。对儿童进行干预训练,包括声音、姿势、模仿等,从利用简单的图标到组成句子,促使儿童建立和改善社交方式。

(三)感觉统合治疗

感觉统合理论涉及脑功能发展,学习与学习障碍和治疗三部分。感觉统合治疗方法对孤独症儿童的动作协调性、注意力、情绪的稳定及触觉过分防御行为方面有改善。在语言词汇量和表达能力、与人交流方面也有不同程度的改进。

(四)药物治疗

目前药物治疗尚无法改变孤独症的病程,用药目的在于从某种程度上控制或改善某些行为症状,如减轻冲动、多动、破坏性行为,以便为教育训练提供条件。使用的药物有抗精神病药、中枢神经兴奋剂、抗组织胺类药、抗抑郁药、锂盐和维生素等,但疗效尚无定论。

五、康复评定

ASD 的康复评定应包括一般情况评定、专科评定、心理-社会评定等方面。

(一)一般情况评定

1.询问病史

①详细了解患儿的生长发育过程,包括运动、言语、认知能力等的发育。

②有无家族史或家族倾向。

③孕产史、母孕期及围产期生物学因素和免疫因素影响等。

④发病史及既往治疗史。

2.体格检查

评定儿童意识状态、生命体征、行为观察(包括语言能力、社交沟通行为、刻板行为、感知觉异常、自伤、共患病及其他问题行为等)、营养状况、胃肠道功能、睡眠行为评定等内容。

（二）专科评定

1.康复相关专科评定

康复相关专科评定是指导实施康复措施的基础性评定，儿童康复工作者应对ASD儿童相关专科评定有所掌握。

（1）发育评定：Gesell发育量表、贝利婴幼儿发展量表、丹佛发育筛查测验（DDST）等。

（2）行为评定：孤独症行为量表、儿童期孤独症评定量表等。

（3）言语功能评定：语言发育迟缓检查法、图片词汇测试等。

（4）智力评定：韦氏幼儿智力量表、韦氏儿童智力量表等。

（5）适应性行为能力评定：婴儿-初中生社会生活能力评定等。

2.ICF-CY框架下的康复专科评定

（1）《国际功能、残疾和健康分类》：以更广泛的类目编码描述儿童和青少年的功能和健康状况及与其相关的环境因素，康复常用推荐项目46个。

（2）身体结构和功能评定包括步行动作和躯体控制能力评定。

（3）活动和参与情况评定包括个人卫生动作、进食动作、更衣动作、排便动作、器具使用评定。

（4）活动和参与情况评定：认知交流、认知理解、游戏能力。

（5）安全评定：①环境安全评定，0～6岁儿童家庭养育环境量表等。②高风险因素评定。③住院儿童高风险筛选量表等。

（三）心理-社会评定

针对不同年龄组进行心理、社会认知量表选择。

六、康复策略

ASD儿童康复总体原则应包括早期原则、科学原则、个性化原则、系统原则、家庭化原则、综合原则。以儿童的兴趣和活动为目标，进行技能分解，循序渐进，直到儿童学会并固定下来。短期目标一般设定为4～8周，长期目标一般设定为3～6个月或更长时间。

（一）不同恢复阶段康复策略

1.恢复早期康复策略

此期儿童社会交往能力、交流能力、行为方式问题较重，康复应从儿童沟通能力、模仿能力及游戏护理等方面介入，以沟通融入性的方法入手，尤其强调家长的参与。常用康复策略包括地板时光、人际关系发展干预、文化游戏介入、Denver模式。通过早期康复干预，建立良好的护士与患儿关系，加强亲子间沟通。

2.恢复中期康复策略

此期儿童各项能力有所提升，与护士及家长有了一定的沟通，并且护士与儿童家长建立了良好的关系，此时的康复应指导家长了解应用行为分析法、回合式教学法、图片交流系统、结构化教学法等基本内容为主，并针对儿童评定结果进行常用康复技术的指导。全面进行儿童的生活自理能力训练、语言能力训练、人际交往能力训练、行为矫正训练等，并与儿童生活相结合。

3.恢复末期康复策略

此期儿童应以社会融合为主，强调集体性活动的参与。各阶段的康复方法侧重点不同，但没有严格的界限，应联合应用。

(二)不同临床表现下的康复策略

1.社会交往障碍

熟悉儿童社会交往的主要形式,如眼神注视、表情互动、动作指示、语言4种主要形式。在各类康复活动中,保证总是和儿童处在快乐、面对面、密集、你来我往的互动中。同时强调社交动机,使用社交能力训练,可进行对视训练、面部表情训练、共享注意训练、模仿训练、用手与人交流训练、拥抱训练、游戏训练、轮流等待等。也可使用地板时光、交互模仿训练、社交故事等方法。

社交活动和社交游戏:在初级阶段采用需求的延迟满足、突然出现的声响、意外的停顿等生理性或功能性的社交游戏活动;在中级阶段则要求通过合作性游戏、轮流性游戏、分享性游戏、竞争和对抗性游戏等功利性社交游戏活动;高级阶段则要在中级阶段的游戏和活动的基础上,要求体验社交互动中的快乐和痛苦、胜利和失败、得意和沮丧、羡慕和妒忌等非功利性社交游戏活动。

2.语言沟通障碍

孤独症语言障碍一般经历无口语期、仿说期、不善交流期三个符合语言发育年龄的时期。借助康复教具(录音设备、计算机辅助语言系统、早期语言评定训练系统、沟通训练软件、孤独与多动症训练系统等),根据语言发育的水平,不要超出患儿能力进行个体化、实用性交流。保持患儿对训练任务的注意力,观察其反应。

(1)无口语期主要干预:语言相关能力的训练、发音训练,通过视觉和听觉让儿童知道发音可得到反馈;进行诱导发音训练,发音训练形式包括主动发音训练和被动发音训练。以任务导向为主,早期指令使用内容简单的短句,避免使用复杂的长句及双关语。

(2)仿说期主要干预:听声音、听理解、恰当的指示,让儿童学会简单语句表达。可以从叠音开始,设定特定的环境使用特定的语言。

(3)不善交流期:强调"有需求-说话表达-满足需求"的行为模式,设置要说话的情景,激发儿童的需求。鼓励儿童参加互动性游戏,在情景中提高语言交流能力。

3.行为方式异常

以行为疗法为基本手段,对儿童的不同行为分别采用正性强化、负性强化、消退、渐隐、惩罚等技术,从而促进良好行为、适应性行为,减少和消除不良行为及非适应行为。应注意的是,处罚策略杜绝体罚。

推荐进行关键反应训练。ASD儿童关键技能主要包括学习动力、注意力、自我控制能力和语言行为的主动性,在上述技能领域中获得的进步可能泛化或影响其他领域的技能和行为。

4.感知觉异常

利用儿童发育过程中神经系统的可塑性,通过听觉、视觉、基础感觉、平衡、空间知觉等方面的训练,使儿童能够统合这些感觉,并能做出适应性反应。

5.智力和认知缺陷

(1)0~3岁:此年龄段儿童对生活中常见的物品能够进行辨别,护理干预方法包括借助图形、数字、符号及文字等材料,实施唱数法、点数法等,实现认识物品、区分相同或不同的物品、物品归类等。动作模仿控制训练有助于深化对社会认知的加工机制和发展模式的理解,护理人员对于常见的动作进行演示,实现动作模仿。

(2)3~6岁:此年龄段儿童应增进感知觉反应能力,护理干预方法包括培养儿童的感知范围、感知内容的能力,如寻找刺激物、辨别刺激物方向、使用外部感觉分辨事物及属性等;丰富生活常识、丰富自然常识、丰富简单的数学常识等,如认识身体部位、室内用品、植物、时间、动物习

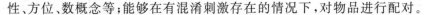

性、方位、数概念等；能够在有混淆刺激存在的情况下，对物品进行配对。

（3）6~12岁：此年龄段儿童应重点提升其社会技能训练与社会认知水平，护理干预方法包括社交游戏法、父母参与法、社会故事法、虚拟现实法、同伴介入法、录像示范法、认知行为法、助学伙伴策略、应用辅助沟通系统、计算机辅助策略、类人机器人交流等。引导儿童融入周围环境、适应学校环境、正确使用社区设施、培养个人爱好和自我休闲活动等。如能用待客用具招待客人，遵守交通规则，会选择商店、商品，喜欢听音乐，会在假日购物、拜访朋友、游戏等。

6.ADL缺陷

ADL缺陷主要集中在进餐、更衣、清洁卫生和如厕四方面。主要训练方法包括整个任务呈现法、顺向链锁法、逆向链锁法及塑形法等。能力较强、年龄较大的儿童，可用整个任务呈现法；能力较弱、年龄较小的儿童，可用顺向链锁法和逆向连锁法，其中逆向连锁法更易学习。

（三）心理康复策略

家长是孤独症儿童康复的第一资源，其常见心理问题包括焦虑、抑郁、自我效能低下、幸福感降低、亲职压力高、心理弹性水平低等。

1.心理康复评定常用量表

（1）焦虑：焦虑自评量表、广泛性焦虑量表、症状自评量表。

（2）抑郁：抑郁自评量表、患者健康问卷抑郁症状群量表、症状自评量表、心理健康调查表（MHI-38）。

（3）自我效能低下：一般自我效能感问卷、特质应对方式问卷。

（4）幸福感降低：Campbell幸福感指数量表、心理健康调查表。

（5）亲职压力高：家长压力量表、亲职压力指标简表。

（6）心理弹性水平低：心理弹性问卷、心理健康调查表。

2.ASD儿童家长心理康复

（1）一般性心理护理：良好的护患关系是一般性心理护理的基础，包括入院时热情接待，介绍病室环境，创造良好的治疗、护理和康复环境，进行健康教育指导。

（2）支持性心理护理：推荐采用以下形式。①孤独症康复专业知识宣教；②家长座谈会、工休座谈会、家长课堂专题讲座及影片赏析等方式提供交流和支持平台；③组建家长陪伴支持小组；④设立活动辅助疏导室；⑤协调寻求社会支持系统普及孤独症家庭的经济补贴政策，促进增设特殊教育学校，寻求普通学校教育的融合。

（3）技术性心理护理：针对家长的异常心理，运用心理学的原理和手段，如精神分析、改变认知和行为矫正等，调适家长的心理。若心理异常较严重，可与心理医师一起给予其心理干预。

七、常见并发症预防与处理

（一）自伤行为

社会技能、认知活动和交流能力发育的迟缓导致ASD儿童使用自伤行为等方式来补偿外界刺激缺乏。因此，增强儿童各项能力，多感觉刺激的输入可减少自伤行为的发生。当自伤行为发生时，应立即将儿童安置在安静的环境中，给予适当的指导，转移儿童注意力，安抚儿童情绪。

（二）癫痫

避免劳累和刺激、规律用药是预防癫痫发生的首选方法。当癫痫发生时，立即采用安全措施，发作期儿童平卧，头偏向一侧，防止咬伤等伤害发生，癫痫发作间歇期，应针对儿童心理问题进行处理,为家长进行正确的疾病相关知识讲解,使其配合相关护理工作。

八、健康教育与随访

(一)健康教育

1.环境指导

指导家长为儿童提供安全、整洁的居室及活动场所,室内严禁存放危险物品。

2.家长角色指导

家长要承担起教育者的重担,对于儿童来说,家长有医师、护士、老师、父母四大角色。这就要求家长耐心、细致地了解儿童的病症,培养儿童的基本生活能力,安排好儿童的饮食起居,关注儿童每一点细微的进步。在家里尽可能保持有规律的日常生活;保持教育方法的一致性;及时奖励规范行为;留意端倪,努力使不规范行为在发生之前化解;要扬长避短,尽展其长;要培养个人的兴趣、爱好。

3.家庭支持指导

家庭成员不仅要及时交流有效的教育方法,更重要的是分享感情,如果大家能够宽容相待,分享感情,就能一起克服困难。团结、温馨、和睦的家庭会给 ASD 儿童带来健康和快乐。

4.家长心理指导

以家庭为中心的早期康复教育是 ASD 儿童首选方案,父母及家庭在治疗过程中始终起着至关重要的作用,父母的心理状况对儿童的康复有直接影响。

5.安全指导

ASD 儿童跌倒/坠床、烫伤、交通伤、外部伤害、刀割伤、锐器伤、碰伤、中毒、误食、骨折、触电、走失和自伤等发生率较高,特别是跌倒/坠床、外部伤害、碰伤、走失和自伤,故应指导家长针对以上方面进行防护。

6.感染控制

患儿因饮食/营养、胃肠道问题导致机体抵抗能力差,指导家长对儿童居住环境保持干净、整洁、定时通风。对住院儿童,应加强感染控制防护,防止医院感染的发生;对居家环境下儿童加强季节性传染病预防,高发季节应减少到人员密集场合次数。

7.预后指导

ASD 预后与病情、婴幼儿时期语言发育状况、智商高低及干预状况相关性高。大约 2/3 预后较差,家庭和儿童互相适应是长期而艰巨的任务。

(二)定期随访

ASD 儿童出院后应定时进行线下家庭随访及线上回访(电话、微信、QQ 等)。护理人员要将训练方法、注意事项教给家长,使家长能够独立操作,对儿童进行长期不懈的康复。线下家庭随访应每 3 个月内进行 1 次,以儿童日常生活活动能力、家庭设施改善、社区环境与社区卫生机构联系等为随访主要内容,线上回访应每周联系 1 次,每次 30 分钟。指导进行环境改造。

1.家庭环境

家庭环境改造应包括物理环境和情感环境两方面,家庭物理环境的改造应服从儿童在医疗机构中所学到的生活技巧内容的泛化要求,家长需全程参与家庭延伸护理指导。家庭情感环境应在家庭亲密度、情感表达、知识性、娱乐性等多方面进行改造。

2.社会支持

从宏观和微观上加强社会支持。

(1)宏观角度:各级政府应加强制定与ASD儿童、父母相关的保护性政策、法规建设,并加大经济投入,建立公立的康复中心,助贫助难,使儿童家庭能够减轻部分经济压力,能拥有更多权益,以此来提高家长的社会群体归属感。

(2)微观方面:媒体、社会组织及个人应该主动关注这一特殊群体,了解他们真正所需要的,给予更多的关爱和帮助,更好地实现资源合理应用。

九、常用康复技术

目前国际上使用的治疗性干预方案较多,护理人员可融合多种康复治疗技术,与医师、治疗师、教师形成多学科团队协助模式,将各种康复技术融入家庭及社会活动中。

(一)ADL康复技术

ADL康复技术是ASD儿童融入社会的第一步,强调目标分解及顺序呈现。适时使用提示及强化,能够使儿童尽快逐步掌握各项生活技能。

根据儿童的智力及现有的生活技能情况,制定具体明确的训练计划,将每一种需要训练的生活技能分解成若干个小单元的动作,由简单到复杂。并将每个训练计划分解成具体的训练步骤,如穿衣分为披衣、穿袖、系纽扣、翻衣领、整理等几个步骤进行。每天训练标准要根据儿童接受和掌握的程度而定。每次实施后要对儿童接受训练的情况进行记录。在训练过程中,要进行强化,即对每一个小小的进步都要及时给予言语、行动、表情及物质上的奖励。鼓励儿童持续不断地完成每一项训练内容,直到儿童掌握并固定下来。

(二)社会交往康复技术

通过人际关系训练,改善儿童的共同注意能力。内容包括训练注意、模仿动作、姿势性手势性语言的学习和表情动作的理解、提高语言交流能力。推荐使用人际关系发展干预,其他方法还有地板时光、图片沟通系统、共同注意训练、社会故事法等。

1.训练注意

使用儿童感兴趣的教材,要求其注意并正视说话人的脸,主动注视其目光,并逐渐延长注视时间,反复多次,并及时给予强化。使儿童在"一对一"情况下,对对方的存在、言语、目光等有所注意。

2.模仿动作

让儿童进行模仿动作,如广播体操等,使其意识到他人的存在。

3.姿势性语言的学习和表情动作的理解

帮助儿童学习姿势性语言如点头、摇头等,给患儿做示范,要求其模仿,然后反复训练,直到能理解为止。此后可利用实际动作或镜子训练并给予强化,逐渐减少提示,直到能正确辨别和理解为止。

4.提高语言交流能力

可利用情景或在儿童提出要求时进行,反复训练使儿童在想满足某种要求时,能用语言表达自己的愿望。进行传话训练,传话开始宜短,之后逐渐延长。

(三)语言发育促进康复技术

部分儿童存在语言发育迟缓、构音障碍、言语-语言障碍等问题,康复应针对此类问题进行促进。如儿童存在构音障碍,可进行松弛训练和发音训练。

(四)认知康复技术

ASD儿童在感知觉、思维、注意力、记忆和学习上均有不同程度的异常,认知康复应围绕以上方面进行。

(五)情绪和行为管理康复技术

常用的护理干预方法有忽视法、转移注意力法、阳性强化法、阴性强化法、系统脱敏、作业疗法等,步骤由简单到复杂,方法要形象、具体、直观、生动。

1.情绪行为干预

尽快找出原因,可用忽视法或转移注意力法,也可带儿童离开原环境,待儿童自己平息后要立即给予关心和爱抚,对自动终止行为给予正强化。

2.攻击行为、自伤行为、破坏行为干预

应立即给予制止,如抓住儿童的手,或给儿童戴上手套或帽子,也可要求儿童学习"把手放在桌上"等行为,以减少自伤行为。增加儿童刺激输入,减少自伤行为的发生。

3.自我刺激行为、重复刻板行为干预

不要一味迁就,经常在儿童日常生活中有意识地做一些小的变动,培养儿童正常合理的兴趣,积极从事一些建设性的活动。

4.孤独行为矫正

熟悉儿童的喜好和需求,尽量融入他们的生活。让儿童逐步接受大人的帮助,同时配合言语能力和社会交往能力的训练,提供更多社会融合机会。

(六)辅助器具指导技术

ASD儿童康复过程中,促进实现生活自理,建立与人沟通的有效模式,提高游戏和学习的能力,对有特长的儿童给予专业帮助,使用康复辅助器具。

(七)游戏康复技术

通过游戏激发儿童兴趣,有利于发展儿童感觉、知觉、观察力、注意力、记忆力及创造思维能力。游戏中,需要遵守规则。

1.0～1岁

探索自己身体部位,用手触、碰、挤、拍、敲、打等动作玩耍,利用敲击等动作弄出声响,模仿成人的简单动作,探索玩具的操作方式。

2.1～2岁

参与简单并与人沟通的游戏;与成人玩简单的轮流作转的游戏;适当地玩简单玩具,并运用玩具配件;利用仿实物玩具模仿简单的生活动作游戏。

3.2～3岁

大多为平行游戏,可与1名伙伴进行简单的合作游戏;简单的象征性游戏,模仿成人做家务游戏;喜欢踢球、跑、涂鸦等游戏活动。

4.3～4岁

进行简单的角色假扮游戏,可扮演生活中常见角色;与3～4名伙伴进行较复杂的合作游戏;在成人口头提示下遵守简单的游戏规则。

5.4～5岁

与其他伙伴进行较复杂的角色扮演游戏,可扮演故事中或虚构的角色,有分工与合作;常将学习、劳动任务当作游戏来完成;可进行竞赛类游戏。

6.5～6 岁

在假想游戏中表现解决问题的能力;按游戏规则接受胜负结果;在无监督下玩较复杂的桌上和地下游戏。

(八)延伸康复技术

1.延伸护理

制订出院计划、转诊,在患儿回归家庭或社区后持续随访与指导。利用信息化工具,通过信函、电话、家庭随访等方式进行延伸式、开放式健康教育。

2.医教融合

教育融合理念立足于医教教学状况和学龄期儿童的身心特点,开展教育康复研究,构建教学评定、教育环境、教育安置、课程设置、课程类型等多重融合的校本模式。

3.社会融合

(1)社会融合教育:核心目标是通过家庭融合、社区融合、幼儿园融合、学校融合的教育过程,重点改善 ASD 儿童的社会功能,提高其社会适应能力。推荐进行学校中的随班就读,家庭生活、医疗环境中的融合教育,社区活动中的融合教育。

(2)社会融合教育的康复内容:康复治疗师围绕改善 ASD 儿童社会功能这个核心目标构建丰富的康复内容,包括生活自理能力康复干预、认知能力康复干预、自我意识教育、语言应用康复干预、社会交往康复干预、行为规范培养等。

(毕素香)

第六节　脑 性 瘫 痪

一、小儿脑瘫康复概论

随着医学的进步,残疾儿的病因学发生了很大变化。在残疾儿康复设施中,脑瘫儿的比例越来越大,很多地方成立了专门的脑瘫康复中心。

脑瘫儿不只是作为单纯的运动障碍儿而存在,还可并发有语言、精神、视觉、听觉、癫痫发作及心理等多方面损害,是作为复合障碍儿而存在。无视这些障碍,只着眼于运动方面的损害进行康复是不合理的,也不会取得良好的疗效。脑瘫康复所涉及的领域极为广泛。

二、脑瘫患儿日常生活活动训练

由于脑瘫患儿的大脑在发育期间受到损害,所以不仅运动发育受到影响,而且感觉方面,如视觉、听觉、对物体的识别能力、与外界沟通能力等方面在不同程度上均受到影响。那么如何帮助及诱导脑瘫患儿克服智能上的缺陷,使他们能够与同龄儿童一样快乐成长,这一重任就落在治疗师、老师及家长身上。而在这三者中,家长起着很重要的作用,因为脑瘫患者即使在医院接受再长时间的各种治疗,其终究还得回到家中,一切日常生活动作,如穿衣、梳头、刷牙、上厕所等都还需要在家长帮助或指导下完成。俗话说:"父母是孩子的第一任老师。"如何帮助正常孩子健康成长,家长都是深有体会的,但脑瘫患儿同正常儿童相比有很大的不同,家长不仅要用特殊方式来帮助他们克服生理上的各种缺陷,而且还要用特殊的方法来教导患儿如何去做自己能做的事情,帮助患儿以各种方式来与外界沟通等。要想正确地做到以上这些,对于没有相关经验的家长来说,的确是非常困难的。下面将对脑瘫患儿日常生活动作中的各个问题作详细介绍。

(一)脑瘫患儿手部训练

手,对于我们每一个人来说,无疑都是非常重要的。没有了手,或者手部受伤,功能活动受限时,都会给我们的工作和生活带来很多不便。从人体的发育角度来看,人从降生之日起,就逐渐开始对外界及自己身体各部分进行认识,而第一被认识的,就是手。日常生活中,我们会经常看到婴儿把自己的手放在口中吸吮,这是他们对手的最初的认识,之后,他们靠手去触摸自己的嘴巴、脸和腹部,抱着自己的脚往嘴里送……这些都是婴儿逐步开始用手来认识自己身体的表现。随着年龄不断地增长,孩子们逐步学会了用手去完成一些日常生活中的基本动作。如吃饭、穿衣、写字、画图等,最后发展到可以用手来演奏乐器,制作工艺品,打字等精细动作。从人体生理解剖学上看,手是由骨、关节、肌肉组成,但人类手部功能之所以有别于其他低等动作,就在于人的大脑皮质的发达及手部动作的控制,其实,所有动作都是由运动大脑皮质所控制。如果细看运动大脑皮质示意图(图8-3),我们会惊奇地发现:在我们身体占绝大部分的躯干、四肢,反映到大脑皮质上仅占了大脑皮质的很小部分,而手部、拇指及手指的控制却占了很大部分。脑瘫患儿由于在病理上所属的类型不同(痉挛型、手足徐动型、小脑失调型、弛缓型),所以,在临床表现上,就会有不同的动作模式,而动作模式的强弱,又取决于脑部受损的严重程度。例如:当脑瘫患儿头转向左侧或右侧时,可引起非对称性紧张性颈反射异常模式的出现(如图8-4),这无疑给患儿进食、洗漱等日常生活动作的完成带来了一定的困难。又如:让脑瘫患儿举起一只手,他可能会同时举起两只手;让他举起双手,他会向右倾倒,并可能同时抬起双脚等。上述这些动作模式,都属于反射模式,不是由人的意念来支配的,没有应用的价值。

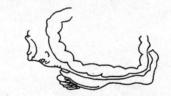

图 8-3 运动大脑皮质示意图

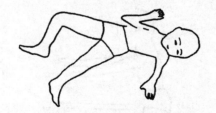

图 8-4 非对称性紧张性颈反射异常模式

在家中,家长们该如何帮助或引导脑瘫患儿进行手部训练呢?

1.检查患儿手部的活动范围、功能及其应用的程度

(1)患儿在不同体位时手的功能:①在仰卧位时,患儿能否把双手自然下垂放在身旁?②在俯卧位时,患儿能否用双肘或双手撑起上半身,能否在一只肘或手支撑时,另一只手去抓玩具?

③坐着时双手能否摆在面前做支撑动作(如图 8-5)？能否在一只手支撑时,另一只手去抓玩具(如图 8-6)？能否两只手同时抬起(如图 8-7)？能否伸直手臂时,用两只手去握一木棒(如图 8-8)？④在立位时能否双手支撑桌面站立(如图 8-9)？能否一只手支撑时,另一只手抬起(如图 8-10)？能否双手同时抬起(如图 8-11)？

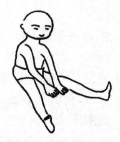

图 8-5　双手支撑坐位

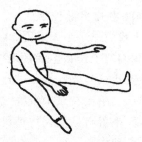

图 8-6　单手支撑坐位

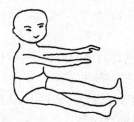

图 8-7　坐位时双手抬起

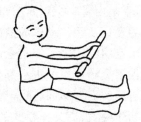

图 8-8　坐位时双手持物

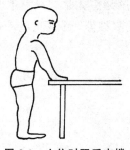

图 8-9　立位时双手支撑

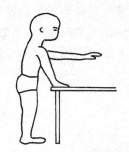

图 8-10　立位时单手支撑

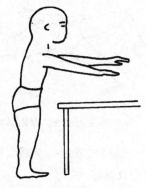

图 8-11　立位时双手平举

(2)患儿是否仍有不该有的原始反射存在。如抓握反射、非对称紧张性颈反射、惊吓反射等。双手,还是单只手?哪一只手?反射的动作是否十分明显?反射的动作所持续时间的长短如何?

(3)拇指是否经常收在拳内:见图8-12。双手,还是单只手?哪一只手?在什么姿势下出现?能否自我伸开手指?

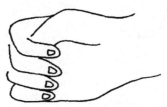

图 8-12　拇指收握拳内

(4)患儿有无抓握能力在什么姿势下可完成?能否自我伸开手指?头部活动时,对手的抓握有无影响?是一只手完成,还是双手?能否完成下列几种手的抓握动作?①双手互握(如图8-13)。此动作是家长日后给患儿进行家庭手部训练的一种基本手部握法。②手掌抓握(如图8-14)。③手心向上抓握(如图8-15)。检查此动作时,可以让患儿去抓抽屉的把手,然手把它打开。④桡侧抓握(常用抓握)(如图8-16)。⑤尺侧抓握(如图8-17)。⑥三指捏法(如图8-18)。检查此动作时,可以让患儿用手去握笔,这个动作就是三指捏法。⑦食指指尖紧贴拇指尖称为食指指尖捏法(如图8-19)。检查此动作,我们可采取让患儿拣一些大小不一的物体,如:扣子、黄豆、绿豆等,从而来判断此种捏法的水平。⑧拇指指腹与食指第二指关节紧贴一起,称为捏法。此种捏法,可以通过让患儿用手拿汤匙、拿钥匙开门等动作来检验。

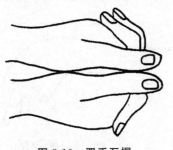

图 8-13　双手互握

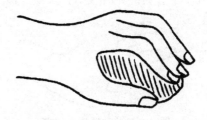

图 8-14　手掌抓握

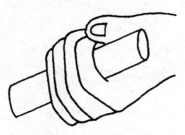

图 8-15　手心向上抓握

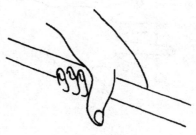

图 8-16　桡侧抓握

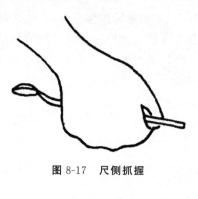

图 8-17　尺侧抓握

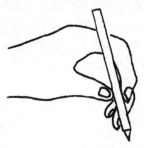

图 8-18　三指捏法

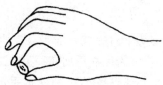

图 8-19　指尖捏法

　　(5)患儿手部的活动范围。手部活动是否软弱无力？有无手指及腕关节变形的现象？能否完成下列几项手部的活动？在一种什么样的姿势下完成的？①肘关节固定在桌面,手背向上抬,称为旋后,转向下方,称为旋前。②前臂固定在台面,手背向上抬,称为腕关节伸展或背屈(如图8-20);手心向下垂为腕关节屈曲或掌屈(如图8-21)。③把手平放在桌上,手指伸直,从中指向两旁分开,称为手指的外展;反之,合起来,称为手指的内收(如图8-22、图8-23)。④每一个手指指尖贴近手掌心,称为手指的屈曲,反之称为手指的伸展。

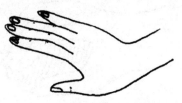

图 8-20　腕关节伸展(背屈)

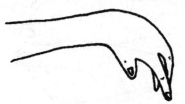

图 8-21　腕关节屈曲(掌屈)

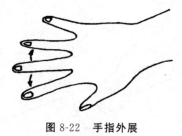

图 8-22　手指外展

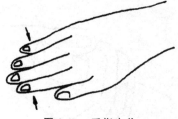

图 8-23　手指内收

　　(6)患儿双手及手眼能否协调一致。能否拧上和打开螺口的瓶盖？能否上手表的发条或对时(如图8-24)？单个手指的运用:按电灯的开关,用食指指方向等。

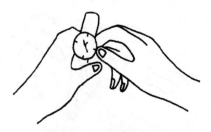

图 8-24　手部精细运动

(7)患儿能否完成一些日常生活动作。

个人卫生方面：自己刷牙、洗脸、梳头、上厕所及便后处理。

穿脱衣服方面：①把套头衫套在头上；②把手伸入袖内；③把腿伸入裤腿并提上裤子；④穿脱鞋袜；⑤穿脱手套；⑥扣及解钮扣；⑦系鞋带、红领巾或领带。

饮食方面：①拿杯子饮水；②用手拿饼干吃；③使用勺子或筷子；④把菜从盘中夹入碗内。

其他方面：①开关门窗；②开抽屉；③书写；④提包或拎行李；⑤使用电话、打字机，弹琴等。

通过以上对患儿手部各方面的检查，可以发现，什么动作他可以做到，而什么动作他做不到，或不能完成得很好等，从中找出他能完成或不能完成基本动作的原因，"对症下药"，才能达到训练的目的。

2.手部的训练方法

手部的功能活动不仅与反射的动作模式、肩关节、肘及前臂的运动好坏有关，而且与视觉、知觉、感知运动能力及认识能力等方面都有着密切的联系。脑瘫患儿因受到痉挛或手足徐动等动作的限制，使得他们不能通过双手去接触及认识自己的身体及周围环境。针对这一点，训练的第一步，就是让患儿认识自己的双手。

(1)加强脑瘫患儿对手的认识。当妈妈怀抱一初生婴儿时，她会不自主地去抚摸他的小手，把自己的手指放在他的手掌内，婴儿便会用他的手抓握反射，紧握母亲的手指，妈妈便会认为：这是婴儿不能对自己进行注视和微笑所做出的反应。之后妈妈会利用婴儿的抓握反射，来让他拿一些手摇的玩具来玩，或用双手拉他坐起等。不久婴儿的双手可以慢慢伸开，去摸妈妈的脸、抓自己衣服、吃手指、脚趾、抓玩具等，逐步由接触母亲，认识自己的身体而扩展到周围的环境。这些早期不随意的动作——婴儿期的抚摸、伸开手指、握紧双手，都是将来手部有功能地活动、做精细动作的基础。而脑瘫患儿，由于他们的四肢可能十分僵硬（痉挛型）、柔软无力（弛缓型），或时常四周摆动（手足徐动型）等，所以在多数时间里或在患儿进行喂食、穿衣、洗澡等日常生活动作时，父母会尽可能少地触摸患儿的手，以免加剧他四肢僵硬或摆动的程度，家长们只会紧紧的抱着患儿，这无疑减少了患儿用手认识自己及外界事物的机会。

以下，向家长介绍几种帮助脑瘫患儿逐步认识双手的方法。

1)让患儿卧向痉挛较轻的一面（如图 8-25），头略微前倾，下肢向前弯曲（注意：上面的下肢弯曲度数应略大于下面的），双侧肩关节尽量向内收，双手互握。在这种姿势下，叫患儿不要动，维持一段时间，等全身或患侧（上面半侧）身体的痉挛程度得以缓解后，让他用互握的手触摸自己的嘴、鼻尖、前额等，然后双手慢慢地向前伸去触摸眼前的玩具。

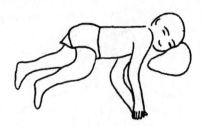

图 8-25　侧卧位训练方法

2) 当患儿双侧卧的动作完成较好以后,可以让他转过身来,仰面躺着,除了让他重复在侧卧位时用互握的双手去够嘴、鼻尖、前额的动作以外,还可以让他把手由胸前直指向天花板,之后高举过头顶,再回到腹部(如图 8-26)。做此动作时,可以以上、中、下为节律来控制患儿做此动作时的速度,也可以在他的头顶悬吊一些玩具,让他每次做时尽量触摸到玩具。这样,在诱导患儿手臂伸直的同时,增添患儿对训练动作的兴趣。

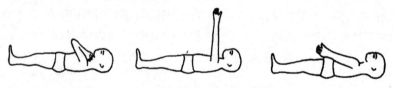

图 8-26　仰卧位训练方法

3) 上述几种训练动作,同样也可在坐位下完成(如图 8-27、图 8-28、图 8-29)。当患儿坐在桌前时,与上述训练不同之处在于:患儿的双肘在进行触摸嘴、鼻尖、前额的动作时,必须固定在桌子上(如图 8-30);做伸肘的动作时,互握的双手应贴于桌面,同时可以在患儿的眼前摆放一些玩具,诱导他尽量地伸直手臂(如图 8-31)。之后,再做双手高举过头顶、平举双手指向前方等动作的训练(如图 8-32、图 8-33)。

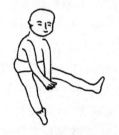

图 8-27　坐位训练动作(1)

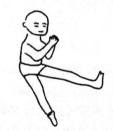

图 8-28　坐位训练动作(2)

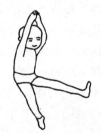

图 8-29　坐位训练动作(3)

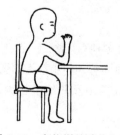

图 8-30　坐位训练动作(4)

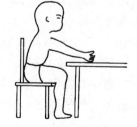

图 8-31　坐位训练动作(5)

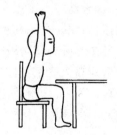

图 8-32　坐位训练动作(6)

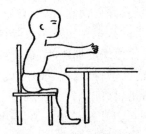

图 8-33　坐位训练动作(7)

以上各种训练动作,除采用患儿双手互握的方法以外,还可采用让患儿双手抓握一木棒或橡皮圈等物件来代替(如图 8-34)。

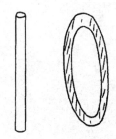

图 8-34　训练辅助用具

(2)手部训练方法的实例:脑瘫患儿对自我双手的认识,是开展手部训练的基础,这对属于任何一个年龄组的患儿来说,都是极其重要的。那么,如何能追随人体生长发育过程,既全面地,又能循序渐进地进行手法训练呢? 下面将以 0～1 岁患儿为例介绍一组训练方法。

1)0～3 个月的脑瘫患儿:这个时期的正常孩子,已开始认识母亲,而且对视野 180°以内物体,可以跟踪着看,双手已由攥拳到开始伸开,对于脑瘫患儿,他们往往还未发育到这一阶段。那么家长如何进行诱导呢?

首先,母亲应与孩子多交流感情;例如,当妈妈要把孩子抱入怀中时,应多用目光看着他,向他微笑说话或唱歌谣。还可以把自己的脸慢慢地移向左边或右边,看看孩子的目光是否跟随自己脸的移动而移动。这样经过反复训练,孩子会慢慢认识妈妈的脸及声音。另外当孩子躺在床上时,家长可以在他的头顶挂上几件色彩鲜艳的(红色及黄色最佳)或有音乐伴奏的玩具让他看,以此来诱导患儿双眼视力在身体中线发展,继而把玩具移向左和右,逐步扩大他的视力范围,使之接近正常。这种训练方法在其他体位,如俯卧位、侧卧位及抱孩子立起时均可运用。那么如何帮助孩子松开小手呢? 由于这个时期的孩子年龄尚小,所以不能采用双手负重、爬行、站立等行动来诱发手指的伸展。不过,家长可以辅助着让他双肘支撑,多爬一会儿,这样对日后手部训练也起到了相应的作用(如图 8-35)。

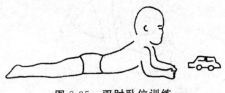

图 8-35　双肘卧位训练

2)3～5 月的脑瘫患儿:这一时期的患儿,不能把双手抓在一起,不会吸吮手指,不能握住手中的玩具,无法以手心向外的握法抓玩具并摇摆它,也没有用手抓自己或妈妈衣服的现象出现。针对这种现象,首先应该加强孩子对手的认识并把双手保持在身体中线的训练,其次再进行手的打开及抓握的训练。在进行双手在身体中线的训练时,家长可以让孩子或依靠被褥等物件坐着,或由爸爸扶着孩子坐在腿上,妈妈在前面进行训练。摆好位置后,妈妈可以慢慢地把孩子的双手引导着移向中间,当他的双手相遇时,妈妈可以唱一些"拍拍手""豆豆飞飞"等歌谣,来加强这个动作(如图8-36、图8-37)。之后,妈妈可以让孩子躺下,再重复上面的动作。这无疑给孩子增加了难度,因为他需克服双手的重量后,才可把手碰在一起。当这个动作做得很好以后,我们可以拿一些长毛绒玩具、小皮球、橡皮圈等玩具给他用双手在眼前玩,或者引导他玩自己的手指等。诱导患儿伸开手指地训练还有以下具体内容。

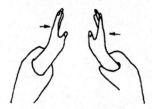

图 8-36　手部训练动作

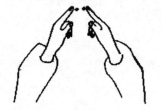

图 8-37　手指训练动作

妈妈可以慢慢地把孩子的手搬开,用自己的手指在孩子的手掌上搓,也可沿着孩子的小手指、前臂,最后到肘关节这个路线,上下慢慢地来回抚摸。这种方法可通过妈妈的手来刺激患儿手及前臂的皮肤神经感觉器官,来诱发手指的伸展。

除了用妈妈的手以外,家长还可选一些不同质地的玩具,让孩子去摸,如:长毛绒、塑料质地的充气玩具或带有颗粒的橡胶皮球、布娃娃等,这样,不但同样能刺激手的伸开,而且,也可同时引导孩子用手去感知软与硬,光滑与粗糙,有弹性和无弹性等。

手部负重训练,也可起到诱发手指伸展的作用。首先,把孩子扶着坐起,慢慢地把紧握的小手掰开,然后,放在身体的前面,保持肘关节伸直,用手逐渐往下施加压力(如图8-38)。在训练过程中,为引起他的兴趣,家长可在孩子面前摆一些动物、水果、画片、人物等或音乐毯等,抓着他的小手一边按一边还可以告诉他:手按的是什么等,这样,既达到了训练目的,又增进孩子视觉、听觉及对外界事物的认识能力。除了把患儿双手摆在正中位以外,还可以把他的手摆放到身体的一侧(如图8-39)。当孩子一只手负重时,家长可用球、洋娃娃或带声响的玩具等来诱导他的另一只手去抓。此种方法,同样可用在孩子俯卧位的训练中(如图8-40)。

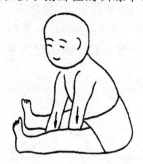

图 8-38　坐位双手支撑训练

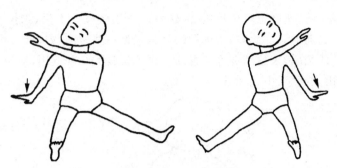

图 8-39 坐位单手支撑训练

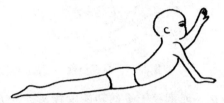

图 8-40 俯卧位单手支撑训练

　　有一点需提醒大家,如果患儿双手手指屈肌肌张力都很紧张,那么,在进行上述一只手负重、另一只手进行抓玩具的训练项目时,所选用的玩具切忌太小或太大,因为,对于患儿的手而言太小的玩具会刺激他的抓握反射,太大的玩具,一旦孩子抓不到,他会失去对训练的兴趣,不再乖乖地与妈妈合作。大小合适的玩具,应该是孩子的手指略微屈曲就可抓得到的,以上各种训练项目,对患儿负重的手来讲,都可起到降低手部屈肌的肌张力、诱发手指伸展的作用,而对另一只手,无疑也是一种手的抓握的训练。

　　下面将具体地向大家介绍如何循序渐进地进行手的抓握能力的训练。当孩子能用手抓握较大的玩具时(相对患儿的手而言)并不是一切玩具或其他东西都容易被他抓到,通常是较轻的玩具,例如,海绵制品或塑料充气玩具等,而相应重的玩具,只有等手的握力提高后才可抓起。这种现象也不是绝对的,有个别孩子或许先能抓起较重的玩具,其次才是较轻的。无论是哪种情况,在训练时,我们首先采用一种对孩子来说较容易的方法。之后,慢慢地给孩子增加难度,逐步提高他的手握力。

　　3)5～7个月的脑瘫患儿:这个阶段的脑瘫患儿,常不能像正常孩子一样伸手去抓自己喜爱的玩具,单手支撑能力差,不会用手玩耍手中的玩具,不会用手玩耍脚趾,没有把手中抓到的任何东西都往嘴里送的现象等。对于此时期的患儿,家长应采取的训练方法,基本上与前面相同,只是在训练患儿手的抓握能力时,应把玩具拿远一些,好让患儿的手臂得到充分的伸展。选用玩具时,可找一些比3～5个月患儿所用玩具的外观小一些的,如找一些圆木棍之类的东西让他抓(如图8-41),这对日后进行起坐、步行等日常生活的训练都极有益处。除了木棒。还可以给患儿钢笔、勺子等日常生活用具来让他抓,并告诉他手中的物件是做什么用的。必要时,可以手把手地给他做示范,从而增加他对钢笔、勺子等的感性认识。另外,为了引导患儿用嘴去认识自己,认识其他事物,可以帮他把脚趾放入手中,然后送入口中去咬,还可以让患儿用手抓一些饼干、糖果、玩具等,往嘴里送。这样,在训练手部抓握能力的同时,他自己也可识别什么样的东西能吃,什么样的东西不能吃。当患儿手部抓握能力得以不断提高时,还应考虑到如何让患儿的手松开。这一动作开始训练时,家长可以被动地把患儿的手屈曲或掌屈,这样手指自然会松开(做此动作时,家长所施加的力应轻一些,速度也应比较慢)。这一动作连续做几次后,家长可以诱导患儿把手中握着的物件或玩具扔向地面。此时,所选用的玩具应带一些响声,如摇铃、乒乓球等。这样,可同时利用对患儿听觉的刺激,来达到训练的目的。至于玩具大小的选用,也与上面训练手部抓握能力所采用的一样,由大到小,由轻到重。

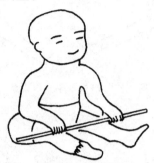

图 8-41 抓握小棍

4)7～9个月的脑瘫患儿:这一时期孩子手的功能发育又进入了一个较高阶段,双手的协调运动,如:拍手、搓手、双手互握等动作成为这一时期最明显的标志。对于年龄较小或手部活动较差的患儿,家长们采用的最简单的训练方法,就是抓着患儿的一双小手,做拍手的动作,同时,妈妈还可唱一些歌谣来引起孩子的兴趣。之后,妈妈所用的力逐渐减少,直到患儿能模仿出妈妈拍手的动作。当患儿双手能握些较大的玩具,家长可以让孩子的双手各拿一物件,如积木或两个带响的玩具等,然后相互敲打,碰撞发出声音,也可增加孩子对训练这个动作的兴趣,对于那些手部抓握能力较好的患儿,在坐位时,家长可以在他眼前摆多样体积较小、色彩鲜艳的玩具或食物(如枣、饼干等)让他抓,并鼓励他抓多个,左手和右手各拿一个等。必要时,家长可以慢慢地一边哄着,一边从患儿手中拿出玩具,诱导他再抓或用另一只手去拿第二个。除了着重训练患儿双手的协调性以外,患手的负重能力及抓握能力的训练,也应同时进行,并逐步提高难度。这种训练方法在前面已做了介绍,在这里值得一提的是,如果孩子只有一只手功能活动有障碍,如偏瘫型的脑瘫患儿,对他们的训练,应着重放在患手的质量及抓握能力的训练上,其次才是如何与健侧手一起完成某些动作的训练。再有一点值得注意的是,在这个时期,家长不但要进行上述项目的训练,而且还注意此时患儿抓东西时的手的抓握法。这一时期的正常孩子所采用的是掌心向上的桡侧抓握法,而对于脑瘫患儿,他们中有的人仍然停留在以手心向外(尺侧)抓握法的水平上,针对这一点,家长必须给予及时的纠正,慢慢地引导。

5)9～12个月的脑瘫患儿:这一时期的正常孩子除了手的抓握、负重及双手协调能力有了更进一步的发展以外,单个手指的分离运动,特别是无名指的运动及指拈法的动作已可在大多数孩子身上看到。对于脑瘫患儿,首先应着重训练他的手对体积较小的玩具的抓握能力;其次,可以让他用手去拣花生米、黄豆、绿豆、大米等体积较小的物体。这样循序渐进,由大到小,再经过反复训练,食指捏法的动作就会慢慢地被诱导出来。进行此项训练时,家长必须格外小心,千万不要让孩子把花生之类的小东西放到嘴里,那样会很危险。除了训练患儿的食指拈法以外,其他种类的手的握法,在这个时期的正常孩子身上都能看得到。例如:在患儿吃奶时,家长可辅助他用双手抱着奶瓶吃,喝水时,也可以让他自己用一只手或两只手握着水杯的把手来喝水;平时家长还可以特意地把患儿喜欢的玩具放在他能够拿到的抽屉里,从而诱导他练习手心向上的手部抓握法。另外,家长还可以辅助患儿,让他拿一笔杆较粗的彩色笔在纸上画。这样既训练了患儿三指捏法,又为日后引导患儿握笔写字奠定了基础。另外,还可以给患儿找一些有螺口的瓶子和盖子,或者买一些普通积木、拼插积木、能拆装的玩具汽车等,在训练他手的各种握法的同时,又达到了双手协调动作及手眼协调的训练目的。对单个食指的训练,可以借助一些玩具,如带电话模型的小拉车,蛋糕式的电子琴,玩具闹钟(可用手指调秒、分、时针的)或日常生活中所见的,如屋内灯的开关、电视机开关及遥控器、收音机、录音机的按键,报时闹钟等。只要能引起孩子的兴趣,就可以帮他把其他小手指头收起来,用食指去玩、去按,反复训练几次后,慢慢地让他自己独立完成动作。

以上所介绍的只是0～1岁脑瘫患儿手部训练方法的实例。若患儿的年龄已超过这一年龄组,而实际上手的功能活动只发育到3～5个月的水平,不妨按照3～5个月时期的方法开始训练,直到手的功能接近与其年龄相应的水平为止。

3.手部功能的维持及防止其退化的方法

当把一正确的运动模式教给脑瘫患儿,他们会十分乐意接受的。因为从此他们开始认识了自己的双手,知道如何运用双手去做自己想做的事情。对于这一点,家长们应给予大力的支持及鼓励,千万不要急于求成,要给患儿较多的时间去摆好姿势,以正常的模式去抓某样东西,或将握紧的双手慢慢地伸开等。

脑瘫患儿除了每天坚持专门的手部训练之外,还应把手部训练与其他动作的训练(如:吃饭、穿衣、行走等)结合起来,特别是在努力克服一些不正常的动作模式及被刺激引起的过分反应上。例如:在步行时,我们可让患儿双手握一木棒,或握在小推车的扶手上(如图8-42),这样既抑制了不正常的动作模式,又减少了患儿为走路所付出的力量。

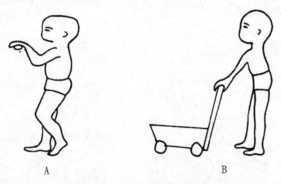

图 8-42　立位时手部动作

家长平时与脑瘫患儿相处时,也应尽量少刺激他们,例如:不要在他们身后说话,应该站在他们前面,一字一句地慢慢讲。另外,也不要惊吓他们,给他们突然的刺激。因为这样会引起惊吓反射。总之,无论是脑瘫患儿还是其家长,都应有耐心、有信心地把手部训练坚持到底。因为,这不仅是患儿认识自己、认识周围事物的开始,而且也是患儿日常生活动作训练的基础。

(二)抱脑瘫患儿的方法

在本书第五章里,已经向大家介绍了脑瘫患儿从医学角度基本分为五类:痉挛型、手足徐动型、小脑失调型、弛缓型及混合型。如何去抱脑瘫患儿,是一门需要掌握的技巧,否则,不但家长累得满头大汗,而且患儿也会感到不安全、不舒服。以下将介绍几种抱脑瘫患儿的方法。

首先,必须认识到用正确的方法去抱脑瘫患儿,不仅家长可省力不少,而且抱患儿的同时,也刺激了患儿对头部的控制能力,另一方面可以纠正患儿一些不正常的姿势或体位。对于不同类型的脑瘫,家长们所采取的抱法也是不同的。

1.痉挛型

对于这类脑瘫患儿,由于他们身体长期处于僵直状态,如图 8-43 所示。故抱这类孩子时,家长应先把孩子蜷起来。也就是说,把孩子双腿先分开,再弯起来,如图 8-44 所示;双手分开,头略微下垂,也可让孩子把头枕在妈妈肩上,如图 8-45 所示。家长如果以这种方式抱孩子,不仅可以不断增进孩子对母亲的认知能力,加强母子间的感情交流,而且还可通过怀中孩子在胸前移动,来找到一个最佳位置,从而达到帮助患儿纠正不正常姿势的目的。除了上述介绍的方法以外,家长还可以略微改变一些抱患儿的方式,如让患儿的双手都伸过妈妈的肩膀,如图 8-46 所示。比起上一种方法,这种方法使患儿的背部肌肉得到了充分的伸展。另外,如果患儿的身体较重,妈妈可把孩子移向髋骨的一侧,如图 8-47 所示,这样既省力,又达到了纠正患儿双腿僵直的目的。第四种方法就是让患儿面向外,让他的脊背靠在妈妈的胸部,如图 8-48 所示,患儿在这种位置上,视野得到了扩大,妈妈也可在分开患儿双腿的同时,让患儿的脊背逐步离开自己的胸部,从而提高患儿头和躯干的控制能力。最后,切记抱痉挛型脑瘫患儿时,千万不要从腋下把患儿抱起,因为那样一来,容易加重患儿双下肢肌张力,使痉挛加重。

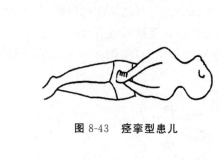

图 8-43　痉挛型患儿

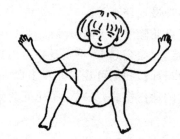

图 8-44　抱起之前患儿的正确姿势

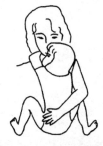

图 8-45　抱起姿势Ⅰ

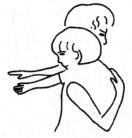

图 8-46　抱起姿势Ⅱ

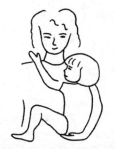

图 8-47　抱起姿势Ⅲ

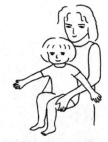

图 8-48　抱起姿势Ⅳ

2.手足徐动型

这类患儿的抱法,与痉挛型患儿有很大的不同。主要区别是:当将患儿抱起时,患儿的双手不再是分开而是合在一起,双侧腿靠拢,关节屈曲后,尽量接近胸脯,如图 8-49 所示,将孩子维持好这一姿势后,家长把患儿抱在胸前,也可抱在身体的一侧,如图 8-50 所示。由于这类患儿在临床上合并有痉挛型或手足徐动型的症状,故对患儿的抱法,与前面两型所采用的方法基本相同。只是患儿临床上表现出什么症状,就相应地选择一种方法去抱他。

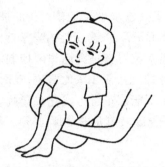

图 8-49　手足徐动患儿的抱法(1)

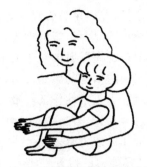

图 8-50　手足徐动患儿的抱法(2)

3.小脑共济失调型

由于这类患儿在临床上合并有痉挛型或手足徐动型症状,故对患儿的抱法与前面基本相同,患儿临床上表现出什么症状,就选择相应的方法去抱他。

4.弛缓型

这类脑瘫患儿身体像"软面条"一样无力,当家长抱起患儿时,除了帮助患儿把双腿蜷起、头微微下垂外,最重要的是给患儿一个很好的依靠。图 8-49、图 8-50 所示方法均可采用。图 8-51 所示的为另一种抱这类患儿的方法:妈妈把手从患儿的左腋下穿过,手掌托住患儿的右臂部。此方式不同于以往方式,就在于患儿在这种位置下双手的活动范围增大了。同时,家长还可诱导患儿伸手去抓玩具,触摸停在路边的汽车等,以达到诱导患儿双手主动活动的目的。与此同时,躯干的控制能力也会得到提高。

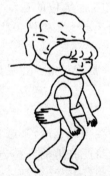

图 8-51　弛缓型脑瘫的抱法

5.混合型

对于这类脑瘫患儿,应根据其临床表现以哪一种类型为主,即采取该类型的怀抱姿势。

(三)进食动作训练

人从出生之日起,就会本能地张开嘴向外界摄取食物,以满足自身的生理需要。于是就有了吸吮及吞咽等最基本进食动作的反射出现。随着时间的推移,这些最基本的反射逐渐减退或消失,孩子开始学会从汤匙里喝菜汤、米汤,并能把它咽到肚子里。到了 6～9 个月时,可吃一些糕点、饼干之类质地较硬的食物,上、下牙床开始协调运动,并能在合上嘴后把嚼碎的食物吞下肚。9～12 个月大的孩子,开始用手抓东西吃,并能自己抓着杯子喝水,吃饭时,也极愿意抢过匙子来自己吃,不过,大多数不能吃到嘴里,仍需家长辅助,此时孩子嚼食物由牙床中部移至侧部。当孩子长到 2 岁时,吃饭时可以正确使用匙子,知道什么东西可以吃,而什么东西不可以吃。饮水时,

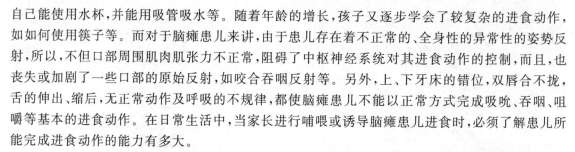

自己能使用水杯,并能用吸管吸水等。随着年龄的增长,孩子又逐步学会了较复杂的进食动作,如如何使用筷子等。而对于脑瘫患儿来讲,由于患儿存在着不正常的、全身性的异常性的姿势反射,所以,不但口部周围肌肉肌张力不正常,阻碍了中枢神经系统对其进食动作的控制,而且,也丧失或加剧了一些口部的原始反射,如咬合吞咽反射等。另外,上、下牙床的错位,双唇合不拢,舌的伸出、缩后,无正常动作及呼吸的不规律,都使脑瘫患儿不能以正常方式完成吸吮、吞咽、咀嚼等基本的进食动作。在日常生活中,当家长进行哺喂或诱导脑瘫患儿进食时,必须了解患儿所能完成进食动作的能力有多大。

1.进食动作能力的检查方法

(1)对患儿面部表情的观察。患儿面部肌肉是否有痉挛,嘴角是否歪斜,对高兴或气恼的事有无面部表情的表露?通常,肌张力高的脑瘫患儿面部表情较丰富,而肌张力较低的患儿,多数显示出悲伤、沮丧等表情。另外,患儿能否听明白一些简单的指令,对语言的理解程度如何?

(2)目前所能完成的进食动作的检查。如:患儿能否从汤匙中喝米汤、菜汤,从杯中喝水等。他是以哪一种方式完成的?吞咽、咬、咀嚼的动作是否完成的较好?患儿对不同大小、形状、质地的食物,能否都能顺利地吃进肚里等。

(3)口部的检查。①反射:有无正常的吸吮、咀嚼、咬、吞咽等基本进食动作的反射?②感觉:口部的感觉是敏感还是迟钝?这对日后进行进食动作的训练极其重要。例如对于那些口部感觉较敏感的患儿在进食时,就应尽可能少地触及他的唇部,以免引起肌张力的升高。③牙:上下牙的发育是否正常?当上、下颌骨合拢时,牙的位置是否正确?④上下颌骨:休息时的位置如何?在运动中能否协调一致?下颌骨有无向前伸或后缩、侧移的现象?⑤双唇:休息时的位置如何?在进行吞咽动作时能否合拢?是否能与其他部位的运动协调一致?⑥舌:休息时的位置如何?是前伸、后缩、上提还是下压?能否自主运动?能否做一些较精细的动作?如卷舌、左右摆动、翻转等动作。

(4)呼吸的检查。休息时的呼吸频率是否正常?在受到外界刺激时,呼吸频率又为多少?以何种方式进行呼吸,腹式还是胸式?

2.进食动作的训练方法

(1)基本体位:无论患儿属于哪一种类型的脑瘫,其进食时选择体位的基本原则是相同的,那就是:体位的选择或摆放,一定要抑制全身肌张力的升高,避免不必要的不自主动作或动作的出现;而身体双侧对称,一切动作都由身体中线开始,也是进食时选择体位的另一特点。当然,所有的患儿不可能只适用于一种体位。在日常生活中,家长应遵循上述几个进食体位的原则,根据患儿自身的特点,选择出一个最适合患儿的体位。①如图8-52、图8-53所示的体位。正常孩子进食时也常用到,只是不同之处在于:患儿的头部略微向前倾,背部伸直,双侧肩膀向内收,髋关节屈曲呈直角,并略微分开,膝关节屈曲后应略高于髋关节,双足底有所支撑。在这种体位下进食时,患儿全身肌张力不会因进食而提高。②面对面的进食方法,如图8-54、图8-55所示。选择一墙角,或床与家具呈直角的地方。垫上被(或用被褥组成一直角),让患儿靠在上面,坐在家长双腿或床面上,家长可用一只手,控制住患儿的头部,另一只手控制躯干等部位。对于较大的患儿,如果有条件,可以给患儿特制一个三角形的椅子来让他使用,如图8-56所示。③侧卧位如图8-57所示,让患儿在一定坡度的垫子或枕头上,头略微前倾,背部伸直,双侧肩膀内收,双腿屈曲。④对于那些全身性屈肌肌张力较高的脑瘫患儿,还可采用俯卧位的方式,如图8-58所示。患儿倾斜的角度应为45°左右,双臂尽力向前伸,双腿分开。

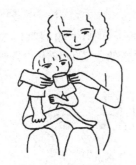

图 8-52 患儿进食的体位

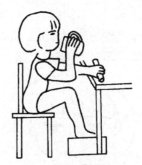

图 8-53 患儿进食的动作

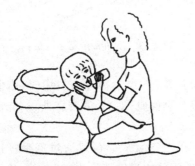

图 8-54 面对面进食的体位(1)

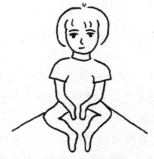

图 8-55 面对面进食的体位(2)

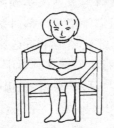

图 8-56 特制三角形坐椅

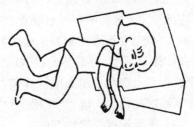

图 8-57 侧卧位姿势

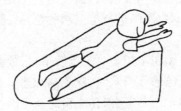

图 8-58 俯卧位姿势

　　总之,无论选用哪一种体位,千万不可采用仰卧位。因为如此一来食物很容易噎着患儿,堵在气管里、吸进肺部等,这无疑是极其危险的。

　　(2)对下颌骨的控制。脑瘫患儿进食困难的原因之一,就在于患儿的上下颌不但合不拢,而且下颌经常倾斜到一侧,舌头伸向外面,不断地把口水或食物推到口外。针对这些进食阻碍,家长可采用下列两种方法诱导患儿进食。①如图 8-59 所示,家长用三个手指来纠正或抑制患儿不正确的下颌骨的位置:拇指指腹放在患儿下颌骨中部,以施加一向内的推力,同时,还可诱导患儿开口、闭口、头部向前屈曲等动作。食指摆放在脸的一侧,是为了防止及纠正患儿的头向侧方倾斜和下颌的侧向横移。中指摆放下颌以下,在患儿嘴张开时,可利用这只手指施加一压力来抑制舌头向前伸。同时,也可帮助拇指来控制张开的嘴。②如图 8-60 所示,这种手法多用于那些下颌侧向横移较严重的脑瘫患儿。此时拇指摆放在患儿脸的一侧来抑制下颌的侧向移动,食指摆放在患儿下颌前部以控制开口、闭口、头部向前屈曲的动作;中指的位置与作用与方法①相同。

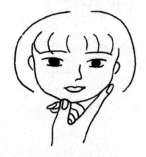

图 8-59　下颌骨控制手法(1)

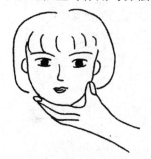

图 8-60　下颌骨控制手法(2)

(3)降低或消除口部的过敏感反应。如果患儿口部有过敏感,当食物进入口中时,不但使得患儿口部肌肉肌张力增高,难以下咽食物,而且,也会引起全身性肌张力的升高。所以,降低或消除口部的过敏感反应,也是训练及诱导患儿进食时的重要环节。

在降低口部过敏感反应之前,先降低与之较远的头部的变态反应。可以通过用手轻轻抚摸患儿的头顶,与其玩戴帽、脱帽、用头顶气球等游戏,来降低头部的过敏感反应,同时,家长还可以通过亲吻患儿的小脸蛋,让患儿的脸部多与不同质地的玩具相接触等方式来达到降低脸部过敏感反应的目的。当患儿头部过敏感反应得以缓解或消失时,就可着手降低口部过敏感反应的训练。首先,家长用食指给患儿上牙床中部一快速的压迫感(因为此区域为上下牙床最敏感的部位)。然后,移开手指,把患儿上、下颌合并,用上述所教的三指指法来诱导其吞咽动作的出现。之后,家长食指由患儿上牙床中部牙齿的背面慢慢滑动到前面,再移开手指,把患儿上、下颌合并,诱导其吞咽动作的出现,家长用这种方式,可以从患儿的牙床中部牙齿开始到侧部,逐渐降低患儿整个上、下牙床过敏感的反应。

对舌部过敏感反应,家长可用食指由前向后,慢慢地在患儿舌上抚摸,就可逐步降低其过敏感的程度。不过,在每次抚摸后,都应跟随进行上下颌的合并、诱导其吞咽动作出现的训练。

3.饮水动作的训练

脑瘫患儿的饮水困难,多数是由于早期丧失了吸吮反射,致使舌头向前伸,双唇即使能合拢,水也会从嘴角流出。在平时,家长给患儿喂水时,除了确保患儿处于正确体位以外,头部千万不可有过伸展的现象出现,那样不但水咽不下去,还会引起全身性的肌紧张,如图 8-61 所示。为了避免这一现象出现,家长可把水杯(塑料质地)剪一豁口,如图 8-62 所示,让患儿使用对侧,这样,家长可从另一侧来观察水面的高低,水量的多少。饮水时,上、下颌骨,双唇及舌部的控制,也是极其重要的。另外,为了避免咬合反射出现,水杯边沿最好不要碰到患儿的牙床。对于那些年龄较大的患儿来讲,可以让他以正确的姿势坐在桌边,双手紧握杯子的两只耳朵(如图 8-63 所示),双肘固定在桌子上,头在中线,用双手同时举杯喝水。这样,也防止了身体的后倾,除了用双手,还可用单手(如图 8-64 所示)。不过,另一只手必须固定在桌面上,以保持身体的位置。

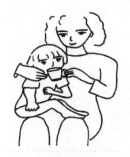

图 8-61　饮水的姿势

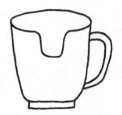

图 8-62　特制水杯

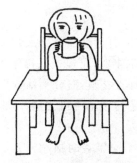

图 8-63　患儿双手饮水动作

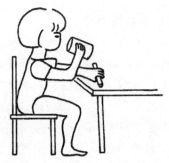

图 8-64　患儿单手饮水动作

4.匙子的使用方法

在使用匙子之前,患儿必须有一定的上、下颌控制能力。匙子的选用,不可过大(相对于患儿嘴的大小而言),也不用过深,食物应盛少一些。从患儿口部正中送入舌的后 1/3 处,然后用匙子轻轻向下一压,诱导患儿双唇合拢,出现吞咽反射,等患儿把食物移出匙子之后,再由原路移出匙子,如图 8-65 所示。注意,匙子出入时,尽量避免碰到牙床,那样会引起咬合反射出现,也不要与舌尖接触,否则会加剧舌头向外伸的现象。

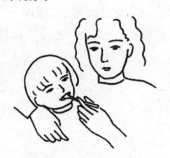

图 8-65　患儿进食诱导

当患儿年龄较大,可以自己进食时,家长除了帮助他选择一正确姿势以外,还可以诱导患儿以常用手握法(详见手的功能训练)握住匙子,当食物盛满后,慢慢地旋转前臂,把食物送入口中。如果患儿手部功能较好,握勺子的手法可采用指腹的方法,因为那样更接近于正常。患儿所用饭碗或碟子的底部,也可加一些橡皮圈和吸盘,以便起到固定作用(如图 8-66 所示)。饭碗摆放应在患儿正前方,患儿的另一只手可抱住固定着的饭碗,或桌上固定的小木棒。以固定身体的位置,尽可能地避免身体倾向握匙子的一侧。

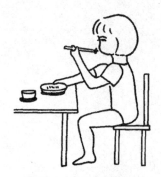

图 8-66　患儿独立进食

(四)穿脱衣服训练

孩子从一出生起,就由家长帮着穿脱衣服及换尿布;1 岁时,会开始配合别人帮他穿脱衣服,如:知道把手伸到袖子里,穿脱裤子时,把腿蜷起来等;长到 1 岁半时,可以自己摘帽子,穿无鞋带的鞋,脱裤子等,穿裤子仍需别人少量帮助;3 岁时,虽能穿脱所有衣服,但分不清衣服的前后、左右,并经常把两腿穿进一只裤腿里等。随着年龄的不断增大,孩子穿脱衣服的能力也逐渐提高,系扣子、鞋带之类较复杂、精细的动作,在 6 岁时已能完全掌握。

正常孩子穿脱衣服动作的发育情况如上所述,那么,对于不同年龄的脑瘫患儿,将如何帮助及诱导其穿脱衣服呢?

当给正常孩子穿脱衣服时,孩子经常是仰卧位,而对于脑瘫患儿来说,这种体位处理不当容易加剧全身性僵直反应,给家长带来极大的困难。所以,在日常生活较常选用以下体位。一是俯卧位(如图 8-67 所示),可让患儿趴在床上或家长双腿上,患儿的双腿分开,膝关节屈曲,家长用手抓住患儿患侧(即相对严重的一侧)的肘关节附近部位,慢慢地把患儿手臂拉直。注意:家长千万不可拉患儿的手,否则会诱发并加剧上肢屈肌肌张力的增高。当患儿手臂被拉直后,家长再慢慢地把衣服袖子套在患儿手臂上,之后再穿另一侧。穿脱裤子时,患儿的双腿应屈曲,脚尖转向外侧(如图 8-68 所示),穿完一侧,再穿另一侧,这样可抑制双下肢伸肌肌张力的增高。除了选择俯卧位,家长还可选用仰卧位来帮助患儿穿脱衣服,方法同上。只是值得注意的是,在将患儿从一侧翻向另一侧时,注意双腿应呈屈曲状,否则会引起全身性伸肌肌张力的升高。

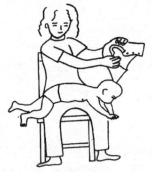

图 8-67　俯卧穿脱衣服姿势

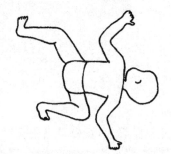

图 8-68　患儿穿脱裤子应保持的姿势

1.诱导脑瘫患儿穿脱衣服

在家长训练患儿穿脱衣服之前,首先应加强患儿对自身肢体、衬衣、外套、裤子、鞋、袜等基本认识的训练;其次,再帮助患儿选择一种最容易穿脱衣服的体位,也就是说,最能缓解痉挛,最易自我控制四肢的体位;最后,慢慢地由最容易的体位,发展到最实用的体位上去。下面将介绍几种常用的诱导患儿穿脱衣服的方法。

(1)床上穿脱衣服的训练:患儿呈仰卧位,双腿屈曲并分开(如图 8-69 所示),把功能较差的一侧手臂伸直。然后用另一只手慢慢地把衣服拉至肩膀,身体转向对侧(双腿呈屈曲位)呈侧卧位。用功能较好的手把衣服的其余部分从头或颈下拽出至胸前(如图 8-70 所示),再把身体转向另一侧,把剩下的那只手臂穿入袖中(如图 8-71)。

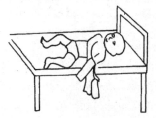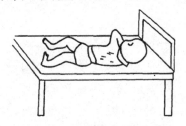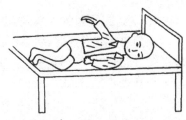

图 8-69 患儿独立穿衣动作(1)　　图 8-70 患儿独立穿衣动作(2)　　图 8-71 患儿独立穿衣动作(3)

穿脱裤子时,患儿可以呈仰卧位或侧卧位(如图 8-72 所示),只是在穿脱裤子时,一只手需抓住床沿或床头以抑制摇摆动作出现。裤腿也应先穿功能较差的一侧,再穿功能较好的一侧,等两侧裤腿穿好之后,双腿屈曲,用力抬高臀部,用一只手抓住床沿,另一只手把裤子提上。穿脱袜子与穿脱裤子的动作近似,在这里就不做详细解释了。

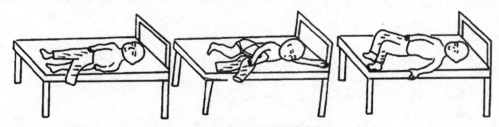

图 8-72 患儿独立穿裤动作

(2)坐着(或站着)穿脱衣服的训练:患儿呈坐位,一只手抓住木棒或床栏以抑制手的摇摆动作出现,另一只手把衣服套在头上,然后把手伸入袖中,接着双手交换,再把另一只手穿入衣袖(如图 8-73 所示)。穿脱裤子时,应用一只手抓住眼前木棒、床栏或椅子边沿(如图 8-74 所示),用另一手把裤腿穿上。之后,身体略微向前倾,用一只手或双手同时把裤子提上。脱衣服的动作顺序与穿时正好相反。

总之,无论每次花多长时间,家长也应多鼓励患儿自我穿脱衣服,练习次数多了,他也就能逐步掌握技巧了。

2.衣服的式样及质地

脑瘫患儿穿的衣服应裁剪得肥大、宽松一些,便于他进行自我穿脱衣服的训练。衣服的质地尽量选择一些手感舒适、柔软、无刺激的布料,以免因对患儿皮肤的刺激,导致痉挛、手足徐动等现象的出现。

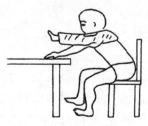

图 8-73 坐位穿衣动作

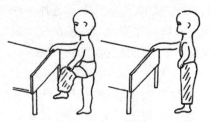

图 8-74 患儿穿裤动作

(五)坐位平衡的训练与应用

正常孩子坐位平衡的发育是与其年龄呈正比的。也就是说,随着年龄的不断增大,孩子的坐位平衡由完全被动完成→需部分借助外界力量下完成→能独立维持静态下的坐位平衡。可是,对于脑瘫患者来讲,由于他们自身病理性障碍、不正常的肌张力与运动模式等现象的存在,即使他们的实际年龄已远远超过实际发育年龄,但他们坐位平衡的维持能力仍较低或几乎等于零。以下将随着患儿年龄的增长,逐一介绍如何进行坐位平衡的训练及如何把坐位平衡及日常生活动作的训练结合起来。

1.0~3 个月

这时期的正常孩子,当被动地把他从仰卧位拉起到坐位时,他的头能随着躯干的移动而抬起(如图 8-75所示),而脑瘫患儿,由于他此时可能存在着非对称性紧张性颈反射、迷路性紧张性颈反射(见神经系统发育检查)、全身性僵直反应等现象,所以他的头部位置不是侧向一方、转向一侧,就是被动拉起坐时,无抬头的动作出现。

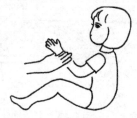

图 8-75 仰卧位坐起训练

具体训练方法如下。

(1)双手握住患儿的两侧肩膀,慢慢地把患儿从仰卧位拉起。若患儿此时抬头的能力实在太差,可先被动地让患儿坐起,然后把患儿的头微微摇向后方,之后用带响声或颜色鲜艳的玩具诱导患儿自己用力把头抬起(如图 8-76 所示)。这样,逐步地由小活动范围至大活动范围,直至能完成在被拉起坐着时的抬头动作。

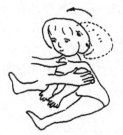

图 8-76 仰卧位坐起的头部控制

（2）除了从前面拉患儿坐起以外，还可以从患儿背后用手握住患儿躯干，把患儿弯曲的躯干慢慢地推直，同时尽量诱导患儿保持头的正确位置（如图 8-77 所示）。

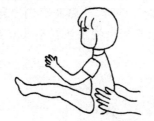

图 8-77　患儿从仰卧位坐起训练

2. 3～6 个月

这一时期的脑瘫患儿，不但不能用双手支撑自己坐着（如图 8-78 所示），而且也不能很好地坐在有靠背的椅子里（如图 8-79 所示）。

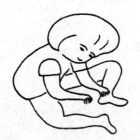

图 8-78　患儿的异常坐姿

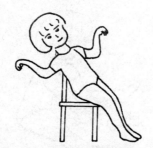

图 8-79　患儿异常的椅坐位

具体训练方法如下。

（1）首先把患儿双腿分开，双侧膝关节尽量保持伸展位，然后用双手握住患儿骨盆两侧，慢慢地诱导患儿挺直躯干。如图 8-80 所示。

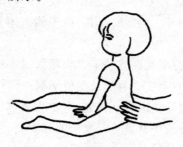

图 8-80　坐位训练手法(1)

（2）家长面对患儿坐着，用双手帮助患儿把两侧肘关节伸直，双手手指伸直分开，摆放于地面，之后，慢慢用力向下压，如图 8-81 所示。同时为了让患儿更好地感受何谓手臂负重，还可通过握住患儿手臂的双手左右摇摆或旋转躯干，让患儿双侧上臂受到不同方向负重力量的刺激。另外，若患儿肘关节控制能力较好，家长还可把手放在患儿双侧肩关节（如图 8-82 所示）或头顶（如图 8-83 所示）施加压力。

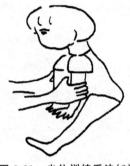 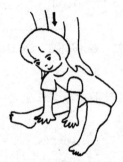 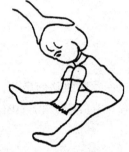

图 8-81　坐位训练手法(2)　　　　图 8-82　坐位训练手法(3)　　　　图 8-83　坐位训练手法(4)

（3）除了上述方法以外，对于实际那些年龄较大的患儿，当其的双手支撑坐位平衡维持较好以后，可让患儿双手抓棒，把眼前的玩具推前、拉后，或选用小汽车之类可滑动的玩具让他双手抓住后，做相同的动作（如图 8-84 所示），这样在训练患儿坐位平衡的同时，又增加了对双侧上肢负重、伸展及手握能力的训练。

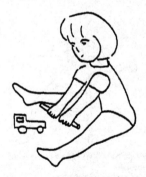

图 8-84　坐位训练手法(5)

3. 6～9 个月

这一时期的正常孩子能维持各种姿势下的坐位平衡，但时间较短。这些坐位种类主要包括长坐位、端坐位、侧坐位、半蹲坐位等。而脑瘫患儿，由于他连短暂的静态平衡都不能自我维持，维持动态平衡就更困难了。

（1）长坐位平衡的训练：长坐位平衡训练的主要步骤如图 8-85 所示，也就是从双手支撑→单手支撑→无须双手辅助的阶段。双手支撑着的长坐位平衡的训练，在上一部分已做了介绍。

那么，下面两个阶段该如何进行训练呢？首先，是单手支撑着的长坐位平衡训练，当通过摇摆患儿双侧躯干，来逐渐让患儿分清手臂负重与放松的感觉之后，就可慢慢地延长一侧手臂负重的时间，用玩具等物件来诱导患儿的另一只手去玩或抓，如图 8-86 所示。诱导用的玩具的位置，应逐步从低处到高处，换句话说，就是开始让患儿用一只手在地上玩一些小汽车、积木、娃娃等玩具,之后家长把玩具逐步升高,直至患儿可伸直双臂从头顶处抓到玩具。再者,就是把玩具逐渐从中间移到患儿伸手的同侧或对侧。这样患儿负重的手臂就可得到不同方向刺激,其能力及坐位平衡的维持,都将会有明显的提高。

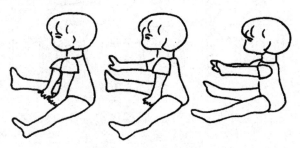

图 8-85　长坐位平衡训练

其次,是无须双手辅助的长坐位平衡的训练。在训练的最初阶段,家长可用手来辅助患儿保持其坐位平衡的稳定(如图 8-87 所示),或让患儿用双手握住椅子背或床栏处等来保持坐位平衡(如图 8-88 所示)。随后,逐渐由大部分借助→由双手借助→单手借助。最后达到无须借助的阶段。

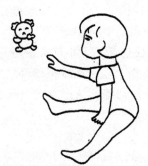

图 8-86　长坐位单手负重训练

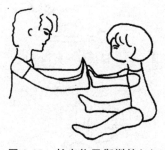

图 8-87　长坐位平衡训练(1)

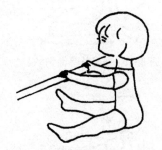

图 8-88　长坐位平衡训练(2)

(2)端坐位平衡的训练:其训练主要步骤如图 8-89 所示,训练方法及其要领与长坐位平衡训练方法略同,只是时刻注意,在训练过程中,患儿双脚应如终摆放在地面上,切不可悬空。否则,就会引起下肢或全身性伸肌肌张力的提高。

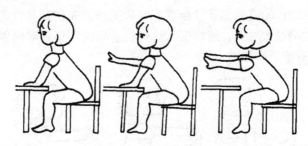

图 8-89　端坐位平衡训练

　　(3)横坐位平衡的训练:把患儿双腿被动屈曲,摆放于身体一侧(如图 8-90 所示),家长用一只手帮助患儿伸直肘关节,另一只手放在患儿肩膀处,给一向下压力,直到患儿可自我控制手臂的伸直。然后用玩具诱导患儿把另一手慢慢地抬起,如图 8-91 所示,如上所述做完一侧,再做另一侧训练。

　　(4)如何让患儿坐在椅子上:对于图 8-90 所示的这类患儿,在训练时,首先把患儿张开的双臂合拢,让双侧肩膀内收,双腿呈屈曲位,使其坐进一高矮、大小合适的椅子里,膝与踝关节屈曲呈直角,双足底能平放到地面。若家中一时无合适的椅子,也可让患儿坐在大椅子上,双脚底垫一些书本以维持膝踝关节屈曲 90°,如图 8-92 所示。摆放好位置,让患儿双侧肘关节屈曲后,放在桌面上,家长从患儿双侧肩膀上方逐渐向下施加一压力,给患儿双肘一负重感觉的刺激,如图8-93 所示。同时,还可从肩部双侧摇摆患儿的上半部分躯干,让其两侧肘关节轮换负重,以感觉负重和不负重的区别。当患儿双肘支撑坐位平衡维持较好之后,家长可诱导患儿伸直手臂,双手手指伸开后放于桌面(如图 8-94 所示),训练及诱导方法与前面所述基本相同。

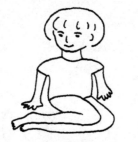

图 8-90　横坐位平衡训练(1)

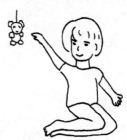

图 8-91　横坐位平衡训练(2)

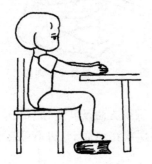

图 8-92　椅坐位正确姿势

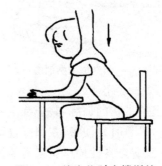

图 8-93　椅坐位肘支撑训练

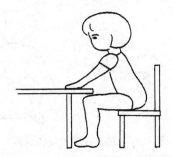

图 8-94　椅坐位上肢伸展支撑训练

4. 9～12 个月

这一时期正常孩子对坐位平衡的维持早已不成问题,并能在各种坐姿下完成一些日常生活动作。而对于这一时期脑瘫患儿来说,其训练重点放在如何提高坐位动态平衡及如何与实际应用动作相结合上来。例如:通过鼓励患儿在长坐位姿势下,用臀部在地上行走,不仅能达到提高长坐位动态平衡稳定性的目的,而且还可把此动作用于每天的起床动作上,如图 8-95 所示。当每天起床时,患儿先屈曲双肘,用手抓住被子,用力伸直手臂把被子推向下方。坐起后(长坐位)一边把被子继续向下推,一边慢慢地把臀部向后撤,之后翻转身,用双手抓住床沿,把下身慢慢移下床。另外,日常生活中,患儿穿脱衣服、鞋袜,洗漱,吃饭,如厕等动作的完成(如图 8-96 所示),都需一个良好的坐位动态平衡的稳定做保障。而这一项目的训练,可以通过家长以不同方法给患儿添加刺激,鼓励其坐稳、保持其平衡的方式来完成;也可利用与患儿玩投球游戏、做摇板、骑摇马(如图 8-97 所示)等方式来完成。

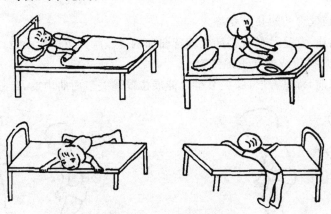

图 8-95　患儿起床时动作训练

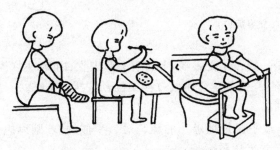

图 8-96　患儿日常生活动作训练

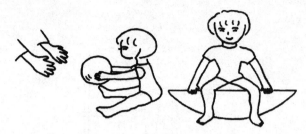

图 8-97　患儿日常游戏的训练

(六)站立及步行训练

对于每一位脑瘫患儿的家长来说,都希望自己的孩子能像正常孩子一样站起、行走、玩耍,而对于脑瘫患儿本身来讲,站立及步行是一较复杂、较困难的活动。因为患儿不仅要学会如何控制自己的头、颈、躯干及四肢,而且要掌握如何维持身体的平衡(包括在坐、跪、立、走等姿势下)及躯干与四肢,上肢与下肢和双下肢协调的能力。

1.正常的立位姿势

测量方式:用一铅锤或重物系上一根细绳做一垂直地面的垂线,然后,让被测试者站在绳子的一侧或前面。

侧方观察:垂线由外耳道→颈椎椎骨体→肩关节→躯干前后侧正中→股骨大转子(或髋关节中心略偏后侧)→膝关节中心略偏前侧→紧贴足外踝前部。

后方观察:垂线由头正中→脊柱→双下肢正中位(注:从头到脚,垂线两侧的身体与垂线间的距离应相互对称)。

2.常见的几种脑瘫患儿的站立姿势

图 8-98 示头前屈,背呈弓形或腰部生理弯曲加剧,髋、膝关节呈屈曲位,足外翻,尖足背屈超过 90°,双侧上肢呈屈曲位或处于正常位置。

图 8-99 示头探前,背呈方形,膝关节呈过伸展位或髋关节屈曲内旋,足外翻。

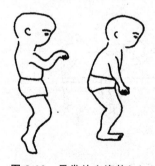

图 8-98　异常站立姿势(1)

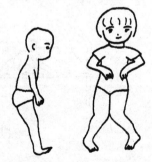

图 8-99　异常站立姿势(2)

图 8-100 示患儿只是一侧肢体受影响,上肢肩关节内收、内旋,肘关节屈曲,手指呈握拳或半握拳位,髋关节屈曲、内旋,膝关节呈屈曲或过伸展位,足内翻、底屈。

3.跪立平衡及负重训练

与站立位相比,跪位似乎像是把患儿的腿减短一半似的,若脑瘫患儿连跪位平衡都维持不好,那么,日后的站立及行走就比较困难。

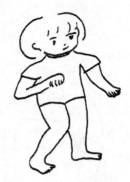

图 8-100　异常站立姿势(3)

跪位平衡开始训练时,可让患儿用双手握住床栏或椅子背、桌上固定棒等,家长把双手放在患儿骨盆两侧,以帮助患儿控制骨盆保持充分伸展的位置,如图 8-101 所示。之后,家长要不断诱导患儿学会自我控制好骨盆的位置,直到患儿双手不需扶持,自由自在地玩耍眼前的玩具为止(如图 8-102 所示)。

4.站立训练

(1)被动站立训练。

对于那些痉挛型或其他类型脑瘫患儿来说,被动站立,不仅降低肌张力,预防骨质疏松,而且,能给患儿双足正确的负重感觉。同时,也可避免一些像足内翻、足外翻等的现象出现。

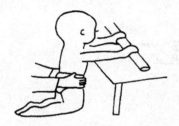

图 8-101　帮助患儿跪位训练

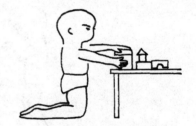

图 8-102　患儿独立跪位训练

方法:利用斜板、站立柜或固定膝关节支具等把患儿双脚分开后,将脚尖对正前方,摆放于地面固定好,让患儿在这种体位下,每天持续站 15～20 分钟左右(如图 8-103、图 8-104 所示)。

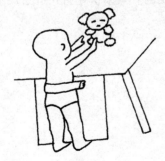

图 8-103　被动站立训练(1)

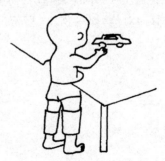

图 8-104　被动站立训练(2)

（2）主动站立训练。

方法1：可以让患儿双手握住床栏之类固定的物件，家长用双手从患儿后方来诱导患儿逐步学会控制骨盆、膝关节等（如图8-105所示）。

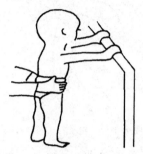

图8-105　主动站立训练方法(1)

方法2：如图8-106所示，针对这类患儿，家长最好站在患儿前方，这样不但可诱发患儿伸直手臂后站立，而且也可使患儿躯干略微前倾，从而减轻腰部的过度生理弯曲。

5.单脚站立训练

当患儿主动站立位可基本维持后，就可逐步着手开始患儿单脚站立的训练，这也是立位动态平衡训练的开始。

（1）方法1：徒手方法，也就是说，不利用任何辅助器具，只靠家长双手来诱导患儿身体重心的移动。

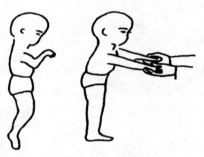

图8-106　主动站立训练方法(2)

横向移动：家长双手放于患儿骨盆两侧，当身体重心移向一侧时，家长用放在该侧的手通过骨盆向下肢施加一个向下的压力，而另一只手通过上提患儿的骨盆来诱导患儿放松该侧下肢，把身体重心移向对侧，如图8-107所示。

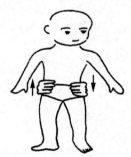

图8-107　重心左右移动训练

纵向移动:患儿呈一脚前一脚后的姿势站立,身体重心移向前脚时,家长把一只手放在该侧的臀部,给患儿一向前的推力,另一只手放在患儿对侧肩膀,以确保躯干也随之前移。反之,当患儿身体重心向后移时,家长的双手由推力变为向后拉,如图 8-108 所示。

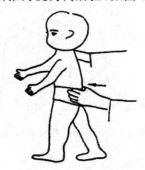

图 8-108　重心前后移动训练

(2)方法 2:也可让患儿站于自制的平衡板上,家长用双手扶着患儿骨盆两侧,一则可保护患儿以免摔倒,二则可通过对骨盆的推拉动作,来诱导患儿学会如何把身体的重心从左移到右,从前移到后,如图 8-109 所示。

(3)方法 3:也可让患儿站在家中的地秤上,双脚踩在上面,然后,身体重心慢慢地由一侧移向另一侧。通过地秤,可从量上看出患儿单脚负重能力的大小。

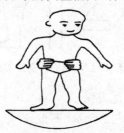

图 8-109　平衡板上重心移动训练

6.单脚移动的训练方法

(1)方法 1:徒手方法,家长让患儿手扶一张椅子站定后,让患儿把身体重心移到一侧,家长把一只手放在患儿膝关节前部,另一只手放在同侧膝关节周围,然后,让患儿屈膝上抬,脚尖勾起,然后再慢慢伸直脚,足跟先着地,如图 8-110 所示。这样,反复地由前向后,再由后向前地练习,直到患儿能自我掌握这一动作。

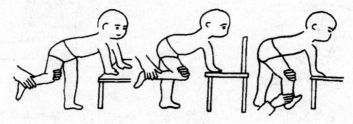

图 8-110　单脚移动训练

(2)方法 2：让患儿双手扶床栏站立后，把身体重心移向一侧，另一只脚可踩小木车、旱冰鞋或球、木棒之类可滚动的物体。然后，让患儿把脚向前后摆动，如图 8-111 所示。

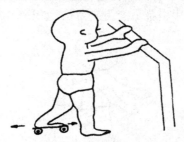

图 8-111　单脚前后移动训练

(3)方法 3：让患儿扶床栏，一只脚负重，另一只脚迈上、迈下小木凳之类有一定高度的物体，如图 8-112 所示。物体的高度，可根据患儿的能力提高而不断增高。

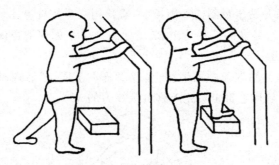

图 8-112　单脚迈台阶训练

7.几种常见的辅助脑瘫患儿行走的方法

(1)如果患儿的站立姿势如图 8-113 所示，那么，在步行时，家长需站在患儿前方，用双手牵住他的双手(注意保持患儿双肘关节伸直)，辅助他慢慢地把双脚放平后再走。若患儿已有了一定的行走能力，也可以让他双手借助一手推车、椅子等较稳固的物件行走，如图 8-114 所示。扶手的高度应以患儿躯干略微前倾，双肘伸直为准。

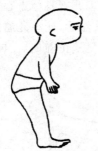

图 8-113　异常站立姿势

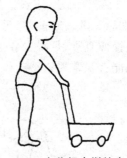

图 8-114　患儿行走训练方法

(2)若患儿站立姿势如图 8-115 所示(膝关节呈过伸展位)，家长辅助患儿行走的方法与上述方法类似，只是家长双手或其他物件扶手的高度应略微低一些，以便患儿在行走时，髋关节、膝关节能维持一较小的屈曲位，如图 8-116 所示。

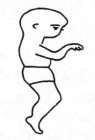

图 8-115　过伸展站立姿势

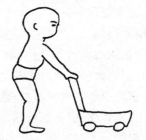

图 8-116　患儿行走训练方法

（3）对于那些属于偏瘫型的脑瘫患儿来说（如图 8-117 所示），如果其患侧肌张力较高，在行走时，家长可以用手牵住患儿的患手，那么，一方面可被动地使患儿患侧上肢得到充分伸展，另一方面也避免了在行走中，患侧上肢肌张力的增高，如图 8-118 所示。反之，患侧肌张力较低或接近正常时，牵拉患儿的健手行走时比牵拉患手行走有益行动。因为患儿的患侧在行走中，可逐步学会正常的行走姿态。如：在迈步时，躯干的旋转，向前摆动手臂等。

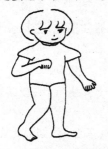

图 8-117　偏瘫型脑瘫站立姿势

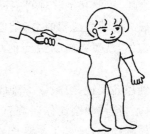

图 8-118　患儿的行走训练

总之，患儿的临床诊治、康复训练其最终目的就是要让患儿在日常生活中形成正常运动姿势。本文从手部训练开始，全面解说了患儿日常生活动作训练的原理、方法及步骤，相信患儿以临床诊治和康复训练为基础，再通过本文有关内容的训练，最终一定能够以自主、自立、自强的面貌进入社会生活。

三、脑瘫患儿的教育与心理康复

脑瘫患儿的智力大多明显低于同龄正常儿童的水平，表现为思维、理解、记忆、分析、判断和知识行为的欠缺。本着"用进废退"的生物学原则，对脑瘫患儿早期干预，加强教育与训练，最大限度地开发调动孩子的潜在能力，使现有的脑功能最大限度地发挥作用，使他们的动作、认知、情感控制及生活自理等方面得到改善，使他们逐渐成为自食其力的人。

（一）要有责任感

有一个脑瘫患儿的家庭，家长常产生些错误的想法及态度，认为是家庭的"累赘"，社会的"包袱"。不少父母抱着消极悲观的态度，不管不教，破罐破摔，在孩子身上出气，常打骂孩子。应先放松一下，面对现实，梳理一下自己的情绪，勇敢正视客观现实。"家家都有一本难念的经"，要有责任感及义务，要把这个"经"念好。功能训练要尽早开始。脑功能在发育过程中具有代偿作用，即已正常发育的部分大脑，在一定条件下能部分地替代被损坏或未发育的部分大脑功能。代偿作用年龄越小越明显，年龄越大脑各区功能越趋于固定，训练效果就越小。

脑瘫儿还可能保留某些特殊的发育能力,这些孩子智力障碍也并非固定在某些水平上。除个别者外,随年龄增长,智力也有进展。因此,应为他创造一个良好环境,排除一切学习或训练上的障碍,给予最大的同情和爱护,耐心与细心启发诱导,决不表示厌恶与嫌弃,把他当成正常儿童,尊重他并耐心地教育他。尤其是人格教育,千万不可因智力问题而放松,使他们有充分信心发挥潜力。多给孩子提供学习机会,不让其躲在家里与世隔绝,成为"井底之蛙",千方百计地引导孩子对外界感兴趣;也不能对孩子过分娇养,什么事都不干,饭来张口,衣来伸手,失去锻炼机会。这样的时间长了与正常儿童差距更大。要定期检查身体,心理咨询和教育措施要紧密结合起来。家长应采取的方式如下。

(1)争取患儿合作。在患儿兴致最高时进行教育,如在他饿的时候,可教他吃东西,结合游戏进行,给予爱抚、喂养、摸鼻子、接吻等。或教唱歌、吹气、做鬼脸、藏猫猫等。

(2)训练时间不要太长,形式多样化。尽力吸引他的注意力,不强迫。

(3)不要训斥:家长训练孩子的心情是急迫的,恨不得孩子一下就会走、会跑。如发现孩子不用心、进步慢,往往不耐心、训斥、责骂,甚至动手打患儿。训练指导,应遵循示范-等待-鼓励-等待-示范的原则,让他有足够时间去反应。当他做好一个动作,应立即给予表扬。

(4)让患儿有成就感:如用汤匙吃东西,可以抓他的手,帮他握住汤匙,去取食物,拿到他的嘴边,重复几次后,就可在食物快到他嘴边之前放手,让他自己完成最后的动作,有自己完成的成就感。

(5)遇到患儿反抗,可采取不理睬的态度,如他拒不吃饭时,不要生气,将饭菜拿开,等到下顿饭时间才给吃,这样他会比你还着急,这不是残忍。

(6)必须有耐心:脑瘫儿在家长的耐心指导下,才能学会一点东西,如四肢瘫的患儿,可以教他点头和摇头,表示"是"或"不是";手不听用时,可以教他用脚来画画,注意挖掘潜力。

(二)对脑损伤儿进行早期干预

早期干预,顾名思义就是人为地去进行"干预"。对脑瘫伴有轻度智力低下与边缘智力的婴幼儿,如不去"干预",就会沿着偏离正常轨道继续发展下去,使之更偏离正常。所以早期干预就是通过加强教育措施,使这些儿童的潜力得到最大限度的发挥。

婴儿在出生时大约有1 000亿个神经细胞,它们决定了大脑的基本结构与脑干产生联系,使人体心脏的跳动、肺的呼吸等基本生命活动得以正常进行。婴儿通过图像、语言、声音、面部表情乃至婴儿微笑后母亲以微笑回答等一系列简单经历使大脑神经细胞的联系迅速发展,直至发展到每个神经细胞都与大约1万个其他细胞相连,每一个细胞每秒钟能向邻近细胞发出100个信息。这就是我们人类脑部发育的关键时期,即三岁以内,特别是一岁以内。在这个时期,婴幼儿对某种知识和行为经历最易获得,最易形成,错过了这个时期,就不能获得或达不到最好水平。

大约在童年的中期(3岁左右)。大脑神经细胞的这种联系就停止了,即大脑本身的复杂性和丰富性已基本定型。用计算机的术语来形容,就是"硬盘已格式化完毕,等待编程"。到了这个时期我们只能将就着使用现有的大脑了。智力或心理,是脑功能的体现,是客观现实的反映。脑组织有所损伤,其功能也会受到影响。早期干预不是使受损伤的大脑恢复到正常水平,而是开发其潜在功能或用功能代偿的办法使其中绝大多数儿童智力比原有水平提高,其潜在智力充分地挖掘与发展,能成一个生活可以自理,能参加某项社会工作,达到自食其力的社会一分子。这不仅是对于本人,对于他们的父母,对于整个社会,无疑都是非常有益的。

1.早期干预的要求

脑瘫儿伴有弱智者早期干预,提出一些要求如下。

目前国内外对正常儿童早期教育非常重视,如提出儿童的教育从 0 岁开始,新生儿期应予以科学训练,不仅使正常儿童各方面得到更好的发展,而且轻度脑损伤儿,亦能在早期得到康复,许多国家对婴儿脑损伤、脑瘫的高危儿采取比较早期教育更强一些干预方法,已使脑损伤所遗留的残疾大大减少。干预的方法,没有昂贵的仪器设备,主要是运用正确的信息刺激与循序渐进的功能训练,完全可以阻抑脑瘫儿继续增加的趋势,脑损伤遗留的其他残疾亦会明显减少。

在医院对新生儿缺氧缺血性脑病、颅内出血、重症黄疸及其他危重病情积极的抢救,就是最早期干预,急性期过后,就应马上进行信息刺激及功能训练。所谓信息刺激即感官训练,是对视听及皮肤感觉的训练;功能训练,一般指国际上公认有效地鲍巴斯及鲍依他手技。这样的干预从新生儿即开始,如错过了脑潜能最大、脑可塑性最强的婴儿早期,不少脑损伤儿虽经功能训练可部分恢复,常留有不同程度的残疾,从生后 3 个月开始干预的脑损伤儿,绝大多数可回到正常儿童的行列。

新生儿期即可在婴儿觉醒时用鲜艳的玩具和父母与之说话的笑容,引导其向各个方向;把鲜艳纸花悬挂在室内上空,使婴儿眼睛跟随物体转动,增强视力。3～4 个月婴儿床上挂一些玩具,诱导其伸手触摸,锻炼婴儿手眼协调。父母说话的声音是最好的听觉刺激,每天应多次与婴儿说话,逗他"啊啊"的反应,对听觉定向反应不好的,使用小鼓和玩具发出敲击声或用摇铃声,刺激他的听觉。给婴儿做被动操活动肢体,他习惯地配合大人的动作,不时地发声,露出微笑,表现出良好的情绪反应;用温暖的手抚摸婴儿全身皮肤,加上柔软按摩可促进脑损伤康复。爬行训练是脑损伤康复的重要方法。从人类进化过程来看,运动的发育,从爬虫类蠕虫样到两栖类,再进化到哺乳类四肢爬行,最后才是人类站立及行走。在人类发育过程中有种系进化过程特点的重演。与之相对应,脑发育是从脑桥到中脑,再到大脑皮质。爬行有助脑的康复。对不会爬行的脑损伤儿,进行模拟爬行的被动模式或动作,可促进爬行动作出现,促进脑功能的恢复,纠正异常姿势,调节肌张力,改善知觉,对脑损伤常见的斜视、眼球会聚功能差、发育障碍、动肩困难等会有很大改善。

为了早期正确地进行干预,必须纠正几点错误的看法。

(1)脑损伤大部分可自然恢复正常,存在着一种侥幸心理,观察一段时间再说,等到孩子症状明显才去就诊或虽经医师看病总认为"缺钙",错过早期诊断及时治疗的机会,以致有明显残疾。单纯脑瘫占 20%,其余均有复合性脑损伤,如智力低下、癫痫等。因此,主张凡有脑损伤高危因素及发育迟缓的小儿,都应早期干预。

(2)早期发现,合理治疗。文献报道,先天性脑发育不全儿从出生即开始干预,可能达到生活自理,从事简单的劳动。有学者早期干预,已治愈脑瘫儿百余例,因此,对脑损伤干预,脑瘫的康复要有信心,婴儿脑损伤是可以防治的。

(3)脑瘫儿家长过分相信药物,四处求医,总想找到灵丹妙药,一下子治好,药物在某些时期对康复有一定辅助作用。但国内外大量临床实践证明,适宜的信息刺激及正确的功能训练是康复的主要措施。我国的针灸、按摩等,均对康复有独到之处,合理配合可提高疗效。

总之,无论任何被动训练,仍代替不了主动运动,时刻诱导孩子正确主动运动及见什么说什么,是脑损伤康复治疗的关键。

331

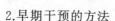

2.早期干预的方法

对脑瘫儿伴有弱智者早期干预,提出一些措施如下。

(1)永远记住:对弱智小儿的训练,要始终抱有希望,任何时候也不能说"放弃"。要有耐心,但不要提过高的要求。

(2)不管他的起点多低,都应该尊重他现有的水平,从现有水平数起。教学的内容首先是生活上自理方面的,使他逐步学会生活环境中所必需的技能,而不是从知识系统上教育。开始学习步子要小,使他在逐步取得成功的基础上继续前进,这样总是有一种成就感的愉快,有利于再学习。

(3)多给表扬。表扬可以是物质的,比如一块糖、一包葡萄干等孩子喜欢的小食品或小玩具,否则就失去表扬的意义了。

(4)每次只训练一个项目,会了再训练下一个,必须在他非常注意、非常有积极学习的心境时才进行,不要勉强,否则得不到应有的效果。每次学习时间不要过长,这样才能维持兴趣,集中注意。每天训练最好要定时,使他慢慢形成习惯。对不良行为要纠正,比如在训练时他大声叫喊,需要立即制止,如果他咬手指甲,可等训练后再纠正。

(5)通过重复来学习知识。重复是正常儿童的几倍或几十倍,才能使印象储存到大脑里去。注意用实物、图片进行教学,完全抽象地教不行。常对他说话,有时说话伴有动作,使他容易理解。能讲话的孩子要用口语回答问题。对有语言障碍的孩子允许他们用手势,但要鼓励他发音。如果发音了,立即表扬。

(6)让他做一些力所能及的事,做完后立即表扬。每次只叫孩子做一件事,要求他做的事多了,他会听不懂,以后也不注意听了。当孩子有求于你时,一定要放下手边工作,耐心倾听,帮他解决问题。但不要过分迁就,这样会使他不能适应集体生活。对智力障碍儿童的教育,不仅要有科学的方法,还要有足够耐心和信心。只要努力,定会有所收获。

(三)加强直观教育

由于脑瘫儿思想具有直观性、水平低的特点,注意教学活动的适应性,加强直观教育。不但学得生动活泼,有趣味性,而且能提高认识能力。其做法如下。

(1)利用活动与游戏方式,使学习趣味化,并能通过尝试,从中获得实际经验。

(2)利用形式多样化的教具和教学资源,如实物、图片、模型、幻灯、电视和电影等直观手段,讲解要有动作,容易理解,留下深刻印象和记忆。

(3)尽量利用实际事例,以及日常生活有关资料与教材,使之感到与己有关,学会灵活运用,有所变通。

(4)在学习中注意其语言形象、具体、生动有趣,对有语言障碍者,允许他用手势表达,但鼓励他发音,如果发音了,给予赞扬。

(5)立体训练:轻型脑瘫儿可用该法,就是让孩子视、听、触觉及整个机体都能协调一致地活动,以促脑神经发育,使孩子变得更加聪明伶俐。让孩子弹奏乐器、打算盘、唱歌、跳舞、绘画等人体的多器官、多系统参与活动,可较大程度地对脑细胞进行生理性刺激,促进智力开发。

(四)循序渐进链锁法

把各种课程系列地加以分为小型、具有逻辑顺序的学习单元,然后循序渐进教育。例如课程为"春天",可以划分为春天的月份,春天的天气,春天的花草,春天的蔬菜与水果等若干个小单元。通过学习唱春天的歌,在日历上找出春天的月份,到室外找到春天的花草,尝到春天的蔬菜与水果,充分运用视、听、味、嗅、触觉等各种感觉器官来体验春天。

链锁法大多用于学习自我服务技能,即将一个目标行为分解成一串相连的小步骤。例如,教孩子喝水,可分成以下 5 个环节连锁行为:①右手(或左手)拿起杯子;②把杯子送到嘴边;③喝一口水;④咽下去;⑤把杯子放下。

每次教完所有步骤,并让其做完之后,再强化。逐步学习,日渐减少协助,直到孩子能够自己完成。也可学习串珠,可用大孔木珠或胶管开始,逐渐依照小儿表现更改所需的木珠和穿线,直至达到会串珠的目的。

(五)脑瘫患儿的心理康复

1.小儿心理发育特点

了解小儿心理发育,对正确教育孩子及残疾者大有裨益,小儿的心理发育可分为四期。

婴儿期:这个时期婴儿完全依赖别人的照顾,其心理活动主要表现为对父母的依赖感。这种心理与婴儿日后性格的形成有很大关系。对父母信赖的婴儿日后会有爱心,与人相处互信互让;相反,则情绪不稳,冷漠悲观。

幼儿期:幼儿一方面依赖家长,另一方面有一种朦胧的自主感,易产生违拗心理。对此,父母应视其情况加以引导。如他的行为是正确的,就应恰如其分地加以赞扬;若他的行为不合理,就不应该迁就。

学前期:4~5 岁,有足够的说话能力和一定的自理能力。他在主动自理成功后,会十分喜悦;若失败,则会产生失望情绪。这就要求父母多给予孩子鼓励,不宜只在他成功时才加以赞赏,以免他在失败时灰心丧气。

学龄期:孩子学得一些知识,逐渐会形成一种自信心理。自信是成功的风帆,做父母的要充分注意到这一点。因此,当孩子对某问题固执己见时,不要粗暴地斥责他,而应该开展民主式的讨论,这才能防止孩子自卑心理的形成。

2.脑瘫儿异常心理的表现

脑瘫儿由于肢体不灵活,运动功能受限,活动范围小等原因,而导致异常的心理状态,主要有以下表现。

(1)孤独感:脑瘫儿行动不便,不能与同龄小儿在一起玩耍、游戏、入托、入校等,常待在家里,很少与人交往,脱离人群,久而久之便产生孤独感,随年龄增长更觉是孤家寡人。

(2)自卑感:由于发育滞后,活动姿势异常,动作笨拙,学习生活困难多,常需别人帮助。心有余而力不足,什么事情也干不成,与周围小朋友相比,总觉不如别人,有时还受到别人的歧视和讥笑,更感到低人一等。沉重的疾病负担,使其情绪消沉,悲观失望,常常怨天尤人,唉声叹气,瞧不起自己,产生自卑感。

(3)过度依赖:因生活能力差,家长给予包办代替,失去锻炼机会,从小就习惯于依赖别人照料,缺乏主动性,长大了仍然心安理得地依赖别人。这类儿童缺乏自信心、胆小退缩、怕吃苦,甚至甘愿终生过寄生式的生活。

(4)自尊心强、敏感:因孩子自幼残疾,怕他人讥笑,家人不敢带他上街、串门、逛公园,总把孩子关在家里,使其失去了接触社会、经风雨见世面、开阔眼界及磨炼意志的机会。在家内对患儿娇宠如"小皇帝",要什么给什么,一时达不到哭闹,偶尔外出见别人称呼"小瘫子",马上产生愤怒情绪,怒目而视或骂人。

(5)不良行为:脑瘫儿异常心理导致异常的行为。如固执、多动、冲动、社交退缩、强迫行为,

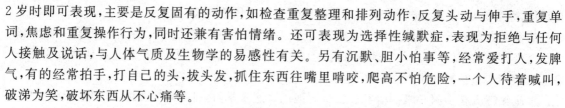

2岁时即可表现,主要是反复固有的动作,如检查重复整理和排列动作,反复头动与伸手,重复单词,焦虑和重复操作行为,同时还兼有害怕情绪。还可表现为选择性缄默症,表现为拒绝与任何人接触及说话,与人体气质及生物学的易感性有关。另有沉默、胆小怕事等,经常爱打人,发脾气,有的经常拍手,打自己的头,拔头发,抓住东西往嘴里啃咬,爬高不怕危险,一个人待着喊叫,破涕为笑,破坏东西从不心痛等。

(6)认知障碍:儿童认知功能涉及学习能力、智力、记忆力及注意力等。脑瘫儿存在认知障碍,如记忆、学习及集中精力有困难。认知异常是影响患儿生活质量的重要原因之一。他的认知功能取决于脑损伤程度,遗传与环境因素也有一定的作用。患儿的情绪和行为也能影响学习潜能的发挥。

(7)情绪障碍:大多数的患儿有情绪紊乱。恐慌症以四肢和躯体运动障碍患儿、痉挛型患儿多见。其表现为:发抖、下颌颤动、心悸、出汗、呼吸短促、虚弱、害怕,失去控制能力,多见于年长患儿,害怕拥挤人群及声音,喜欢独自玩耍。

3.培养脑瘫儿良好心理状态

家长不要因为孩子有病,怕受委屈,生活上照顾得无微不至,也不要忽视教育与训练。要抓好孩子的运动、语言、人际交流的训练,特别是手功能的训练。使孩子多做运动,扩大认识范围,发展独立生活能力,心理自然就会趋于正常发展。

脑瘫儿由于疾病多年缠绵,常产生自卑感、情绪抑郁,加之来自社会和家庭歧视等导致心理障碍,怎样培养其良好心理状态,应根据残疾情况予以区别对待。

(1)对有自卑感的患儿,应更注意爱护、体贴与鼓励,不歧视及偏见。尊重他们的人格,把他们看成正常儿童,他们做不到的事不强求,他们能做些事,给予赞扬与鼓励。多议论他的长处,表扬他的优点,分析他们可能发展的方面。教育他勇于正视生活的困难,向残疾的躯体挑战,通过自强不息的努力,充分发挥其潜在的天赋。

(2)对过度依赖的患儿,父母不要过分溺爱,认为孩子有病挺"可怜",百依百顺,养成过度依赖的习惯。要经常鼓励孩子,从精神上战胜疾病,树立生活的信心,做些力所能及的事。对于有认知障碍涉及智力低下的问题,只有加强耐心的教育与管理,促使其智力发育。

4.异常心理的行为疗法

行为疗法即建立在巴甫洛夫条件反射理论基础上的一种心理疗法。比如,行为模式决定反应的结果,当一连串行为结果能够得到奖赏的话,则会促进这些行为再发生。相反,一些行为的结果若是不愉快的,则这类行为就会减弱或消退。下面介绍与弱智儿童有关的内容。

(1)脱敏疗法:让患儿逐渐暴露在引起恐惧或焦虑的实物或情景面前,使他参加到与恐惧焦虑相对抗的活动中。如害怕猫狗的小孩,可让他先站在远处、高处观看拴着的猫狗,熟悉后再逐渐接近,直到消除恐惧。

(2)示范疗法:一切直接经验的学习,都是由于看到别人的所作所为,看到了这些行为的结果。创造机会让有行为问题的儿童看到别的孩子的正确行为,并得到相应的表扬、奖励,则可产生显著的疗效。

(3)阳性强化法:如治疗儿童遗尿,可在白天让他尽量控制尿意,并予以奖励,控制时间逐日延长,直到45分钟为止,疗效可达67%。又如训练弱智儿童扫地,首先自己扫,他在旁边看,然后手把手地教他扫,每扫完一次,即给予奖赏。一周后,要求他自己扫,同时声明:干得好,有奖励。当他按照要求完成工作后,即时给予奖赏。

在现实生活中,人们大量地接受使用多种形式的强化物,如学生得到老师的表扬或奖励后,更加努力学习;优秀工人晋升工资,更加忘我的工作,这些均是强化学生、工人的良性行为。

1)强化物:在行为强化过程中,凡是能加强行为的强度或提高行为发生率的行为结果,称为强化物。根据强化物的作用特点分类如下。

基本强化物:凡是能提供满足机体基本生理需要,可以作为基本强化物。食物是饥饿者的强化物,水是渴者的强化物,在脑瘫儿训练中使用很多。尤其是对年龄较小、智力低下更优先考虑。

次级强化物:又叫条件强化物。表扬、微笑等均属于次级强化物。以基本强化物为基础,与其配合作用,否则不能起到强化物的作用。

自然强化物:当患儿治疗训练时可以休息一下,休息就是自然强化物。它有两个特点,一是经济实用;二是以待期望的行为巩固,无须消除强化物。

以上强化物都是给环境中增加一种良性的愉快的感觉,又称为积极强化物,是行为矫治的关键。

消极强化物,它常用来停止环境中正在进行的令人不愉快的事物,如果被训练者达到目标行为时,可以让他从受到惩罚中摆脱出来,这种行为的强化叫消极强化法。一个犯了错误的患儿不肯承认错误,可以对他进行惩罚,将他暂时隔离在空屋内,一旦承认了错误并表示改正,就立即让他出来,以此强化认错的行为。由于消极强化与惩罚联系在一起,具有一定的不良反应,如使用不当,可能造成恶性循环,在脑瘫儿康复训练中须慎用。

根据强化物的性质分类如下:①物质强化物,如食物、玩具等,它们在脑瘫儿治疗中普遍采用,许多玩具既是强化物,又是训练玩具。②活动强化物,指患儿们喜欢参加或从事活动,如听故事、做游戏等。③社交强化物,在与他人交往中,对方用的动作或表情对其行为所表示的赞许或好感,如拥抱、微笑、表扬等。这类强化物不用花钱、方便、自然,可以使患儿在心理上、精神上得到满足,经常使用。④象征性强化物,例如,小红旗、小红花等,这类强化物是行为与实际奖励之间的桥梁。

2)选择方法:强化物因人而异,一块山楂糕可以对患儿甲是强化物,但对患儿乙就不一定是强化物。甚至同一事物对同一患儿,在一定时间内是强化物,而在另一时间就不一定是了。因此,需要通过系列办法来辨认选择适当的强化物。①观察:通过耐心细致地观察患儿行为,可以发现他喜欢什么,选择有效的强化物。②询问:列举一些强化物,直接征询患儿意见,来选择强化物。③示范:对于缺乏使用某种强化物经验的患儿,示范表示强化物的内容和特点,使其加深理解,很快接受而且喜欢。④注意事项:具有在患儿准确达到或努力达到目标行为时,才能给予强化物。脑瘫儿自身的障碍,在接受强化物后,所期望的行为可能并不立即出现,应耐心等待,给予充分的时间以做出反应。

3)行为强化出方法。①塑形:在脑瘫儿康复训练中,塑形是一个不可忽视的重要手段。使用这个手段可以较容易地使患儿掌握一个较复杂的行为。例如,教患儿画房子,就应该将这个任务分解成若干个小步骤,可以先教会患儿画直线、方块、三角形。患儿一旦学会了这些单一的技巧,只要将这些技巧进行一定顺序的组合,就比较容易地画出房子来。②示范与模仿:教授一种新的行为、新技巧,有时只讲明还不够,还需要提供一个正确的示范,以便模仿。尤其在脑瘫儿康复中更是如此,无论是肢体功能还是语言功能的训练,都应配合适当的动作示范,让患儿得到来自听觉指示的同时,也得到来自视觉的直观印象,然后再模仿。在做示范时,指导者应放慢速度,动作要做得准确、清楚,一目了然,便于患儿模仿。

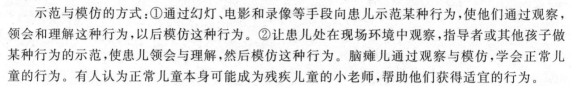

示范与模仿的方式：①通过幻灯、电影和录像等手段向患儿示范某种行为，使他们通过观察，领会和理解这种行为，以后模仿这种行为。②让患儿处在现场环境中观察，指导者或其他孩子做某种行为的示范，使患儿领会与理解，然后模仿这种行为。脑瘫儿通过观察与模仿，学会正常儿童的行为。有人认为正常儿童本身可能成为残疾儿童的小老师，帮助他们获得适宜的行为。

4）任务分析：指导者在选择行为目标之后，尚需将它分解成若干个小目标，以便患儿逐一完成，这个过程叫任务分析。同一个行为目标，对于一个基础好的患儿，可以分成两个小目标，而对于一个基础差的患儿则要多分几步才能完成。每一个小目标之间都有一定的联系，后一个小目标应建立在前一个小目标的基础上，每一个小目标应设计得使患儿经过努力比较容易完成，这样可以使指导者和患儿对于康复治疗都充满信心。举例如下。

行为目标：李华将独立地画出正方形。经过任务分析，可分解以下 5 个小目标：①李华在妈妈手把手地帮助下画正方形；②李华可以按照连接指示点的方法，并在口头提示下画出正方形；③李华可以照样子画出正方形；④李华在口头提示下画出正方形；⑤李华能独立地画出正方形。

任务分析做得越严谨，训练就进行得越顺利。一些康复工作者抱怨某些训练进展太慢，甚至失败，很可能因为未掌握任务分析的方法。在训练过程中，如患儿在某一个小目标上停滞不前，不可能是由于这一个小目标对他来说，仍然太困难。这时指导者应设法进一步将它分解成更小的步骤，以便患儿经过努力能够完成。

(六)心理咨询治疗

心理咨询治疗，是指应用心理学的理论与方法，对有心理障碍的脑瘫儿，通过语言交流的方式进行安慰、疏导、支持和矫治等技术，以改善患儿的不良心态与适应方式，缓解或消除其症状与痛苦，矫正不良行为，增进身心健康。

1.适应范围及作用机制

从广义上讲，各种身心疾病患者以及由社会适应不良和躯体疾病导致的心理障碍，都可用心理咨询治疗作为主要的或辅助性的手段进行干预。下面是可能出现脑瘫心理咨询治疗的几个常见问题。

(1)社会适应不良所致心理障碍：患儿从家庭走向托幼机构，走向学校，走向社会，生活环境发生了很大变化，不易适应；或学习中遇到困难，人际交往上退缩，会产生恐惧、自卑、自责及失落情绪等。这样可给予环境的调适安置和支持性心理治疗。

(2)神经性障碍：包括睡眠障碍、焦虑症、抑郁症等，可采用松弛训练、认知疗法等进行干预。

(3)人格障碍：包括依赖型人格、循环型人格、分裂型人格等，可采用行为治疗、分析治疗等方法矫治。

(4)其他：如书写痉挛、偏头痛、口吃、遗尿等身心疾病。

心理咨询的作用，主要通过以下机制来达到：①提供支持与帮助；②增进了解与领悟；③进行学习与训练；④促进康复与成长。

2.心理咨询治疗的一般过程

心理咨询治疗的基本过程，一般可分为如下四个阶段。

(1)了解病情病因，建立相互信赖的医患关系。要了解患儿的心病，患者的信任是治疗的前提。首先应满腔热忱地真诚地关心和同情他，获取他的信赖。详细了解他的病情，查清来龙去脉，了解其心理、社会背景，才有针对性地进行治疗。

（2）分析认识问题，确定治疗目标。在了解病情病因的基础上，对可靠材料分析比较，找出问题的关键之处，确定治疗方案及方法。其病因若是潜意识中的矛盾，可用分析疗法；如属习得的不良行为习惯，则适合行为疗法；如属认知歪曲，则应帮助患儿发现认知错误，通过认知疗法来解决。

（3）矫正不良情绪和行为，培养新的适应能力。医者凭着良好的医患关系，改变患者认知、情绪和行为，鼓励、支持患儿矫正其歪曲的认知或消极的情绪与行为，并督促训练患者培养新的适应能力，重建健康心态及人格。

（4）巩固成效，结束治疗。经过矫正和重建之后，病情逐渐好转，治疗目标业已实现。此时应鼓励患者将重新习得的经验和技巧付诸实践，并布置适当的任务和家庭作业。如患儿的症状消失或明显减轻，增强了对环境适应能力，人格得到了新的建树和完善，即可终止治疗。如经过一段时间的治疗症状无改善，则应对原方案进行调整甚至放弃原方案，更换新的治疗措施。

（王　岩）

第九章 围术期的康复

第一节 经皮冠脉介入术围术期的康复

经皮冠脉介入术(PCI)是指采用经皮穿刺技术送入球囊导管或其他相关器械,解除冠状动脉狭窄或梗阻,重建冠状动脉血流的技术。冠脉内支架置入术主要是通过介入手术,把支架送入心脏的血管,把它打开撑起,解除心脏血管的狭窄。

PCI 是介入性治疗,对急性心肌梗死而言,支架是救命的最佳措施,它可以使心肌血管再造,改善心肌再灌注,挽救生命。随着心脏介入治疗的发展,术后生存质量和冠状动脉再狭窄成为临床研究的热门课题。PCI 仅是治疗的开始,PCI 术后还要规范的管理。

一、宗旨与目标

(一)宗旨

PCI 是最重要的血运重建手段,开创了缺血性心脏病治疗的新纪元,最大程度地挽救了患者生命,改善了预后。国外文献表明,规律康复运动者发生冠脉再狭窄的程度低于不运动者,国内实验研究和临床观察均表明了康复医学对冠脉再通有积极意义。经皮冠脉介入术围术期的康复措施旨在进一步提高 PCI 围术期恢复质量,促进患者早期康复,规范 PCI 术后康复行为,为临床康复师提供关于 PCI 术后康复实践的可行性参考。

(二)目标

目标是规范 PCI 围术期的康复措施,早日改善患者心脏功能,避免再梗死和猝死的发生。通过规范、持续的康复训练,改善生活方式、改善心肺功能、提高远期疗效,促进患者身心健康,使患者尽早重返家庭和社会。

二、基础知识

(一)病因与诱因

1.病因

冠状动脉发生动脉粥样硬化病变。

2.诱因

传统的冠心病危险因素有吸烟、血脂异常、高血压、糖尿病、肥胖、精神应激、缺乏运动、心血管病家族史。冠心病的发生、发展不是孤立的,而是多因素协同作用的结果。冠心病的危险因素很多,有可控与不可控危险因素,而且可控与不可控危险因素间也存在着内在联系。

(二)术前临床主要症状

典型胸痛:因体力活动、情绪激动等诱发,突感心前区疼痛,多为发作性绞痛或压榨痛,从心前区放射至左肩、左臂、无名指、小指,休息或含服硝酸甘油可缓解。部分患者症状不典型,可表现为以胃肠道症状为主。

1.心绞痛型

心绞痛型表现为胸骨后的压榨感和闷胀感,伴随明显的焦虑,持续3~5分钟,常发散到左侧臂部、肩部、下颌、咽喉部、背部,也可放射至右臂。

2.心肌梗死型

患者梗死发生前1周左右常有前驱症状,表现为静息和轻微体力活动时发作的心绞痛,伴有明显的不适和疲惫。

3.无症状性心肌缺血型

很多患者有广泛的冠状动脉阻塞却没有感到过心绞痛,甚至有些患者在心肌梗死时也没感到心绞痛等临床主要症状。

三、康复治疗

多项国内外研究表明PCI术后风险依然存在,PCI不能逆转或减缓冠脉粥样硬化的进程;支架术后有再狭窄、术后血栓形成、心力衰竭、心律失常、猝死等风险。为此,术后当天就可以开展康复治疗、康复训练。

(1)PCI术及支架术后无出血、血管闭塞、严重心律失常、心力衰竭、心绞痛症状均可进行康复训练。

(2)根据评估结果划分低、中、高运动强度组。运动强度规定为运动训练心率(THR)范围,取患者运动试验中达到最大心率(THR)的75%~85%,或用自觉劳累程度(RPE)的Borg评分从11~16,即从"有点用力"到"用力"。

(3)制订个性化的低、中、高强度训练方案。

(4)训练内容有主动运动、步行、踏车、活动平板等。

(5)对症治疗:通过评估给合适的运动处方。可进行提高心肺功能的运动、体力耐力训练、医疗体操、气功、家庭卫生、厨房活动、园艺活动或在邻近区域购物,活动强度为最大心率(HR_{max})的40%~50%,自觉劳累程度(RPE)不超过13~15。一般活动均需医护监测;较大强度活动时可用远程心电图监护系统监测,无并发症的患者可在家属帮助下逐步过渡到无监护活动。

四、康复策略

(一)康复评定

1.一般情况评定

(1)基本指标:身高、体重、BMI、腰围、腰臀比、体脂含量。

(2)危险因素评定:评定是否有高血压、高脂血症、吸烟、肥胖、糖尿病、精神神经因素及家族

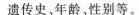

遗传史、年龄、性别等。

2.专科评定

(1)心肺功能评定、心肺功能分级、心脏超声。

(2)6分钟步行试验。

(3)运动负荷试验。

3.心理-社会功能评定

评定患者的抑郁、焦虑情况及家族史等。

(二)围术期的康复

1.术前康复准备

(1)健康教育:告知疾病的危险因素、避免危险因素重要性、术后康复的意义。

(2)心理护理:向患者解释手术的过程,嘱其保证充足的睡眠,避免焦虑紧张情绪。

(3)局部护理:根据手术部位选择桡动脉或股动脉,术前清洁双上肢前臂,尤其是手腕部的皮肤及双下肢大腿部位的皮肤,同时在左侧上肢或者下肢留置套管针。手术前应对患者进行Allen试验,确定患者尺动脉的血液回流供应。术前在患者的双侧足背动脉搏动最强点做好标记,方便做术后对比。

(4)预康复训练:术前指导患者进行呼吸和咳嗽训练;指导术后手指操训练;讲解术后康复的程序,指导运动方法。

(5)饮食准备:饮食避免过饱,进清淡易消化食物。

2.术后康复准备

(1)一般常规护理:观察生命体征,观察穿刺部位有无渗血、血肿,观察肢端循环情况、前臂肿胀、硬结情况;鼓励患者多饮水,一般术后6~8小时饮水量为1 000~2 000 mL,术后4~6小时尿量应达到1 000~2 000 mL。

(2)桡、股动脉穿刺术后的康复训练。①桡动脉穿刺术后指导患者避免用力握拳、支撑床面等用力动作,手指可进行适当活动,指导术后手指操训练。②股动脉穿刺部位用弹力绷带升压12小时以上,保持术侧下肢伸直并制动,可活动双上肢及健侧下肢。动脉鞘管拔出后6小时可以进行术侧翻身、坐起、下床。③观察患者下肢循环情况,如双侧足背动脉搏动,双侧腿围、皮温、颜色等。定期为患者进行腓肠肌的按摩,指导患者踝泵训练,防止下肢静脉血栓的形成。

3.疼痛康复

麻醉作用消失后,开始出现切口疼痛,在术后24小时内最剧烈,一般3天后逐渐减轻。剧烈的疼痛可影响各器官的正常生理功能和休息,故需关心患者,并给予相应的处理和护理。

(1)评定和了解疼痛程度,采用口述疼痛分级评定法、数字疼痛评分法、视觉模拟疼痛评分法等。

(2)观察患者疼痛的时间、部位、性质和规律;鼓励患者表达疼痛的感受,简单解释切口疼痛的规律。

(3)遵医嘱给予镇静药、镇痛药;满足患者对舒适的要求,如协助变换体位,减少压迫等。

(4)指导患者运用正确的非药物镇痛法,减轻机体对疼痛的敏感性,如分散注意力等。

4.康复训练(行股动脉穿刺患者)

(1)第一阶段:术后1天。主要康复运动内容为床上被动活动和主动活动。包括四肢关节的屈曲伸展、按摩和远端小关节等活动。穿刺侧下肢避免较大幅度的活动,协助患者床边站立5~

10 分钟。

(2)第二阶段:术后 2～5 天。进行以步行为主的康复训练。在卧床期后,从床边短时间短距离步行开始,遵循由低强度到高强度、由短时间到长时间的训练原则。步行距离由 25 m 开始逐渐增加至 800 m。

(3)第三阶段:术后 5～7 天。仍以步行为主要康复训练内容,逐渐加大步行的距离和速度,并结合上、下楼梯等训练。

5.心理康复

患者因疾病因素,常常出现焦虑或抑郁,可采取如下压力应对策略进行针对康复治疗。

(1)腹式呼吸法、深呼吸和放松。

(2)食用低刺激性和安全的食物,选择无污染的环境。

(3)适度体育锻炼。

(4)"迷你式休息"(5～10 分钟的休息)。

(5)时间管理和睡眠管理(以适当的节奏来生活)。

(6)社会支持和关联。

(7)自我呵护、释放情绪、良好的人际沟通。

(8)参与娱乐活动。

(9)幽默感:恰到好处地对待事物。

(10)建设性思维:对抗消极思维的能力。

(11)转移:将自己从消极的偏见中转移出来的能力。

(12)处理问题时的任务导向型(相对于任务反应型)方式。

(13)容挫力:接受或妥善处理挫折的能力。

(14)允许不明确:不以非黑即白的极端态度来看待事物的能力。

(15)有牢固的目标或努力方向。

(三)常见并发症的预防与处理

1.心律失常

术后严密监测心电图和血压动态变化。严重心律紊乱是 PCI 术后死亡的重要原因,而持续心电监护对预防和早期发现一些并发症至关重要。PCI 术后须在 CCU 监护系统下进行连续心电监测和记录。严密观察有无频发期前收缩、室性心动过速、心室颤动、房室传导阻滞等;有无 T 波和 ST 段心肌缺血性改变及心肌再梗死的表现。PCI 术后易发生低血压,密切观察血压动态的变化。

2.急性血管闭塞

急性血管闭塞是最严重最常见的并发症,发生率高达 12%。

(1)严密观察。①心绞痛症状和心电图表现:及时发现异常变化,同时予以止痛、镇静治疗。②血压变化:急性血管闭塞常可引起严重低血压,若发现血压下降要及时查明原因。③周围血管栓塞的表现:血栓脱落造成的周围血管栓塞常会出现神志及瞳孔改变(脑梗死)或不明原因的相关部位剧烈疼痛。一旦出现血压下降、心绞痛复发或心电图 ST 段改变等急性血管闭塞表现,应立即配合医师进行对症处理。

(2)冠脉急性闭塞处理:①冠脉内注射硝酸甘油 200～300 μg 或硝普钠 100 μg,以解除痉挛。②再次 PCI 对较直血管段可用大 0.5 mm 的球囊或灌注球囊以低压力、长时间升压扩张使血管

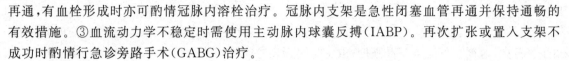

再通,有血栓形成时亦可酌情冠脉内溶栓治疗。冠脉内支架是急性闭塞血管再通并保持通畅的有效措施。③血流动力学不稳定时需使用主动脉内球囊反搏(IABP)。再次扩张或置入支架不成功时酌情行急诊旁路手术(CABG)治疗。

3.出血

(1)严格监测凝血酶原时间,出现异常情况及时处理。

(2)观察有无穿刺部位活动性血肿形成,皮肤或输液穿刺部位瘀斑,牙龈出血等低凝状态的表现。

(3)观察尿液颜色、大便颜色、血压、意识、瞳孔等的改变,尽早发现出血并发症,及时采取有效的治疗措施。

4.冠状动脉夹层

在 PCI 术中,如形成严重冠脉夹层,一般先用球囊以低压力(202.6～405.2 kPa)长时间(数分钟)进行再次扩张。球囊扩张无效的冠脉夹层,考虑放置冠脉内支架;对于较长夹层、夹层累及重要分支及多支血管病变的患者,放置冠脉支架难以奏效时,尽早进行冠状动脉搭桥术。

5.血栓

多发生于内膜夹层或痉挛之后,对可疑血栓形成者,应使用高压扩张,术后加用血小板受体阻滞剂,应用氯吡格雷及阿司匹林可降低急性、亚急性血栓发生率。应用超声消融术裂解血栓。同时早期开展 PCI 术后康复程序,运动康复预防血栓形成。

(四)健康教育与随访

1.健康教育

(1)按照"五大处方"来调整生活方式、健康饮食,控制总量、避免饮食过咸。

(2)坚持康复训练,每周至少 3～5 次,每次半小时以上的有氧训练,劳逸结合,要戒烟、限酒。

(3)药物处方:在医师的指导下按时服药,不自行停药或增减剂量,预防并发症。

(4)指导患者认识术后康复治疗的重要性;鼓励患者主动积极参与康复治疗、康复训练。指导患者出院后定期复查,按照康复运动处方坚持康复运动。

(5)指导患者认识高危因素,了解控制高血压、高血脂、肥胖、糖尿病及戒烟的重要性;术后能建立健康生活习惯,积极预防及控制动脉粥样硬化。

(6)定期复查,保证血压、血糖、血脂、心率都要达标,这样才能有助于血管的长期疏通。

2.定期随访

(1)建立 PCI 术后随访制,规范 PCI 术后的患者管理。制订规范化随访流程并结合中心信息数字化收集整理,建立健全 PCI 术后患者的随访档案,并定期进行术后随访。

(2)根据患者需求,制订随访康复训练处方,PCI 术后随访时间可以是 1、3、6 个月,1 年及之后的每 1 年,并指导和督促患者完成五大处方。推荐参加"支架人生俱乐部"。

(3)随访内容的设定:①了解患者症状及预后,如有无心绞痛再发、心功能不全、再发心肌梗死、出血、再住院、死亡等心脏不良事件发生。②了解药物依从性(采用 Morisky 用药依从性问卷)。③了解生活方式的改善情况,采用生活质量评分表(QOL),评估饮食结构、运动情况、戒烟限酒、体重控制情况、心理因素等。④血液检测指标:三大常规、生化系列等。⑤临床检查指标:静息心电图检查、心肺运动功能评定等内容。

五、康复治疗技术

(一)了解介入路径

(1)股动脉路径股动脉比较粗大,穿刺成功率高。缺点是术后卧床时间长,穿刺相关并发症发生率较高,如出血、血肿、假性动脉瘤、动静脉瘘和腹膜后血肿等。

(2)桡动脉路径术后压迫时间短,无须卧床,患者不适感较股动脉路径轻,而且并发症较少,因此逐渐成为目前 PCI 治疗的首选路径。

(二)康复运动技术

(1)心电、血压监测技术。

(2)有氧耐力训练、抗阻力量训练、柔韧性训练和平衡性训练等技术。

(王喜华)

第二节 冠状动脉搭桥术围术期的康复

冠状动脉搭桥术(CABG)是用于修复或替换梗阻的冠状动脉以改善心脏心肌血供的手术。CABG 是用其他血管从近端大血管越过冠状动脉有狭窄病变的部位以供血管狭窄远端的心肌组织,改善血供、收缩功能及消除症状。

动脉硬化是一种全身性的疾病,可累及主动脉、颈静脉、冠状动脉及下肢动脉,或有多处同时存在。CABG 可改善冠脉血供,收缩功能及消除症状。CABG 对于大部分位于心段的节段性病变是一种重要的治疗手段。

一、康复必要性与目标

(一)必要性

冠状动脉是心脏的供血动脉,因心肌不停地舒张、收缩,耗氧较多。冠状动脉壁有粥样硬化斑块产生,使冠状动脉管腔狭窄后会影响心肌供血。冠状动脉搭桥能够延长患者的长期生存率,减少心绞痛及心肌梗死的发生率,提高生活质量,尤其对左主干严重双支及三支病变的患者,冠状动脉搭桥能获得最大的效益。心脏康复及二级预防综合干预是冠心病患者冠状动脉旁路移植术后必要的措施。

(二)目标

目标是进一步规范冠状动脉搭桥术后康复程序,为临床康复工作者提供关于冠状动脉搭桥术后康复实践的可行性标准,以期为我国各层级康复人员开展冠状动脉搭桥术后临床康复提供参考和指导意见。

二、基础知识

(一)病因

冠状动脉狭窄或梗阻是供应心脏本身的冠状动脉管壁形成粥样斑块造成血管腔狭窄所致的心脏病变。由于冠状动脉狭窄的支数和程度不同,其临床症状也有不同。本病病因至今尚未完

343

全明确,但专家认为其与高血压、高脂血症、高血液黏滞度、糖尿病、内分泌功能低下及高龄等因素有关。本病与年龄、性别有关,40岁后冠心病发病率升高,女性绝经期前发病率低于男性,绝经期后与男性相等。本病与高脂血症有关,除年龄外,脂质代谢紊乱是冠心病最重要危险因素。

(二)术前临床主要症状

术前冠状动脉硬化常见的表现是因管腔狭窄而产生的供血不足的症状,也可产生动脉瘤。临床表现为胸闷、心悸、气急等,严重后果可有心绞痛及心肌梗死。

1.心绞痛

在劳累、情绪激动、饱餐、受凉等时心脏负荷增加,表现为缺血性疼痛。

2.心肌梗死

在已狭窄的基础上有痉挛或血栓形成产生心肌缺血坏死,表现为心前区胸骨后严重而持久的心绞痛,疼痛剧烈,呈难受的压榨、窒息感,伴烦躁不安、大汗、恶心、呕吐等。

3.心律失常

严重的还可导致心律失常,最严重的是心室颤动,死亡率很高。

三、术后康复治疗

(一)心脏术后康复主要阶段

1.心脏术后早期

应稳定患者心肺功能状态。在ICU阶段,持续遥控监测和常规的生命体征记录能快速对术后并发症做出判断。心脏术后早日离床。拔除气管插管后,刺激咳痰,进行呼吸锻炼和胸部理疗,清除呼吸道分泌物,保持气道通畅,减少肺不张。

2.心脏术后恢复期

该阶段康复训练主要在院外进行(可在心脏康复中心进行),恢复期康复训练重点是帮助患者重新回到健康时的职业或娱乐活动中去;同时为患者和家属提供相应的健康教育,提供有关缓解压力、戒烟、营养等的咨询和教育。

3.出院后的心脏康复

出院后的心脏康复是一项长期工程,是为进行二级预防和维持健康生活方式而设置的。为取得理想的效果,患者必须每周完成3~5次的训练课程。患者可以选择锻炼的方式有步行、游泳、骑车、慢跑等。

(二)术后主要康复治疗

1.运用多模式镇痛

根据评定结果给予干预,包括心理疗法、自控止痛泵、止痛药物等,并可酌情采用中医辨证处方、针灸及手法按摩等方式综合干预。

2.缩短术前禁食水的时间

早期经口进食,术后清醒2小时后可进食水;术后4小时可进清流质饮食,无恶心呕吐可直接经口正常饮食,促进肠功能的恢复。指导患者进食高蛋白、低盐、低脂、促进胃肠功能恢复的饮食,糖尿病、高脂血症的患者加强营养的同时注意监测血糖和血脂的情况。

3.呼吸训练

通过评定排除禁忌证,指导呼吸训练。

(1)机械通气:患者锻炼的强度和频率由血气结果、胸部X线片结果等来决定。①体疗膨肺、呼吸机疗法(肺复张等)。②脱机训练,包括脱机呼吸锻炼、减容呼吸锻炼。③气管插管患者进行腹式呼吸,气管切开患者进行腹式缩唇呼吸。锻炼时可适当调节呼吸机参数,推荐在患者自主呼吸的状态下进行。膈肌功能障碍的患者加强呼吸锻炼及辅助呼吸肌的训练,如快吸慢呼、按摩或刺激辅助呼吸肌等。

(2)呼吸训练:腹式缩唇呼吸训练、呼吸肌训练;气道廓清训练,包括有效咳嗽、排痰、拍背、呼吸操。

4.运动康复

术后早期下床活动,待病情稳定,排除禁忌证,可根据心肺功能评定情况制订患者的运动方案。

四、康复策略

(一)康复评定

了解患者的心理状态、生活方式、动脉硬化高危因素、身体活动能力、评定康复风险等状况。

1.一般情况评定

(1)患者基本情况:病史、心肺功能、疾病危险因素、运动能力、营养状况、睡眠状况、心理状况、不良嗜好等,充分了解术前病情。

(2)手术名称、术中情况、心肺功能、血压、中心动脉压、氧分压、呼吸状况、神经系统情况、体温、疼痛、睡眠、心理、营养、谵妄等情况。

(3)术前完成冠状动脉造影、超声心动图、心电图等检查,以明确冠状动脉狭窄的部位和程度,据此决定搭桥的数目和位置。

2.术后专科评定

(1)心肺运动试验(CPET):评定患者的心肺储备能力、运动耐力及药物的临床疗效。

(2)六分钟步行试验。

(3)营养评定:采用主观全面评定量表(SGA)进行营养风险评定。

(4)疼痛评定:常采用疼痛数字评分法(NRS),以 0~10 共 11 点来描述疼痛强度。

3.心理-社会功能评定

(1)评定患者的抑郁、焦虑情况,家族史。推荐采用"患者健康问卷-9 项(PHQ-9)""广泛焦虑问卷 7 项(GAD-7)"评定患者的焦虑抑郁情绪。

(2)睡眠评定:采用匹兹堡睡眠质量指数量表(PSQI)评定。

(二)康复措施

1.术前康复

(1)冠状动脉旁路移植术患者的评定、康复教育。①对患者进行个性化心血管疾病知识,以及营养、运动、心理(睡眠)和居家康复知识的健康教育,提高患者对手术及术后康复的认知。②术前讲解手术过程及术后注意事项、康复及康复措施程序。讲解加速康复外科理念,指导围术期快速康复,避免精神过度紧张等。

(2)预康复:术前教会患者术后呼吸锻炼及运动康复要点,并使患者规律练习,术前保证患者的肺功能和运动能力达到一个较好的状态,使患者在术后早期轻松回忆康复要点,并熟练应用。①预康复训练:教会患者术后急性期的自主深呼吸、腹式呼吸、有效咳嗽、呼吸训练器、呼吸操等方法,训练增强主动排痰能力。②肢体运动练习:患者术后的肢体运动,如曲肘、屈膝、翻身。主动活动,如握手、足部背侧曲、抬腿、坐起、坐起转腰、弯腰体屈、踝泵运动等。

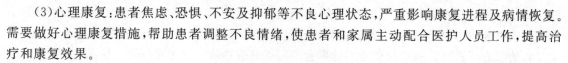

（3）心理康复：患者焦虑、恐惧、不安及抑郁等不良心理状态，严重影响康复进程及病情恢复。需要做好心理康复措施，帮助患者调整不良情绪，使患者和家属主动配合医护人员工作，提高治疗和康复效果。

2.术后康复

术后康复应围绕减轻患者心理和生理的创伤应激反应，从而减少并发症、促进早期康复、缩短住院时间、降低再入院风险及死亡风险。

（1）指导呼吸训练：腹式缩唇呼吸、呼吸训练器、有效咳嗽、排痰、拍背、呼吸操。

（2）运动康复训练：病情稳定早期下床活动，根据心肺功能评定结果制订患者的运动方案。

（3）第Ⅰ阶段：早期康复训练。①生命体征平稳后第 2 天以等张性低强度（1.5～2.5 METs）康复活动为宜。指导患者进行主动或被动的上肢、下肢各关节屈伸运动。②GABG 后穿弹力袜，促使下肢静脉血回流，有效缓解或改善下肢静脉血流淤滞并减轻伤口的疼痛，预防静脉血栓形成。③轻击背部，指导训练患者进行以腹式呼吸为主的深呼吸，指导掌握有效咳嗽、排痰方法，用力咳嗽、排痰，减少呼吸道并发症。

（4）第Ⅱ阶段：恢复期康复训练。以自主运动为主。①术后 5～7 天继续上、下肢屈伸、臂举过头活动，日常生活可自理。②床边步行：术后第 2 天，每天 1～2 次，强度 2.5～4 METs，循序渐进，逐步增加运动时间及步行距离。③术后 1 周：中速步行 500～800 m，2 次／天；上、下楼梯 2 层以上，建议在心脏康复中心训练。

（5）第Ⅲ阶段：在心脏康复中心（或门诊心脏中心）训练。①病情稳定、伤口愈合，一般手术后 3～4 周可转到心脏康复机构进行康复训练。②康复运动方式：医疗步行、功率自行车、平板运动仪、医疗体操。③通过心肺功能评定，制订个体的康复运动处方，按康复运动程序进行耐力训练、抗阻训练、柔韧性训练等康复运动，完成门诊 36 次的运动处方程序。

（6）第Ⅳ阶段：家庭持续康复运动。回归家庭后的康复训练。随着心功能逐渐恢复，在康复医师的指导下坚持运动，可增加运动量及运动时间，避免过重体力活动和过度疲劳。①睡眠、心理相关干预。②营养：根据营养评定结果对症给予营养干预。

（三）术后常见并发症预防及处理

1.肺部感染

（1）术前加强呼吸功能锻炼：进行深吸气及咳痰训练，以便拔除气管插管后及时将痰咳出，吸烟者戒烟 2 周后手术。

（2）体位管理：摇高床头，从卧位→半卧位→坐位→早期下床康复运动，减少肺部感染。

2.出血

（1）严格按时监测凝血酶原时间，过高过低均应及时处理。

（2）观察有无穿刺部位活动性血肿形成，皮肤或输液穿刺部位瘀斑，牙龈出血等低凝状态的表现。

（3）观察尿液颜色、大便颜色、血压、意识、瞳孔等的改变，尽早发现出血并发症，及时采取有效的治疗措施。

3.心律失常

心房颤动是最常见的并发症。患者可出现血流动力学不稳定（低血压、心力衰竭、心源性休克）等，发生血栓栓塞。

（1）心律失常常见症状：头晕、胸闷、胸痛、气急、多汗、颜面苍白、四肢发冷、抽搐、昏迷等。心律失常预防的关键是要结合患者个体情况、心律失常发作的类型、有无其他并发症等,控制原发病,去除诱因。

(2)生活要规律,保证充足的睡眠。居住环境安静、避免喧闹。

(3)注意劳逸结合,根据自身的情况,选择合适的体育项目,可以散步、打太极拳、做各种健身操,另外,一定要预防感冒的发生。

(4)保持合适的体重,不暴饮暴食,容易增加心脏负担,引发心律失常。

(5)注意保暖,空气新鲜,清淡饮食、营养均衡、少食多餐、低盐低脂饮食、多食蔬菜水果、补充维生素,不喝浓茶、戒烟。

(6)定期去医院复诊,预防心律失常。

(四)康复健康教育与随访

(1)教育患者建立健康的生活习惯,消除高危因素,控制高血压、高血脂、肥胖、糖尿病及戒烟。强调饮食调节(低盐、低糖、低脂肪饮食)、控制体重、坚持运动的重要性。控制动脉粥样硬化的发生与发展,提高手术的疗效。

(2)教育患者认识到冠状动脉搭桥术后康复治疗的重要性使其能主动积极参与康复治疗、康复训练,积极预防及控制动脉粥样硬化,掌握运动疗法的技术及运动中注意事项,知晓出院后的注意事项及继续康复训练的重要性。

(3)教会患者服药注意事项及自测脉搏的方法。

(4)做好二级预防教育,预防并发症及合并症。

(5)指导患者制订运动处方和完整的康复方案,项目包括运动前准备、监测设备、热身,运动频率、项目、时间、强度等,放松运动;训练记录、规范用药、合理营养等。

(6)出院后的随访及出院后计划和指导。告知患者定期复查,定期随访。

(7)居家的运动疗法个性化指导。简便易行、安全系数高、强度适中、便于操作,预防运动损伤等,同时督促完成 36 次的运动处方。

五、常用康复治疗技术

根据《中国心脏康复与二级预防指南》,CABG 术后患者卧床期间即可开始被动和(或)主动肢体活动,主要活动部位为四肢与核心肌群,从卧位逐步过渡到坐位、坐位双脚悬吊在床边、床旁站立、床旁行走、病室内步行及上一层楼梯或固定踏车训练。推荐以下手术后的康复训练技术。

(一)呼吸训练技术

腹式呼吸、排痰训练、缩唇呼气法、暗示呼吸法等呼吸锻炼。在心电、血压监护下进行中等强度的运动,包括有氧耐力训练技术、抗阻训练技术、柔韧性训练技术和平衡性训练技术。

(二)有氧运动

常见的有行走、慢跑、骑自行车、游泳、爬楼梯,以及在器械上完成的行走、踏步、划船等。

(三)抗阻运动

抗阻运动为一系列中等负荷、持续、缓慢、大肌群、多次重复的阻抗力量训练,常用的有哑铃、弹力带等运动器械。与有氧运动相比,抗阻运动引起患者的心率反应性较低。

(四)中医传统康复

打太极拳、八段锦、养生气功等中医传统康复方法有利于心血管病患者康复。

(王喜华)

第三节 髋关节置换术围术期的康复

人工髋关节置换术（THA）是将人造的髋关节取代原有病变患肢髋关节，并置入人体的一种手术，是治疗髋关节损毁性疾病的方法。

一、康复目标

THA 的目的是解除因疾病髋关节引起的疼痛和关节功能障碍，提高患者的生活质量。但 THA 术后并发症也较多，若康复训练不规范、疼痛控制不理想，易出现关节脱位、感染、深静脉栓塞形成等，严重影响手术效果。因此，本文旨在推广髋关节置换术后康复评估、康复理念，规范康复治疗技术，同时为临床康复工作者提供关于髋关节置换术后康复实践的新观念。

康复学者和骨科学科专家融合骨科和康复的相关技术，为我国不同层级的康复人员开展髋关节置换术后康复治疗提供参考与指导意见。其目标是帮助患者缓解疼痛、矫正畸形、重建关节稳定，恢复和改善关节的运动功能，从而提高生活质量。

二、基础知识

（一）病因
（1）原发性或继发性髋关节骨关节炎。
（2）股骨头缺血性坏死。
（3）类风湿关节炎累及髋关节。
（4）强直性脊柱炎累及髋关节。
（5）髋部创伤性骨折。
（6）髋关节肿瘤。
（7）血友病性髋关节炎等多种疾病。

（二）临床分类
股骨头置换术、全髋关节置换术、髋关节表面置换术。

三、康复治疗

康复治疗可以减少术后并发症；训练和加强关节周围的肌群，重建关节的稳定性，改善置换后关节活动范围，保证重建关节的良好功能；加强对置换关节的保护，延长关节的使用寿命；改善和纠正患者因长期疾病所造成的不正常步态和姿势，恢复日常生活自理能力，提高患者术后生活质量。康复训练应遵循个性化、渐进性和全面性三大原则。

（一）术后 1～3 天
（1）床上保持合适体位，术后第一天必须保持外展中立位，每 2 小时帮助患者抬臀 1 次，以防压力性损伤，手术当天避免过多活动，避免患髋内收，防止假体脱位及伤口出血。
（2）定时进行深呼吸、有效咳嗽和排痰，必要时给予叩背。

（二）术后 4～5 天

协助患者在床边坐起，避免髋关节屈曲超过 90°，在病房护士协助下坐在床边，保持患肢外展。

（三）术后 6～7 天

1.卧-坐-立转移训练

进行卧-坐-立转移训练需坐高椅，保证髋关节高于膝关节；用加高的坐便器或在辅助下身体后倾患腿前伸如厕；不要交叉两腿及踝，不要向前弯身超过 90°，学会坐起时身向后靠和腿向前伸；术后 2 周内不要弯身捡地上的东西；不要突然转身或伸手去取身后的东西。

2.床上翻身练习

在帮助下进行床上翻身练习，协助者一手托臀部一手托膝部，将患肢和身体同时转为侧卧，并在两腿间垫上夹枕，严禁患肢内收内旋。

（四）术后第 2～4 周

ADL 训练，鼓励患者在床上进行自理活动，如洗脸、梳头、更衣、进食等，能挂拐行走后进行进一步的日常生活活动能力训练。

四、康复策略

（一）康复评定

1.一般情况评估

（1）一般情况：年龄、性别、BMI、职业、文化程度、诊断、受累部位、手术方式、照顾者等；既往史、过敏史、用药史、手术史等。

（2）全身情况：生命体征、跌倒风险、日常生活活动能力、静脉血栓评估等。

2.专科评定

（1）髋关节功能评分量表包括 7 个维度：疼痛程度、日常活动功能、步态、行走辅助器、行走距离、畸形和活动范围，共 100 分。其中 90～100 分为优，80～89 分为良，70～79 分为中，<70 分为差。

（2）髋关节评分：包括髋关节疼痛、功能、步行能力和工作能力 4 个维度。每个问题设 5 个答案，分别计 1～5 分，1 分为最差，5 分为最好。

（3）骨关节炎指数：用于 THA 术后结果评价，包括疼痛、僵直、躯体功能 3 个维度；共计24 个条目，分别计 0～4 分，分值越高症状越严重。

3.心理-社会评估

焦虑自评量表（SAS）、抑郁自评量表（SDS）。

4.评估

评估患者术前对髋关节置换术健康教育知识点的掌握程度及辅助支具使用情况。

（二）术后康复

1.目标原则

髋关节置换术前做好预康复。术后不同时间采取个体化的处理方案。总的目标原则是减轻患者疼痛、肿胀等症状；提高生活自理能力；减少患者康复治疗期间并发症的发生。

2.围术期预康复

（1）术前康复教育：术前教育包括患者术后及出院后避免髋关节脱位的相关注意事项、转移

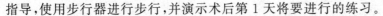

指导,使用步行器进行步行,并演示术后第 1 天将要进行的练习。

(2)术前康复训练:①体位训练:向患者说明防止术后假体脱位的正确体位。可平卧或半卧位,但屈髋屈曲<45°,不侧卧,患肢外展 30°并保持中立。②肌力训练:术前肌力训练的效率优于术后训练,肌力训练应该从术前开始,并一直持续到术后关节功能完全恢复后。术前采用等长收缩练习及抗阻训练可较好地增加肌力。③关节牵引:关节牵引的术前意义也大于术后。通过术前的充分牵引,可以避免手术中不必要的软组织松解,减少手术损伤,降低手术中血管神经损伤并发症的发生,为术后康复训练提供良好条件。④体能训练:术前开展必要的体能训练及为术后床上活动做准备,包括卧位和半卧位下健肢屈膝支撑床面,手拉吊环臀部离床等运动。

3.早期康复训练

早期即炎症期(术后 1～4 天)。早期康复训练的重点是指导患者正确的体位摆放,使患者能够独立进行床椅转移、如厕,能进行基本的日常生活活动。

(1)伤口引流管护理:对术后患者在 4 小时内采取暂时夹闭伤口引流管的方法,间断引流能缩短引流管放置的时间。引流管放置不超过 48 小时。

(2)体位:术后创伤体位应保持外展中立位,两腿之间放软枕,避免置换关节脱位;在患侧肢体外侧放一软枕,以防髋关节外旋;在患肢下垫枕头减轻肿胀;避免髋关节内收、内旋、跷二郎腿及下蹲等动作,4～6 周髋关节屈曲不可超过 90°。

(3)疼痛:规范疼痛健康教育,正确评估疼痛,实施超前镇痛及个体化多模式镇痛,全程有效控制疼痛。遵医嘱围术期用药。同时配合非药物疗法,如肢体抬高、及时有效固定、肌肉收缩、冷疗、腕踝针、耳穴贴压、药物外用、音乐疗法等。保证患者睡眠、早期进食及下床活动。

(4)被动运动:术后早期活动是预防下肢深静脉血栓形成的有效措施,术后当天应指导患者进行腓肠肌被动挤压活动,每次挤压 30 次,每 2 小时进行 1 次。拔除负压引流管后可进行关节持续被动活动(CPM)练习。至术后 1 周左右,CPM 练习最大活动角度在 90°以上。

(5)主动运动:包括踝泵运动、等长收缩训练、抬臀训练等。被动或主动踝关节旋转活动;足底及小腿腓肠肌按摩;股四头肌等长收缩训练、抬臀训练,每个动作保持 5～10 秒,放松 2 秒,重复 20 次/组,3 组/天。

(6)皮肤护理:预防压力性损伤。

(7)饮食护理:患者麻醉清醒后即给予流质饮食,术后第 1 天给予普食;宜选用高蛋白、高钙、高维生素食物,并补充足够水分。

(8)ADL 训练:指导患者在床上进行力所能及的生活自理活动,如洗脸、梳头、更衣、进食等。

4.中期康复训练

中期即愈合期(术后 5～21 天)。中期康复训练的重点是预防感染,教会患者正确使用助行器在平地上独立行走,进一步加强日常生活训练。

(1)引体向上运动:引体向上,停顿 5～10 秒,3～4 次/小时。

(2)步态训练:负重训练时,可以选择肘拐、腋拐或步行器。下床时先在床边试站立 5～10 分钟,再在床边扶拐行走几步,适应后在室内行走,逐渐增加步行距离;上下楼梯时健侧先上,患侧先下。

(3)穿衣训练:先穿患侧,再穿健侧;在穿袜时要屈膝伸髋,穿无须系鞋带的鞋。

(4)体位转移训练。

5.中后期康复训练

中后期即愈合后期(术后 4～8 周)。中后期康复训练的重点是指导患者居家的环境改造。

(1)房间地面要防滑。

(2)浴室有坐凳,应高于 45 cm。

(3)墙上安扶手,便器以坐式为宜,周围有扶手。

(4)需坐高的靠背椅,保证髋关节高于膝关节。

(5)沙发不宜过矮、过软,床应高于普通床,并使用活动床挡,防止坠床。

(6)告知患者 4 周内禁止＞90°的坐位,避免髋关节内收、内旋,双膝并拢时自坐位站起。

(三)常见并发症的预防与处理

1.假体脱位

重视"三防三位"护理措施,"三防"即患肢持续保持外展中立位,防止患肢内收内旋。对于高危患者,遵医嘱使用梯形枕或丁字鞋,保持髋关节外展中立位,防止患肢内收内旋。"三位"即重视搬运体位、翻身体位、排便体位。尽早进行下肢功能训练:如踝泵运动、股四头肌收缩训练、抬臀训练及髋关节以外腿部肌肉的训练等,从而改善肌肉张力,增强人工关节的稳定性,避免脱位。

2.感染

术前了解患者局部及全身有无潜在或现存的感染病灶,常规做好手术区域备皮。术后保持术区敷料清洁、干燥,如有渗血及时更换,注意伤口局部有无红、肿、热、痛等情况。进行换药等操作时严格执行无菌操作技术。伤口放置负压引流管时,定时挤压引流管,保持引流管通畅。观察引流液的量、色、性质及伤口敷料渗出且做好记录。遵医嘱术后全身使用抗生素。

3.深静脉血栓形成

根据静脉栓塞(VTE)危险度评分选择预防措施。包括基本预防、物理预防和药物预防。

(1)术后早期康复训练,下肢外展中立位,每 2 小时改变体位;指导患者在床上进行股四头肌肉的等长收缩练习;抬高患肢,促进静脉血液向心回流。指导下肢主动与被动运动,向心性按摩,麻醉消失后,行足趾、足踝关节的背伸、跖屈、旋转运动。

(2)采用足底静脉泵或间歇充气升压装置及梯度压力弹力袜等。保护静脉,避免静脉壁的损伤。

(3)静脉血栓危险度 Caprini 评分≥5 分,遵医嘱给予抗凝药物如低分子肝素;强调多模式镇痛,确保早期康复训练。采用综合措施预防 DVT。

4.压力性损伤预防

使用气垫床,协助患者每 2 小时抬臀、拱胸 1 次;床单位保持平整、清洁干燥;使用减压贴或涂润肤品到骶尾部及骨隆突等长期受压部位。加强基础护理,监测血糖、清蛋白;避免局部压力、剪切力、摩擦力。

(四)健康教育与随访

1.家庭环境改造

(1)卧室、客厅、浴室、厕所地面平整,选择防滑地板。

(2)改蹲厕为高位马桶或坐便器。

(3)床铺选用棕垫,床、椅子、沙发的高度应避免屈髋超过 90°。

2.出院指导

(1)3 个月内患肢保持外展中立位 30°,平卧或健侧卧位,两腿间夹枕,6 个月禁忌动作包括

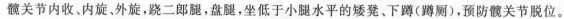

髋关节内收、内旋、外旋,跷二郎腿,盘腿,坐低于小腿水平的矮凳、下蹲(蹲厕),预防髋关节脱位。

(2)2～4周助行器或双拐杖行走,4～12周单拐杖或弃拐行走。

(3)控制体重,减轻关节负荷;避免剧烈的运动;选择游泳、踏固定自行车、散步运动为宜,减少磨损,延长假体寿命。

(4)预防跌倒,防止骨折。

3.定期随访

(1)评价患者髋关节功能恢复程度,督促患者继续积极进行功能康复,及时发现并处理并发症。

(2)制订随访表,内容包含患者一般情况、专科评估、健康教育指导内容等。

(3)根据患者实际情况制订随访计划,具体内容有康复训练方法、训练时间等,指导患者规范训练。

(4)建议出院后1周、1个月、3个月、6个月进行跟踪随访,并进行效果评价。

五、常用康复训练技术

(一)正确体位摆放技术

目的是帮助患者掌握髋关节置换术后的正确体位,预防置换关节脱位。推荐患者平卧位、半卧位或健侧卧位,3个月内避免患侧卧位。

1.平卧位

协助患者双腿分开,髋关节外展,保持患肢外展中立位,两腿间放置梯形枕或三角垫。

2.健侧卧位

(1)协助患者双腿分开,髋关节外展,保持患肢外展中立位。

(2)协助患者翻身至健侧,操作者一手托起患肢踝关节,一手托起患侧大腿,将整个髋关节托起,不能只牵拉抬动患肢。

(3)将梯形枕横放两腿间,患侧髋关节微屈、外展,膝关节屈曲,健侧下肢置于舒适体位。

(二)肌肉肌力训练技术

训练目的是减轻疼痛及手术局部炎症反应,减少肌肉萎缩,增强置换关节部位肌肉肌力及提高肌肉的耐力;病情不稳定,有活动性出血患者禁用。

1.股四头肌等长收缩训练

患者取仰卧位,髋关节外展,膝关节伸直,踝关节中立位,伸直双下肢;操作者一手放在患肢大腿下,一手放在大腿上,嘱患者大腿肌肉绷紧,向上顶操作者手5秒后放松,再向下按压操作者手5秒后放松;每组10个,2次/天。

2.臀肌收缩锻炼

患者取仰卧位,髋关节外展、膝关节伸直、踝关节中立位、伸直双下肢,双腿间放置梯形枕;嘱患者将双手放在两侧臀部,收紧臀部至臀部收缩5秒后放松,每次10个,2次/天。

3.下肢悬吊功能训练

协助患者将患肢慢慢悬挂于床旁1～2分钟,然后抬起放于床上放松休息5～10分钟,如此反复,并逐渐增加下垂时间,减少抬起时间,每次10个,2次/天。

4.直腿抬高锻炼

协助患者缓慢抬起整个下肢离床面约20 cm,保持5～10秒,患者将患肢髋关节前屈(应

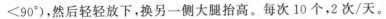

＜90°），然后轻轻放下，换另一侧大腿抬高。每次 10 个，2 次/天。

(三)关节活动技术

目的是改善置换关节活动范围、预防关节挛缩、促进循环、防止粘连、预防下肢静脉血栓，让患者体会正常的运动感觉，病情不稳定、有活动性出血的患者禁用。

1.膝关节主动运动

患者平卧位，双腿间放置梯形枕，协助患者的患肢髋关节前屈（应＜90°），患侧小腿抬离床面做屈膝动作，并在空中保持 5～10 秒，然后缓慢放下，每次 10 个，2 次/天。

2.髋关节被动屈曲运动

协助患者每天训练 30 分钟，屈曲角度以每天 10°～15°的速度增加，每次 10 个，2 次/天。

(四)床上坐立平衡训练技术

目的是保持患者身体的平衡功能；协助患者以双手掌及双脚跟为支点，髋关节屈曲，膝关节伸直，踝关节中立位，使用四肢的力量，慢慢将身体抬起，并保持平衡 5 秒后慢慢放下，到坐位。如此反复，每次 10 个，2 次/天。

(五)坐位-站立位训练技术

协助患者站立于有扶手的椅子旁边，坐位时身体尽量靠在椅背上，并在椅子上放置软枕（坐垫），双腿分开约 20 cm，椅子高度不能低于膝关节。

(六)仰卧位到站位之间的转移技术

(1)患者从坐位平衡过渡到站立平衡。

(2)将助行器放于床旁，协助患者靠近床边，患者健侧手放在助行器上，慢慢坐起，健腿着地，患腿面向助行器放置。

(3)患侧手放在助行器上，用力将身体拉起，患腿朝前放置。

(4)站立位健腿完全负重，患腿部分负重触地。

（王喜华）

第四节　膝关节置换术围术期的康复

人工膝关节置换术（TKA）是治疗严重膝关节骨性关节炎、类风湿关节炎、创伤后关节炎等的主要方法。

一、康复目标

TKA 目的是消除病变关节的疼痛，纠正畸形，改善膝关节的日常活动功能，从而提高患者的生存质量。患者常因缺乏系统、规范、个性化的术后康复治疗与训练，而未获得预期效果。为促进患者快速康复，预防并发症的发生，本文旨在规范人工膝关节置换术后的康复措施，为临床和社区卫生人员提供实践指导。

康复目标是提高各医疗机构康复工作人员人工膝关节置换术后康复专业技术，以实现患者最大程度的快速康复，使其顺利重返家庭和社会。帮助患者减轻膝关节疼痛、提高关节活动度、矫正关节畸形、改善关节功能、预防并发症、提高生活自理能力和生活质量。

二、基础知识

按置换范围分为单间室置换、膝关节表面置换、非旋转铰链式全膝关节置换及旋转式全膝关节置换,其中膝关节表面置换最为常见;按固定方式分骨水泥型、非骨水泥型等。需要根据患者膝关节骨与软组织的具体情况、患者年龄、膝关节韧带状态、关节畸形情况、软骨破坏程度等选择合适的手术方式。

三、术后康复治疗

(一)康复治疗原则

1.个体化原则

由于患者的体质、病情、心理素质、主观功能要求、手术情况等各异,术后康复治疗没有统一的常规,应因人而异。

2.全面训练原则

接受手术的大多是老年体弱者,髋、膝关节只是行走负重关节中的一个,单纯处理关节并不足以改善患者的功能,因此,必须兼顾患者全身及其他部位的康复。

3.循序渐进的原则

一般患者的关节本身及其周围组织都有不同程度的病变,所以患者的功能水平只能逐步恢复,切忌操之过急,避免发生损伤。

(二)消肿止痛

1.冰疗

术后第 1 天即可使用冰袋,置于关节周围,每天 1~2 次,每次 30~60 分钟至关节消肿,疼痛减轻。

2.经皮电刺激

可采用频率 100 Hz 的经皮电刺激,作为药物的辅助止痛治疗。

(三)术后功能训练

(1)术后 24 小时即开始进行 CPM 练习,每天 2 次,每次 30 分钟,最初以 60°左右开始,每天增加 10°,一周内达到 90°~100°。

(2)由关节助力运动过渡至主动运动:术后 2~3 天,患者可借助外力帮助活动膝关节,逐渐过渡到自行屈伸关节的练习。

四、康复策略

(一)康复评定

1.一般情况评估

年龄、性别、职业、文化程度、诊断、受累部位、手术方式、照顾者。

2.专科评定

(1)膝关节功能评定:采用 HSS 膝关节评分系统,结果分为四个等级,即优(≥85 分)、良(70~84 分)、中(60~69 分)、差(≤60 分)。HSS 评分在术前、术后均可使用,便于评估手术效果。

(2)伤口情况评定:手术伤口愈合情况、伤口引流情况、膝关节肿胀疼痛情况、肢体感觉活动

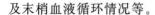

及末梢血液循环情况等。

3.心理-社会评估

评估量表包括 SAS 及 SDS。

4.评估

评估患者术前对膝关节置换术健康教育知识点的掌握程度及辅助支具使用情况。

(二)康复训练

1.术前预康复

(1)术前康复教育：在患者入院后,详细向其讲解手术的目的、方法及术后康复程序、注意事项,同时介绍成功的病例,使其消除紧张焦虑感,增强战胜疾病的信心,积极配合治疗和护理,对术后康复和功能恢复极其重要。

(2)术前预康复训练：①指导使用助行器,术后需使用助行器的,术前将助行器的高度结合患者情况调节合适,并让患者在术前就开始练习使用,为术后下床做好准备。②床边坐便椅的使用,术前教会患者使用方法。③充气治疗仪的使用,介绍其原理,主要是通过微电脑控制的充气和吸气,促进双下肢的静脉血循环,防止血栓形成并促进肿胀消退。④关节连续被动活动器(CPM 机)的使用指导,CPM 机可调节膝关节被动活动度,通过使膝关节被动屈曲不同角度,达到术后关节功能康复的目的。对患者和家属耐心讲解,使患者战胜恐惧,配合训练。

2.术后体位

(1)术后患者平卧,双腿垫高,有利于下肢静脉血液回流,从而缓解下肢肿胀;在腘窝下放置高度适合的小枕头,使膝关节处于伸直状态,以缓解患肢肿胀症状。

(2)如患肢足尖及膝关节无法向上抬起,髋关节出现内旋内收现象,则将沙袋置于患肢两侧,以调整足尖、膝关节角度,从而提高舒适度。

3.疼痛

疼痛是 TKA 常见症状,患者术后疼痛严重影响功能训练;镇痛管理,评估、规范疼痛健康教育,做好超前镇痛及个体化多模式镇痛,全程有效控制疼痛。

(1)疼痛教育：患者教育对于术后疼痛控制尤为重要。做好教育,实施个性化的疼痛教育计划,配合物理治疗及自我行为疗法,以获得理想的疼痛控制。

(2)疼痛评估：选择适宜评估工具评估疼痛部位、性质、程度、持续时间及生理反应,明确静息痛或活动痛并记录分值。推荐使用数字评分法(NRS)或视觉模拟评分法(VAS),及面部表情量表法。

(3)疼痛处理：TKA 术后采用冰敷、抬高患肢、早期下地活动等措施能减轻术后关节肿胀,促进功能康复。遵医嘱用镇痛药、自控式镇痛泵联合塞来昔布缓解术后疼痛,加快早期关节功能恢复,缩短住院时间。可配合适当的物理疗法,进行个体化疼痛控制。

4.早期康复训练

制订个性化的康复计划。遵循循序渐进和持之以恒的原则,兼顾身体其他部位,以达到使患者快速康复的目的。

术后康复训练指导：麻醉清醒后即开始训练,包括主动活动和被动活动。训练后,下肢或膝关节可能会出现肿胀加重,休息时抬高患肢 30 cm 左右,至少超过心脏水平,同时膝关节进行冰敷,能有效消除肿胀、积液,缓解疼痛。

(1)术后当天：①踝泵运动,被动锻炼 20 次为一组,每天练习 2～3 组。②踝关节旋转运动,

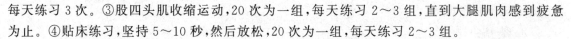

每天练习 3 次。③股四头肌收缩运动,20 次为一组,每天练习 2～3 组,直到大腿肌肉感到疲惫为止。④贴床练习,坚持 5～10 秒,然后放松,20 次为一组,每天练习 2～3 组。

(2)术后 24 小时:①上肢肌力练习。②下肢按摩运动。③CPM 机练习。④直腿抬高练习,10 个动作一组,每天练习 3 次。⑤压腿练习,每小时累计压 5 分钟左右,采用沙袋协助完成。⑥滑移屈膝练习,每小时训练 3 分钟。⑦弯腿练习,被动、主动练习,每小时训练 3 分钟。术后第 1 天即可坐在床边用餐,自然地练习弯腿。

(3)术后第 2 天:继续巩固上述动作的同时,增加练习。①床边弯腿练习。②床边抱腿练习。③辅助行走训练,先在床边坐,再在床边站,最后下床行走。④助行器使用,把助行器摆在身体前方约 20 cm 处。先迈患腿,再迈健腿,脚后跟先着地,然后脚掌逐渐着地,如此循环。

(4)术后第 3 天:继续巩固上述动作的同时增加练习,如沙袋压腿练习、椅子弯腿练习。

(5)术后第 4 天至出院:按术后第 1～3 天的方法进行训练。短期内切口周围有轻度的红肿或疼痛,可以涂抹消炎止痛药膏。

(6)手术后 3 个月:康复训练以增强肌力为主,保持已获得的膝关节活动度,此阶段皮肤、关节囊、肌肉和肌腱已基本愈合,需强化肌力和关节活动度练习,"多抬腿、多压腿、多弯腿、少走路"。

(三)常见并发症的预防与处理

1.感染

感染的具体预防措施如下。

(1)术后动态观察患者体温、伤口局部状况、引流管的通畅情况,当引流液 24 小时少于 50 mL时拔出引流管,做好每天伤口消毒工作,术后 48 小时内对伤口进行冰敷。

(2)保持呼吸道通畅,指导有效咳痰,预防肺部感染。

(3)留置导尿管期间,观察尿液颜色,指导多饮水,防止泌尿系统感染。

(4)预防性使用抗生素,遵医嘱使用抗生素。

2.深静脉血栓形成

根据静脉栓塞(VTE)危险度评分选择预防措施。包括基本预防、物理预防和药物预防。

(1)术后早期康复训练,下肢外展中立位,每 2 小时改变体位;指导患者在床上进行股四头肌肉的等长收缩练习;抬高患肢,促进静脉血液向心回流。指导下肢主动与被动运动,向心性按摩,麻醉消失后,行足趾、足踝关节的背伸、跖屈、旋转运动。

(2)采用足底静脉泵或间歇充气升压装置及梯度压力弹力袜等。保护静脉,避免静脉壁的损伤。

(3)静脉血栓危险度 Caprini 评分≥5 分,遵医嘱给予抗凝药物如低分子肝素;强调多模式镇痛,确保早期康复训练。采用综合措施预防 DVT。

3.血管、神经损伤

(1)术后密切观察患肢端的感觉、活动情况、有无敷料包扎过紧、局部衬垫压迫或体位不当,若皮肤出现麻木感及异常,应拆除升压外敷料;保持膝关节屈曲 20°～30°,减少对神经压迫和牵拉。

(2)使用软枕应抬高患肢 30°,膝关节悬空、保持中立位,避免压迫腘动脉及腓总神经。

(3)积极进行早期功能训练。

4.假体周围骨折

(1)指导患者进食奶制品、水果和蔬菜,合理饮食,促进钙质吸收。

(2)对患者进行防跌倒指导。

(3)补充钙三醇预防骨量下降。

(4)日常生活指导:避免过多行走、站立和负重,不可左顾右盼,鞋子选择系带子的平底鞋,使用助行器以稳定和保护关节,训练应循序渐进,以患处无疼痛为训练原则。

5.膝关节僵硬

(1)评估患者疼痛程度,及时给予药物止痛。

(2)术后 24～48 小时进行伤口处冷敷。

(3)保持环境安静,关心、安慰患者,给予心理疏导。

(4)宣教运动的重要性,早期开始康复训练。

(四)康复延伸护理与随访

TKA 患者出院后可以选择到康复医院、社区医院或居家进行康复训练。

1.家庭环境改造

(1)卧室、客厅、浴室、厕所地面平整,选择防滑地板。

(2)改蹲厕马桶或选用坐便器,浴室安装扶手防滑倒。

(3)选择一个牢固直背有扶手的椅子,有利于患者站起或坐下。

2.康复训练注意事项

(1)出院后坚持康复训练,初期活动量不要太大,避免负重过多,1 个月后逐渐增加活动量,行走的距离以不引起腿肿为限度,逐渐增加距离。

(2)坐位时,把腿放在椅子上抬高。久坐后起身和起床时,先活动膝关节,再站起来。

(3)日常活动应避免膝关节过度负重,以减轻膝关节磨损机会。

(4)避免有强度的运动:如蹲马步、爬山、上下楼梯、跑步、提重物、走远路。适宜的运动有散步、游泳、骑自行车。

(5)若出现伤口红肿、异常发热、患肢肿胀、膝关节疼痛加重等情况应立即随诊。

(6)注重合理膳食:不吃太油腻的食物,控制体重、减轻关节负重。

3.功能训练

(1)步态训练:术后 3 个月内建议进行步态训练。步态训练有助于练习平衡能力,平时用正常的步态行走即可。

(2)背伸绷腿走路:少量多次,逐渐增加行走距离。每天练习 5 次左右,每次走 3～5 分钟。

(3)高抬腿走路:练习高抬腿走路,两腿都这样训练。每天练习 5 次左右,每次走 3～5 分钟。

(4)拐杖行走训练:先站立稳妥,将双拐移至前方约 20 cm 处,先迈出患肢,注意脚尖不超越双拐,然后双手用力持拐,同时健肢向前移动,如此反复,逐步前行。

(5)拐杖上下楼梯训练:上楼梯时先将健肢迈上台阶,再将患肢和双拐迈上台阶,下楼梯时先将双拐移到下一台阶,再将患肢迈下台阶,最后将健肢迈下台阶。

(6)俯卧弯腿练习(术后 2～3 周):患者处于俯卧位,弯腿,弯到最大时保持 5～10 秒,每次做 10 个,每天做 3～4 次。

4.出院后随访

定期随访便于评价患者功能恢复程度,督促患者积极进行功能康复,及时发现并处理并发症。推荐方法如下。

(1)制订随访表,内容含患者一般情况、专科评估情况、指导内容等。

(2)根据患者实际情况制订随访计划,做到定期随访、指导康复,进行效果评价。

(3)随访时间与形式,推荐出院后 1 周内进行电话随访,1 个月内上门随访,3 个月、6 个月跟踪随访。

五、常用康复训练技术

(一)肌肉肌力训练技术

训练目的是减轻疼痛及手术局部炎症反应,减少肌肉萎缩,增强置换关节部位肌肉肌力及提高肌肉的耐力;病情不稳定,有活动性出血患者禁用。

1.股四头肌等长收缩训练

患者取仰卧位,髋关节外展,膝关节伸直,踝关节中立位,伸直双下肢;操作者一手放在患肢大腿下,一手放在大腿上,嘱患者大腿肌肉绷紧,向上顶操作者手 5 秒后放松,再向下按压操作者手 5 秒后放松;每组 10 个,2 次/天。

2.臀肌收缩锻炼

患者取仰卧位,髋关节外展,膝关节伸直,踝关节中立位、伸直双下肢,双腿间放置梯形枕;嘱患者将双手放在两侧臀部,收紧臀部至臀部收缩 5 秒后放松,每次 10 个,2 次/天。

3.下肢悬吊功能训练

协助患者将患肢慢慢悬挂于床旁 1～2 分钟,然后抬起放于床上放松休息 5～10 分钟,如此反复,并逐渐增加下垂时间,减少抬起时间,每次 10 个,2 次/天。

4.直腿抬高锻炼

协助患者缓慢抬起整个下肢离床面约 20 cm,保持 5～10 秒,患者将患肢髋关节前屈(应<90°),然后轻轻放下,换另一侧大腿抬高。每次 10 个,2 次/天。

(二)关节活动技术

目的是改善置换关节活动范围、预防关节挛缩、促进循环、防止粘连、预防下肢静脉血栓,让患者体会正常的运动感觉,病情不稳定、有活动性出血的患者禁用。

1.膝关节主动运动

患者平卧位,双腿间放置梯形枕,协助患者的患肢髋关节前屈(应<90°),患侧小腿抬离床面做屈膝动作,并在空中保持 5～10 秒,然后缓慢放下,每次 10 个,2 次/天。

2.髋关节被动屈曲运动

协助患者每天训练 30 分钟,屈曲角度以每天 10°～15°的速度增加,每次 10 个,2 次/天。

(三)床上坐立平衡训练技术

目的是保持患者身体的平衡功能;协助患者以双手掌及双脚跟为支点,髋关节屈曲,膝关节伸直,踝关节中立位,使用四肢的力量,慢慢将身体抬起,并保持平衡 5 秒后慢慢放下,到坐位。如此反复,每次 10 个,2 次/天。

(四)坐位-站立位训练技术

协助患者站立于有扶手的椅子旁边,坐位时身体尽量靠在椅背上,并在椅子上放置软枕(坐垫),双腿分开约 20 cm,椅子高度不能低于膝关节。

(五)仰卧位到站位之间的转移技术

(1)患者从坐位平衡过渡到站立平衡。

(2)将助行器放于床旁,协助患者靠近床边,患者健侧手放在助行器上,慢慢坐起,健腿着地,患腿面向助行器放置。

(3)患侧手放在助行器上,用力将身体拉起,患腿朝前放置。

(4)站立位健腿完全负重,患腿部分负重触地。

(王喜华)

第五节　四肢骨折围术期的康复

骨折是指骨或骨小梁的完整性和连续性发生断离。造成骨折的因素有许多,外伤最为多见,因受伤方式不同而造成的骨折部位、形式、程度也不一样,往往伴有肌肉、肌腱、神经、韧带的损伤。

四肢骨折常伴随肌肉、肌腱、韧带、血管、神经、滑膜及皮肤损伤,直接导致关节周围组织和关节内粘连,肌肉、肌腱挛缩,骨化性肌炎,而遗留肿胀、疼痛、功能障碍。骨折后为保证良好的伤口愈合,保持或恢复运动功能,必须做到良好复位和持续的固定,包括内固定和外固定,而固定必定造成肢体各组织失用性变化,包活肌肉萎缩、关节挛缩、瘢痕粘连形成,可导致肢体功能障碍,直接导致患者日常生活自理能力下降或丧失。

一、宗旨

四肢骨折早期康复对促进骨折愈合、减轻和消除并发症等有重要的作用。为提高四肢骨折术后康复质量、减少术后并发症发生,本文旨在为临床康复工作人员提供四肢骨折康复实践指导,进一步规范四肢骨折的康复措施。

二、基础知识

(一)分类

骨折可分为稳定性骨折和不稳定性骨折、闭合性骨折和开放性骨折、外伤性骨折和病理性骨折、完全性骨折和不完全性骨折。

(二)病因

病因包括直接暴力、间接暴力和积累性劳损。

(三)临床表现

全身表现为休克、发热等,局部表现为疼痛、肿胀、畸形、异常活动、骨擦音或骨擦感。不同部位的骨折又具有不同的临床表现。

三、康复治疗

骨折的康复治疗贯穿于骨折治疗的全过程,康复治疗的原则:①运动治疗一定要在骨折复位及固定牢靠后进行。②具体措施应根据骨折愈合的过程来实施,并及时调整。骨折的康复治疗要因人而异,并与手术医师密切合作,熟悉手术过程及内固定物的性质及应用。

骨折的愈合可分为 6 期:撞击期、诱导期、炎症期、软骨痂期、硬骨痂期及重建期。根据骨折的过程,康复治疗可分为早期和恢复期两个阶段。

(一)早期(骨折固定期)

骨折的治疗有手法复位、手术复位、手术置内固定复位等。术后均需石膏、夹板固定。

1.被动运动

当肢体不能随意活动时,可进行按摩和关节的被动活动。按摩损伤部位较远的肢体,以助消肿和缓解肌肉痉挛,为主动活动做准备。活动肢体要充分放松,置于舒适的自然体位,并固定近端关节以免产生替代动作。

2.主动运动

一般在固定后 2～3 天开始,如尺桡骨双骨折伤后第 1 天可嘱患者做握拳、伸拳、屈伸拇指、对指、对掌等练习活动。活动由患者自主完成,是功能训练的主要方式,既有增强和恢复肌力的作用,也可防止关节僵硬。

3.患肢抬高

患肢抬高能有效消除水肿,减轻疼痛。

4.物理因子治疗

直流电、超声波、低中频电疗能改善血液循环,从而消炎、消肿、减轻疼痛。

(二)恢复期(骨折愈合期)

1.恢复 ROM

主动运动、助力和被动运动、关节松动术。

2.恢复肌力

可采用水疗、助力运动(沙袋,哑铃)、弹性训练带。

3.物理治疗

蜡疗、中频电疗、超声波等。

4.恢复 ADL 能力及工作能力

可采用作业疗法和职业训练。

四、康复策略

(一)康复评定

1.一般情况评估

一般情况评估包括全身及局部状况,患者的生命体征、局部疼痛、皮肤颜色、肢体肿胀等方面的评估。

2.专科评定

(1)疼痛评定:视觉模拟评分(VAS)等。

(2)感觉功能评定:包括浅感觉、深感觉及复合感觉评定。

(3)关节活动度(ROM)评定:了解四肢关节及脊柱的活动范围。

(4)各关节功能评定量表:Harris 髋关节评分。

(5)肌肉力量评定:徒手肌力检查,等速肌力测试等。

(6)步态评定:徒手步态检查、步态分析系统。

(7)日常生活活动能力评定:Barthel 指数(BI)、PULSES-ADL 功能评定量表、功能独立性评定量表(FIM)。

(8)平衡功能检查:伯格平衡量表、平衡评定仪。

3.心理-社会评估

评估焦虑、恐惧等心理状况,家庭经济及社会关系,对疾病知识的掌握程度及对康复的期望值等。

(二)康复训练

1.早期康复训练

纤维骨痂形成期(第 0~4 周):分为急性期和亚急性期,主要康复内容如下。

(1)急性期(术后 48 小时内):康复目标是消除肿胀,缓解疼痛,预防并发症。康复内容包括保护患肢、局部制动、冰敷、升压包扎和抬高患肢。训练的主要形式是伤肢肌肉的等长收缩。非损伤部位开展早期康复,预防继发性功能障碍。

(2)亚急性期(术后 48 小时~4 周):康复目标是逐步恢复关节活动范围、增加肌力训练、重建神经-肌肉控制及心肺功能。康复内容包括患肢抬高,保持正确的体位;等长收缩训练;受伤部位远侧及邻近关节的活动范围训练;物理治疗可选用脉冲电磁疗、低强度脉冲超声、电刺激治疗。

2.中期康复训练

骨痂形成期(第 5~12 周):康复目标是消除残存肿胀,软化和牵伸挛缩的纤维组织,增加关节活动范围和肌力,恢复肌肉的协调性。主要康复内容如下。

(1)继续加大关节活动度训练,直至恢复全关节活动范围。

(2)骨折愈合后关节出现伸直或屈曲挛缩,可做伸直或屈曲牵引。在患者可忍受的范围内由治疗师进行持续被动终末牵伸。

(3)继续进行肌力和耐力训练,等长肌肉练习可逐步过渡到抗阻练习(由手术医师判定骨折完全愈合后开始),提高肌肉锻炼强度。

(4)临床诊断骨折愈合后,可进行所有肌群渐进性抗阻练习。并加强有氧耐力训练,鼓励进行日常生活活动、工作和娱乐活动。

3.后期康复训练

骨折愈合期(第 12 周以后):康复目标是全功能活动范围、全功能性肌力和耐力,以及正常参与所有功能活动、工作和休闲。主要康复内容如下。

(1)关节活动范围:除继续以前的锻炼,关节松动术可采用三级、四级松动技术。肘、腕、手部及踝关节周围骨折术后僵硬患者,佩戴动态或静态渐进支具可增加关节活动范围。关节出现挛缩和僵硬,可做恢复性的关节牵引,也可在患者可耐受范围内由治疗师进行持续被动终末牵伸。

(2)继续前期训练,避免肌肉疲劳。

(3)全身有氧耐力训练,恢复身体体能。

(4)本体感觉神经肌肉强化。

(5)功能恢复:鼓励进行日常生活活动、工作和娱乐活动。

(三)常见骨折康复训练

1.上肢骨折

上肢的主要功能是手的劳动,腕、肘、肩的功能均是为手的劳动做辅助。上肢各关节的复杂链接,各肌群的力量,高度的灵敏性和协调性及整个上肢的长度,都使手的功能得以充分发挥。

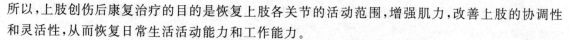

所以,上肢创伤后康复治疗的目的是恢复上肢各关节的活动范围,增强肌力,改善上肢的协调性和灵活性,从而恢复日常生活活动能力和工作能力。

(1)锁骨骨折:①成人无移位骨折可用三角巾悬吊,有移位的骨折需手法复位,"8"字绷带固定。固定后即可逐步进行功能训练,开始可做腕、手部各关节的功能活动及肘屈伸、前臂内外旋等主动训练,逐渐增大活动幅度和力量。②第2周可进行被动或助力的肩外展、旋转运动。③第3周可在仰卧位,头与双肘支撑,做挺胸训练。去除外固定后,患肢可用颈腕悬吊带挂在胸前,先做肩关节前后、内外的摆动训练。1周后,开始做肩关节各方向的主动运动;2周后增加肩外展和后伸的主动牵伸;3周后可进行肩前屈及内外旋的主动牵伸,逐步恢复肩关节的正常功能。

(2)肱骨骨折:早期宜抬高患肢,多做握拳、屈伸手指及耸肩活动。3周后,患肢可在三角巾胸前悬吊带支持下做摆动训练,肘屈或伸的等长肌肉收缩训练及前臂内外旋活动。在训练过程中要随时注意检查骨折对位、对线情况,若断端出现分离,应及时矫正。去除外固定后,逐渐增加主动活动的幅度,增加肩、肘关节各个方向的活动,加强恢复肩带肌力的训练。

(3)肱骨髁上骨折:早期进行手指及腕关节的屈伸活动。1周后增加肩部主动训练及外展练习,并逐渐增大运动幅度,对腕、手部肌肉进行抗阻训练。早期,伸展型肱骨髁上骨折可开始做肱二头肌、旋前圆肌静力抗阻练习。骨折愈合后进行必要的关节活动度练习,做全面的肩和肘屈伸,前臂旋转练习。外固定去除后,开始恢复肘关节屈伸及前臂内、外旋活动范围的主动训练。

(4)尺桡骨干骨折:术后1周内主要进行手指及腕关节屈伸活动,在健肢帮助下活动肩关节。从第2周开始,患肢可做肩关节主动活动训练及手指抗阻训练。3周后进行肱二头肌腱反射、肱三头肌等长收缩训练,做肩关节各方向运动训练。4周后可做肘关节主动运动训练。约8周后拍片证实骨折愈合,去除外固定,进行前臂内外旋主动训练、助力训练,逐渐恢复前臂旋转功能。

(5)桡骨远端骨折:复位固定后即可行手部主动活动训练,肩部悬吊位摆动训练。肿胀减轻后,开始做肩、肘关节主动运动。4周后去除外固定,进行腕关节及前臂旋转活动训练。

2.下肢骨折

下肢的主要功能是负重和步行。卧床期间每天进行床上运动,包括未受伤肢体的主动及抗阻力运动、适当的腹背肌练习和深呼吸锻炼,以防止持续卧床引起的全身并发症。常用的训练方法:①踝泵运动。②足跟滑动,双下肢交替进行,每分钟15~20次,持续3~5分钟。

(1)股骨颈骨折:近年来多主张对股骨颈骨折采用手术治疗。

(2)股骨干骨折:股骨干骨折内固定术后,第1天即可开始肌肉被动、主动等长练习,20次为1组,每天练习2~3组。术后第3天,疼痛反应减轻后,开始床上足跟滑动练习。术后5~6天可扶双拐或助行器患肢不负重走。术后2~3周逐渐负重,根据患者耐受程度而定。术后2个月左右可进展至单手杖完全负重行走。

(3)胫腓骨干骨折:术后当天开始足、踝、髋的主动活动练习,股四头肌、胫前肌、腓肠肌的等长练习。膝关节保持中立位,防止旋转。术后3~5天,可佩戴外固定物做直腿抬高练习;术后1周,增加踝屈曲和内、外翻抗阻练习,并且增大踝屈伸活动度的功能牵引,同时开始下肢部分负重的站立和步行练习。

(4)踝关节骨折:固定第2周起可加大踝关节主动屈伸活动度练习,但应禁止做旋转及内外翻运动。3 周后开始扶双拐部分负重活动,4 周后解除固定,逐渐增加负重,并做踝关节主动、被动活动练习,及踝部肌力练习。骨折愈合后,可训练患者站在底面为球面形的平衡板上做平衡练习,积极恢复平衡反射,有助于预防踝反复扭伤。

(四)常见并发症预防与处理

1.压力性损伤

使用气垫床,协助患者每 2 小时抬臀、拱胸 1 次;床单位保持平整、清洁干燥;使用减压贴或涂润肤品到骶尾部及骨隆突等长期受压部位。加强基础护理,监测血糖、清蛋白;避免局部压力、剪切力、摩擦力。

2.深静脉血栓形成

根据静脉栓塞(VTE)危险度评分选择预防措施。包括基本预防、物理预防和药物预防。

(1)术后早期康复训练,下肢外展中立位,每 2 小时改变体位;指导患者在床上进行股四头肌肉的等长收缩练习;抬高患肢,促进静脉血液向心回流。指导下肢主动与被动运动,向心性按摩,麻醉消失后,行足趾、足踝关节的背伸、跖屈、旋转运动。

(2)采用足底静脉泵或间歇充气升压装置及梯度压力弹力袜等。保护静脉,避免静脉壁的损伤。

(3)静脉血栓危险度 Caprini 评分≥5 分,遵医嘱给予抗凝药物,如低分子肝素;强调多模式镇痛,确保早期康复训练。采用综合措施预防 DVT。

3.肺部感染

因骨折后患者长期卧床,特别是年老体弱或伴有基础疾病的患者,一旦感染可危及生命。应尽早指导患者进行深呼吸、有效咳嗽、叩背、雾化吸入等,保持呼吸道通畅;床上进行主动、被动运动,鼓励尽早下床活动。

4.骨筋膜隔室综合征

由骨、骨间膜、肌间隔和深筋膜组成的骨筋膜室内肌肉和神经因急性缺血而引起的一系列病理改变。主要为不同程度的肌肉坏死和神经受损,从而引起相应的症状和体征。多见于前臂掌侧和小腿。当骨筋膜隔室内压力增高,不及时诊断和处理可迅速发展为骨筋膜隔室综合征,引起坏死甚至坏疽,造成肢体残疾,同时可伴有大量毒素进入血液循环,造成休克、心律不齐、急性肾衰竭。故应及时发现骨筋膜隔室综合征并早期减压处理。

5.肿胀和疼痛护理

骨折后期,部分患者通常会出现损伤部位肢体肿胀和疼痛,特别是下肢骨折的患者,在短时间内难以消除,给患者的生活带来痛苦和不便。可采用抬高患肢、肌肉静力收缩、使用压力手套及压力袜、温水浸泡、中药浸泡、中药外敷、局部贴止痛膏药,局部冰敷、按摩等方法消除肿胀和疼痛。同时要观察患肢血运,注意皮肤颜色、温度、感觉、疼痛治疗后的改变情况。如患者经康复治疗返回病房患肢持续肿胀、麻木、剧痛、皮肤颜色变暗,及时报告医师做出处理。

(五)健康教育与随访

1.饮食

进食高蛋白,高热量,高维生素,钙质丰富的食物。老年人常伴有骨质疏松,骨折后也易引起失用性骨质疏松,宜进食高钙饮食,补充维生素 D 和钙剂,接受专业的骨质疏松用药。

2.活动注意事项

(1)活动中禁止冲击性或暴力性牵拉,以免导致新的损伤。

（2）被动活动应在无痛或微痛的范围内进行，若有明显的或持续的疼痛均表明有损伤，并可放射性引起肌肉痉挛，不利于功能训练。

（3）功能训练应循序渐进，活动范围由小到大，次数由少到多，时间由短到长，强度由弱到强，训练以不感到很疲劳、骨折部位无疼痛为度。

3.指导自我病情观察

患者自我病情观察重点是观察远端皮肤有无发绀、发凉、有无疼痛和感觉异常等，肢体石膏管型应露出指（趾）端，抬高患肢，观察血运情况，保持石膏清洁。皮牵引后注意血运、神经功能、足下垂等情况，尽早发现潜在的并发症，及时就诊。

4.随访时间及指征

出院后 1 个月、3 个月、6 个月需随访复查 X 线片，了解骨折愈合情况。如行内固定术，半年至一年复查后取出内固定物。如出现以下情况须随时复查：患肢肿痛、肢体畸形或功能障碍、出血、末梢血运差、肢端麻木等。

五、常用康复训练技术

（一）体位摆放

股骨骨折术后，取平卧位，下肢稍外展，两腿中间放一软枕，患肢不宜抬高。上、下肢骨折应尽量抬高患肢、置于功能位，其中上肢骨折抬高至心脏水平。

（二）功能训练指导

功能训练指导是指康复治疗师对患者回病房后所进行的各种康复锻炼进行督促、指导，以强化康复训练效果，提高与改善患者的功能障碍。包括关节活动度训练指导、肌力训练指导、平衡训练指导、放松训练指导、步行能力训练指导。

（三）ADL 训练

采用作业治疗和职业前训练，改善运动技能，训练手的功能、下肢步行能力，增强体能，生活自理，从而恢复及工作能力。

（四）物理治疗

科学地使用物理治疗能有效地控制感染、消除肿胀、促进创面修复、软化瘢痕。

1.早期康复选用的物理治疗方法

非金属内固定者采用短波、紫外线照射神经反射区或健侧相应部位、直流电疗、低频脉冲磁疗、沿与骨折线垂直方向按摩器振动治疗等促进骨折愈合。

2.晚期康复选用的物理治疗方法

（1）红外线、蜡疗可作为手法治疗前的辅助治疗，可促进血液循环软化纤维瘢痕组织。

（2）音频电、超声波疗法可软化瘢痕、松解粘连。

（3）局部按摩对促进血液循环、松解粘连有较好作用。

（五）矫形器、辅具使用

上肢矫形器主要有肩肘腕手矫形器、肘腕手矫形器、腕手矫形器、手矫形器；下肢矫形器包括髋膝踝足矫形器、膝矫形器、膝踝足矫形器、踝足矫形器、足矫形器。

1.上肢矫形器

上肢矫形器根据功能分为固定性和功能性两大类。上肢矫形器主要用于补偿失去的肌力、扶持麻痹的肢体，保持或固定肢体与功能位，提供牵引力以防痉挛，预防或矫正畸形。

2.下肢的矫形器

下肢的矫形器主要用于支撑体重,辅助或替代肢体功能,限制下肢关节不必要的活动,保持下肢稳定,改善站立和步行时姿势,预防和矫正畸形。

矫形器及辅助用具均应在专业人员指导下使用,使用过程中注意检查皮肤有无受压及血运情况,避免日晒高温以免变形等。护士应认真宣教辅助器具的使用注意事项和保养方法。另外,还可指导患者在治疗外的时间借助沙包、哑铃、椅凳、训练带等简易器械进行自我功能训练。

(王喜华)

参考文献

[1] 徐景俊,贾海玲,段为民,等.特殊儿童康复概论[M].重庆:重庆大学出版社,2023.

[2] 任国锋,张海兵,李毅光.康复评定技术[M].上海:上海科学技术出版社,2022.

[3] 顾晓超,王木生,卢健敏.言语康复治疗技术[M].天津:天津科学技术出版社,2021.

[4] 耿姣姣,张绍岚.康复评定技术[M].北京:中国医药科技出版社,2022.

[5] 唐强,严兴科.康复医学导论[M].北京:中国中医药出版社,2023.

[6] 邵明,陶恩祥.帕金森病康复指南[M].北京:人民卫生出版社,2022.

[7] 郭琪,金凤.康复评定临床实用手册[M].上海:上海交通大学出版社,2022.

[8] 杨毅,卢健敏.康复评定技术[M].武汉:华中科技大学出版社,2022.

[9] 刘尊,刘福泉.精神障碍康复[M].北京:中国协和医科大学出版社,2023.

[10] 李冰华.康复治疗医学基础[M].郑州:郑州大学出版社,2022.

[11] 刘刚,杨峥.康复治疗临床基础[M].郑州:郑州大学出版社,2022.

[12] 刘新红,张龙,孟庆菊.神经内科临床与康复[M].上海:上海交通大学出版社,2023.

[13] 张艳婷.临床康复护理实践[M].沈阳:辽宁科学技术出版社,2022.

[14] 董宝强,王树东,林星星.实用康复疗法[M].沈阳:辽宁科学技术出版社,2022.

[15] 赵惠,朱路文,李冀,等.脑卒中诊疗与康复[M].北京:科学出版社,2022.

[16] 刘越.实用康复治疗与操作技巧[M].郑州:河南大学出版社,2020.

[17] 李成君.老年疾病预防与康复治疗[M].哈尔滨:黑龙江科学技术出版社,2020.

[18] 刘玉新,郭庆河,郭中献,等.康复解剖学[M].武汉:华中科技大学出版社,2022.

[19] 喻洪流,孟巧玲,李素姣.康复工程学概论[M].南京:东南大学出版社,2022.

[20] 西真真.精神障碍治疗与康复[M].上海:上海科学普及出版社,2023.

[21] 全莉娟.临床常见疾病康复治疗[M].郑州:河南大学出版社,2022.

[22] 王玉梅,刘建林,丁召磊,等.临床内科诊疗与康复[M].汕头:汕头大学出版社,2022.

[23] 金成彦,李丽,李红岩,等.临床康复医学基础实践[M].北京:科学技术文献出版社,2022.

[24] 崔彦辉,赵翔猛,王卫兵,等.临床疾病治疗与康复[M].哈尔滨:黑龙江科学技术出版社,2022.

[25] 王红新,尹学磊.康复医学概论[M].上海:上海交通大学出版社,2022.

[26] 王雪松.康复治疗理论与实践[M].北京:科学技术文献出版社,2020.

[27] 何兴亮.实用康复治疗学[M].长春:吉林科学技术出版社,2020.

[28] 胡晓丽,戴俭宇.脑卒中家庭康复训练图谱[M].沈阳:辽宁科学技术出版社,2022.

[29] 燕铁斌,陈文华.康复治疗指南[M].北京:人民卫生出版社,2020.

[30] 何永正.康复治疗技术与设备应用[M].郑州:郑州大学出版社,2021.

[31] 燕铁斌.骨科康复评定与治疗技术[M].北京:科学出版社,2020.

[32] 陈梅.现代康复医学诊疗实践[M].郑州:河南大学出版社,2021.

[33] 牛希华,邵明阳,张丹,等.神经系统疾病治疗与康复[M].青岛:中国海洋大学出版社,2022.

[34] 刘华,荣湘江,周华.康复治疗技术[M].北京:北京体育大学出版社,2020.

[35] 刘陵鑫.现代临床康复治疗学[M].哈尔滨:黑龙江科学技术出版社,2020.

[36] 潘明涛.针灸联合推拿对颈椎病康复治疗的影响程度研究[J].中文科技期刊数据库(引文版)医药卫生,2023(10):76-79.

[37] 孙欣,潘红霞,黄礼义,等.电刺激在脊髓损伤康复中的研究进展[J].中国康复医学杂志,2023,38(12):1752-1756.

[38] 田佩佩,邹丽红.常规康复治疗与运动康复对脑卒中康复运动功能改善的影响[J].中文科技期刊数据库(引文版)医药卫生,2023(2):61-64.

[39] 孟海超,曲淑婕,常永霞,等.生物反馈穴位刺激联合 Rood 技术对脑卒中康复期患者步行功能的影响[J].康复学报,2023,33(4):341-346.

[40] 陈欣欣,游九红,黄程.经颅磁刺激结合脑电图检测在脑卒中康复中的应用进展[J].中国康复医学杂志,2023,38(12):1773-1777.